Amar Agarwal, MS, FRCS, FRCOphth
Professor of Ophthalmology
Ramachandra Medical College
Chairman and Managing Director
Dr. Agarwal's Eye Hospital & Eye Research Centre
Chennai, India

Terry Kim, MD
Professor of Ophthalmology
Duke University School of Medicine
Chief, Cornea and External Disease Division
Director, Refractive Surgery Service
Duke University Eye Center
Durham, North Carolina, USA

Endothelial Keratoplasty: Mastering DSEK, DMEK, and PDEK

角膜内皮移植术

DSEK、DMEK 和 PDEK 精要

主　编　〔印〕阿马尔·阿加瓦尔
〔美〕特莉·金姆
主　审　刘祖国
主　译　邵　毅　袁　进

天津出版传媒集团
天津科技翻译出版有限公司

著作权合同登记号:图字:02-2018-371

图书在版编目(CIP)数据

角膜内皮移植术:DSEK、DMEK 和 PDEK 精要 / (印)阿马尔·阿加瓦尔(Amar Agarwal),(美)特莉·金姆(Terry Kim)主编 ; 邵毅,袁进主译. —天津:天津科技翻译出版有限公司, 2020.10

书名原文:Endothelial Keratoplasty: Mastering DSEK, DMEK, and PDEK

ISBN 978-7-5433-3928-6

Ⅰ.①角… Ⅱ.①阿… ②特… ③邵… ④袁… Ⅲ.①角膜移植手术 Ⅳ.①R779.65

中国版本图书馆 CIP 数据核字(2019)第 088884 号

授权单位:Thieme Medical Publishers, Inc

出　　版:天津科技翻译出版有限公司

出 版 人:刘子媛

地　　址:天津市南开区白堤路 244 号

邮政编码:300192

电　　话:(022)87894896

传　　真:(022)87895650

网　　址:www.tsttpc.com

印　　刷:山东韵杰文化科技有限公司

发　　行:全国新华书店

版本记录:889mm×1194mm　16 开本　13.75 印张　300 千字

2020 年 10 月第 1 版　2020 年 10 月第 1 次印刷

定价:150 元

主审简介

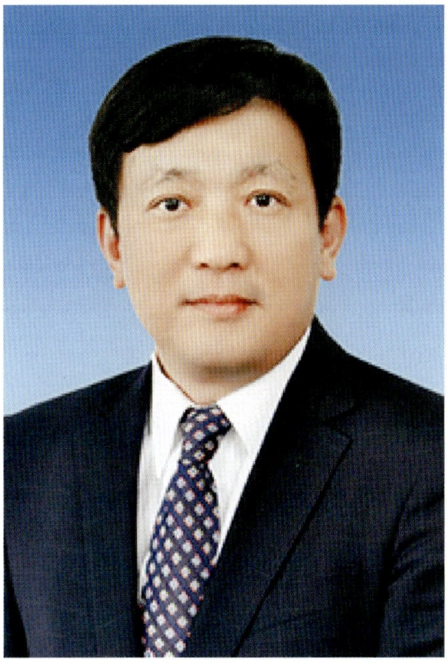

刘祖国，厦门大学眼科研究所所长，2002年度教育部长江学者特聘教授，2003年度国家杰出青年基金获得者，国家重点研发计划首席科学家，新世纪百千万人才工程国家级人才，卫生部有突出贡献的中青年专家。亚太眼科教授学院院士、亚洲干眼协会主席、海峡两岸医药卫生交流协会眼科学专业委员会主任委员、眼表与泪液疾病学组组长、中国中药协会眼保健中医药技术专委会主任委员、亚洲角膜病协会理事、中华医学会及中国医师学会眼科学分会常委及角膜病学组副组长、中国老年医学眼科专业委员会名誉主任委员、中国生物医学工程学会组织工程与再生医学分会理事会常委、医疗器械工作委员会委员。《中华眼科杂志》等4本杂志副总编辑，*Ocular Surface*等12家杂志编委。获得国家科技进步二等奖3次，省部级科技进步一等奖8次。曾获第八届中国青年科技奖、药明康德生命化学研究奖、中华眼科杰出成就奖、亚太眼科学会成就奖、吴阶平医药创新奖以及“中国优秀眼科医师”荣誉称号。

主译简介

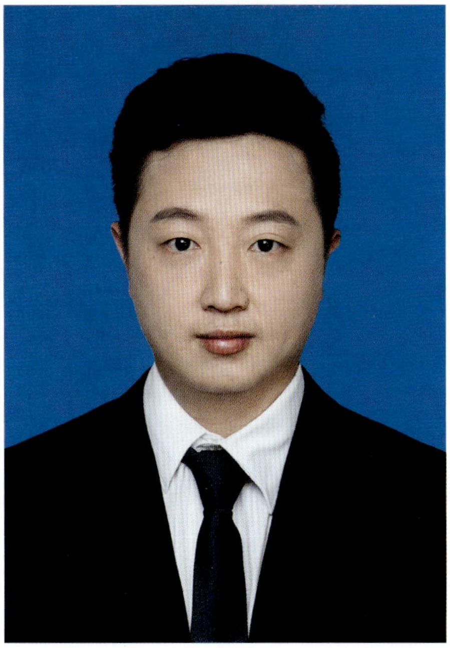

邵毅，医学博士，博士研究生导师，南昌大学第一附属医院眼科副主任，井冈学者，赣江学者，美国 Bascom Palmer 眼科医院及厦门大学眼科研究所访问学者。

目前为美国 ARVO 奖学金获得者、美国眼科学与视觉研究协会会员、美国眼科学会会员、欧洲 EVER 会员。中国干眼协会委员、海医会眼科专委会委员、海归医师协会转化医学青委会副主任委员、中国微循环协会转化医学青委会副主任委员、中国智能眼科协会常务委员、中国医师学会眼科分会青年委员和病理学组委员、中国中药协会眼保健中医药技术专委会委员、中华医学会临床流行病学和循证医学分会眼科专委会委员、中华预防医学会公共卫生眼科专委会委员、中国研究型医院协会神经眼科专委会委员、全国干眼中心联盟常委、国家自然科学基金一审专家、江西省青年高层次储备人才、江西省远航工程培养对象、江西省杰出青年、江西青年岗位能手、江西省主要学术和学科带头人领军人才、江西省百千万工程人才、江西省科技奖励评审专家、江西省研究型医院协会理事，16 家 SCI 杂志副主编、编委、审稿专家。

在 *JAMA Ophthalmology* 等眼科杂志发表 SCI 论文共 140 余篇，北大核心期刊杂志发表论文 200 余篇，包括述评 16 篇。主持国家自然科学基金、省自然基金重大项目等 32 项，在 ARVO、WOC 等国际大会发言 30 余次，获国家专利 15 项，主编眼科书籍 22 部（中文 12 部、英文译著 10 部），参编卫生部教材 5 部，疾病专家共识 5 部。以第一完成人获得江西省科技进步二等奖 1 项，曾获中国侨界贡献奖等。

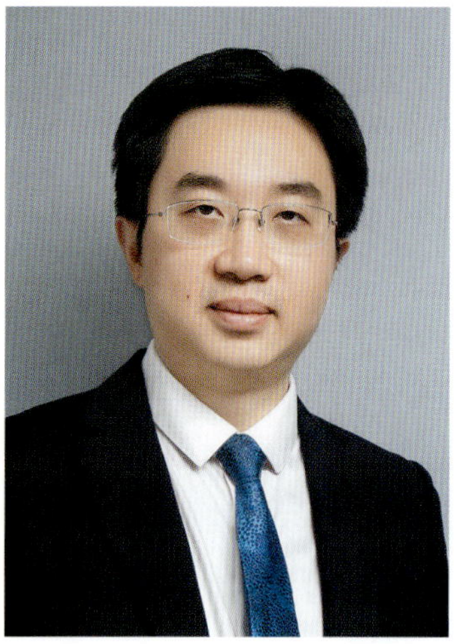

袁进，教授，博士研究生导师，中山大学中山眼科中心副主任，中山眼科中心创新诊疗工程技术中心主任，广东省眼科诊疗创新工程技术研究中心副主任，广东省基层眼科建设工作组秘书长，国家重点研发计划首席科学家，眼科学国家重点实验室研究员，广东省杰出青年医学人才（第一批）。

现任中华眼科学会青委会副主任委员，中华眼科学会角膜病学组委员，中国医药教育协会智能医学专委会副主任委员兼智能眼科学组组长，中国眼科医师协会角膜病学组委员，老年医学学会眼科分会委员兼角膜眼表学委员会副主任委员，亚太眼科学会眼成像分会委员（APOIS），中华眼科杂志编委，中华实验眼科杂志编委。

主要从事角膜病及眼表疾病临床与基础研究10余年，在眼表及角膜病的诊治、角膜移植和眼表重建手术、眼科新型成像设备、眼科创新药物方面有较深的造诣。承担国家重点研发计划2项，广东省重点研发计划1项，国家自然科学基金项目4项，在*ACS Nano*（IF13）、*STTT*（IF12）、*IOVS*、*AJO*等期刊发表论文50余篇，担任9部专著的编委。获科技部“青年科学家奖2016”“全国高校医学大数据和人工智能学术创新奖2019”。

译者名单

主　审　刘祖国

主　译　邵　毅　袁　进

副主译　周　琼　裴重刚　李　娟　施　策

译　者　(按姓氏汉语拼音排序)

葛倩敏　南昌大学第一附属医院
康红花　厦门大学眼科研究所
黎　彪　南昌大学第一附属医院
李　娟　西安市第四医院,陕西省眼科医院
李清海　中山大学第一附属医院
李秋玉　南昌大学第一附属医院
梁荣斌　南昌大学第一附属医院
林　启　南昌大学第一附属医院
刘康成　中南大学湘雅医院
刘文凤　复旦大学医学院
刘钰鑫　西安交大第一附属医院
闵幼兰　湖北科技大学第一附属医院
潘逸聪　南昌大学第一附属医院
裴重刚　南昌大学第一附属医院
邵　毅　南昌大学第一附属医院
施　策　温州医科大学眼视光医院
石文卿　南昌大学第一附属医院
舒会叶　南昌大学第一附属医院
苏　婷　厦门大学眼科研究所
陶文思　美国 Bascom Palmer 眼科医院
汪水凤　南昌大学第一附属医院
闻思敏　南昌大学第一附属医院
徐曼薇　南昌大学第一附属医院
杨启晨　香港中文大学眼科及视觉科学系
叶　蕾　三峡大学附属人民医院
袁　进　中山大学中山眼科中心
袁　晴　九江市第一人民医院

张丽娟　　南昌大学第一附属医院
张雨晴　　南昌大学第一附属医院
周　琼　　南昌大学第一附属医院
朱佩文　　复旦大学附属眼耳鼻喉科医院

主编简介

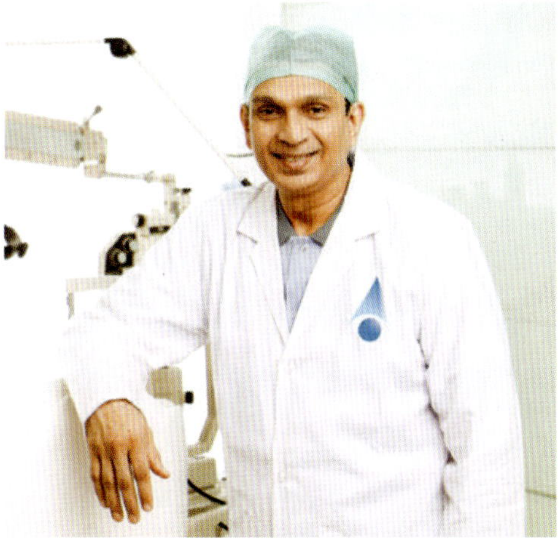

Amar Agarwal 医生是第一位通过针孔大小的切口应用 phaco 头完成超声乳化的医生。这种技术逐渐演变出双手超声乳化、微切口白内障手术 (MICS) 和微 phaco。他也是第一位应用“microphakonit”技术通过一个 0.7mm 的针孔治疗白内障的医生。他还发明了无麻醉白内障手术和一种去核的新技术 FAVIT。在双手超声乳化和同轴乳化的手术中，他利用泵把房水泵入眼中以吸收震荡。这为小切口白内障手术中填充物的注入提供了技术基础。Agarwal 博士还发现了一种新的屈光不正，称为 aberropia。他还是第一个以最小的切口为同一位患者进行 microhakonit(0.7mm 白内障手术)和 25G 玻璃体切除联合手术的医生。他也是第一位为年龄相关性黄斑变性患者植入新型镜面伸缩式人工晶状体(LMI)的外科医生。同时他也是世界上第一个植入胶合人工晶状体(glued IOL)的医生。在这种手术中，通过使用纤维蛋白胶将后囊(PC)IOL 支架固定在眼中。Agarwal 改进了小瞳孔白内障手术中使用的 Malyugin 环。改进后的 Malyugin 环可以用于后囊缺损的缩瞳白内障手术。Agarwal 博士所在的眼科医院首次为一名 4 个月大的患有前葡萄膜肿的儿童进行了前段移植。他还开发了 IOL 支架技术，将三件式 IOL 放入虹膜和晶状体核之间的空隙中，以防止晶状体核在后囊破裂时掉落。在后囊破裂的情况下，没有虹膜或囊膜支撑，他将胶合 IOL 和 IOL 支架结合在一起。Agarwal 称这种技术为胶合 IOL 支架技术。Agarwal 博士的眼科医院首次在患者有半脱位白内障的情况下使用胶合内囊环进行手术。

后弹力层前膜角膜内皮移植术(或称 PDEK)是由 Agarwal 博士发明的。在该手术过程中，将后弹力层前膜和具有内皮细胞的后弹力层整体移植到患者内皮缺失部位。Agarwal 博士所在的眼科医院首次采用了角膜接触镜辅助胶原交联(CACXL)技术，这是一种交联薄角膜的新技术。他的医院还致力于开发内照射辅助后弹力层角膜内皮移植术(E-DMEK)。Agarwal 博士设计了一种套管针前房维持器的新器械。该器械可以用于复杂的病例中帮助前房灌注，就像套管针一样工作。

Agarwal 博士在各种会议上已进行了 150 多次现场手术。特别是在美国白内障和屈光手术学会、美国眼科学会以及欧洲白内障和屈光外科学会上，他的手术视频赢得了许多奖项。他撰写了 70 多部专著，这些专著以各种语言出版，包括英语、西班牙语和波兰语。在他的眼科中心，他通过各种项目培训来自世界各地的医生，包括超声乳化术、双手超声乳化术、LASIK 以及视网膜手术。Agarwal 博士曾为国际屈光手术学会前任主席，现为印度眼内植入和屈光学会秘书长。

Agarwal 博士是 Agarwal 眼科医院总部的主席兼董事总经理，该医院总部在全球拥有 70 家眼科医院。其邮箱：dragarwal@vsnl. com；网站：http://www.dragarwal.com。

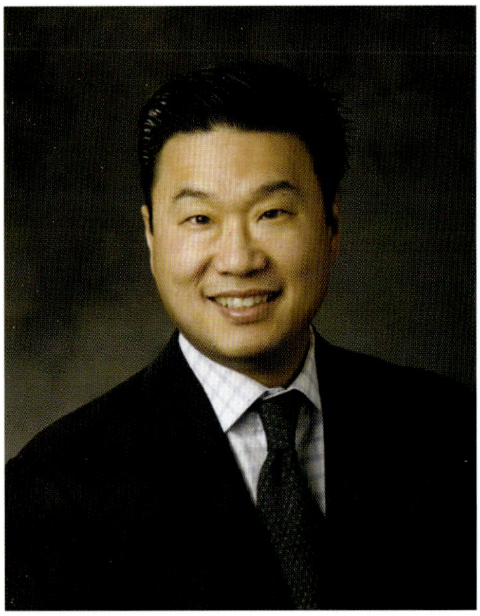

Terry Kim 博士，是杜克大学眼科中心眼科教授，他在杜克大学医学院获得医学学位，并在埃默里眼科中心完成了眼科住院医师和首席住院医师的培训。然后，他继续在威尔士眼科医院接受角膜、外科手术和屈光手术的训练。随后，他进入杜克大学眼科中心，作为主要负责人并参与多项临床试验，获得多项国立卫生研究院和其他机构给予的基金。Kim 博士以前担任过住院医师项目和眼科学研究项目的主任，目前担任角膜和外科手术部主任和屈光手术部主任。

Kim 博士的学术成就是，在同行评审中有大量出版物，其中包括 200 多篇期刊文章、教科书章节和摘要。他还是 3 本备受推荐的角膜疾病和白内障手术教科书的主编和编者。Kim 博士在世界各地进行了 200 多场讲座。他是美国眼科学会(AAO)成就奖和高级成绩奖的获得者。他的临床研究工作为他赢得了国立卫生研究院、视力/防盲研究、Heed 眼科基金会、Alcon 实验室和 Allergan 的资助。Kim 博士还入选了美国最佳医生、北卡罗来纳州最佳医生和美国顶级眼科医生。他被同行评为美国 250 位最著名的白内障和人工晶状体外科医生之一(Premier Surgeon)，被 Becker ASC 评为“美国 135 位眼科专家”之一，是白内障和屈光手术“50 位意见领袖”之一。

Kim 博士是美国白内障和屈光手术学会(ASCRS)的理事会成员，担任角膜临床委员会主席、AAO 年度计划委员会成员，以及角膜协会执行委员会和董事会成员。他最近加入国际眼内植入协会，并担任美国食品和药物管理局眼科设备小组的顾问。Kim 博士还是多家期刊和出版物的编辑委员会成员，包括 *Cornea*、*Journal of Cataract and Refractive Surgery*、*Ocular Surgery News*、*Eyeworld*、*Cataract & Refractive Surgery Today*、*Premier Surgeon*、*Review of Ophthalmology*、*Advanced Ocular Care*，以及 *Topics in Ocular Antiinfectives*。作为杜克男子篮球队的眼科医生顾问，Kim 博士为球员、教练和员工提供医疗和外科护理工作。这些都在探索频道和《华尔街日报》进行过报道。

编者名单

Amar Agarwal, MS, FRCS, FRCOphth
Professor of Ophthalmology
Ramachandra Medical College
Chairman and Managing Director
Dr. Agarwal's Eye Hospital
Chennai, India

Ashvin Agarwal, MS
Director
Dr. Agarwal's Eye Hospital
Chennai, India

Athiya Agarwal, MD, DO
Director
Dr. Agarwal's Eye Hospital
Chennai, India

Brandon Daniel Ayres, MD
Co-Director for Cornea Fellowship
Wills Eye Hospital
Bala Cynwyd, Pennsylvania, USA

Dimitri T. Azar, MD, MBA
Dean
College of Medicine
Distinguished University Professor and BA Field Chair of Ophthalmologic Research
Professor of Ophthalmology, Pharmacology and Bioengineering
University of Illinois at Chicago
Chicago, Illinois, USA

Brandon James Baartman, MD
Resident Opthalmologist
Cleveland Clinic Cole Eye Institute
Cleveland, Ohio, USA

Lamis Baydoun, MD, FEBO
Head of NIIOS Academy
Corneal Surgeon
Netherlands Institute for Innovative Ocular Surgery (NIIOS)
Melles Cornea Clinic
Rotterdam, The Netherlands

Isabel Dapena, MD, PhD
Head of Medical Department
Corneal Surgeon
Netherlands Institute for Innovative Ocular Surgery (NIIOS)
Melles Cornea Clinic
Rotterdam, The Netherlands

William J. Dupps, Jr., MD, PhD
Staff
Ophthalmology, Biomedical Engineering and Transplant
Cole Eye Institute and Lerner Research Institute, Cleveland Clinic
Cleveland, Ohio, USA

Rachel L.R. Gomes, MD
Ophthalmologist
Federal University of Sao Paulo (UNIFESP)
Sao Paulo, Brazil
New England Eye Center
Boston, Massachusetts, USA
Hospital de Olhos Paulista
Sao Paulo, Brazil

Joelle A. Hallak, PhD
Assistant Professor
Executive Director
Ophthalmic Clinical Trials and Translational Center
Department of Ophthalmology
University of Illinois at Chicago
Chicago, Illinois, USA

Soosan Jacob, MS, FRCS, DNB
Director and Chief
Dr. Agarwal's Refractive and Cornea Foundation
Dr. Agarwal's Eye Hospital
Chennai, India

Bennie H. Jeng, MD
Professor and Chair
University of Maryland School of Medicine
Department of Ophthalmology and Visual Sciences
Baltimore, Maryland, USA

Thomas John, MD
Clinical Associate Professor
Loyola University at Chicago
Chicago, Illinois, USA

Kenneth R. Kenyon, MD
Clinical Professor
Tufts/New England Eye Center
Harvard Medical School
Shepens Eye Research Institute
Cornea Consultants International
Marion, Massachusetts, USA

Michelle J. Kim, MD
Resident
Duke University Eye Center
Durham, North Carolina, USA

Terry Kim, MD
Professor of Ophthalmology
Chief, Cornea and External Disease Service
Director, Refractive Surgery Service
Duke University Medical Center
Durham, North Carolina, USA

Dhivya Ashok Kumar, MD, FICO
Senior Consultant
Dr. Agarwal's Eye Hospital
Chennai, India

W. Barry Lee, MD
Partner
Eye Consultants of Atlanta
Medical Director
Georgia Eye Bank
Atlanta, Georgia, USA

Salvatore Luceri, MD, FEBO
Cornea Fellow
Netherlands Institute for Innovative Ocular Surgery (NIIOS)
Rotterdam, The Netherlands

Gerrit R.J. Melles, MD, PhD
Director
Netherlands Institute for Innovative Ocular Surgery (NIIOS)
Melles Cornea Clinic
Rotterdam, The Netherlands

Yuri McKee, MD
Corneal and Refractive Surgeon
Swagel Wootton Hiatt Eye Center
Mesa, Arizona, USA

Priya Narang, MS
Director
Narang Eye Care and Laser Centre, Ahmedabad
Navrangpura
Ahmedabad, Gujarat, India

Ashiyana Nariani, MD, MPH
Clinical Associate
Duke University Eye Center
Durham, North Carolina, USA

Claudia E. Perez-Straziota, MD
Private Practice
Atlanta, Georgia, USA

Francis W. Price, Jr., MD
Founder and President
Price Vision Group
Indianapolis, Indiana, USA

Marianne O. Price, PhD
Executive Director
Cornea Research Foundation of America
Indianapolis, Indiana, USA

Christopher S. Sáles, MD, MPH
Assistant Professor of Ophthalmology
Weill Cornell Medical College
New York, New York, USA
Associate Medical Director
Lions VisionGift
Portland, Oregon, USA

Evan D. Schoenberg, MD
Cornea, Cataract, and Refractive Surgeon
Georgia Eye Partners
Atlanta, Georgia, USA

Matthew Shulman, MD
PGY3 Resident
Department of Ophthalmology and Visual Sciences
University of Maryland School of Medicine
Baltimore, Maryland, USA

Mark A. Terry, MD
Director
Corneal Services, Devers Eye Insitute
Scientific Director
Lions VisionGift
Professor of Clinical Ophthalmology
Oregon Health Sciences University
Portland, Oregon, USA

Peter Wu, MD
Cornea Clinical Fellow
Department of Ophthalmology
University of Illinois at Chicago
Chicago, Illinois, USA

中文版序言

很高兴能为 Amar Agarwal 博士和 Terry Kim 博士主编，邵毅博士担纲主译的《角膜内皮移植术：DSEK、DMEK 和 PDEK 精要》一书作序。

这本书详细介绍了角膜内皮移植术的起源与发展，提供了从基础到精通所需要掌握的多种知识点、手术技巧和细节，全面讲解了现有的多种手术方式包括半后弹力层角膜内皮移植术等非传统角膜移植术的概念。本书共 23 章，涵盖了从局部的解剖到术前准备，从手术步骤到术后护理，从临床到眼库等角膜内皮移植术的各个方面，是角膜外科医生的必读之作。

这本书的原著者 Amar Agarwal 博士和 Terry Kim 博士是眼前节疾病的专家，Amar Agarwal 博士已经编写了 70 余部眼科专著，而 Terry Kim 博士发表了 200 余篇同行评审的文章。这本书的主译邵毅博士是角膜疾病的专家，目前已经主编及主译眼科专著 20 余部，发表了 350 余篇同行评审的眼科文章。这本书的诞生是角膜内皮移植术走向高速和规范化发展的一个里程碑。

因此，我特别推荐角膜病和屈光医生将《角膜内皮移植术：DSEK、DMEK 和 PDEK 精要》这部专著作为教材来认真研读。

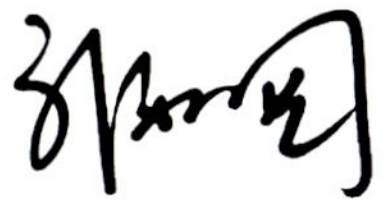

中文版前言

角膜内皮移植术是角膜内皮相关疾病治疗中不可或缺的重要部分，但是角膜内皮移植术的术式繁多，过程也比较复杂，年轻医生往往需要花费相当多的时间来学习并熟练这些内容。

作为一名角膜外科医生，本人一直希望有一本好的工具书可以详细地记录角膜内皮移植术的各个细节，能够让年轻的角膜病医生更快地成长。当读到这本书时我十分激动，这本书分为4个部分：基础知识、手术技巧、特殊情况下的角膜内皮移植术，以及手术结果、并发症和未来趋势，详尽地介绍了角膜内皮移植术的相关知识。

本人很荣幸能有机会将Amar Agarwal博士和Terry Kim博士主编的这本《角膜内皮移植术：DSEK、DMEK和PDEK精要》翻译给大家，希望能为我国角膜内皮移植术的发展和进步做出自己的贡献。

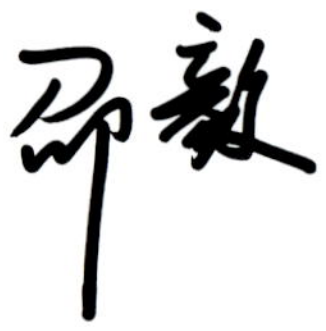

序　言

非常荣幸能为 Amar Agarwal 博士和 Terry Kim 博士编写的这本富有创新性的书《角膜内皮移植术：DSEK、DMEK 和 PDEK 精要》写序。

本书具有科学性和教学性。两位作者的研究领域均是角膜、白内障、屈光手术和眼前段。他们有着多次出版的经验。从 1998 年开始，Amar Agarwal 博士已经编写 70 余部眼科书籍。他有许多独特的见解，例如本书中的后弹力层前膜角膜内皮移植术（PDEK）。另外，Terry Kim 博士不仅发表了 200 余篇被同行认可的学术论文，同时也是一些重要的角膜疾病和白内障手术教科书的主编和编者。

角膜内皮移植术（EK）是个非常热门的话题，也是角膜外科学中的一个新的并快速发展的领域。这个领域令人着迷，医生们通过不一样的外科方式来改进角膜移植术，并且有利于患者的护理。在本书中，Agarwal 和 Kim 博士汇聚了来自全世界最杰出的为角膜内皮移植术做出卓越贡献的专家。

本书共有 23 章。第 1 部分涵盖了基础知识，包括 Harminder Dua 博士所写的外科解剖内容，他描述了与手术相关的新型角膜分层。Gerrit Melles 博士，被称为“现代角膜内皮移植术之父”，他和他的团队提出了对角膜内皮移植术历史和未来的见解，以及半后弹力膜内皮移植术和后弹力膜内皮移植术这类非传统角膜移植术的概念。

本书适用于角膜外科医生，旨在为读者提供从初始到熟练所需要掌握的要点。关于手术技巧部分，介绍了所有角膜内皮移植手术。角膜内皮移植术特殊情况的章节包括一些富有挑战性的手术情况，例如，由 Francis Price 博士编写的关于在青光眼环境下进行手术。本书的最后一部分详细地讨论了眼库在为眼外科提供和准备角膜移植物方面的贡献。

总之，我竭诚推荐 Agarwal 博士和 Kim 博士编写的《角膜内皮移植术：DSEK、DMEK 和 PDEK 精要》一书，可以说其是角膜外科医生的“必读”之书。

Renato Ambrósio，Jr，MD，phD

里约热内卢角膜断层扫描和生物力学研究组创始人和科学协调员

圣保罗联邦大学和天主教大学眼科副教授

巴西里约热内卢

前　言

角膜内皮移植术彻底改变了角膜内皮相关疾病的手术治疗,本书是一本为眼科医生和角膜外科医生提供阅读和教学的综合性教科书。我们相信这本书提供的信息对于专业学习至关重要。

角膜内皮移植术的目的是保持和增加角膜最显著的特性,即可见光谱中的光的传导。这本书是为了实现患者这一目标而迈出的一步。本书按章节进行概念阐述,共分为4个部分:基础知识、手术技巧、特殊情况下的角膜内皮移植术,以及手术结果、并发症和未来趋势。

本书提供了关于后弹力层剥除角膜内皮移植术(DSEK)的相关内容,该技术已经被广泛应用。同时也介绍了后弹力层角膜内皮移植术(DMEK),这项技术还在不断发展。本书还介绍了后弹力层前膜角膜内皮移植术(PDEK),这项技术已经演变为各种角膜内皮移植术的亚类。

我们的想法是写一本关于角膜内皮移植术的书, 但是如果没有我们合作者的鼎力支持,它依旧只是停留在想法之中。因此,我们非常感谢其他合作者的巨大贡献。

Amar Agarwal

Terry Kim

目　录

第 1 部分

基础知识

角膜和后弹力层前膜的解剖学

第 1 章

Dhivya Ashok Kumar, Amar Agarwal

1.1 引言

角膜是重要的屈光间质。角膜正常的横径和垂直径分别约为 11.5mm 和 12mm。前表面和后表面的曲率半径分别为 7.8mm 和 6.5mm。角膜的中央厚度为 0.52~0.54mm。在显微镜下,人的角膜可分为不同的 5 层,即上皮层、前弹力层、基质层,后弹力层以及内皮细胞层(图 1.1)[1,2]。最近已经注意到一个新的层,与正常基质层的一些组织学特征不同,它通常被称为后弹力层前膜(PDL)或 Dua 层[3]。

1.2 角膜超微结构

1.2.1 上皮层

上皮层是与泪膜层接触的最浅表层,由 3 种类型 5~6 层非角化鳞状上皮细胞组成。最下面的细胞是柱状基底细胞,其与下面的基底膜连接,具有半桥粒。基底细胞上方覆盖着翼细胞,通常为 2~3 层厚。最外层由具有微绒毛或皱褶的鳞状细胞组成,上方泪膜与其黏附。

1.2.2 前弹力层

前弹力层是无细胞层,由随机排列的胶原纤维和蛋白多糖形成。该层的成分由上皮细胞和角膜成纤维细胞合成和分泌。与基质层的胶原纤维相比,该层中的胶原纤维较小。前弹力层中还有Ⅰ、Ⅴ和Ⅶ型胶原蛋白以及蛋白多糖。

1.2.3 基质层

基质层是角膜的主要组成部分。它由排列规则的胶原纤维组成,胶原纤维之间的间隙由蛋白多糖填充,具体为硫酸皮肤素和硫酸角蛋白。它还含有名为角膜细胞的修饰成纤维细胞。光蛋白聚糖和角质素是硫酸角质素蛋白多糖的核心蛋白质。Ⅰ、Ⅴ、Ⅵ和Ⅻ型

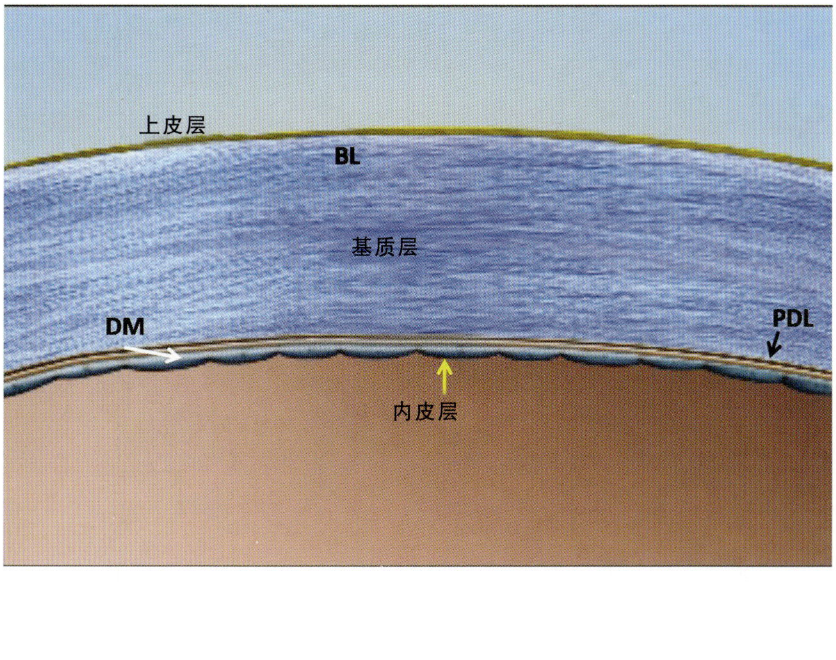

图 1.1 角膜的解剖结构。BL,前弹力层;DM,后弹力层;PDL,后弹力层前膜。

胶原蛋白广泛分布在薄层中。

1.2.4 后弹力层前膜或称为 Dua 层

最近，Dua 等研究者认为，还存在着后弹力层前膜，该层与角膜基质层的差异很小。在 Dua 等的研究中，它的厚度为(10.15±3.6)μm(范围为 6.3~15.83μm)(图 1.2)[3]。他们观察到其由 5~8 个紧密堆积的胶原束薄片组成，这些薄片呈纵向、横向和倾斜方向排列。在免疫组织化学染色中，CD34 在后弹力层前膜中显阴性，这表明在该层中缺乏角膜基质细胞，证明该层与基质不同。与角膜基质相比，Ⅳ型和Ⅵ型胶原蛋白似乎在后弹力层前膜的阳性更为明显。另一个报道显示，PDL 的分离是随机排列的胶原层中的裂解，范围为 4.5~27.5μm，角膜基质细胞的数量可变[4]。

后弹力层

后弹力层由胶原组成，前部弯曲而后部并不弯曲(图 1.3)。该层位于内皮层前的基底膜，厚度为(10±2)μm。

内皮层

内皮层由六角形细胞构成，这些细胞以镶嵌的形式交错紧密地排列在一起(图 1.4)。人出生时，角膜内皮细胞的平均密度约为 4000 个细胞/mm²。内皮细胞中存在着特定的离子泵，其是维持角膜相对脱水状态的关键。

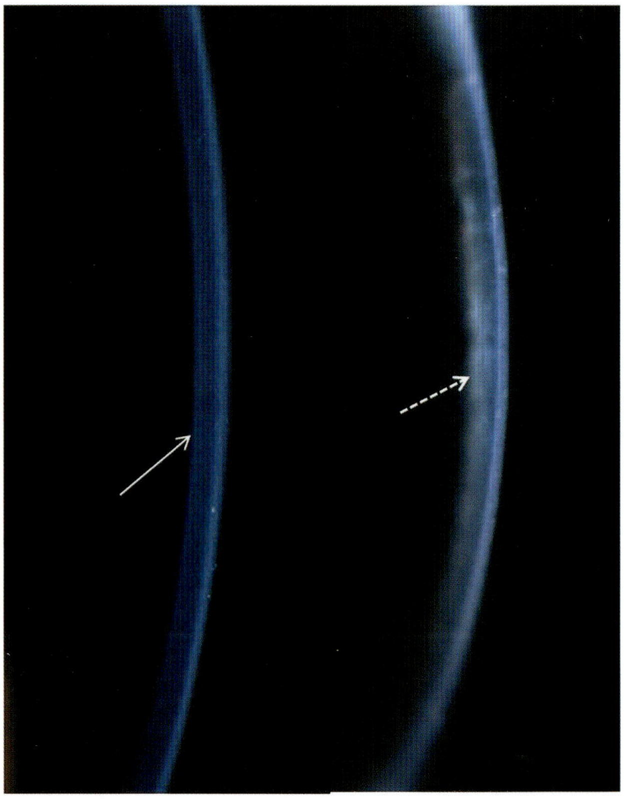

图 1.3 后弹力层。正常角膜中的后弹力层(实心箭头)。异常增厚的后弹力层和相关的褶皱与后部间质水肿(虚线箭头)。

1.3 分离后弹力层前膜

可以通过大气泡分离法(pneumatic dissection)获得后弹力层前膜(PDL)，包括用 30 号针头将空气从

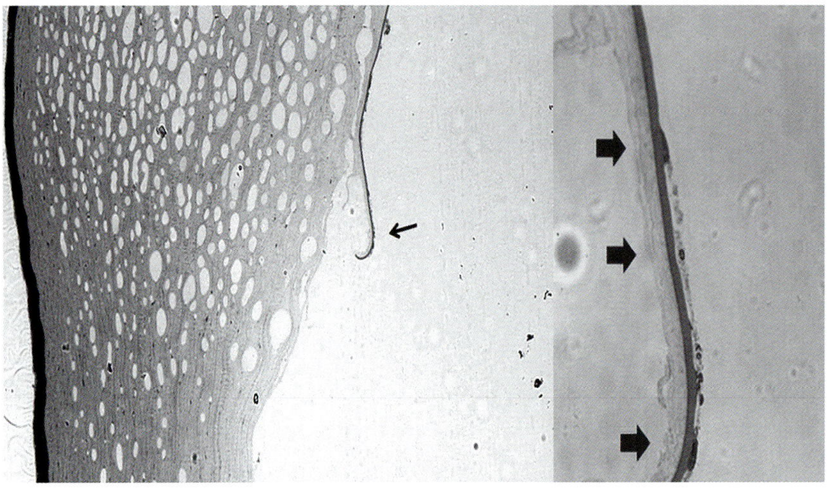

图 1.2 在组织病理切片中看到的后弹力层前膜(PDL)。箭头指向具有后弹力层和内皮复合物的后弹力层前膜。

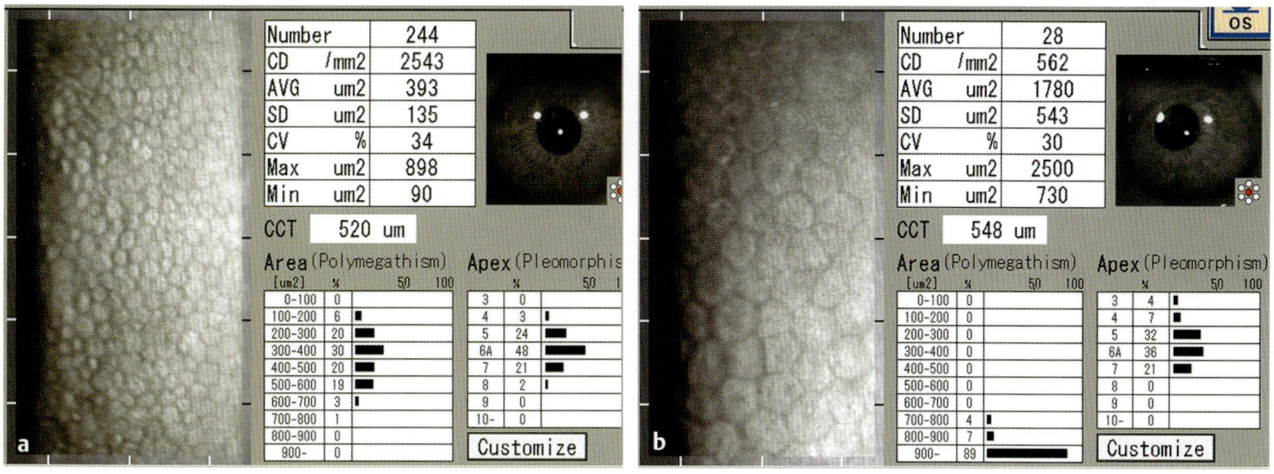

图 1.4　内皮细胞层。(a)六角形立方上皮细胞。(b)显示角膜内皮巨多形改变的内皮细胞(扩大的细胞面积)。Number ,计数;Max,最大值;Min,最小值;Area,区域;Polymethism,角膜内皮巨多形改变;Apex,顶端;pleomorphism,多形性。

角膜缘注入供体角膜的中间周围基质中。1 型大气泡,从中心开始,边界清楚,较厚,是含有内皮、后弹力层和后弹力层前膜的复合物(图 1.5)。带有后弹力层前膜的气泡延伸到边缘为 7~8.5mm, 通常不超过 9mm。可以剥离上覆的后弹力层,而后弹力层前膜的气泡由于其纤维性质保持完整。已知 1 型气泡的承受压力高达 140 千帕, 与隔离的后弹力层气泡相比,爆破压力为 60 千帕(图 1.6)。也可以使用黏弹性或存储介质分离气泡。另一项研究对后弹力层切割面的解剖结果进行了评价,为界面基质、后弹力层最前部黏附区和角膜基质之间的生理切割面的存在提供了证据,提示后弹力层和角膜基质层之间脆弱的连接可以在机械力作用下阻断[5]。

1.4 角膜的应用解剖

1.4.1 上皮细胞层

上皮细胞具有屈光、保护、透明的特殊作用。屈光作用主要依靠它光滑、湿润以及规则的厚度获得。而基底细胞和上皮细胞层中密布了终点在基底细胞和鳞状细胞的神经。上皮细胞层具有高度再生的特性,这主要得益于现有的角膜缘干细胞能够向心再生。上皮细胞层在一定程度上有助于角膜抵御外部的化学

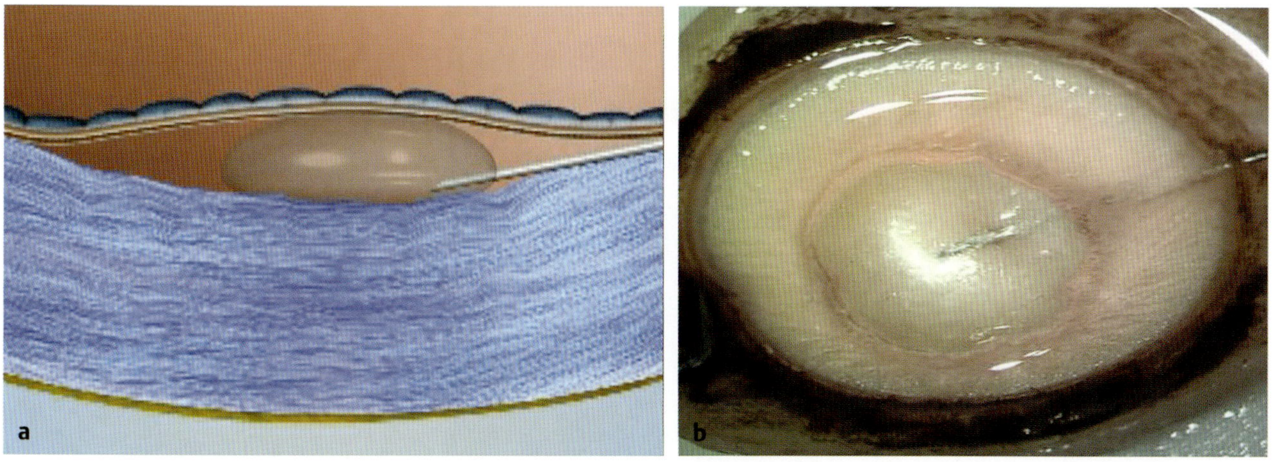

图 1.5　后弹力层前膜的气动分离。(a)示意图。(b)在供体角膜中用 30 号针头中的空气进行离体气泡分离。注意正在形成的 1 型中央大气泡。

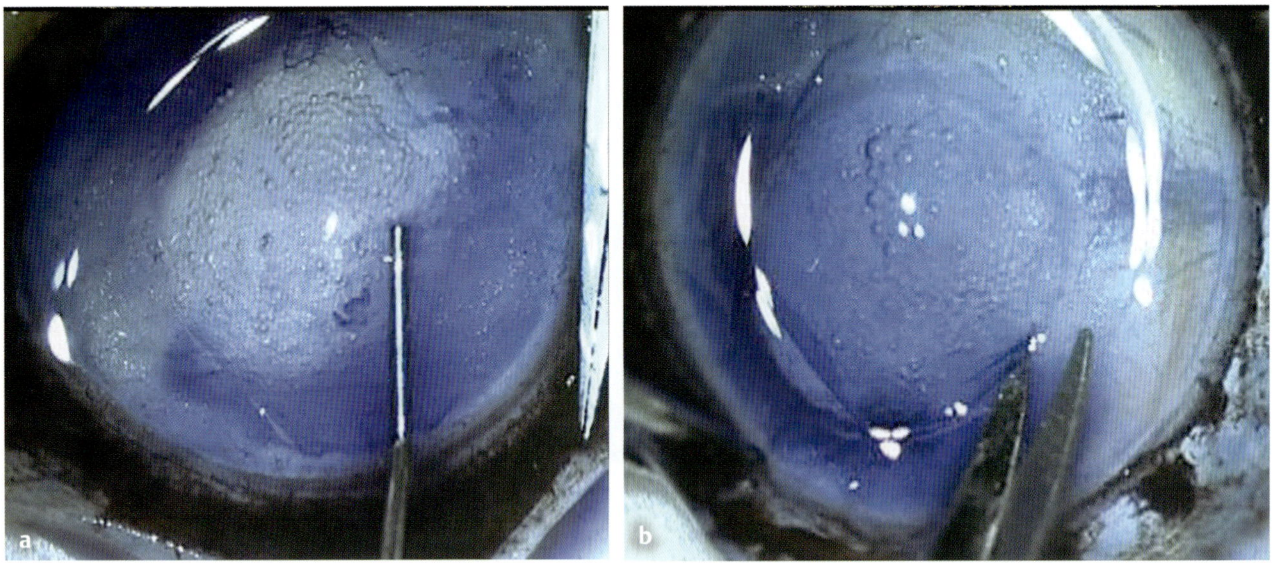

图 1.6 内皮移植物。(a)后弹力层前膜角膜内皮移植术,1 型气泡。(b)后弹力层角膜内皮移植术,2 型气泡。

以及微生物损伤。一旦出现损伤,在基底细胞的有丝分裂活动会向顶部活动。基底细胞表面的微皱襞和微绒毛有支撑和稳定泪膜的作用(图 1.7)。而慢性长期的眼表问题和上眼睑及泪膜异常,常会引起持续性上皮缺损。

1.4.2 前弹力层

该层在上皮层和基质之间具有保护功能(图 1.7)。

1.4.3 基质层

人眼的基质层含有 200~250 片胶原纤维板。基质中部和后部的胶原纤维板以近似直角排列,而基质前部的薄片以小于直角的角度进行排列。胶原纤维因其直径小及其紧密规则的排列,形成了晶格或三维衍射光栅[6]。莫里斯的晶格理论表明,角膜能够以相等间距的胶原纤维散射 98%的落射光[7]。由于角膜创伤、炎症、感染或手术,整个角膜基质或部分胶原纤维板可能受

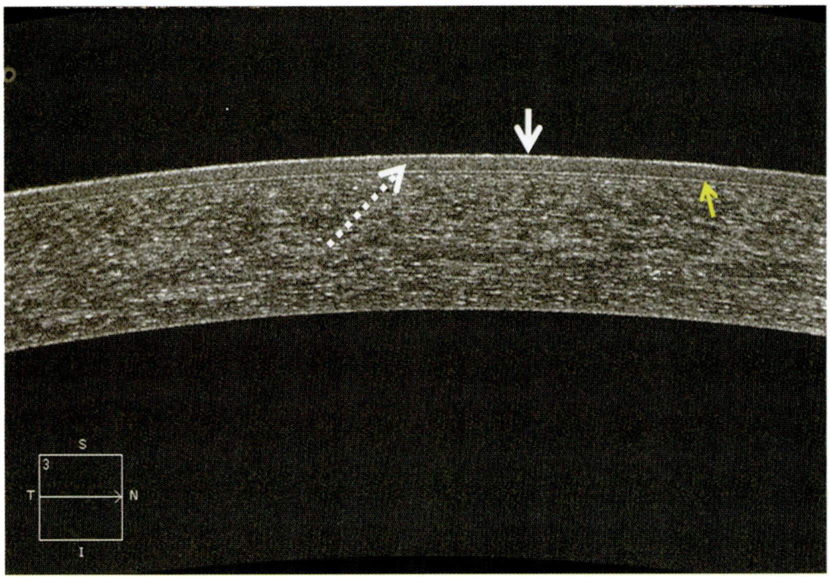

图 1.7 光学相干断层扫描显示泪膜-上皮界面(实线箭头)、正常上皮(虚线箭头)和前弹力层(黄色箭头)。

损，导致角膜混浊。

角膜移植术（图 1.8）在这段时间已经从全层移植发展到单层移植。穿透性角膜成形术包括移植所有基质层和内皮层[8]。板层角膜移植术涉及定制角膜层的移植[9–11]。深板层角膜移植、后板层角膜移植术、前板层角膜移植术、后弹力层剥除角膜内皮移植术是一些流行的手术。因为基质是高度抗原性的，所以排斥的风险更多地发生在穿透性而不是薄层角膜移植术中[12]。

1.4.4 后弹力层前膜(PDL)

这一层发现为角膜内皮病的研究提供了一种新的技术。PDL 和基质之间的平面已被开发用于后弹力层前膜角膜内皮移植（PDEK）术（图 1.9）[13]。额外的 PDL 以及后弹力层前膜将为外科手术中的移植物处理提供帮助。后基质层病变，例如，慢性感染后圆锥角膜或后淋巴结的急性水肿，似乎也与 PDL 的变化相

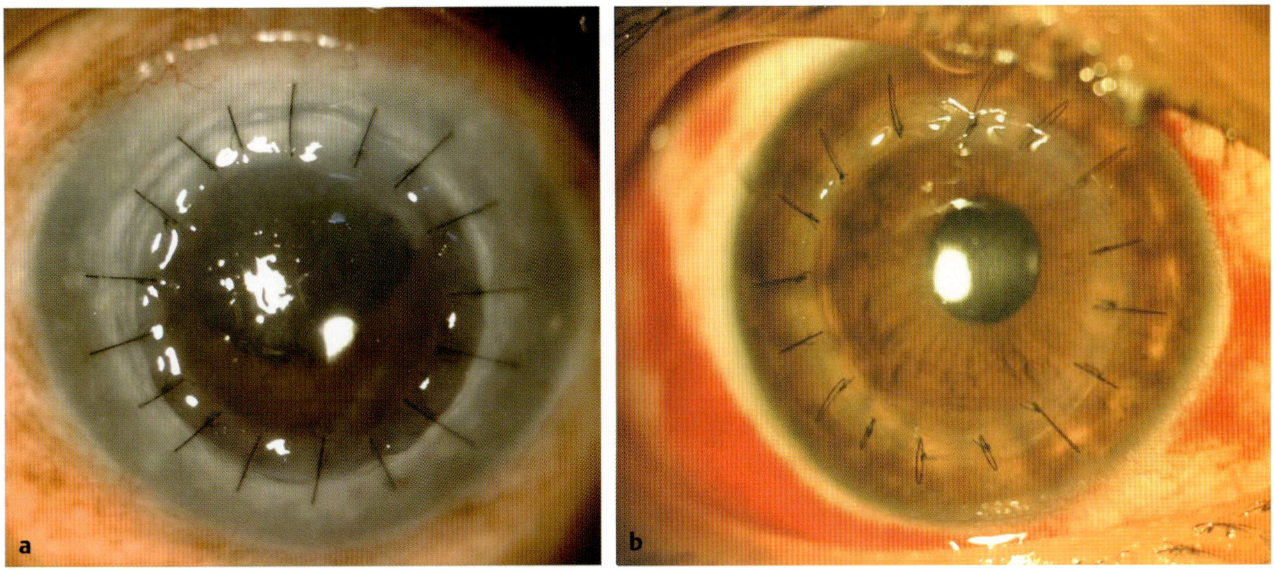

图 1.8　角膜移植术。(a)渗透。(b)深层前板层。

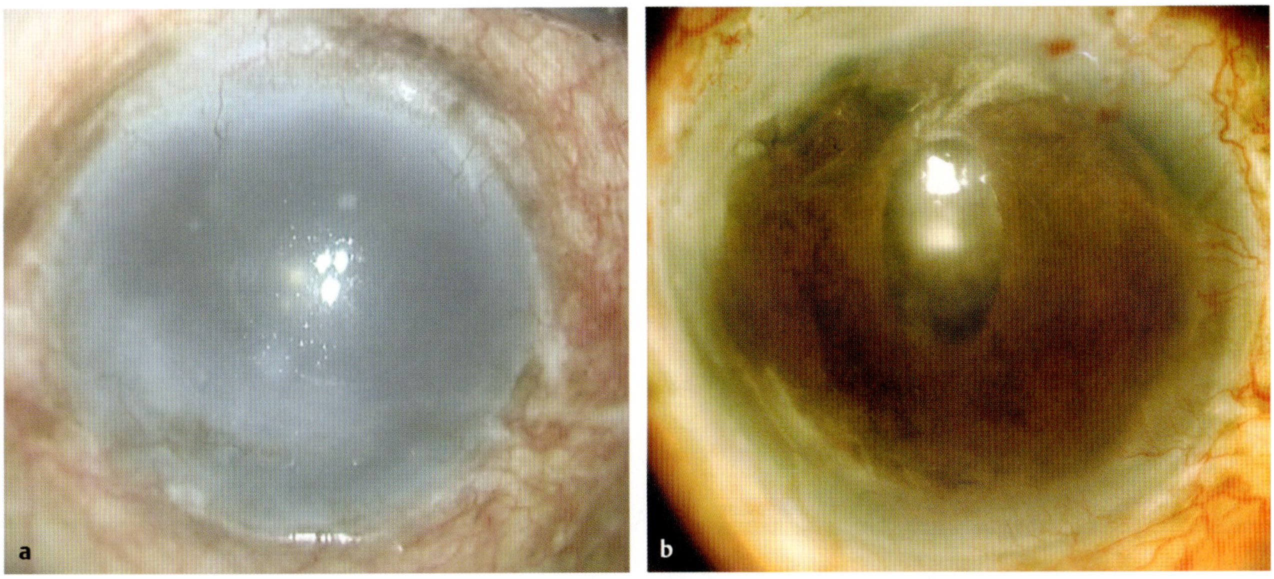

图 1.9　后弹力层前膜角膜内皮移植术。(a)术前失代偿角膜。(b)术后。

关,PDL 是进行性疾病的原始病理的一部分。PDL 和后弹力层复合物可以从任何年龄组获得,这不同于通常从老年角膜取回的孤立的后弹力层[14]。

1.4.5 后弹力层

在白内障手术期间可以撕裂后弹力层(图 1.10)并且可以保持分离,在某些情况下,这可能导致慢性角膜水肿。后弹力层伴随单层内皮可以移植到具有失代偿角膜的眼睛中[15]。这种薄层可防止与较厚的移植物有关的并发症。后弹力层角膜内皮移植术(DMEK)是一种用新的健康的供体后弹力层内皮层代替受体病变内皮的技术。在老年人群中,后弹力层预期与后基质有松散的粘连,这有助于更容易地取出 DMEK 移植物。

1.4.6 内皮层

内皮层负责用较低水平的基质水合作用来维持角膜透明。内皮具有离子泵,可以从基质中抽取水分,从而保持胶原纤维板的高度组织化。泵漏假设流体渗入基质的速率通过泵出基质的流体速率来平衡。内皮还分泌后弹力层的成分[16]。因此,上皮细胞和基质角膜细胞所需的葡萄糖、氨基酸、维生素和其他元素必须穿过角膜内皮单层。由于手术引起的内皮细胞损失(创伤或营养不良)或内皮细胞损伤(图 1.11),可导致大泡性角膜病变或角膜失代偿。尽管先前已知内皮细胞是非增殖性的,但最近的研究表明,它们具有缓慢再生的特性,并且它们在组织培养中培养人角膜内皮细胞的能力表明,这些细胞保留了可在适当条件下利用的增殖能力[17-19]。因此,涉及内皮功能障碍的角膜病变目前通过供体角膜进行内皮替代治疗[20,21]。人工培

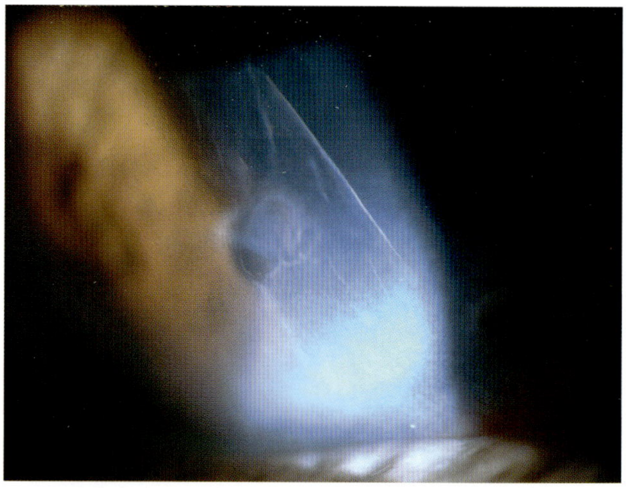

图 1.10 白内障手术后患者的后弹力层脱落。

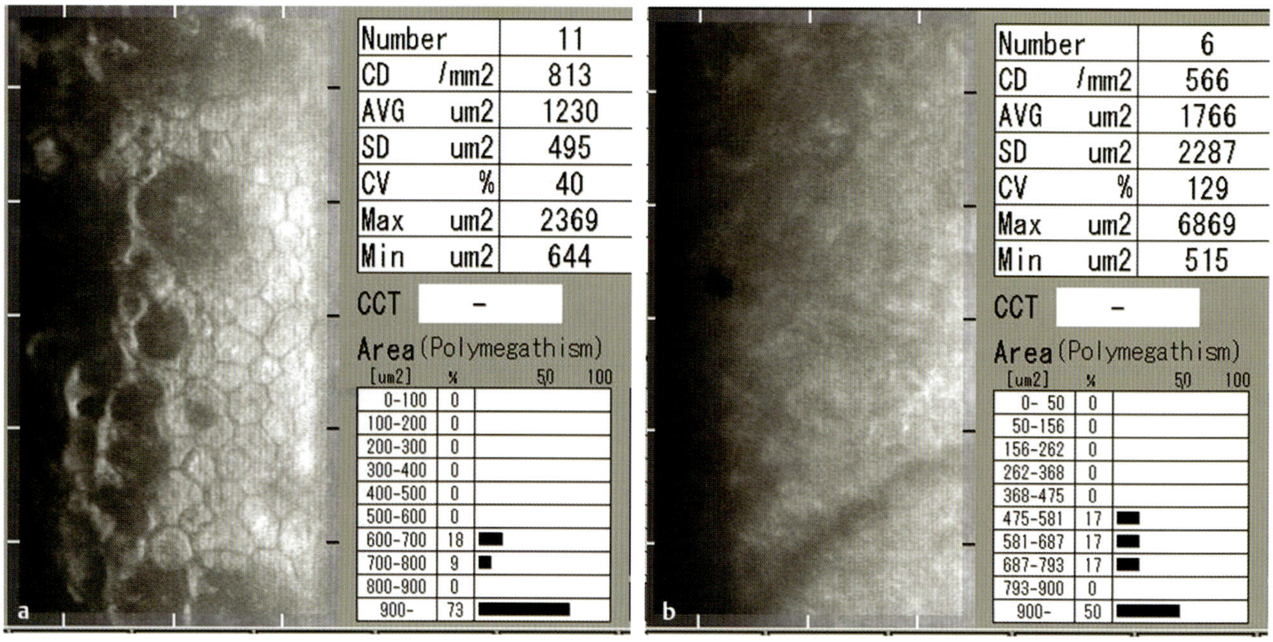

图 1.11 异常内皮细胞。(a)内皮显示滴状变化。(b)在患有慢性大泡性角膜病的患者中看到的内皮。Number,计数;Max,最大值;Min,最小值;Area,区域;Polymagathism,角膜内皮巨多形改变;Apex,顶端;pleomorphism,多形性。

养的人角膜内皮细胞被用于治疗由于内皮功能障碍引起的角膜失代偿[22]。最近的研究表明，角膜内皮前体可能是角膜内皮再生的有效策略[23]。

1.5 结论

角膜显微解剖学因特殊的功能性有着独特的生理学。角膜每一层次独自或一起都可提供其本质所需的光学透明度。已知任何组分的超微结构中的疾病或病症都会影响其能力。了解基本角膜微观结构在面对即将出现新疾病或难治性慢性疾病是必不可少的过程。尽管对角膜的整个生理学和应用解剖学的讨论超出了本书的范围，但是这里已经详细描述了相关的结构性差异。结合基本解剖学和生物力学的全面知识，并在技术进步的帮助下，眼科医生肯定会在初期阶段获得诊断和治疗角膜疾病的优势。

（刘钲鑫 施策 译）

参考文献

[1] Gipson IK. Anatomy of the conjunctiva, cornea, and limbus. In: Smolin G, Thoft RA, eds. The Cornea. Boston, MA: Little, Brown and Company; 1994
[2] Warwick R. Eugene Wolff's Anatomy of the Eye and Orbit. 7th ed. London: Chapman & Hall Medical; 1997
[3] Dua HS, Faraj LA, Said DG, Gray T, Lowe J. Human corneal anatomy redefined: a novel pre-Descemet's layer (Dua's layer). Ophthalmology. 2013; 120(9):1778–1785
[4] Schlötzer-Schrehardt U, Bachmann BO, Tourtas T, et al. Ultrastructure of the posterior corneal stroma. Ophthalmology. 2015; 122(4):693–699
[5] Schlötzer-Schrehardt U, Bachmann BO, Laaser K, Cursiefen C, Kruse FE. Characterization of the cleavage plane in DESCemet's membrane endothelial keratoplasty. Ophthalmology. 2011; 118(10):1950–1957
[6] Berman E. Cornea. In: Berman E, ed. Biochemistry of the Eye. New York: Plenum; 1991
[7] Maurice DM. The structure and transparency of the cornea. J Physiol. 1957; 136(2):263–286
[8] Nanavaty MA, Wang X, Shortt AJ. Endothelial keratoplasty versus penetrating keratoplasty for Fuchs endothelial dystrophy. Cochrane Database Syst Rev. 2014; 2:CD008420
[9] Cursiefen C, Schaub F, Bachmann B. Update: Deep anterior lamellar keratoplasty (DALK) for keratoconus : When, how and why [in German]. Ophthalmologe. 2016; 113(3):204–212
[10] Chen G, Tzekov R, Li W, Jiang F, Mao S, Tong Y. Deep Anterior Lamellar Keratoplasty Versus Penetrating Keratoplasty: A Meta-Analysis of Randomized Controlled Trials. Cornea. 2016; 35(2):169–174
[11] Acar BT, Akdemir MO, Acar S. Visual acuity and endothelial cell density with respect to the graft thickness in Descemet's stripping automated endothelial keratoplasty: one year results. Int J Ophthalmol. 2014; 7(6):974–979
[12] Abudou M, Wu T, Evans JR, Chen X. Immunosuppressants for the prophylaxis of corneal graft rejection after penetrating keratoplasty. Cochrane Database Syst Rev. 2015; 8:CD007603
[13] Agarwal A, Dua HS, Narang P, et al. Pre-Descemet's endothelial keratoplasty (PDEK). Br J Ophthalmol. 2014; 98(9):1181–1185
[14] Agarwal A, Agarwal A, Narang P, Kumar DA, Jacob S. Pre-Descemet Endothelial Keratoplasty With Infant Donor Corneas: A Prospective Analysis. Cornea. 2015; 34(8):859–865
[15] Ham L, Balachandran C, Verschoor CA, van der Wees J, Melles GR. Visual rehabilitation rate after isolated descemet membrane transplantation: descemet membrane endothelial keratoplasty. Arch Ophthalmol. 2009; 127(3):252–255
[16] Gipson IK, Joyce N. Anatomy and cell biology of the cornea, superficial limbus, and conjunctiva. In Albert and Jakobiec's Principles and Practice of Ophthalmology. 3rd ed. Philadelphia, PA: WB Saunders; 2008:423–29
[17] Joyce NC. Proliferative capacity of the corneal endothelium. Prog Retin Eye Res. 2003; 22(3):359–389
[18] Joyce NC, Zhu CC. Human corneal endothelial cell proliferation: potential for use in regenerative medicine. Cornea. 2004; 23(8) Suppl:S8–S19
[19] Engelmann K, Böhnke M, Friedl P. Isolation and long-term cultivation of human corneal endothelial cells. Invest Ophthalmol Vis Sci. 1988; 29(11):1656–1662
[20] Boynton GE, Woodward MA. Evolving Techniques in Corneal Transplantation. Curr Surg Rep. 2015; 3(2)
[21] Ple-Plakon PA, Shtein RM. Trends in corneal transplantation: indications and techniques. Curr Opin Ophthalmol. 2014; 25(4):300–305
[22] Mimura T, Yamagami S, Yokoo S, et al. Cultured human corneal endothelial cell transplantation with a collagen sheet in a rabbit model. Invest Ophthalmol Vis Sci. 2004; 45(9):2992–2997
[23] Mimura T, Yamagami S, Amano S. Corneal endothelial regeneration and tissue engineering. Prog Retin Eye Res. 2013; 35:1–17

第 2 章 角膜内皮移植术的历史

Salvatore Luceri, Lamis Baydoun, Isabel Dapena, Gerrit R.J. Melles

虽然层状角膜移植术的概念是在200年前引入的，但长期以来，在当时的医疗条件下，这些技术都被认为过于复杂。在Eduard Zirm博士于1905年[1]成功实施了第一次穿透性角膜成形术(PK)之后，全层技术仍然是近一个世纪以来唯一可行的治疗角膜疾病的方法。因此，患角膜内皮疾病时，不仅病变的细胞层，而且角膜的健康层也被全层穿透移植物所替代。

2.1 早期工作

在20世纪50年代，José Barraquer博士和Charles Tillett博士再次尝试将板层角膜移植术的概念引入临床实践之后，结果仍保持不变。他们在人工解剖的基质皮瓣下进行了第一次后板层内皮移植，并用缝线固定[2-4]。然而，由于缺乏足够的工具来制造薄角膜层，以及对内皮细胞生理学的了解有限，导致出现早期并发症和功能上的不足，使得这些技术的进一步发展停滞不前[5]。虽然在20世纪90年代早期，不同的科学家继续评估在实验动物模型中缝合的基质瓣下角膜后组织的置换[6]，解释角膜手术方法[7]，或试图用微角膜切开术规范角膜瓣的制备[8]，直到1998年才出现了第一例临床上成功的角膜内皮移植术(EK)。当时，PK仍然被认为是对所有患病角膜层进行非选择性治疗的护理标准。然而，在过去的100年中，这种技术的众所周知的严重的术中和术后并发症无法得到充分解决，并且仅有30%~50%的PK适应证仅局限于角膜内皮细胞[9]。因此，在治疗角膜内皮疾病时，不必替换健康的前角膜组织，这可能是今后几年EK取得迅速发展和突破的原因。

2.2 角膜内皮移植术

第一个令人鼓舞的成功步骤是在EK中进行的改良，将该技术转变为微创手术，移植更薄的内皮角膜，同时消除了与PK相关的许多并发症，并获得了意想不到的前所未有的临床结果(图2.1)[10]。

1998年，Melles及其同事提出了第一种成功的后板层角膜移植(PLK)方法，其中由后基质、后弹力膜和内皮组成的未缝合供体后角膜盘通过角膜缘切口移植到前房中[11,12]。2001年，Terry和Ousley在美国将该技术推广为深层板角膜内皮移植术(DLEK)[13]。PLK/DLEK技术由后部角膜缘切口组成。板层椎间盘通过一个9mm的硬皮切口从受体角膜上解剖，并被一个同样大小的供体盘所取代。后者被引入受体前房，仅用气泡固定在受体后角膜上，而患者必须保持仰卧位[14]。在2000年，Melles等改进了这项技术，创造了一个更小的、密闭的5mm的隧道切口，通过该切口插入“taco折叠的”供体(内皮、后弹力层和一层基质)，然后在受体前房内展开[15]。这种微创技术，被推广为“小切口”DLEK，这很快被证明可以提供优于PK的临床结果，同时减少了许多PK相关并发症[16-18]，但对于供体和受体组织的手动解剖仍然极具挑战。2002年，Melles等引入一种技术，简化了EK的概念，该技术利用反向SnsiKy钩促进受体病变角膜后弹力层及其内皮的选择性去除(“剥除”)。这一步被称为后弹力层剥除角膜内皮移植术，然后插入一个taco折叠的后板层板，类似于PLK/DLEK中所使用的那样，然后将其置于被剥除的受体后基质上[19]。Price及其同事后来推广了这项技术，称为后弹力层剥除角膜内皮移植术(DSEK)[20,21]。同时Gorovoy及其同事通过自动化微型角膜刀进行供体角膜的准备，这使其能在安装人工前房的情况下，从角膜巩膜扣上对供体后部椎板进行标准化解剖；该过程被称为后弹力层自动剥除角膜内皮移植术(DSAEK)[22]。

通过使用支持微型镜片的眼库来促进供体组织制备，以提供预切割的供体组织，使DSAEK可以快速

深层板角膜内皮移植术	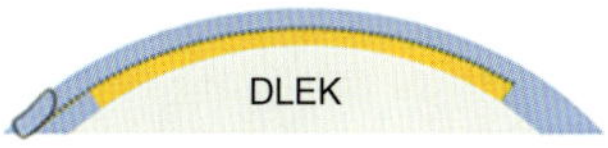	受体基质分离并去除其 DM 和内皮。移植物由从相同的组织层组成，并通过 9mm 切口置入
小切口深层板角膜内皮移植术	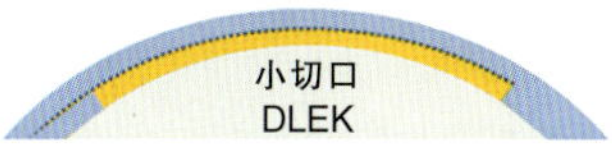	微小如 DLEK，但供体组织通过 5mm 切口置入
后弹力层剥除角膜内皮移植术 后弹力层自动剥除角膜内皮移植术(DSAEK)	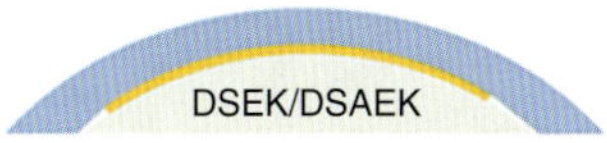	剥除受体 DM 和内皮，并由人工替换解剖后的移植供体，包括基质、DM 和内皮。在 DSAEK 中，程序是一样的，但是捐赠者移植是用微角膜刀切开的
带基质边缘的后弹力层角膜内皮移植术 后弹力层自动角膜内皮移植术	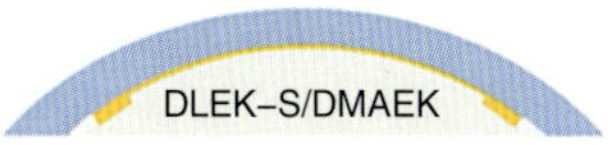	与 DSEK、DSAEK 相同，但供体层在光学中心呈现一种剥脱的 DM，在周围携带一个基质环。DMEK-S 供体是人工制备的，而 DMAEK 供体部分用微角体进行解剖
后弹力层角膜内皮移植术	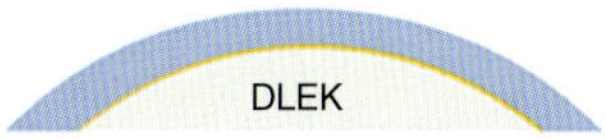	与 DSEK、DMEK-S、DMAEK 相同，但供体仅由一个封闭的 DM 及其内皮组成

图 2.1　穿透性角膜移植术和目前的角膜内皮移植术的示意图。(Reprinted from Melles GRJ, Dapena I. How to Get Started with Standardized 'No-Touch' Descemet Membrane Endothelial Keratoplasty (DMEK). Rotterdam, The Netherlands: Netherlands Institute for Innovative Ocular Surgery; 2014, with permission.)

被全世界的角膜外科医生所采用。

2.3 优点

EK 与 PK 相比的优点包括：①更好的功能结果，更快的视力恢复；②与 PK 中的"开放式眼球手术"相比，"闭合式眼球手术"引起的术中出血或感染风险降低；③保留角膜前表面避免缝合术后屈光不正并发症；④没有大的穿透性创伤，提供更坚固的眼球，减少创伤裂开的风险；⑤降低同种异体移植排斥的风险[23,24]。这些优势以及技术的高可行性，在此后几年的 DSEK/DSAEK 手术显著进步及其作为治疗内皮病变的新金标准的实施中发挥了关键作用。

2.4 缺点

然而，DSEK/DSAEK 技术也有缺点，例如昂贵的供体组织准备和不同(次优)的视力结果，尽管技术上成功，但由于供体后基质厚度不规则或基质界面混浊可引起的光学畸变(图 2.2)[25]。Busin 等在介绍所谓的超薄 DSAEK 移植物时，解决了由移植物厚度不规则引起的视觉限制，该移植物提供了比标准 DSAEK 更好的临床结果，但仍需要昂贵的微型角膜组织用于移植物制备[26]。

2.5 后弹力层角膜内皮移植术

1998 年，Melles 及其同事已经提出了对 EK 的新改进。利用这种称为后弹力层角膜内皮移植术(DMEK)的技术，实现了后弹力层及其内皮的特异性替代(图 2.2c)[27]。在 2006 年进行的第一次 DMEK 手术后，很快就发现角膜解剖结构近乎完全恢复，这提供了前所未有的视觉效果[10,28–30]，并且同种异体移植物排斥的风险更低[31,32]。此外，应用 DMEK，角膜前角薄片仍可用于深层前板层角膜移植术，也称为劈裂角膜移植术，更有效地利用供体组织[33–35]。尽管取得了这

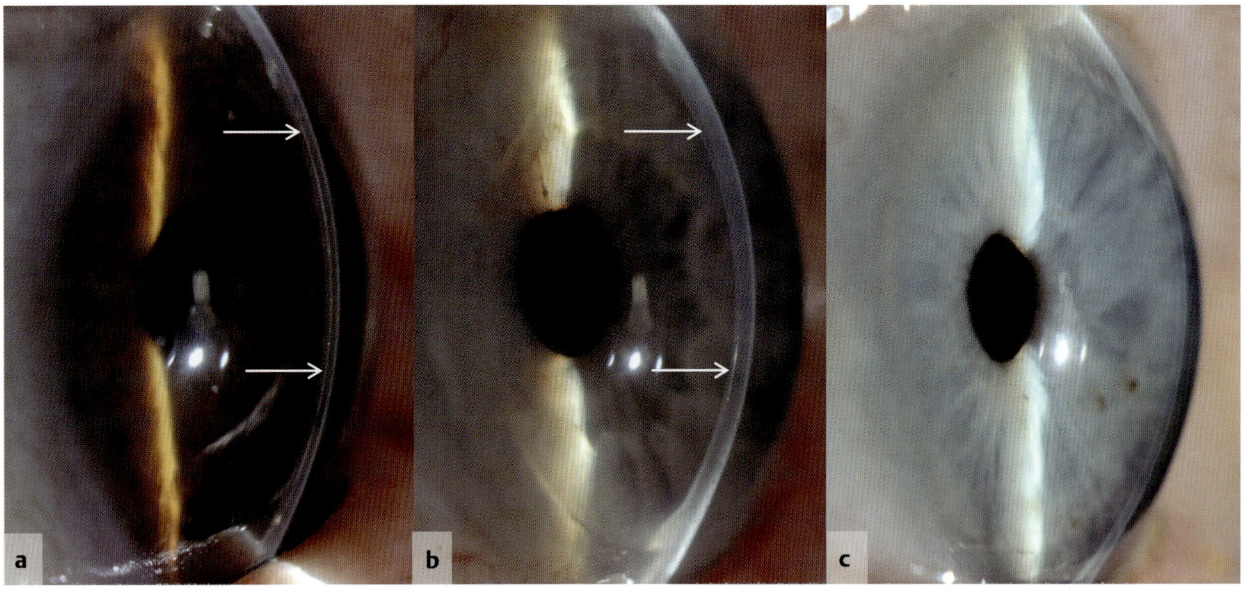

图 2.2 在(a)深层板角膜内皮移植术(DLEK)、(b)后弹力层剥除角膜内皮移植术(DSEK)和(c)后弹力层角膜内皮移植术(DMEK)后显示的眼睛裂隙灯图片。注意,在后基质和较厚的 DLEK 移植物和较薄的 DSEK 移植物(a,b)之间,可清楚地看到基质内界面(白色箭头),而在 DMEK(c)之后,没有可见的界面,致使几乎完整的角膜解剖恢复。

些进展,但组织准备、巩膜内移植物展开困难和术后移植物脱落发生率相对较高的情况下,这些都被认为是广泛应用 DMEK 的主要障碍[36]。

Studeny 等试图通过引入 DMEK-S 来促进术中对薄型 DMEK 移植的处理。在 DMEK-S 中,人工解剖一个只由中央部分的后弹力层和内皮组成的移植物,在周围间质边缘的支持下,提高受体前房内移植物的稳定性[37]。后来,Pereira 等和 McCauley 等通过使用微型角膜刀进行供体移植物解剖改进了这种技术,推广为后弹力层自动角膜内皮成形术(DMAEK)。事实上,与 DSEK、DSAEK 相比,DMEK-S、DMAEK 提供了更好的视觉效果,并且在技术上比 DMEK 具有挑战性。然而,移植物脱离的发生率相对较高,往往需要重复空气注射(再绑扎)以实现移植物黏附[38-40]。

特别是 DMEK 组织制备的技术标准化和再现性,预切除组织的提供以及前房内 DMEK 移植物展开的标准化解决了许多困难,并帮助角膜外科医生迈出 DMEK 的第一步,或者可从 DSEK、DSAEK 轻松转换为 DMEK[41-45]。

随着经验的增加,世界各地不同群体报道的移植物脱离率也可能会显著降低[46-48]。

2.6 结论

如今,在角膜内皮移植术创新的决定性阶段,后层板技术似乎已成为治疗角膜内皮疾病的金标准,如 Fuchs 内皮角膜营养不良或无晶状体/假晶状体大泡性角膜病变。而 PK 仍用于影响大多数角膜层的疾病和角膜改变。

此外,随着 DMEK 的发展,人们对内皮细胞的生物学和生理学以及内皮细胞的迁移也有了更深入的了解。例如,在未被后弹力层和内皮覆盖的裸露的基质区域中观察到角膜间隙良好的临床结果[49,50]。因此,EK 的最新进展不仅简化了现有的外科技术,更有效地使用供体组织,而且使得人们对角膜内皮疾病中内皮细胞的行为有了更好的理解,这可能会影响未来治疗方案的选择。

(石文卿 施策 译)

参考文献

[1] Zirm E. Eine Erfolgreiche totale Keratoplastik. Albrecht Von Graefes Arch Ophthalmol. 1906; 54:580–593
[2] Barraquer JI. Queratoplastia: Problemas que plantea la fijacion del injerto. In: 16th Concilium Ophthalologicum Acta. London: British Medical Association;

1951:999-1004.
[3] Barraquer JI. Lamellar keratoplasty. (Special techniques). Ann Ophthalmol. 1972; 4(6):437–469
[4] Tillett CW. Posterior lamellar keratoplasty. Am J Ophthalmol. 1956; 41 (3):530–533
[5] Culbertson WW. Endothelial replacement: flap approach. Ophthalmol Clin North Am. 2003; 16(1):113–118, vii
[6] Busin M, Monks T, Arffa RC. Endokeratoplasty in the rabbit model: A new surgical technique for endothelial transplantation. Ophthalmology. 1996; 103:167
[7] Ko WW, Frueh BE, Shields CK, Costello ML, Feldman ST. Experimental posterior lamellar transplantation of the rabbit cornea. (ARVO abstract). Invest Ophthalmol Vis Sci. 1993; 34:1102
[8] Jones DT, Culbertson WW. Endothelial lamellar keratoplasty (ELK). (ARVO abstract). Invest Ophthalmol Vis Sci. 1998; 39:876
[9] Cursiefen C, Küchle M, Naumann GO. Changing indications for penetrating keratoplasty: histopathology of 1,250 corneal buttons. Cornea. 1998; 17 (5):468–470
[10] Melles GR. Posterior lamellar keratoplasty: DLEK to DSEK to DMEK. Cornea. 2006; 25(8):879–881
[11] Melles GRJ, Eggink FAGJ, Lander F, et al. A surgical technique for posterior lamellar keratoplasty. Cornea. 1998; 17(6):618–626
[12] Melles GRJ, Lander F, Beekhuis WH, Remeijer L, Binder PS. Posterior lamellar keratoplasty for a case of pseudophakic bullous keratopathy. Am J Ophthalmol. 1999; 127(3):340–341
[13] Terry MA, Ousley PJ. Deep lamellar endothelial keratoplasty in the first United States patients: early clinical results. Cornea. 2001; 20(3):239–243
[14] Melles GRJ, Lander F, van Dooren BTH, Pels E, Beekhuis WH. Preliminary clinical results of posterior lamellar keratoplasty through a sclerocorneal pocket incision. Ophthalmology. 2000; 107(10):1850–1856, discussion 1857
[15] Melles GR, Lander F, Nieuwendaal C. Sutureless, posterior lamellar keratoplasty: a case report of a modified technique. Cornea. 2002; 21(3):325–327
[16] Terry MA, Ousley PJ. Small-incision deep lamellar endothelial keratoplasty (DLEK): six-month results in the first prospective clinical study. Cornea. 2005; 24(1):59–65
[17] Terry MA, Ousley PJ. Deep lamellar endothelial keratoplasty visual acuity, astigmatism, and endothelial survival in a large prospective series. Ophthalmology. 2005; 112(9):1541–1548
[18] Ousley PJ, Terry MA. Stability of vision, topography, and endothelial cell density from 1 year to 2 years after deep lamellar endothelial keratoplasty surgery. Ophthalmology. 2005; 112(1):50–57
[19] Melles GR, Wijdh RH, Nieuwendaal CP. A technique to excise the descemet membrane from a recipient cornea (descemetorhexis). Cornea. 2004; 23 (3):286–288
[20] Gorovoy M, Price FW. New technique transforms corneal transplantation. Cataract Refract Surg Today. 2005; 11:55–58
[21] Price FW, Jr, Price MO. Descemet's stripping with endothelial keratoplasty in 50 eyes: a refractive neutral corneal transplant. J Refract Surg. 2005; 21 (4):339–345
[22] Gorovoy MS. Descemet-stripping automated endothelial keratoplasty. Cornea. 2006; 25(8):886–889
[23] Chen ES, Terry MA, Shamie N, Hoar KL, Friend DJ. Precut tissue in Descemet's stripping automated endothelial keratoplasty donor characteristics and early postoperative complications. Ophthalmology. 2008; 115(3):497–502
[24] Price MO, Gorovoy M, Benetz BA, et al. Descemet's stripping automated endothelial keratoplasty outcomes compared with penetrating keratoplasty from the Cornea Donor Study. Ophthalmology. 2010; 117(3):438–444
[25] Tourtas T, Laaser K, Bachmann BO, Cursiefen C, Kruse FE. Descemet membrane endothelial keratoplasty versus descemet stripping automated endothelial keratoplasty. Am J Ophthalmol. 2012; 153(6):1082–90.e2
[26] Busin M, Madi S, Santorum P, Scorcia V, Beltz J. Ultrathin Descemet's stripping automated endothelial keratoplasty with the microkeratome double-pass technique: two-year outcomes. Ophthalmology. 2013; 120(6):1186–1194
[27] Melles GRJ, Rietveld FJR, Pels E, Beekhuis WH, Binder PS. Transplantation of Descemet's membrane carrying viable endothelium through a small scleral incision. ARVO Abstract. Fort Lauderdale, FL:, May 1998
[28] Melles GR, Lander F, Rietveld FJ. Transplantation of Descemet's membrane carrying viable endothelium through a small scleral incision. Cornea. 2002; 21(4):415–418
[29] Melles GR, Ong TS, Ververs B, van der Wees J. Descemet membrane endothelial keratoplasty (DMEK). Cornea. 2006; 25(8):987–990
[30] Melles GR, Ong TS, Ververs B, van der Wees J. Preliminary clinical results of Descemet membrane endothelial keratoplasty. Am J Ophthalmol. 2008; 145 (2):222–227
[31] Dapena I, Ham L, Netuková M, van der Wees J, Melles GR. Incidence of early allograft rejection after Descemet membrane endothelial keratoplasty. Cornea. 2011; 30(12):1341–1345
[32] Anshu A, Price MO, Price FW, Jr. Risk of corneal transplant rejection significantly reduced with Descemet's membrane endothelial keratoplasty. Ophthalmology. 2012; 119(3):536–540
[33] Lie JT, Groeneveld-van Beek EA, Ham L, van der Wees J, Melles GR. More efficient use of donor corneal tissue with Descemet membrane endothelial keratoplasty (DMEK): two lamellar keratoplasty procedures with one donor cornea. Br J Ophthalmol. 2010; 94(9):1265–1266
[34] Heindl LM, Riss S, Laaser K, Bachmann BO, Kruse FE, Cursiefen C. Split cornea transplantation for 2 recipients - review of the first 100 consecutive patients. Am J Ophthalmol. 2011; 152(4):523–532.e2
[35] Heindl LM, Riss S, Bachmann BO, Laaser K, Kruse FE, Cursiefen C. Split cornea transplantation for 2 recipients: a new strategy to reduce corneal tissue cost and shortage. Ophthalmology. 2011; 118(2):294–301
[36] Cursiefen C. Descemet membrane endothelial keratoplasty: the taming of the shrew. JAMA Ophthalmol. 2013; 131(1):88–89
[37] Studeny P, Farkas A, Vokrojova M, Liskova P, Jirsova K. Descemet membrane endothelial keratoplasty with a stromal rim (DMEK-S). Br J Ophthalmol. 2010; 94(7):909–914
[38] Pereira CdaR, Guerra FP, Price FW, Jr, Price MO. Descemet's membrane automated endothelial keratoplasty (DMAEK): visual outcomes and visual quality. Br J Ophthalmol. 2011; 95(7):951–954
[39] McCauley MB, Price MO, Fairchild KM, Price DA, Price FW, Jr. Prospective study of visual outcomes and endothelial survival with Descemet membrane automated endothelial keratoplasty. Cornea. 2011; 30(3):315–319
[40] Kymionis GD, Yoo SH, Diakonis VF, Grentzelos MA, Naoumidi I, Pallikaris IG. Automated donor tissue preparation for Descemet membrane automated endothelial keratoplasty (DMAEK): an experimental study. Ophthalmic Surg Lasers Imaging. 2011; 42(2):158–161
[41] Groeneveld EA, Lie JT, van der Wees J, Bruinsma M, Melles GR. Standardized 'no-touch' donor tissue preparation for DALK and DMEK: harvesting undamaged anterior and posterior transplants from the same donor cornea. Acta Ophthalmol (Copenh). 2013; 91:145–150
[42] Dapena I, Moutsouris K, Droutsas K, Ham L, van Dijk K, Melles GR. Standardized "no-touch" technique for Descemet membrane endothelial keratoplasty. Arch Ophthalmol. 2011; 129(1):88–94
[43] Kruse FE, Laaser K, Cursiefen C, et al. A stepwise approach to donor preparation and insertion increases safety and outcome of Descemet membrane endothelial keratoplasty. Cornea. 2011; 30(5):580–587
[44] Liarakos VS, Dapena I, Ham L, van Dijk K, Melles GR. Intraocular graft unfolding techniques in Descemet membrane endothelial keratoplasty. JAMA Ophthalmol. 2013; 131(1):29–35
[45] Melles GRJ, Dapena I. How to Get Started with Standardized 'No-Touch' Descemet Membrane Endothelial Keratoplasty (DMEK). Rotterdam, Netherlands: Institute for Innovative Ocular Surgery; 2014
[46] Rodríguez-Calvo-de-Mora M, Quilendrino R, Ham L, et al. Clinical outcome of 500 consecutive cases undergoing Descemet's membrane endothelial keratoplasty. Ophthalmology. 2015; 122(3):464–470
[47] Tourtas T, Schlomberg J, Wessel JM, Bachmann BO, Schlötzer-Schrehardt U, Kruse FE. Graft adhesion in Descemet membrane endothelial keratoplasty dependent on size of removal of host's Descemet membrane. JAMA Ophthalmol. 2014; 132(2):155–161
[48] Price MO, Price FW, Jr. Descemet's membrane endothelial keratoplasty surgery: update on the evidence and hurdles to acceptance. Curr Opin Ophthalmol. 2013; 24(4):329–335
[49] Balachandran C, Ham L, Verschoor CA, Ong TS, van der Wees J, Melles GR. Spontaneous corneal clearance despite graft detachment in Descemet membrane endothelial keratoplasty. Am J Ophthalmol. 2009; 148(2):227–234.e1
[50] Dirisamer M, Dapena I, Ham L, et al. Patterns of corneal endothelialization and corneal clearance after Descemet membrane endothelial keratoplasty for fuchs endothelial dystrophy. Am J Ophthalmol. 2011; 152(4):543–555.e1

第 3 章 内皮细胞功能障碍的临床研究和诊断

Joelle A. Hallak, Peter Wu, Dimitri T. Azar

3.1 引言

角膜内皮是角膜后的透明单细胞层。它在维持角膜内液体平衡和角膜透明方面发挥着重要作用。内皮功能需要少量内皮细胞来提供。内皮细胞密度在出生时为 3000~4000 个细胞/mm^2,到成年晚期减少到 2500 个细胞/mm^2[1]。内皮细胞之间的紧密连接和泵功能与 Na^+/K^+-ATP 酶密切相关,内皮功能需要碳酸氢钙依赖性 Mg^{2+}-ATP 酶[1]。

目前认为,角膜内皮细胞增殖潜力有限。各种疾病可以导致内皮细胞的损伤。相邻的细胞可以迁移并扩散到损伤区域,来弥补内皮细胞的损失,防止角膜萎缩和维持角膜透明度。然而,内皮细胞损失将最终导致角膜内皮的退化以及进展性视力损害[2]。

3.2 内皮细胞功能障碍

有研究表明,角膜内皮细胞的密度是可以遗传的,其中 82%受遗传影响,而 18%受特殊环境影响[3]。这些遗传因素和环境因素可以引起内皮细胞功能障碍和营养不良。本章回顾了导致内皮细胞功能障碍各种疾病的临床发现和研究,包括 Fuchs 角膜内皮营养不良、后部多形性角膜营养不良和假性大泡性角膜病(PBK)。

3.2.1 角膜内皮营养不良

角膜内皮营养不良是一种非炎症性角膜疾病。这种疾病影响角膜,会导致其透明度逐渐丧失。临床上被分为 3 类:浅表性角膜营养不良、间质性角膜营养不良和角膜后营养不良[4]。2008 年,国际委员会根据临床特征、病理检查和基因库,将角膜营养不良分为 4 组[5]:①上皮和上皮下营养不良;②转化生长因子 β 诱导的上皮-基质营养不良(TGFBI);③基质营养不良;④内皮营养不良[4]。Fuchs 角膜内皮营养不良(FECD)、后部多形性角膜营养不良、先天性遗传性内皮营养不良和 X 连锁内皮细胞营养不良被定性为内皮营养不良。

Fuchs 角膜内皮营养不良(FECD)

FECD 是一种慢性的非炎症性进展疾病,特征是内皮细胞丢失,导致角膜水肿和视力丧失。其主要表现包括中央角膜后弹力层褶皱、间质水肿和上皮微囊性水肿[6](图 3.1)。FECD 是最常见类型,在不同人群的患病率为 4%~9%[7-9]。一项 2005—2014 年的回顾性研究表明,FECD 占美国角膜移植病因的 22%[10]。该病常见于女性,而且女性 FECD 更容易发生角膜皱缩,比男性发生率高 2.5 倍,而角膜水肿的发生率更是男性的 5.7 倍[11]。FECD 可以影响角膜全层。内皮细胞的损失会使中央角膜的后弹力层增厚以及出现赘生物[4]。后弹力层发展及症状的发作在 70 岁左右常见。研究表明,与健康角膜相比,Fuchs 角膜内皮细胞密度降低 45%~59%[12,13]。

大多数角膜营养不良是常染色体显性遗传。后部多形性营养不良与 VSX1、COL8A2 和 ZEB1 基因突变有关[4]。FECD 有一定的遗传基础。4 种基因的编码突变被认定为 FECD 的致病原因:TCF8、SLC4A11、LOXHD1 和 AGBL11。在 FECD 中发现了两种转录因子(TCF4/E2-2 和 TCF8/ZEB-1)的突变,一种胶原亚基(COL8A2)和两种膜蛋白(LOXHD1 和 SLC4A11/NaBC1)[9]。除 LOXHD1 外,这些突变集中在角膜内皮的胶原分泌和水泵功能上。

COL8A2 中的 L450W14 和 Q455K15 是早发性

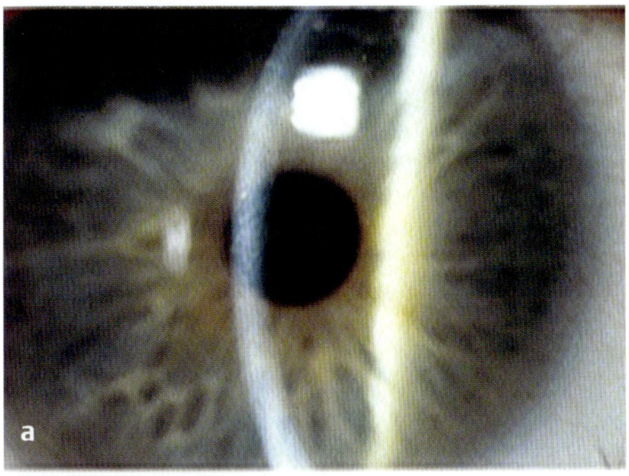

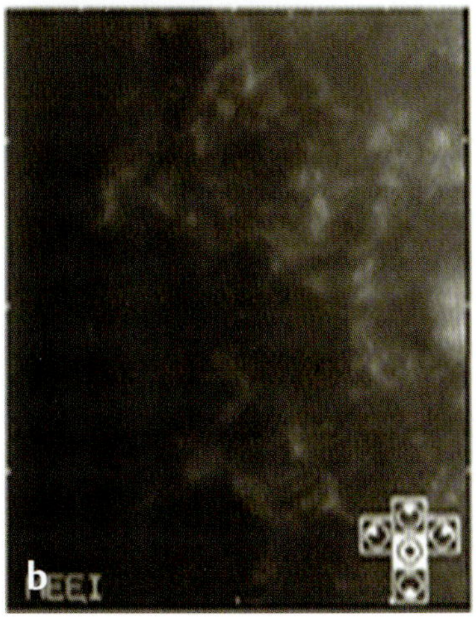

图 3.1 (a)裂隙灯显示角膜滴状赘疣(OD)。由于角膜水肿,角膜内皮显微镜无法提供图像。(b)左眼(OS)的内皮显微镜检查捕获多个滴状赘疣,无法进行细胞计数。(Adapted from Jurkunas U, Azar DT. Potential complications of ocular surgery in patients with coexistent keratoconus and Fuchs endothelial dystrophy. Ophthalmology 2006;113(12):2187–97.)

FECD 中报道的两种常染色体显性突变。COL8A2 是编码Ⅷ型胶原 α2 链的基因。导致编码 ZEB1 蛋白的基因 TCF8 功能丧失的错义突变可以引起晚期 Fuchs 的发生[16]。此外,编码 E2-2 蛋白的 TCF4 基因中的单核苷酸多态性被认为导致其蛋白表达降低[17]。E2-2 是已知上调 TCF8 的转录因子[18],这些表明 TCF4 和 TCF8 都参与 FECD 同一条信号通路中。与此同时 SLC4A11 中的其他突变也被发现。

后部多形性角膜营养不良

后部多形性角膜营养不良(PPCD)包括广泛的角膜及前段异常[19]。这种罕见的营养不良类型的临床表现从先天性角膜水肿到中年的晚发性角膜水肿。PPCD 是一种双眼常染色体显性疾病。它与 3 个染色体位点相关:染色体 20p11.2-q11.2 上的 PPCD1、1p34.3-p32.3 上的 PPCD2 和 10p11.2 上的 PCD3。编码 PPCD1 基因未知,编码 PPCD2 基因为胶原蛋白Ⅷα2(COL8A2),PPCD3 的基因为锌指 E-box 结合同源框 1(ZEB1)[19–22]。

PPCD 会导致水泡病变。角膜后的检查显示所有单独的或者成组的囊泡、地图状弥漫的灰色变性以及呈扇形的带。在裂隙灯检查中,水泡病变表现为透明囊肿,在后弹力层中被灰白色晕环绕。通过非接触角膜内皮显微镜检查,囊泡病灶的直径为 0.10~1.00mm[20,21]。病变处的内皮细胞可能有 3 种外观:呈马赛克状的正常大小的细胞,比正常细胞小但成群出现的细胞或变大的多形性细胞[20,21]。还可以观察到混浊,在后弹力层上呈小型灰白色斑点病变或较大的蜿蜒的病变[19]。也可见到不同程度的角膜水肿、瞳孔异位及广泛的虹膜角膜粘连[22]。

3.2.2 假性和无晶状体大泡性角膜病变

PBK 和无晶状体大泡性角膜病(ABK)是在白内障术后,无论人工晶状体(IOL)存在(PBK)或不存在(ABK),由内皮失代偿引起的角膜疾病。内皮细胞密度降低,细胞泵受损导致角膜水分过多[23]。PBK 更可能发生在后房 IOL 之后。前房型人工晶状体诱发大泡性角膜病变的发生率可达 10%[23,24]。除了 FECD,其他情况,如角膜移植失败、穿透性或钝性创伤以及难治性青光眼,都可以引起继发性角膜病变[23]。所有病例几乎都会出现视力降低,这是由于角膜厚度增加以及后弹力层折叠所造成的。在上皮大泡形成和破裂后,患者可能出现不适和严重的疼痛。PBK 和 ABK 患者也易造成角膜感染和瘢痕形成。

现代后板层角膜内皮移植术已取代角膜移植术作为 PBK 患者治疗的金标准。目前很少使用其他替代方案,包括前基质穿刺、光治疗性角膜切除术、羊膜移植、结膜瓣、绷带隐形眼镜和胶原交联。

3.3 临床检查

角膜中央后部典型碎滴状是FECD最先出现的症状，并从中央向周围扩散[22]。角膜后部表现为弥漫、孤立、离散的结构，单个内皮细胞较小。在早期阶段的患者没有症状。随着时间的推移，从角膜中央后部向周围扩散，后弹力层增厚并且变得不规则，出现间质水肿继发褶皱。还可能出现肿胀、视力模糊、异物感、畏光和光圈感。FECD进一步发展可能在中央出现“潜伏的滴状赘疣”[25]。

在典型的FECD的早期阶段，上皮通常是完整的。在严重的FECD中，角膜水肿使泵功能丧失导致流体从角膜基质的前部流出以及疼痛的上皮大泡形成[1]。还可能出现上皮微囊性水肿，其特点为在虹膜散射中出现的点状图案。大约一半的FECD患者表现为异常的前弹力层，具有弥漫的高亮反光和神经缺乏[1]。与对照组相比，FECD感染的角膜基质层中央与周围的厚度比增加[26]。FECD中的后弹力层存在增厚的后部带状层，其中有最后层直径为10~20μm的胶原纤维以及在内皮上110μm长的沉积带[1]。该后部带状层约为16μm，与FECD的临床严重程度直接相关[27]。此外，角膜中的纤维层可能严重水肿，称为后胶原层[28,29]。透射电镜显示FCD角膜具有细胞质纤维，是由粗面内质网和胞质突产生，与成纤维细胞具有相似性；损失的细胞由细胞间的液泡填充[29]。在终末期疾病中，上皮和前弹力层之间有无血管上皮下纤维性瘢痕，也可见外周浅表角膜新血管形成。表面不规则和透明度的丧失进一步使视力降低[19]。

PPCD患者主要是通过裂隙灯观察角膜后表面的囊泡、带状或盘状区域夹诊断。患者不明原因的角膜水肿，诊断是基于角膜移植术中的光学和电子显微镜结果[6]。角膜内皮显微镜有助于鉴别诊断。虹膜角膜内皮综合征中的病变细胞表现为暗区但中央高亮和周围边界亮。图3.2显示了经过后弹力层自动剥除角膜内皮移植术的PPCD患者的前段光学相干断层扫描(AS-OCT)。图3.2显示了移植物-宿主界面处的PPCD复发(密集白色)。

3.4 诊断和测试

裂隙灯检查是内皮功能障碍早期的重要诊断工具。然而，通过使用其他工具，包括角膜内皮显微镜、角膜厚度测量和光学相干断层扫描(OCT)，可以有助于手术前的诊断和临床决策。使用成像技术确定前后角膜结构和细胞的异常已经成为一种常规做法，这种异常在内皮营养不良早期和水肿发作前就存在。这些特征也有助于预测角膜内皮移植术的预后并确定干预的最佳时间。

3.4.1 角膜内皮显微镜

FECD的第一个迹象是通过裂隙灯检查并观察

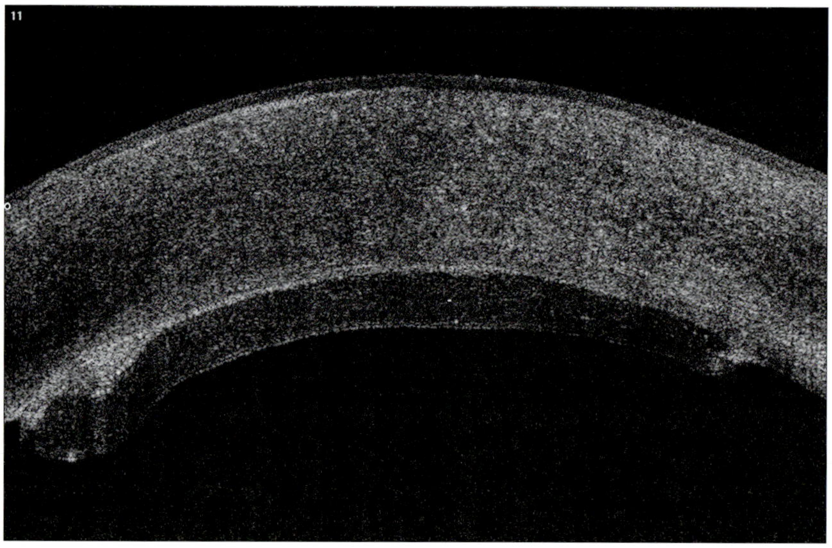

图3.2 患有后部多形性角膜营养不良(PPMD)的患者的前段光学相干断层扫描。该患者接受了后弹力层自动剥除角膜内皮移植术。图像显示PPMD在移植物-宿主界面处的复发(密集白色)。

到角膜中央后部典型碎银状外貌。角膜内皮显微镜有助于确认FECD和其他内皮营养不良的形态变化。此外,角膜内皮显微镜可以进行内皮细胞计数,以及图像记录。使用巩膜散射照明可以观察到细微的基质水肿。图3.3示出健康与FECD患者的角膜内皮显微镜检查结果的差异。图3.4和图3.5还示出虹膜角膜内皮综合征患者(图3.4)和PBK患者(图3.5)的内皮显微镜图像。

角膜厚度测量和角膜结构图可用于测量角膜厚度和光密度,可以评估角膜在不同角膜层的透明度以及不规则性。眼前段光学相干断层扫描(AS- OCT)已被用于滴状赘疣分析和确定后弹力层角膜内皮移植术[30]和其他角膜移植方法后移植物的预测。

3.4.2 超声波和光学角膜厚度测量

超声波和光学装置,如Scheimpflug Pentacam(Oculus)和Orbscans已被用于研究FECD患者的角膜厚度和不规则性。在最近的一项研究中,Alnawaiseh等对FECD患者的Scheimpflug角膜密度测定进行了量化。使用基于Scheimpflug的Oculus Pentacam检查患者。提取和分析不同角膜层的中央角膜厚度、平均非中央角膜厚度和密度测量数据[31]。该研究表明,FECD中角膜总厚度和总直径的反向散射总量显著高于对照组(FECD组:28.8±6.7;对照组:24.3±4.1;

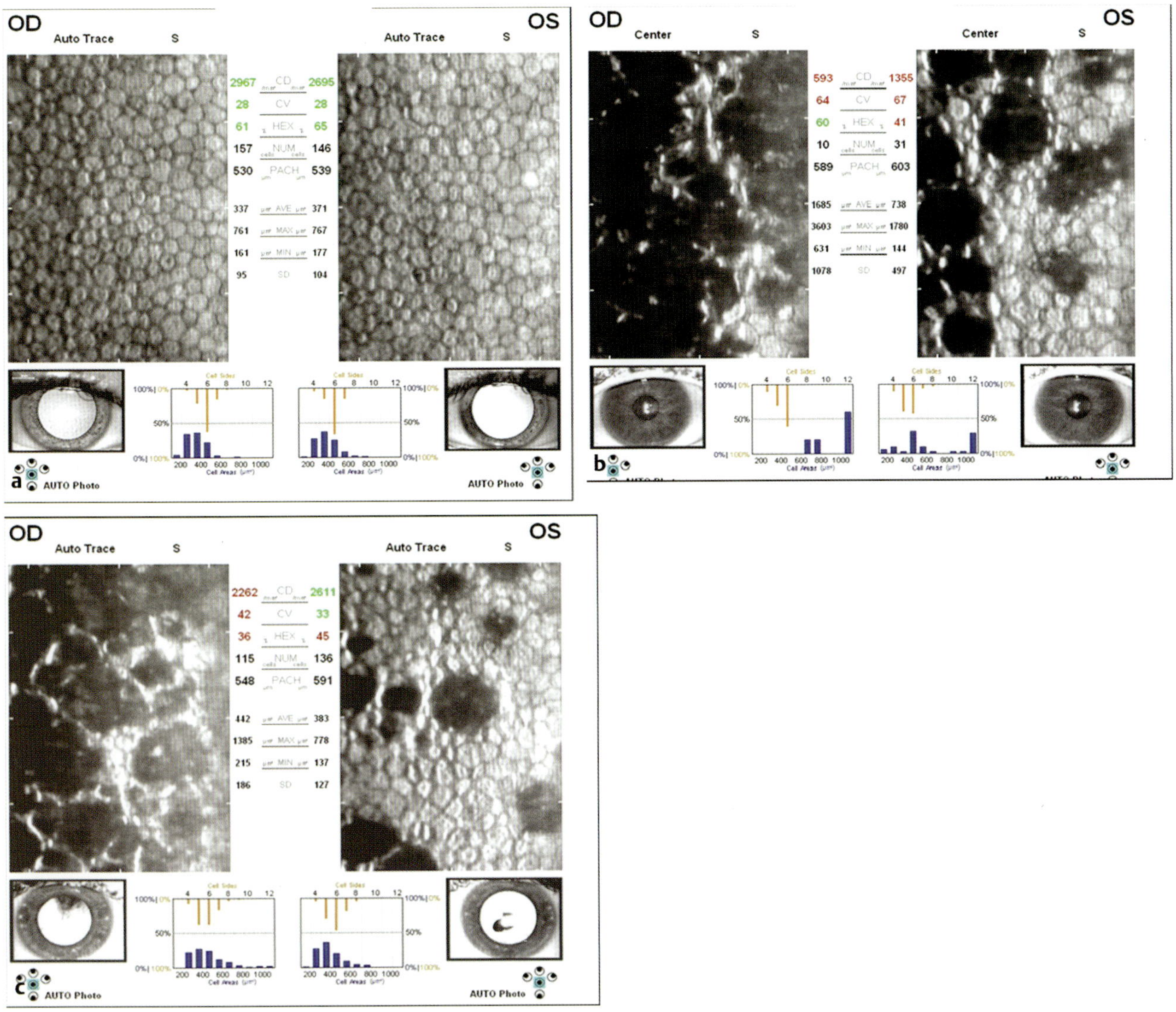

图3.3 (a)内皮细胞计数和外观正常的患者。(b,c)双眼FECD患者的角膜内皮显微镜检查。

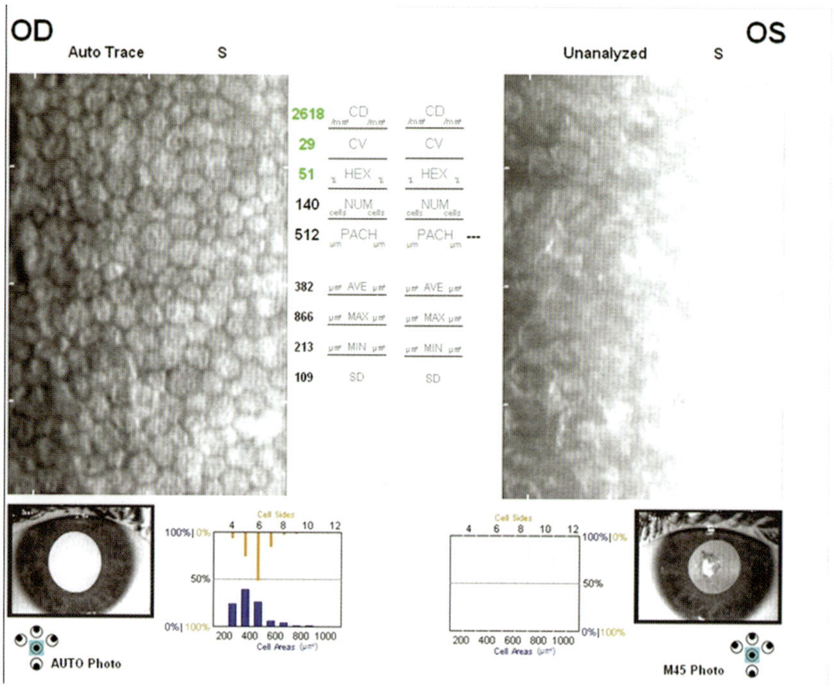

图 3.4 左眼虹膜角膜内皮综合征患者的角膜内皮显微镜检查。这证明了特征性的"黑白反向"，其中内皮细胞在中央是暗的且在外围是亮的。

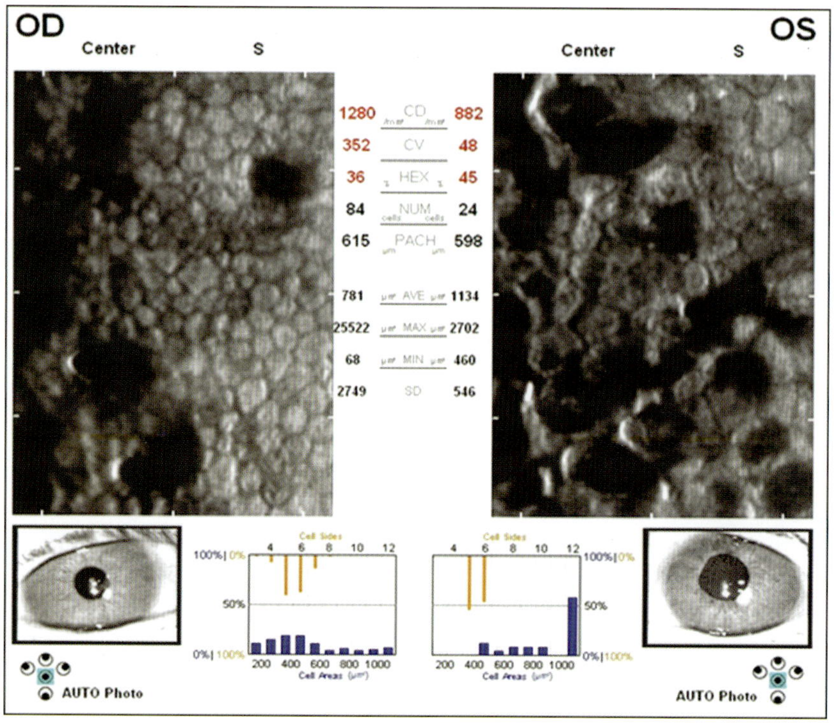

图 3.5 左眼假性大泡性角膜病变患者的角膜内皮显微镜检查。

P<0.001）。当角膜表面在角膜总厚度分为不同的环形区时，差异仅在两个中央环上显著（P< 0.001）。中心为 0~2mm 的环内总角膜厚度反向散射总度数与中央角膜厚度相关（Pearson 相关系数=0.55，P<0.001）[31]。

Brown 等使用集成的 Orbscan 结构图描述了 FECD 和 PBK 引起的三维角膜形状变化。他们发现前部变形很小，而后部则向前房有明显的中央凸起。最薄的一点是朝向鼻上中部。除非发展到晚期，角膜周边未受影响[32]。

Wacker K 等使用 Scheimpflug 图像确定了 FECD

严重程度及前后角膜高阶像差和反向散射[33]。FECD根据滴状赘疣的面积和汇合程度以及临床上可见的水肿的存在，分为轻度、中度或重度。波前像差来自Scheimpflug 图像，并且在直径为 6mm 的光学区域上表示为 Zernike 多项式。同时还测量了来自角膜前部和后部的反向散射并将其标准化为固定的散射源。他们表明，即使在 FECD 的早期阶段，前后角膜高阶像差和反向散射也高于正常。早期观察到的高阶像差可能导致角膜内皮移植术后相差持续存在和视力恢复不完全[33]。

Amin 等确定了 FECD 中的角膜内皮移植术前后视力缺陷的前角膜结构和细胞异常[34]。裂隙灯活组织显微镜、超声波角膜测厚仪和共聚焦显微镜用于评估滴状赘疣和水肿，以及测量角膜反向散射。从共聚焦图像确定基质细胞密度和数量以及异常上皮细胞的存在[34]。与 Wacker 等[33]的研究相似，他们发现前角膜细胞和结构异常在 FECD 的早期开始，其趋势是与正常相比，轻度、中度和重度 FECD 的表现相似。无论疾病严重程度如何，与正常人相比，FECD 患者基质细胞密度和基质前 10%细胞绝对数量大约均低 29%和27%[34]。

3.4.3 前段光学相干断层扫描

AS-OCT 是一种非接触式成像设备，可提供眼睛前部分的详细结构。图 3.6 示出 AS-OCT 的角膜层。图 3.7 示出后弹力层自动剥除角膜内皮移植术术后的AS-OCT 图像，可见内皮移植物是倒置的。图 3.8 显示了用新移植物置换，后弹力膜自动剥离角膜内皮移植术的正确方位。

图 3.9 显示了患有 FECD 的患者的 AS-OCT 图像，以及内皮表面上的滴状赘疣。图 3.10 示出了角膜厚度测量功能，显示患有 FECD 的患者角膜厚度增加。

Yeh 等评估了早期 AS-OCT 对后弹力层角膜内皮移植术后移植物粘连或脱离的预测价值[30]。手术适应证为 FECD 和大泡性角膜病变。AS-OCT 在后弹力层角膜内皮移植术后 1 小时内以及 1 周、1 个月、3 个月和 6 个月内进行。分离程度被分类为："无"，≤1/3 分离，>1/3 移植物总表面积的分离，或"完全"分离。术后1 小时进行 AS-OCT 扫描可以较好地预测 6 个月移植物依从性状态。1 小时时，发现>1/3 的移植物分离，则25%的病例，在 6 个月时会重新附着，而 67.5%的病例如果在 6 个月时显示持续脱离>1/3，则 12.5%显示完全脱离[30]。

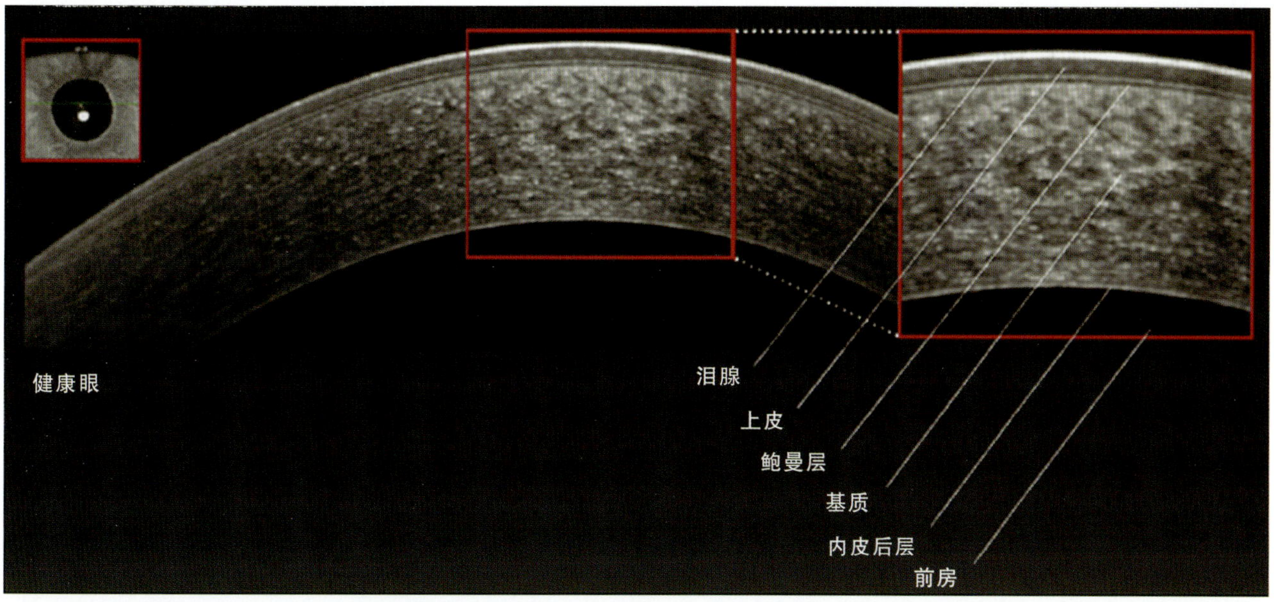

图 3.6 在前段光学相干断层扫描中显示的角膜层。

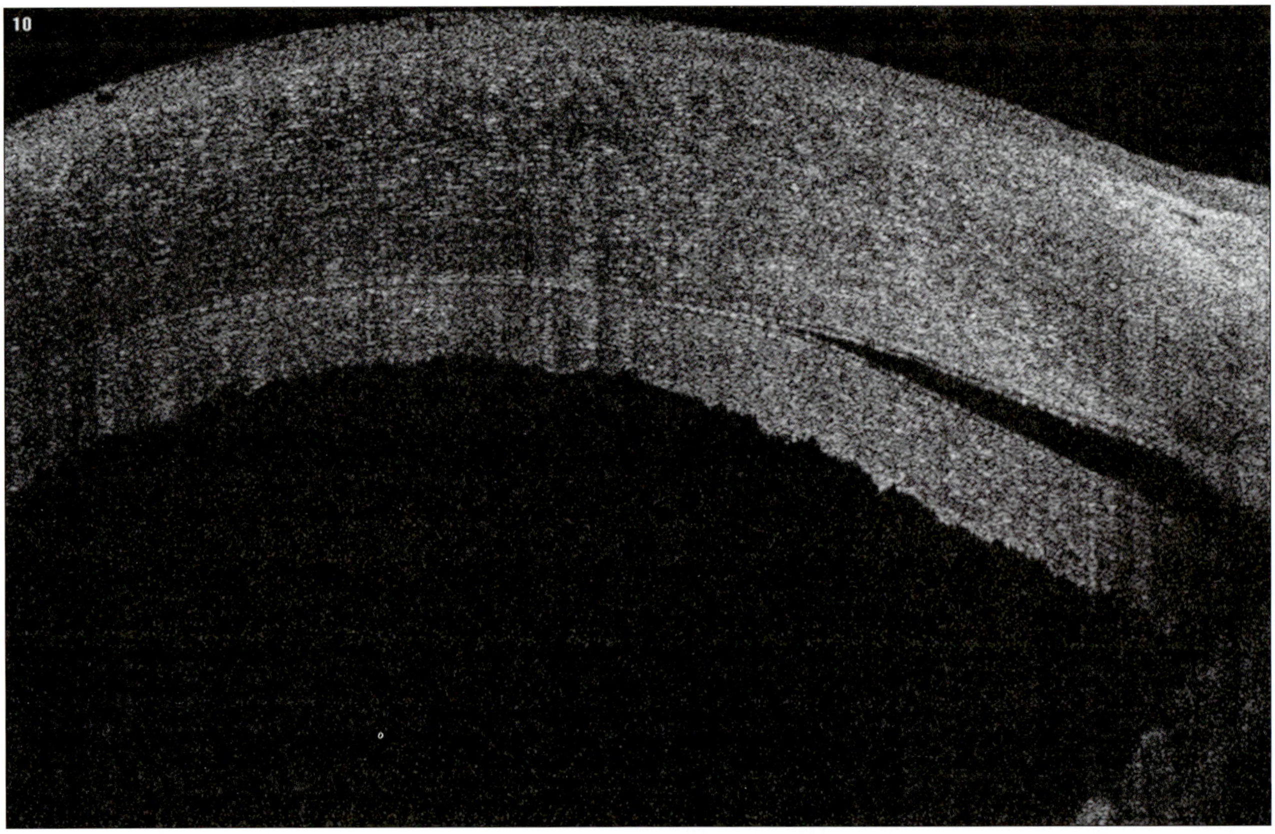

图 3.7 术后后弹力层自动剥除角膜内皮移植术的前段光学相干断层扫描显示内皮移植物是倒置的。

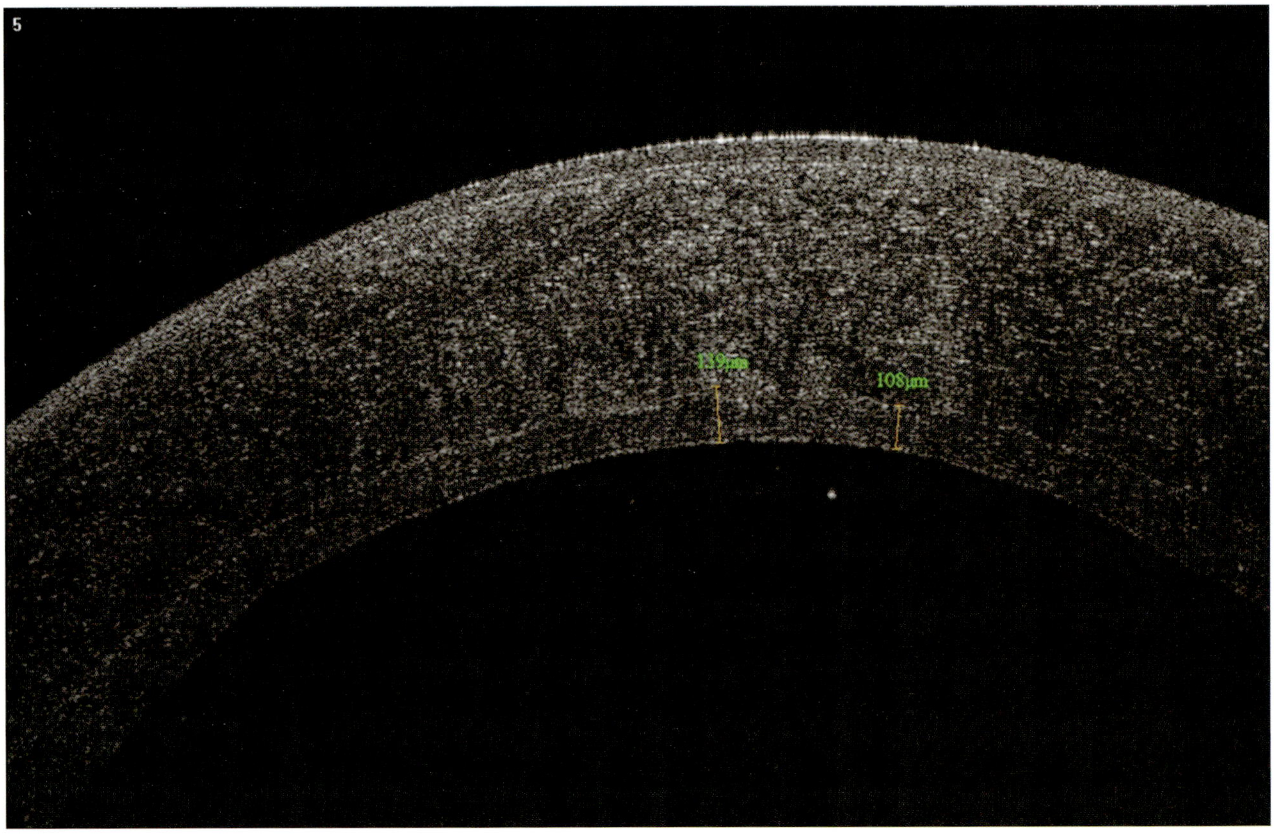

图 3.8 与前一张照片相同的眼睛前段光学相干断层扫描显示用新移植物置换,后弹力层自动剥除角膜内皮移植术后的正确方位。

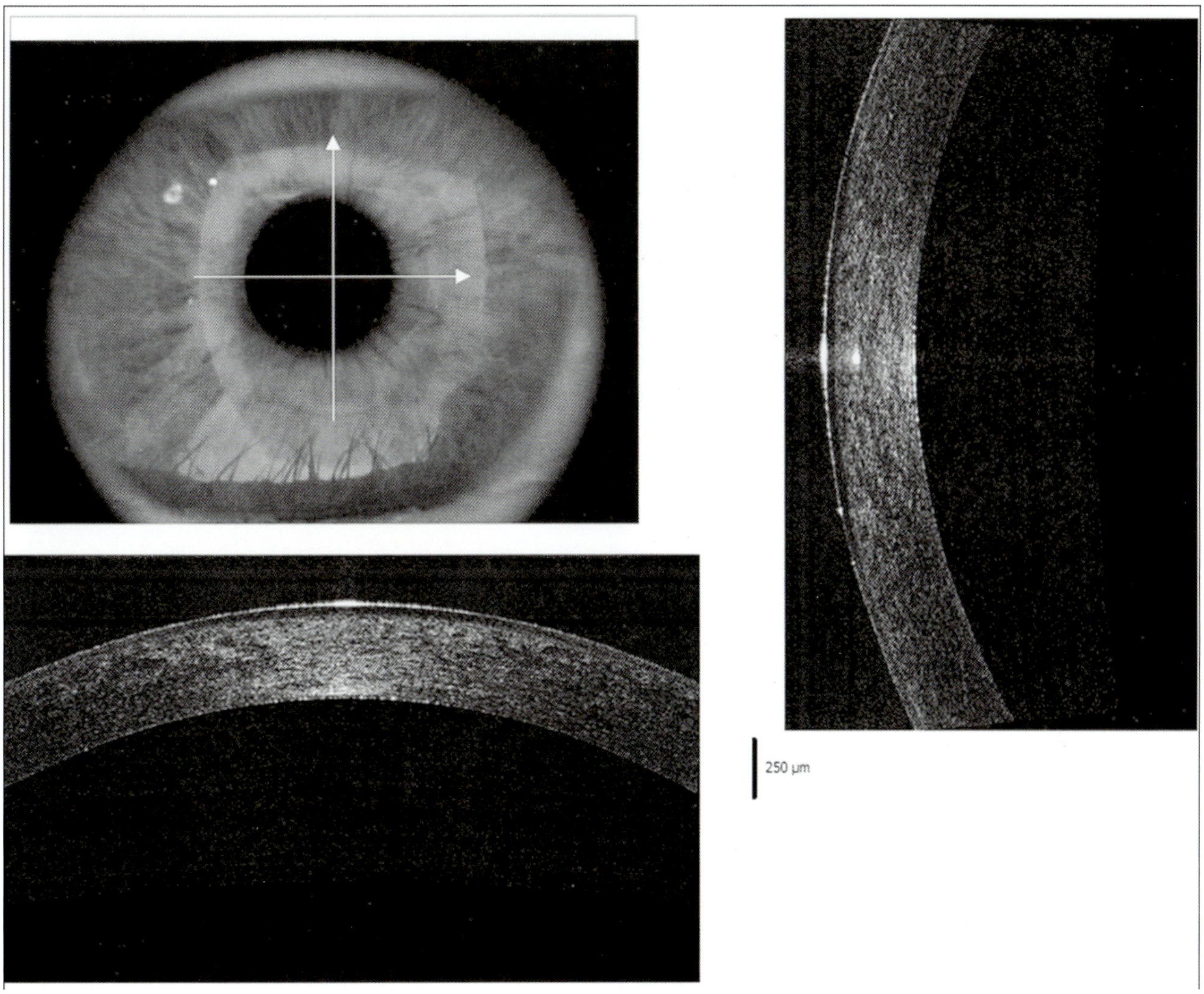

图 3.9　患有 FECD 的患者的前段光学相干断层扫描，显示内皮表面上的滴状赘疣。

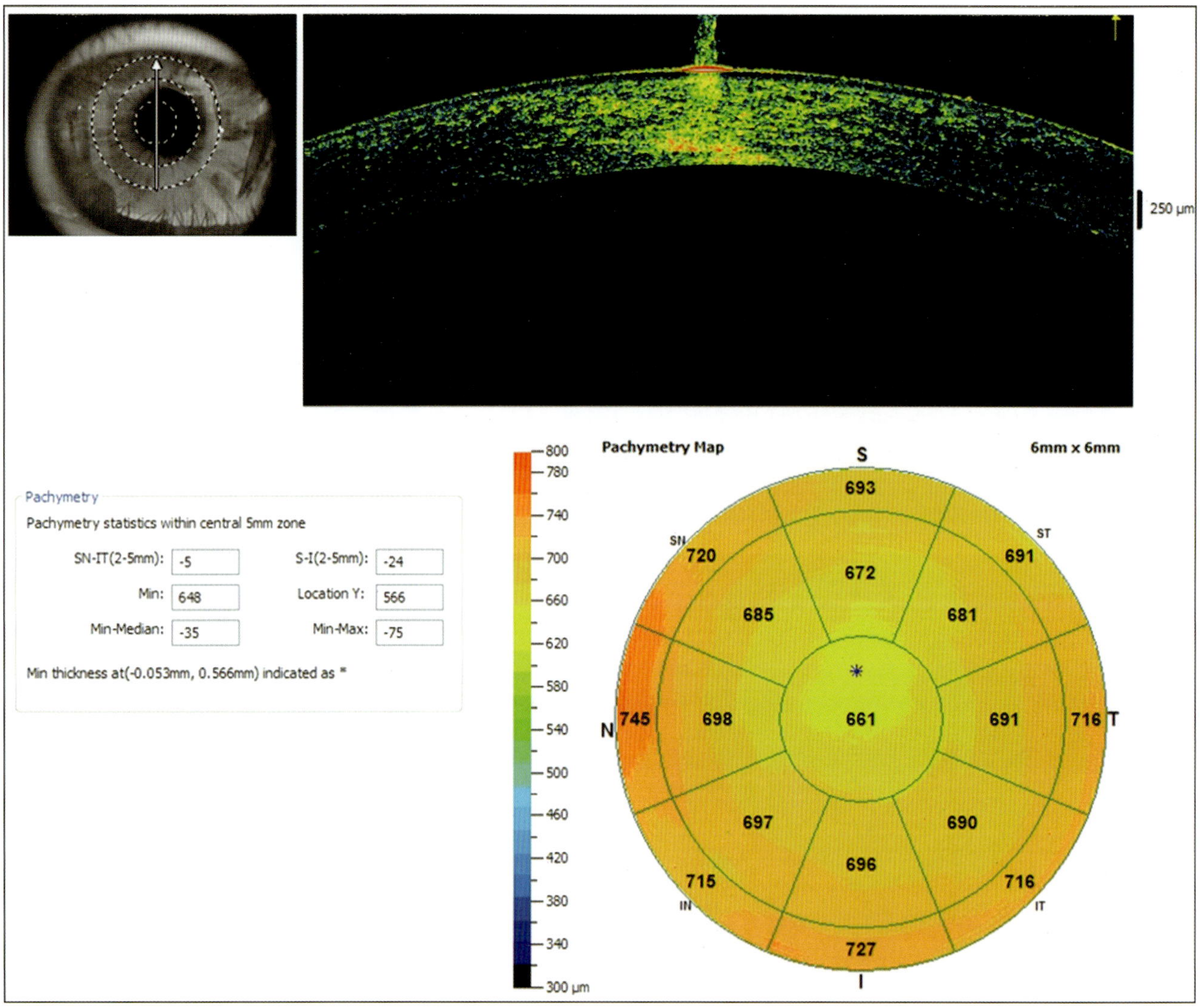

图 3.10 前段光学相干断层扫描角膜厚度测量功能显示 FECD 患者的角膜厚度增厚。

（康红花 施策 译）

参考文献

[1] Eghrari AO, Riazuddin SA, Gottsch JD. Overview of the Cornea: Structure, Function, and Development. Prog Mol Biol Transl Sci. 2015; 134:7–23

[2] Okumura N, Kinoshita S, Koizumi N. Cell-based approach for treatment of corneal endothelial dysfunction. Cornea. 2014; 33(33) Suppl 11:S37–S41

[3] Racz A, Toth GZ, Tarnoki AD, et al. The inheritance of corneal endothelial cell density. Ophthalmic Genet. 2016:1–4

[4] Sacchetti M, Macchi I, Tiezzi A, La Cava M, Massaro-Giordano G, Lambiase A. Pathophysiology of Corneal Dystrophies: From Cellular Genetic Alteration to Clinical Findings. J Cell Physiol. 2016; 231(2):261–269

[5] Weiss JS, Møller HU, Lisch W, et al. The IC3D classification of the corneal dystrophies. Cornea. 2008; 27(27) Suppl 2:S1–S83

[6] Rosado-Adames N, Afshari NA. Corneal endothelium. In: Yanoff M, Duker J, eds. Ophthalmology. 4th ed. Philadelphia, PA: Elsevier, Saunders; 2013: ch. 4.2

[7] Zoega GM, Fujisawa A, Sasaki H, et al. Prevalence and risk factors for cornea guttata in the Reykjavik Eye Study. Ophthalmology. 2006; 113(4):565–569

[8] Kitagawa K, Kojima M, Sasaki H, et al. Prevalence of primary cornea guttata and morphology of corneal endothelium in aging Japanese and Singaporean subjects. Ophthalmic Res. 2002; 34(3):135–138

[9] Zhang J, Patel DV. The pathophysiology of Fuchs' endothelial dystrophy—a review of molecular and cellular insights. Exp Eye Res. 2015; 130:97–105

[10] Park CY, Lee JK, Gore PK, Lim CY, Chuck RS. Keratoplasty in the United States: A 10-Year Review from 2005 through 2014. Ophthalmology. 2015; 122 (12):2432–2442

[11] Krachmer JH, Purcell JJ, Jr, Young CW, Bucher KD. Corneal endothelial dystrophy. A study of 64 families. Arch Ophthalmol. 1978; 96(11):2036–2039

[12] Mustonen RK, McDonald MB, Srivannaboon S, Tan AL, Doubrava MW, Kim CK. In vivo confocal microscopy of Fuchs' endothelial dystrophy. Cornea. 1998; 17(5):493–503

[13] Schrems-Hoesl LM, Schrems WA, Cruzat A, et al. Cellular and subbasal nerve alterations in early stage Fuchs' endothelial corneal dystrophy: an in vivo confocal microscopy study. Eye (Lond). 2013; 27(1):42–49

[14] Gottsch JD, Zhang C, Sundin OH, Bell WR, Stark WJ, Green WR. Fuchs corneal dystrophy: aberrant collagen distribution in an L450W mutant of the COL8A2 gene. Invest Ophthalmol Vis Sci. 2005; 46(12):4504–4511

[15] Biswas S, Munier FL, Yardley J, et al. Missense mutations in COL8A2, the gene

encoding the alpha2 chain of type VIII collagen, cause two forms of corneal endothelial dystrophy. Hum Mol Genet. 2001; 10(21):2415–2423
[16] Riazuddin SA, Vithana EN, Seet LF, et al. Missense mutations in the sodium borate cotransporter SLC4A11 cause late-onset Fuchs corneal dystrophy. Hum Mutat. 2010; 31(11):1261–1268
[17] Baratz KH, Tosakulwong N, Ryu E, et al. E2–2 protein and Fuchs's corneal dystrophy. N Engl J Med. 2010; 363(11):1016–1024
[18] Sobrado VR, Moreno-Bueno G, Cubillo E, et al. The class I bHLH factors E2–2A and E2–2B regulate EMT. J Cell Sci. 2009; 122(Pt 7):1014–1024
[19] Weisenthal RW, Streeten BW. Descemet's membrane and endothelial dystrophies. In: Krachmer JH, Mannis MJ, Holland EJ, eds. Cornea. 3rd ed. St. Louis, MO: Mosby/Elsevier; 2011:845–64
[20] Laganowski HC, Sherrard ES, Muir MG. The posterior corneal surface in posterior polymorphous dystrophy: a specular microscopical study. Cornea. 1991; 10(3):224–232
[21] Laganowski HC, Sherrard ES, Muir MG, Buckley RJ. Distinguishing features of the iridocorneal endothelial syndrome and posterior polymorphous dystrophy: value of endothelial specular microscopy. Br J Ophthalmol. 1991; 75 (4):212–216
[22] American Academy of Ophthalmology. Corneal dystrophies and ectasia. In: External Disease and Cornea: Section 8. Basic and Clinical Science Course. San Francisco, CA: Author; 2014–2015:253–87
[23] Siu GD, Young AL, Jhanji V. Alternatives to corneal transplantation for the management of bullous keratopathy. Curr Opin Ophthalmol. 2014; 25(4):347–352
[24] Taylor DM, Atlas BF, Romanchuk KG, Stern AL. Pseudophakic bullous keratopathy. Ophthalmology. 1983; 90(1):19–24
[25] Adamis AP, Filatov V, Tripathi BJ, Tripathi RC. Fuchs' endothelial dystrophy of the cornea. Surv Ophthalmol. 1993; 38(2):149–168
[26] Repp DJ, Hodge DO, Baratz KH, McLaren JW, Patel SV. Fuchs' endothelial corneal dystrophy: subjective grading versus objective grading based on the central-to-peripheral thickness ratio. Ophthalmology. 2013; 120(4):687–694
[27] Bourne WM, Johnson DH, Campbell RJ. The ultrastructure of Descemet's membrane. III. Fuchs' dystrophy. Arch Ophthalmol. 1982; 100(12):1952–1955
[28] Waring GO, III, Rodrigues MM, Laibson PR. Corneal dystrophies. II. Endothelial dystrophies. Surv Ophthalmol. 1978; 23(3):147–168
[29] Iwamoto T, DeVoe AG. Electron microscopic studies on Fuchs' combined dystrophy. II. Anterior portion of the cornea. Invest Ophthalmol. 1971; 10(1):29–40
[30] Yeh RY, Quilendrino R, Musa FU, Liarakos VS, Dapena I, Melles GR. Predictive value of optical coherence tomography in graft attachment after Descemet's membrane endothelial keratoplasty. Ophthalmology. 2013; 120(2):240–245
[31] Alnawaiseh M, Zumhagen L, Wirths G, Eveslage M, Eter N, Rosentreter A. Corneal Densitometry, Central Corneal Thickness, and Corneal Central-to-Peripheral Thickness Ratio in Patients With Fuchs Endothelial Dystrophy. Cornea. 2016; 35(3):358–362
[32] Brunette I, Sherknies D, Terry MA, Chagnon M, Bourges JL, Meunier J. 3-D characterization of the corneal shape in Fuchs dystrophy and pseudophakic keratopathy. Invest Ophthalmol Vis Sci. 2011; 52(1):206–214
[33] Wacker K, Baratz KH, Maguire LJ, McLaren JW, Patel SV. Descemet Stripping Endothelial Keratoplasty for Fuchs' Endothelial Corneal Dystrophy: Five-Year Results of a Prospective Study. Ophthalmology. 2016; 123(1):154–160
[34] Amin SR, Baratz KH, McLaren JW, Patel SV. Corneal abnormalities early in the course of Fuchs' endothelial dystrophy. Ophthalmology. 2014; 121(12):2325–2333

第4章 角膜内皮疾病的临床病理学

Rachel L.R. Gomes, Thomas John, Kenneth R. Kenyon

4.1 引言

角膜内皮移植术用于替换有缺陷的角膜内皮细胞群，这些角膜存在足够的基质光学透明度和结构稳定性，从而支持视力恢复。因此，角膜内皮移植术的适应证包括那些不会对基质透明度或眼表完整性产生影响的几种先天性或获得性疾病。在这里，通过研究这些原发性和继发性角膜内皮疾病的临床和病理特征，按照其原发性或继发性内皮功能障碍排列如下：

1.原发性、先天性内皮疾病

a)Fuchs 角膜内皮营养不良(FECD)。

b)后部多形性角膜营养不良(PPCD)。

c)先天性遗传性内皮营养不良(CHED)。

d)X 连锁性角膜内皮营养不良。

e)虹膜内皮细胞(ICE)综合征。

2.继发性、后天性内皮疾病

a)术后

• 白内障：无晶状体和假晶状体角膜水肿、前段毒性综合征(TASS)。

• 角膜成形术：免疫排斥反应和内皮损伤、失代偿。

• 青光眼：滤过手术(管分流)，慢性外用药物毒性。

b)创伤

• 先天性青光眼。

• 产钳损伤。

• 钝性损伤。

c)炎症后和感染后：葡萄膜炎、角膜炎、内皮炎[带状疱疹(HZO)、单纯疱疹病毒(HSV)、巨细胞病毒(CMV)]。

4.1.1 原发性、内在性内皮功能障碍

根据国际角膜营养不良分类委员会(IC3D)最近的报道[1]，内皮营养不良包括 Fuchs 角膜内皮营养不良(FECD)、后部多形性角膜营养不良(PPCD)、先天性遗传内皮角膜营养不良(CHED)和 X 连锁性内皮角膜营养不良(XECD)。角膜内皮和后弹力层的原发性和遗传性异常是该组疾病的共同特征。

Fuchs 角膜内皮营养不良

病因学

在美国最常见的角膜营养不良，FECD 影响约 4%的 40 岁以上人群[2]，并且常见于女性(3:1)。在欧洲人群中也很常见，在亚洲人中则少见。据报道，编码 E2-2 蛋白的转录因子 4(TCF4)基因中存在两个等位基因，使纯合子中 FED 风险增加 30 倍[2]。特别是，TCF4 中的 TGC 三核苷酸重复扩增与 FED 密切相关，重复长度>50 对疾病具有高度特异性和预测性，是疾病风险的预测因子[3,4]。有研究表明，等位基因异质性，两个突变在Ⅷ型胶原蛋白中，为 α2 基因(COL8A2)。而且涉及溶质载体家族 4 的异常，硼酸钠转运蛋白成员 11(SLC4A11)-人细胞质质膜的钠耦联硼酸盐转运蛋白，也与 2 型先天性遗传性内皮营养不良有关[5]。

临床特征

FECD 是双眼但不可预测的角膜疾病，通常出现在 40~60 岁，但有时出现将更早。临床特征是在增厚的后弹力层上有微小局灶性赘生物(滴状赘疣)，进展为全部基质并最终上皮水肿伴视力下降。裂隙灯活组织显微镜检查下，滴状赘疣表现为后弹力层上闪闪发光的金黄色赘肉，并且通过反照，表现为微小的露珠状。由于滴状赘疣的出现早于视觉症状的发展，因此，

通过角膜内皮显微镜和角膜厚度测量的连续检查是监测疾病进展的重要手段。

营养不良分为 4 个阶段：①角膜滴状赘疣最初位于中央随后弥漫；②内皮失代偿和进行性间质水肿；③间质性水肿进展导致上皮和上皮内水肿，表现为小细胞性和(或)大泡性角膜病；④长期慢性水肿引起的上皮纤维化、瘢痕形成和外周浅表血管化。这种表面和基质改变使得 4 期病例不适合角膜内皮移植术。图4.1 至图 4.5 示出 FECD 不同阶段的临床表现。

成像和病理学

共聚焦显微镜以及角膜内皮显微镜在不同的 FECD 阶段提供相关信息。前部和最终发展到基质细胞密度减少[6]。最关键的是，内皮细胞群密度和均一性减少，而滴状赘疣的频率增加取决于疾病的严重程度

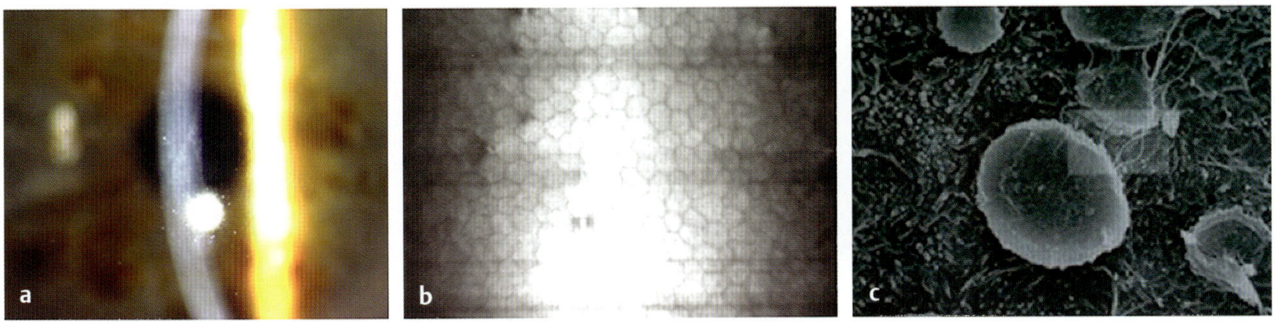

图 4.1　FECD。(a)裂隙灯显微镜检查显示视轴周围的基质水肿。(b)在早期营养不良中，内皮显微镜清楚地显示了多角形细胞与相对正常的内皮细胞相互嵌合，其中散发的滴状赘疣明显为局灶性暗混浊。(c)在需要角膜移植术的病例中，扫描电子显微镜显示多个滴状赘疣呈蘑菇状，从后弹力层向后突出，而后面变得越来越纤维化。没有完整的内皮细胞(×1000)。

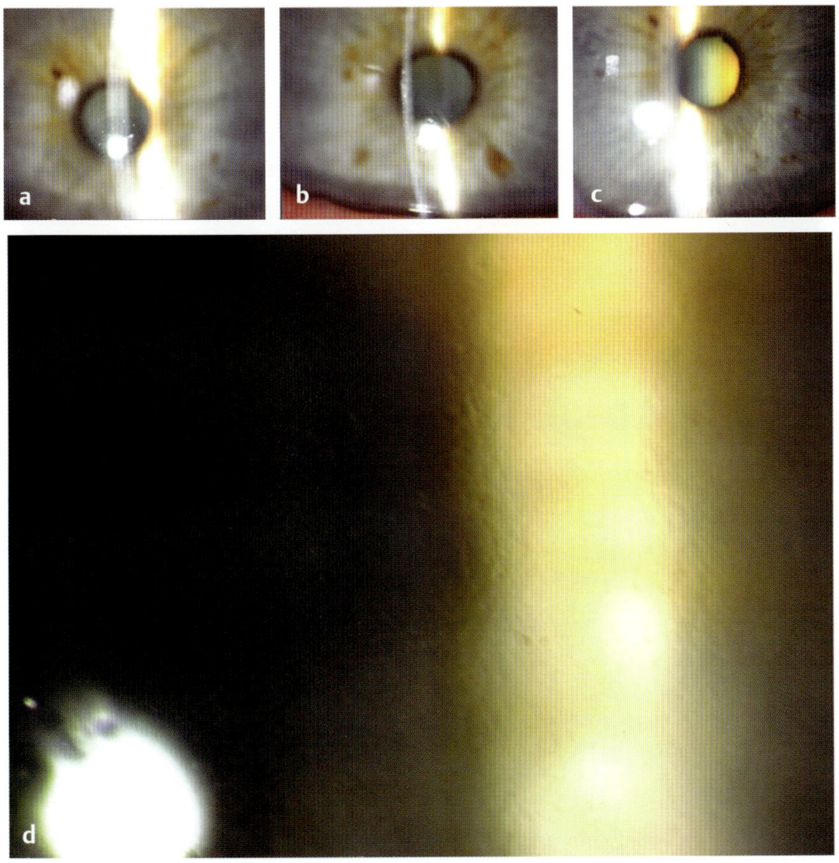

图 4.2　FECD。(a~c)裂隙灯显微镜显示角膜水肿和白内障的各个阶段。(d)高倍率逆向照射生物显微镜显示具有金属外观的后弹性层的闪闪发光金黄色滴状赘疣。

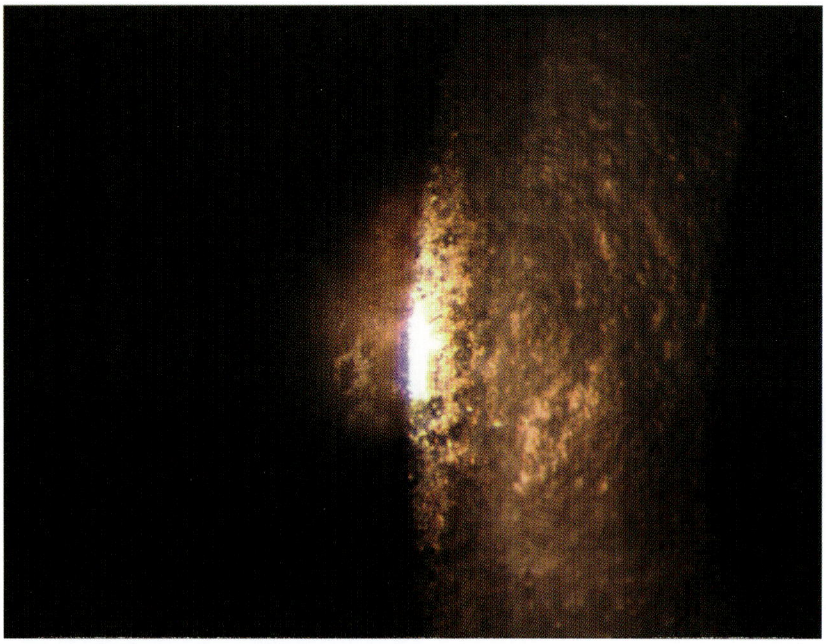

图 4.3 FECD。裂隙灯显微镜具有高放大倍率和逆光照明，突出了闪烁的金黄色后弹力层滴状赘疣。(Courtesy of Gustavo A. Novais, MD, PhD.)

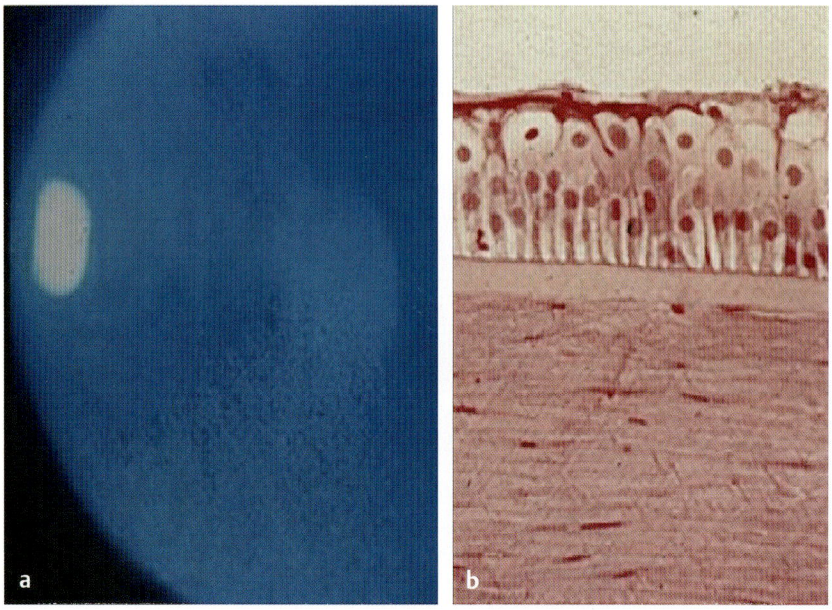

图 4.4 FECD。(a)泪膜荧光素染色显微镜检查显示细小的上皮细胞水肿。(b)前角膜的光学显微镜显示内部和上皮水肿，尽管前弹力层和基质保持完整。(Hematoxylineosin, ×400)

和分析区域。角膜神经支配也可以改变，因为总神经长度、总神经数和主要神经干及分支的数量随着疾病进展而减少[7]。

光学和电子显微镜都显示出明显的弥漫性后弹力层增厚，伴有重叠的点滴状赘肉加上渐进性扭曲和内皮细胞的磨损。图 4.5 和图 4.6 示出疾病的病理方面。

后部多形性角膜营养不良

病因学

不如 FECD 常见，PPCD 是一种常染色体显性遗传疾病。遗传基因是异源性的 20 号染色体(PPCD1 基因座)的中心体周围区域，与染色体 1(PPCM2 基因)上的 COL8A2 突变相关，同时与 10 号染色体上锌指 E-box 结合同源 1 基因(ZEB1 或 TCF8)中的无义突变

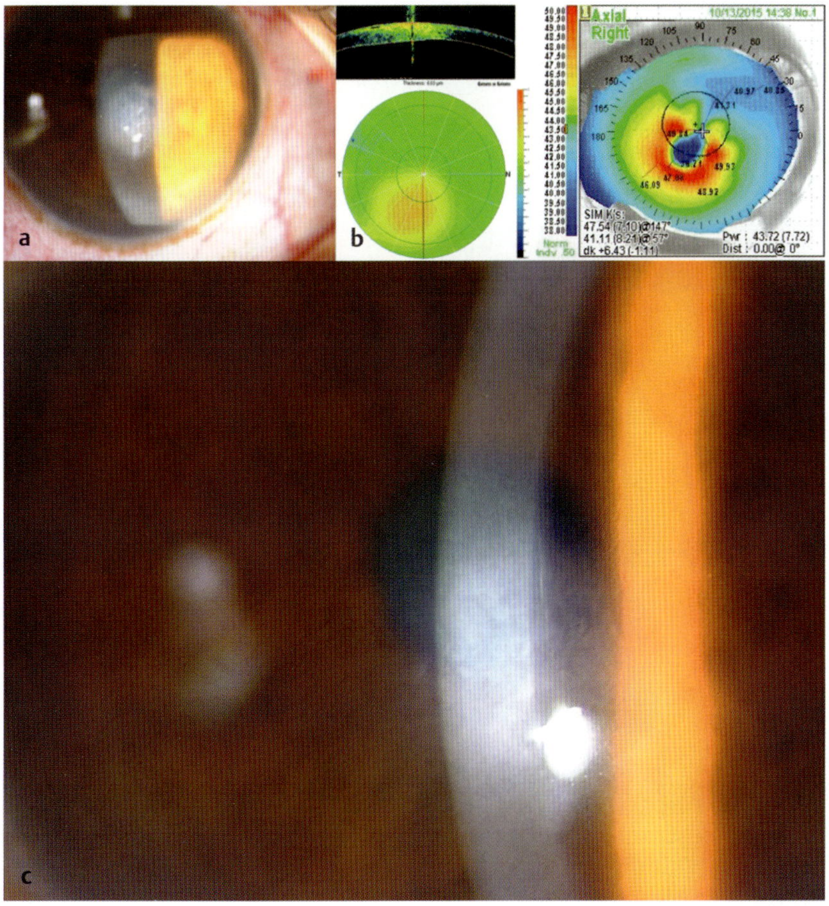

图 4.5　FECD。(a)严重病例的裂隙灯视图，其中有明显的上皮和基质水肿，涉及视轴。(b)光学相干断层扫描和结构图成像显示了深度局部间质水肿引起的角膜增厚和不规则。(c)上皮及基质水肿，后弹力层褶皱病例的生物显微镜检查，并且在逆向照射区域(右)中，有许多局灶性滴状赘疣。

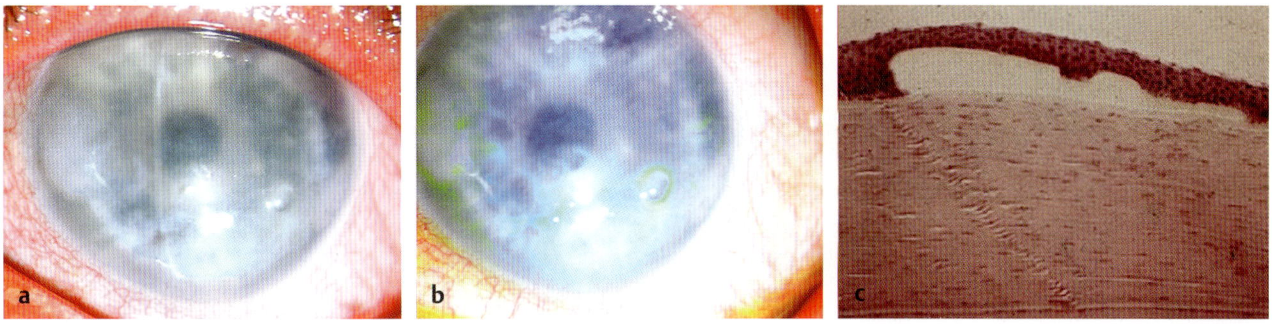

图 4.6　FECD。(a)裂隙灯照片。(b)没有荧光素染色显示上皮性大量水肿以及弥漫性间质肿胀和浅表新生血管形成。(c)角膜成形术的光学显微镜显示上皮细胞与前弹力层和基质的微生物分离，导致严重的上皮和间质水肿(苏木精–伊红染色，×300)。

相关[8,9]。

临床特征

边界灰色的薄雾状小囊泡聚集体，灰色区域出现在后弹力层上方，包含圆形或椭圆形的囊泡，形成类似瑞士奶酪的图案。可以融合虹膜与外周角膜后粘连，发展为继发性青光眼。

PPCD 是双侧但非常不对称，因此只有一个角膜出现临床症状[1,10]。大多数患者无症状，角膜水肿通常不存在，因为角膜内皮仍保持正常功能。内皮功能障碍进行的情况下，可发展为间质性水肿和钙化带性角膜病，这是外科手术干预的指征。图 4.7 和图 4.8 代表 PPCD 的一些临床表现。

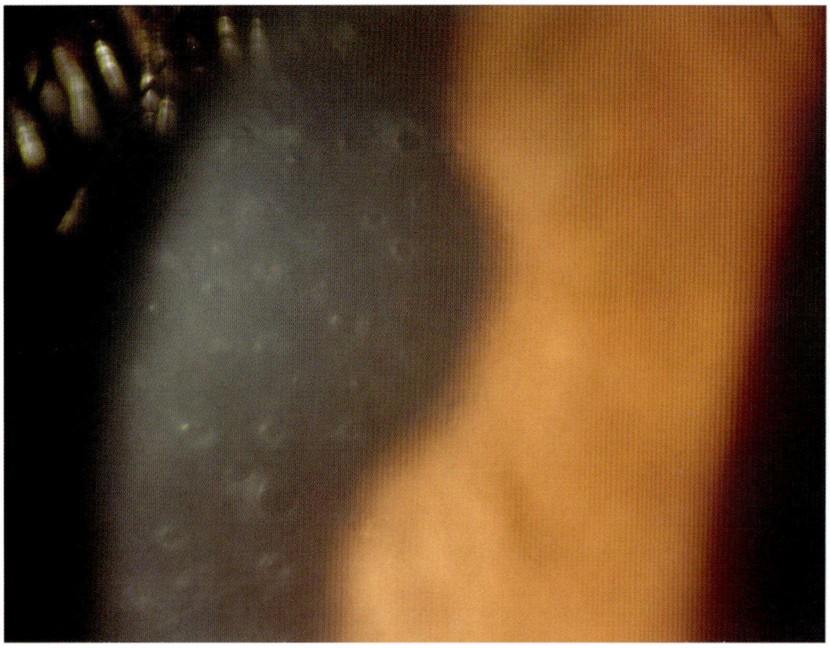

图 4.7 PPCD。高放大倍数的裂隙灯显微镜显示了内皮水平的多个微小圆形囊泡。(Courtesy of Gustavo A. Novais, MD, PhD.)

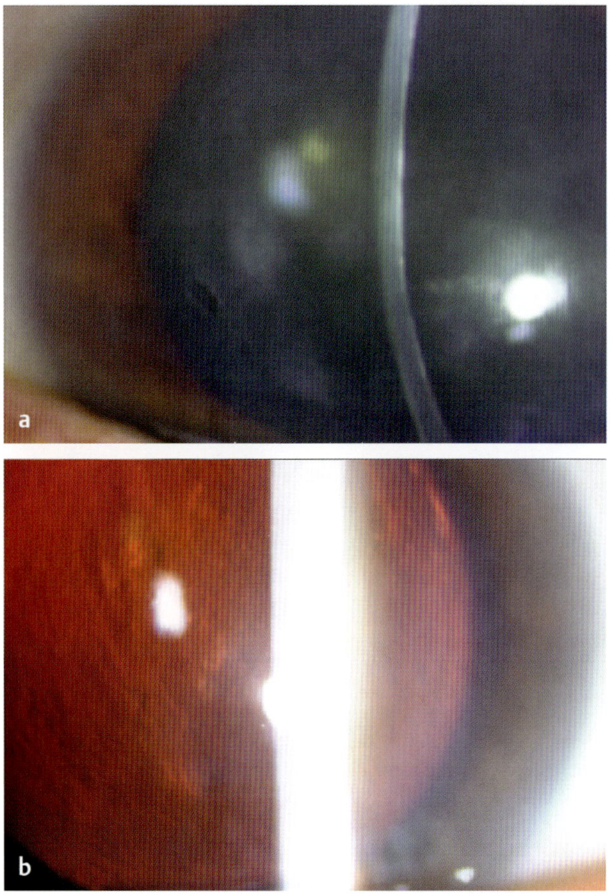

图 4.8 PPCD。(a) 薄缝光束可以解决后弹力层的增厚问题。(b)通过逆光照射，后弹力层的多个局灶性囊泡改变很明显。

成像和病理学

角膜内皮细胞病变的特征是圆形的暗区(甜甜圈状)，中央有细胞器。囊泡也可以聚结并形成界限清晰的条带，突出到前房中，一些还具有中央后凹面。应该注意内皮多形性和聚集性，尤其是局灶性上皮样嵌合现象[11,12]。图 4.9 至图 4.11 显示了 PPCD 的一些病理特征。

先天性遗传性内皮营养不良

病因学

虽然长期以来被认为既有显性遗传也有隐性遗传形式，先天性遗传性内皮营养不良(CHED)现在被认为是一种先天性常染色体隐性遗传疾病[1]，其基因 SLC4A11 在 20p13 位点发生突变[13]。

临床特征

角膜异常是双侧的，但通常是不对称的，因为深层间质水肿(正常厚度的 2~3 倍)从弥漫性混浊到完全不透明，偶尔有灰斑。内皮细胞群密度极低。重要的是眼压(IOP)没有升高。图 4.12 显示了 CHED 的临床和病理特征。

成像和病理学

后弹力层通常在后部非带状区域弥漫性增厚，并且没有明显的局灶性滴状赘疣。内皮变薄或完全不

图 4.9　PPCD。角膜内皮显微镜显示内皮细胞群的镶嵌性，因为上皮出现细胞的焦点簇散布在正常内皮细胞中。

存在。

X 连锁性角膜内皮营养不良

病因学

这种罕见的 X 连锁性染色体显性营养不良是 Xq25 位点突变的结果。

临床特征

由于遗传方式,男性受到的影响更为严重。女性无症状，但内皮细胞变化让人想起月球上的陨石坑。在男性中，异常表现与 CHED 中明显的异常表现相似。晚期病例也可发展为角膜病变。

虹膜角膜内皮细胞(ICE)综合征

病因学

ICE 综合征包括一组相关疾病,均以角膜内皮异常为特征。它几乎是单侧的(虽然伴有轻微的眼睛异常),在成年早期出现,并且在女性中更为普遍。

病因仍然未知,尽管一些研究已将内皮细胞化生与病毒感染(单纯疱疹病毒和爱泼斯坦-巴尔病毒)联系起来[14,15],但仍需要进一步证明[16]。

从机制上看,异常化生内皮细胞层在前房角内生长并且该组织的收缩导致闭合以及全厚度虹膜组织变形和缺陷。在疾病的早期阶段,受影响的个体通常是无症状的,但随着病情进展,出现视力模糊、眼压升高和(或)虹膜变化。根据角膜和虹膜变化,通常分为 3 种综合征。

1.基本虹膜萎缩:显著的虹膜牵引,变薄和具有不规则瞳孔移位(图 4.13)。

2.钱德勒综合征:角膜水肿伴随轻微虹膜变化。

3.Cogan-Reese 虹膜痣综合征:色素性虹膜表面结节,虹膜萎缩。

成像和病理学

病理学检查显示一组异常内皮细胞,即所谓的 ICE 细胞[17],具有独特地增大、多形性、上皮样外观以及细胞边界亮、细胞内部暗及核高反光的明暗逆转[18]。细胞逐渐不规则,似乎与疾病发展阶段有关[19,20]。基质后可能出现异常分组的角化细胞团[20]。ICE 综合征的角膜移植标本的扫描显微镜检查见图 4.14。

4.1.2 继发性、后天性内皮功能障碍术后白内障

术后

白内障:无晶状体和假晶状体角膜水肿

无晶状体和假晶状体角膜水肿不可逆的角膜内皮功能障碍可以导致临床上出现显著的大泡性角膜病变,其发生在接受白内障手术的患者中为 1%~2%,因此,全世界每年有 200 万~400 万例病例[21]。

主要原因是继发于手术创伤的内皮细胞的丢失,在大多数情况下是发生在具有致密成熟的白内障的老年患者和(或)具有预先存在的角膜内皮损伤,如 FECD。图 4.15 显示了白内障手术后内皮功能障碍患者的临床特征。角膜水肿也发生在青光眼多次手术后,特别是那些涉及分流术和人工晶状体(IOL)二次放置或通过前房或巩膜固定的后房 IOL。在眼内手术后,主要是在角膜内皮中,也可能在上皮细胞中的

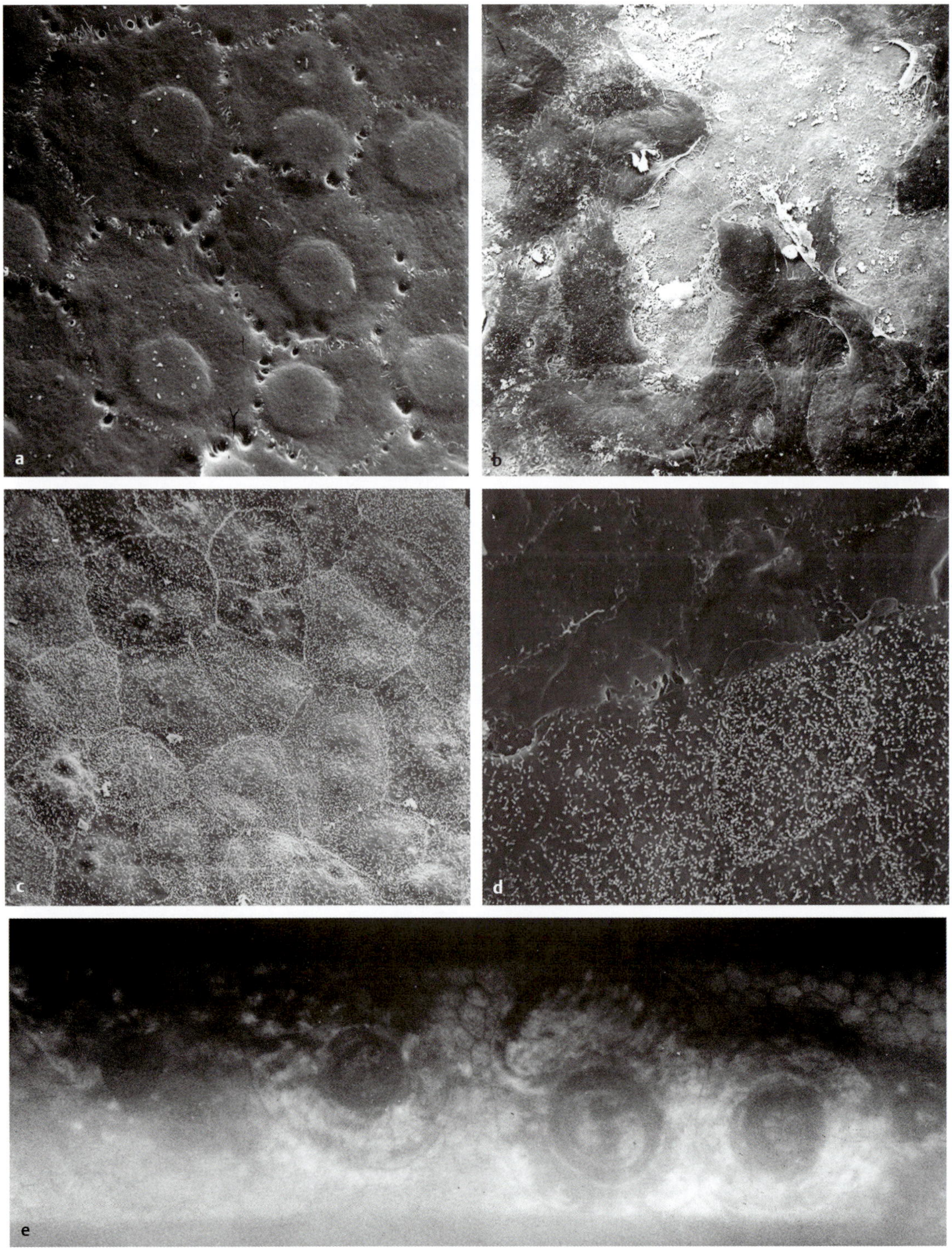

图 4.10 PPCD。(a)扫描电子显微镜显示内皮表面的细胞大小显著变化(×2000)。(b)内皮细胞变性的区域形成纤维状后部胶原层。剩余细胞随意排列,细胞质增多(×540)。(c)上皮样内皮细胞的病灶显示出独特的表面图案(×1000)。(d)在更高倍数下,典型的多边形内皮细胞(上)与相邻的有许多微绒毛(×3000)的上皮样细胞(下)形成对比。(e)角膜内皮显微镜显示成组的囊泡样后弹力层增厚与下部的内皮细胞对应的局灶性异常,周围的内皮保持正常构型。

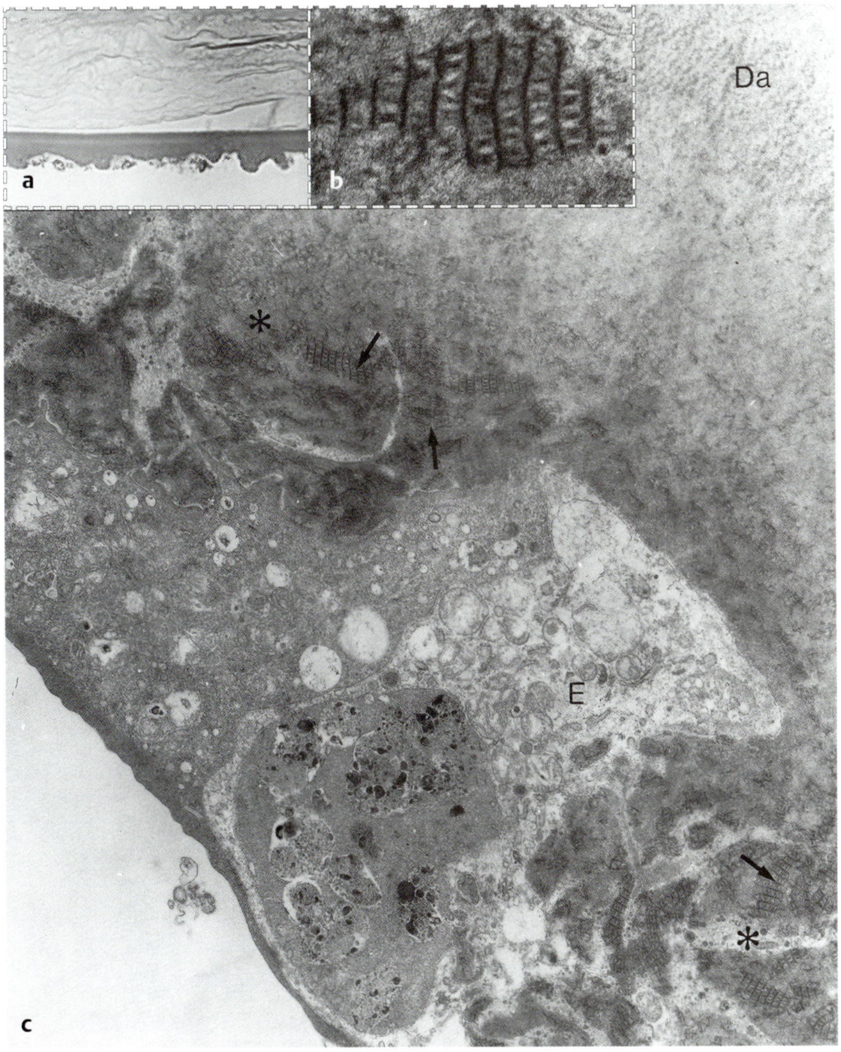

图 4.11　PPCD。(a)相差显微图片表明滴状赘疣中的形状的变化，具有许多不规则形状的赘生物和失代偿的内皮细胞(×400)。(b)高倍率透射电子显微照片显示了(c)中箭头所示区域长梭形胶原。(c)在两个后弹力层破裂之间看到失代偿的内皮细胞(E)残余的病变处的超微结构细节(*)。

Na^+、K^+腺苷三磷酸酶(-ATPase)泵数量减少，导致大泡性角膜病变的发展[21]。图 4.16 至图 4.18 描述了该疾病的病理方面。

前段毒性综合征

前段毒性综合征(TASS)是白内障和其他前段外科手术后的急性和严重的无菌性炎症[22]。通常在手术后 24 小时内发生。TASS 特征为角膜水肿和前房积脓(图 4.19)。通常呈系列发生。TASS 与其他感染性眼内炎的区别为术后即刻发生。最近的一项研究表明，其发生率为 0.22%[23]。TASS 发病病因包括眼内注入液(化学成分、浓度、pH 值或渗透压不合适)、防腐剂、变质的黏弹性眼科置入装置、酶洗涤液、细菌内毒素、氧化金属沉积物以及残留物、人工晶状体相关的因素，如来自打磨或消毒物的残留物[22]。仪器清洗过程中的问题，尤其是眼科仪器和机头用酶洗涤剂和超声波浴冲洗不充分，也是常见致病因素[24]。

患者常常表现为视力快速下降，但疼痛相对不常见。通常伴有前房积脓和纤维蛋白反应的角膜水肿和明显的前段炎症反应。其他研究结果包括虹膜损伤伴扩张、不规则，强直的瞳孔以及小梁网受累引起的继发性青光眼。

在解决急性炎症反应后，角膜内皮显微镜检查显示内皮细胞大量减少并且具有多形性[25]。如果侧支前段损伤较小，这种情况适合进行角膜内皮移植术，通常与虹膜成形术相结合。

角膜移植术：免疫排斥和内皮损伤、失代偿

在穿透或角膜内皮移植术后，由于内皮细胞损耗，内皮功能障碍导致角膜清晰度逐渐丧失，是非排

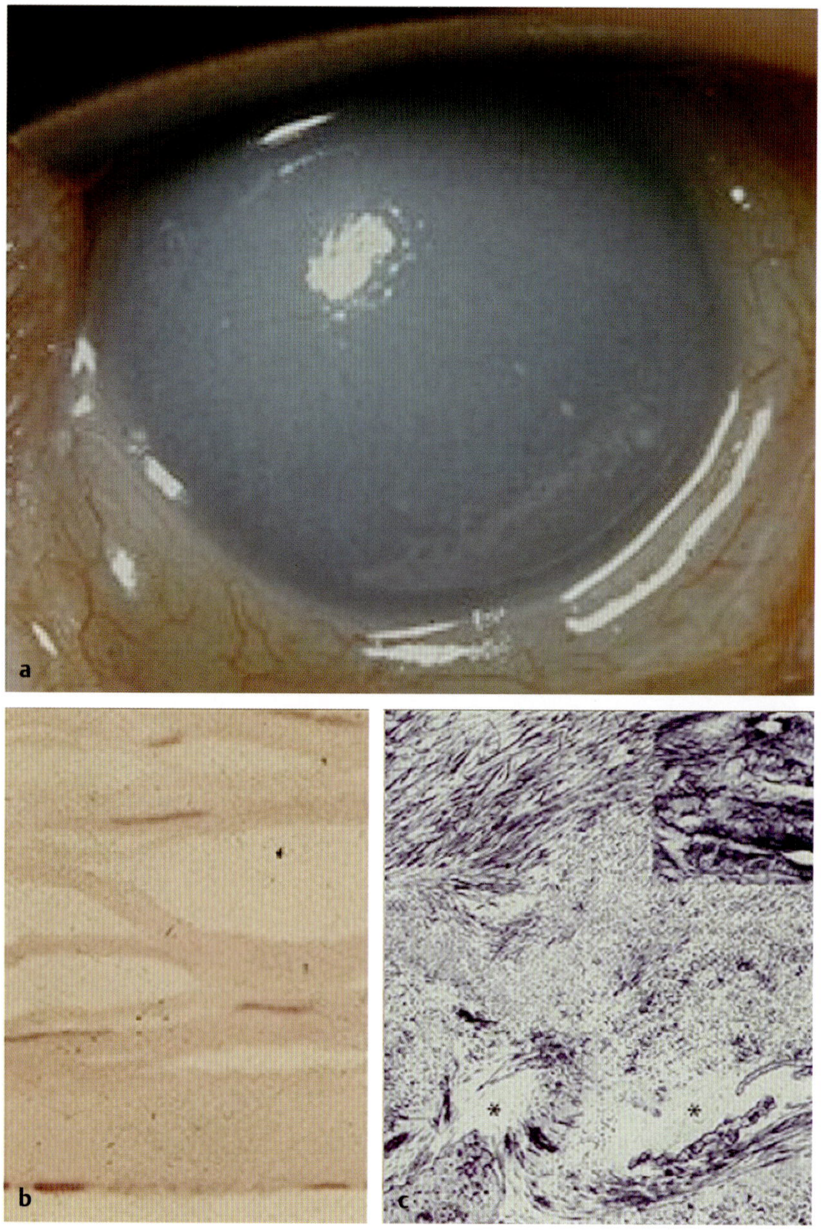

图 4.12 CHED。(a)密集的角膜混浊是深度间质水肿的结果。(b)后角膜的显微照片显示了后弹力层的弥散均匀增厚,均匀的无细胞层,在边缘(苏木精-伊红染色,×500)内皮细胞层明显减弱了。(c)通过光学显微镜和透射电子显微镜, 显示了胶原层溶解(*)(×400,×19 000)。

斥性相关移植失败的重要原因。内皮功能失代偿占所有移植失败原因的15%,而由于排斥性反应的占5%~18%。对于良好的预后适应证,首次穿透性角膜移植术(PK)的存活率在5年时为90%,10年时为82%。

病因学

许多因素可导致角膜移植术后内皮功能衰竭。供体情况、组织储存、制备技术,以及手术和术后受体因素共同导致内皮细胞损伤和消耗。在极少数情况下,原发性供体衰竭指术后移植物即刻出现不可逆性水肿,而慢性内皮功能衰竭在角膜移植术后数年内逐渐发生。最近一项研究发现,供体年龄和术前供体内皮细胞密度(ECD)(最好>2200细胞/mm²)对PK后5年内皮功能衰竭有显著影响[26]。但是,其他长期研究未能证明供体年龄对PK存活率有不利的影响[27]。

移植物排斥是指受体对供体角膜组织的特异性免疫反应,与非免疫介导的移植物失败不同。在无并发症的手术后至少数周至数月发生,在移植后的最初1~2年内,排斥性反应的发生率最高,但也存在终身风险。急性角膜内皮细胞排斥是T淋巴细胞对移植的内

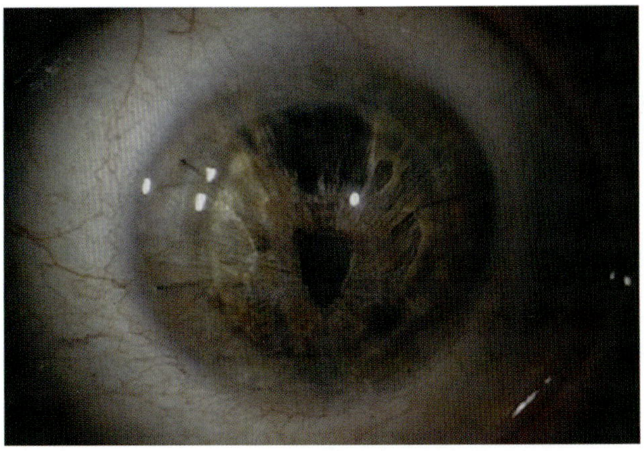

图 4.13　虹膜角膜内皮综合征。虹膜萎缩变形。成功进行角膜移植术后，瞳孔变形是由于具有全厚度的虹膜广泛萎缩。

皮细胞进行破坏，其临床上可以通过积极使用类固醇治疗，挽救和保留足够的功能性内皮细胞群。

临床特征

移植物排斥的临床表现为局限性或弥漫性角膜水肿，角质沉淀物局限于移植供体角膜上。在一些情况下，上皮排斥线、上皮下浸润和基质新血管形成发展。内皮细胞排斥的特征性标志是 Khodadoust 线，将免疫损伤的内皮与未受影响的内皮分开，因为在受影响的区域，内皮失代偿会导致基质和上皮水肿[28]。图4.20至图 4.22 显示移植物排斥和失代偿的临床表现。

成像和病理学

在移植物排斥的患者中，活体共聚焦显微镜显示活化的角膜细胞(AK)增加。这一发现可以在临床发

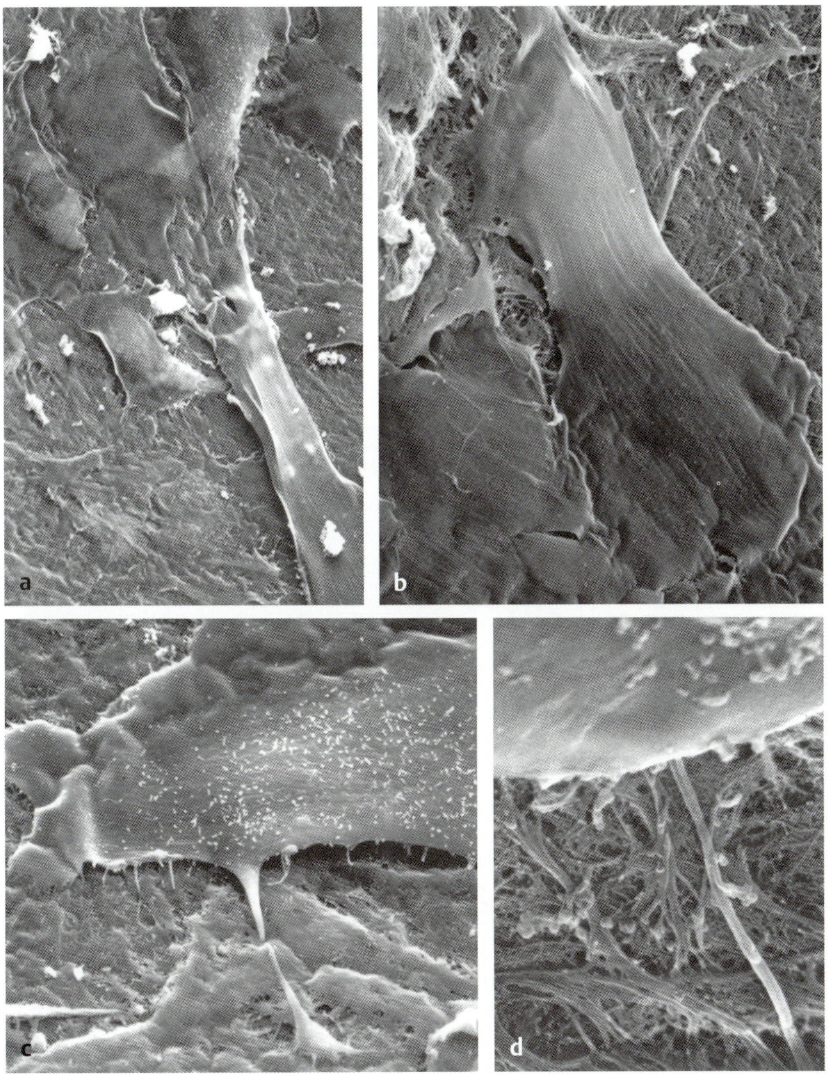

图 4.14　虹膜角膜内皮综合征。角膜移植片的扫描显微镜显示：(a)内皮细胞严重减少，后胶原层覆盖了多形性内皮细胞(×550)。(b)单个内皮细胞伸长并扩大面积(×1200)。(c)另一种较少的内皮细胞扩展了许多细胞突(×2000)。(d)在更高的放大倍数下，观察到内皮细胞(上部)停留在一层随机排列的细丝和原纤维(下部)上(×15 000)。

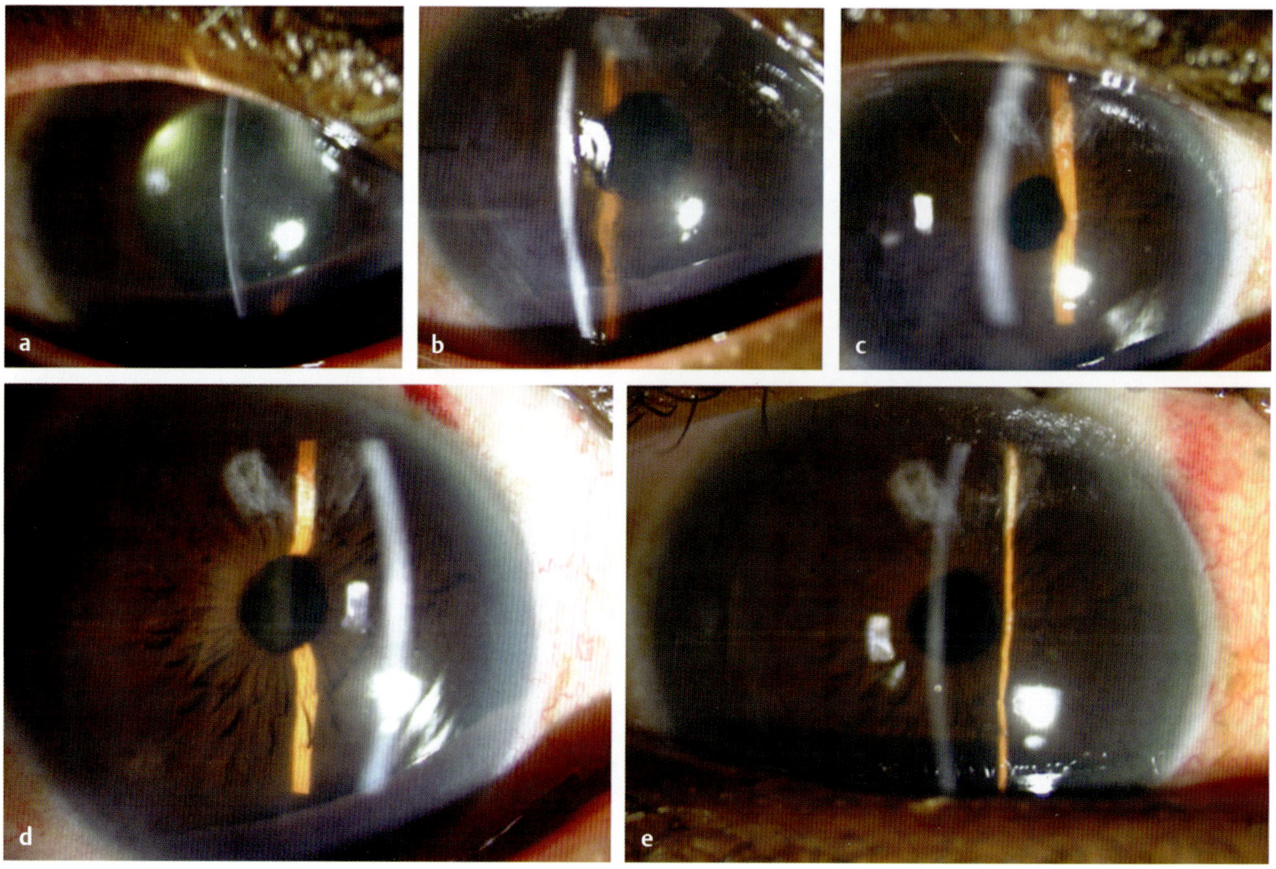

图 4.15　假性角膜水肿。(a)裂隙灯照片显示继发于假晶状体大泡性角膜病的弥漫性角膜基质水肿。(b)后弹力层角膜内皮移植术(DMEK)后5天,有部分角膜透明,中央瞳孔和下周边虹膜切除。(c)在DMEK后3周,角膜持续透明。(d,e)在术后第2个月和第11个月,角膜保持透明。

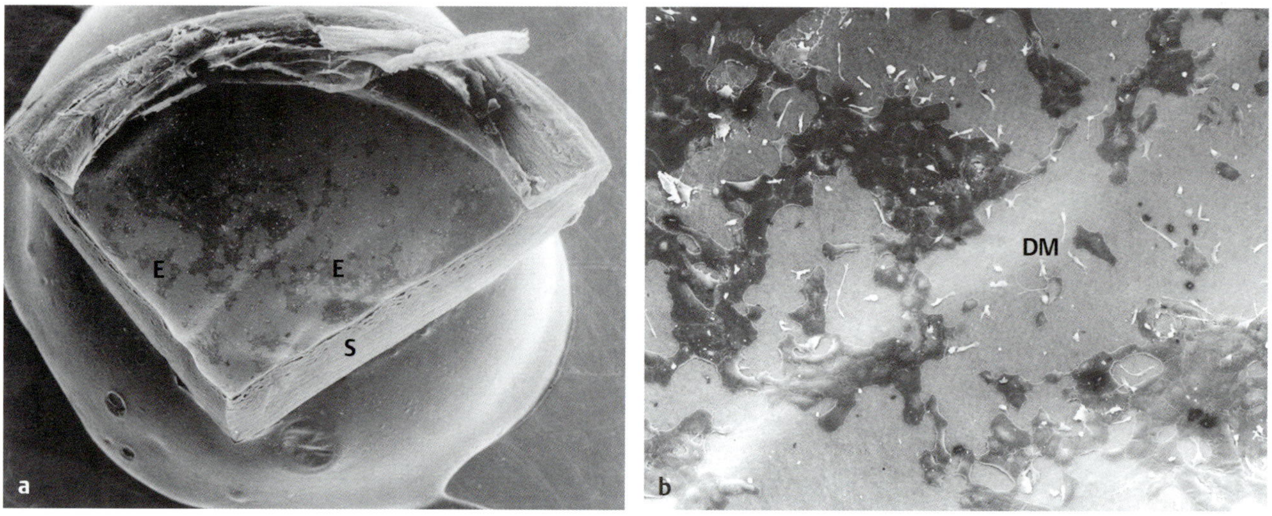

图 4.16　无晶状体角膜水肿。扫描电子显微镜检查完全包括角膜移植术椎间盘标本的1/4。(a)整个后弹力层表面内皮细胞群的弥漫性减少,仅有内皮细胞的分散残留(E)。S,基质(×20)。(b)中心(a)的更高放大倍数证实了在非连续内皮细胞簇(×100)之间暴露的后弹力层(DM)的广泛区域。

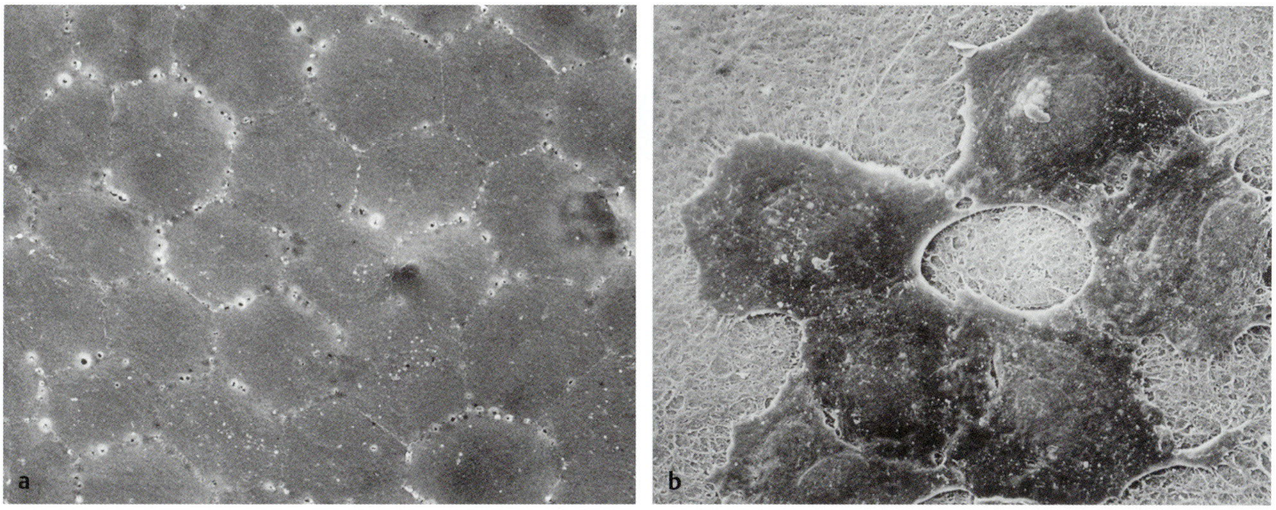

图 4.17　无晶状体角膜水肿。(a)正常成人角膜内皮显示均匀的六边形细胞排列成连续的单层(×1000)。(b)在相同放大倍数下的无晶状体角膜水肿使剩余的内皮细胞扁平,减少。后胶原层表现为纤维毡(×1000)。

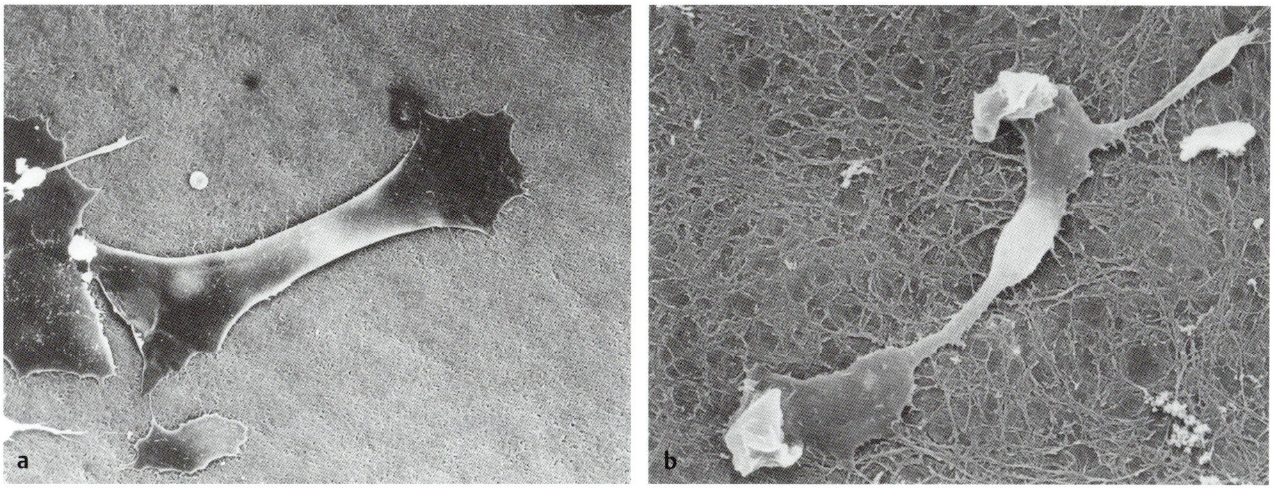

图 4.18　无晶状体角膜水肿,扫描电子显微镜。(a)通常扭曲的剩余内皮细胞构型(×1000)。(b)退化的内皮细胞和随后交织的后胶原层图像(×2000)。

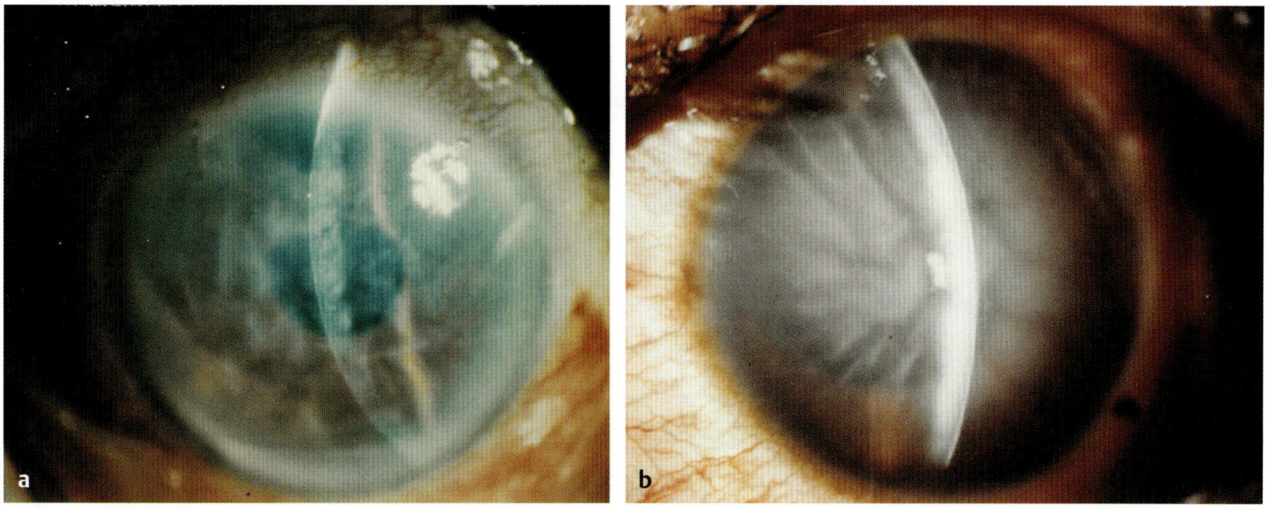

图 4.19　前段毒性综合征。(a)弥漫性角膜水肿伴有后弹力层褶皱。(b)大量水肿和后弹力层褶皱使角膜比另外没有发炎的眼混浊。

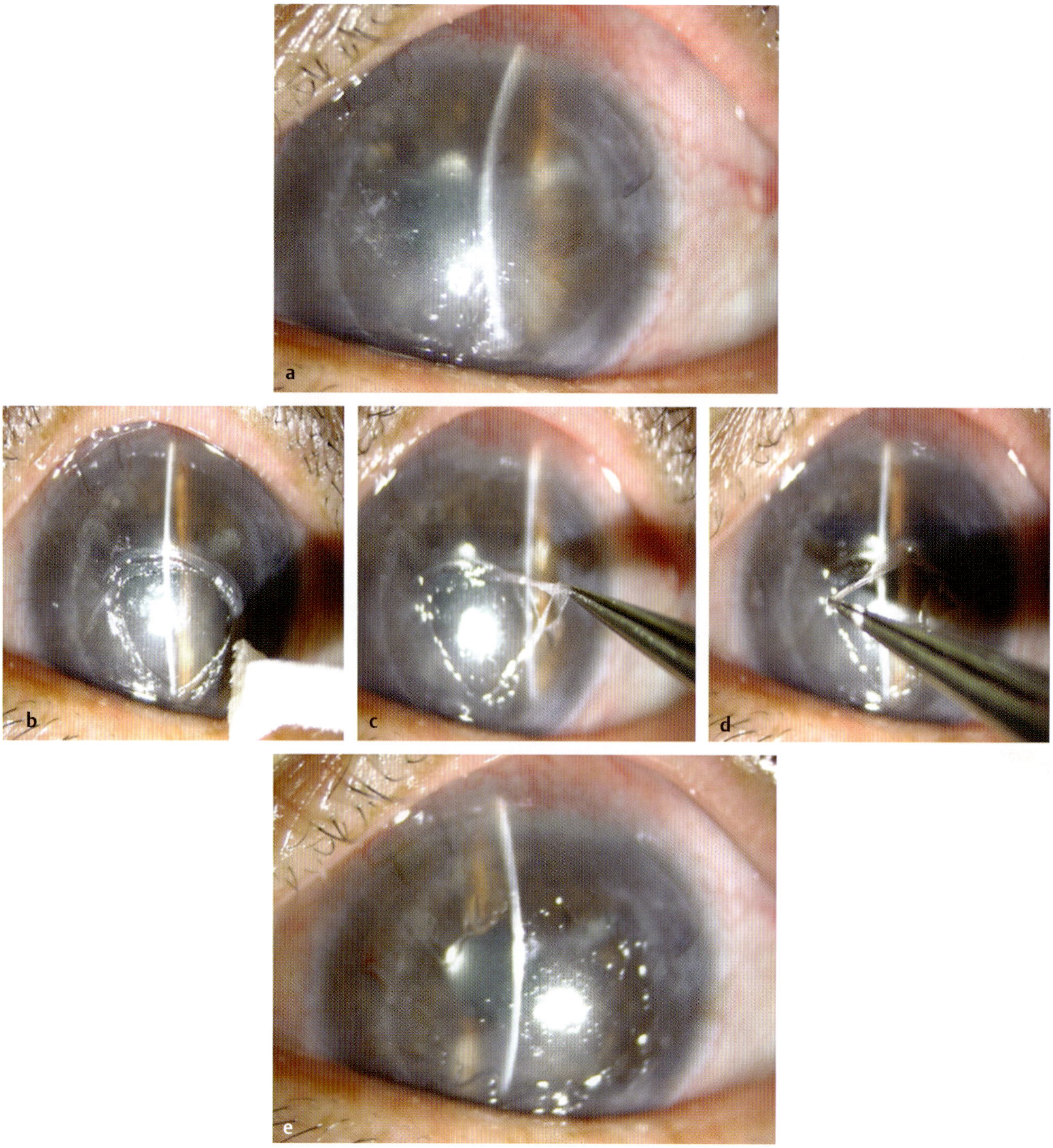

图 4.20 角膜移植术失败。(a)角膜移植术后排斥反应，基质和上皮水肿伴有慢性继发性反复糜烂，导致纤维细胞型血管狭窄。(b~d)浅表角膜切除术从下面的前弹力层表面剥离松散黏附的纤维细胞血管。(e)在移除血管翳后，角膜看起来有所改善，但需要重复角膜移植术以恢复角膜解剖学和视觉清晰度。

生明显排斥反应之前2个月预测移植物排斥，这是亚临床排斥反应首先出现的迹象[29]。通过共聚焦或扫描电子显微镜观察发现，明显地黏附于移植物内皮的淋巴细胞。

不可逆穿透性排斥或角膜内皮移植术后，再次进行角膜内皮移植术的适应证取决于是否发生了继发性基质改变（深部新血管形成、瘢痕形成或涉及视轴的不透明）。只有间质性水肿的角膜适合，而那些慢性

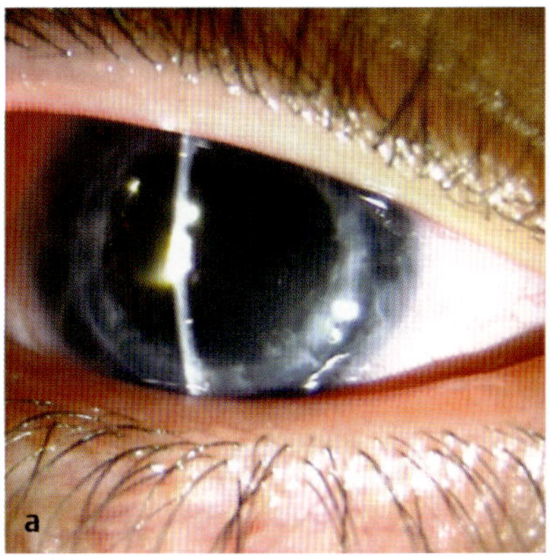

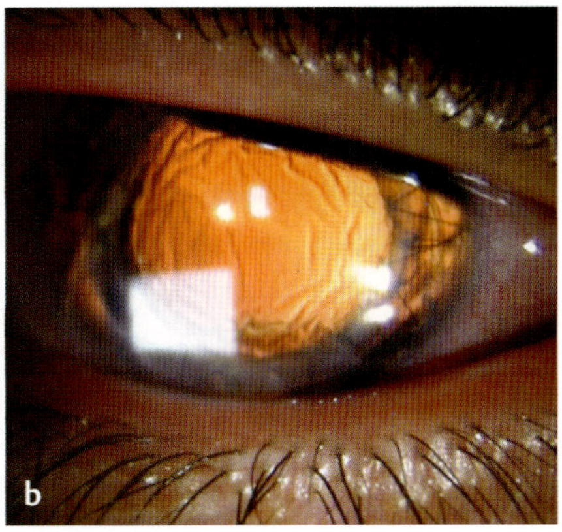

图 4.21　角膜移植术失败。在无晶状体角膜水肿的穿透性角膜移植术后(a),失败的移植物是水肿的(b),在反向照明中有许多明显的后弹力层褶皱。

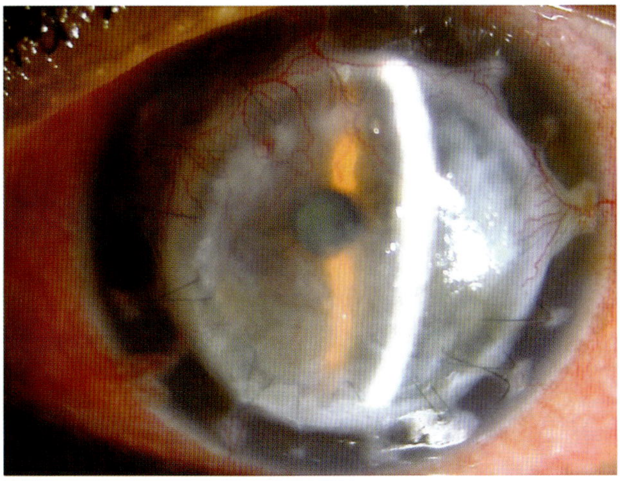

图 4.22　角膜移植术失败。随着长期不可逆的角膜移植物排斥,结膜水肿并且角膜移植供体表面形成大量的外周新血管以及水肿。

改变的角膜可能需要 PK。

青光眼:滤过手术(管分流),慢性局部用药毒性

术后内皮细胞损失可发生在小梁切除术和深层巩膜切除术(单独或结合白内障摘除术)后,并且在青光眼手术后 3~12 个月逐渐发展[30]。长时间高眼压也可能对角膜内皮有不良影响。穿透性青光眼手术后,内皮细胞损失比非穿透性手术后更高,并且在前房放置管分流后,更容易出现[31,32]。

因为,这类眼睛会在长时间内经历多个前段手术,角膜内皮的大量损失结果会导致不可逆转的角膜水肿。这种角膜适用于角膜内皮移植术,但是需要认识到手术中的挑战,尤其是存在位于前房的分流管的情况下。

乙酰唑胺是一种全身性碳酸酐酶抑制剂,长期以来一直用于降低眼压。多佐胺是第一种批准的局部碳酸酐酶抑制剂,可以在角膜内积聚,还可以通过巩膜和结膜途径持续地被输送到前葡萄膜。然而,角膜内皮附近的碳酸酐酶抑制剂组织浓度增加可能会抑制其 HCO3-依赖性液体转运,从而引起角膜水肿。多佐胺对角膜功能的作用尚不清楚。报道了使用多佐胺的患者中出现了角膜失代偿[33];然而,这些眼睛也经历了多次前房外科手术加上其他局部用药。因此,多佐胺在角膜水肿的病因学中仍然存在不确定性[34]。最后,研究表明,多佐胺治疗的患者的其内皮细胞密度在治疗后没有改变或减少。

创伤性内皮功能衰竭

先天性青光眼

尽管从技术上讲,先天性青光眼的急性和慢性 IOP 的升高并不具有创伤性,但它不仅会引起角膜水肿(当 IOP 正常时,可能是可逆的),还会对有弹性的新生儿角膜产生机械变形,从而导致整体角膜和眼球扩大(牛眼)并有潜在的后弹力层的破裂可能。与圆锥角膜的急性水肿现象一样,随着时间的推移,破裂的后弹力层边缘趋于卷曲,并且在光学相干断层扫描(OCT)中显示出增厚的外观[35]。随着 IOP 控制和时间的推移,后弹力层破裂愈合并且看起来像典型的平行线性轨道(Haab striae)。由此产生的内皮细胞丢失可能后来变成为进行性角膜水肿。这种角膜对于角膜内皮移植术仍然是适应证,但前提是 IOP 控制稳定。

成像和病理学

在中间和后部基质中,内皮细胞密度轻度降低,

基质神经呈现特殊异常"爪形"形态，以及在后弹力层上内皮层突出的不连续高反射结构。内皮细胞表示为大量的聚合物形态、多形性、细胞密度明显降低以及局灶性细胞病变[36]。

产钳损伤

后弹力层的断裂可能发生在产钳辅助的机械应力下。最初，受损的角膜看起来严重水肿，然而，在数周内，内皮缺损愈合并且基质透明，在后弹力层中通常只留下垂直向的残留线(条纹)。当内皮细胞受到严重损伤，此类角膜可能随后发展出现适合于角膜内皮移植术的水肿(以及伴随弱视的散光)。图 4.23 显示了角膜产钳损伤患者的临床和病理特征。

钝性损伤

主要出现在震荡性眼外伤之后，涉及角膜的众多潜在后遗症，内皮细胞密度降低，具有多态性和多形性。存在眼表损伤或内皮细胞异常，通常与其他前段和后段并发症相关，共同损害视力[37]。震荡性损伤可破坏撞击区周边的内皮细胞，在受损的内皮细胞前部导致短暂的间质性水肿[38]。角膜内皮上的色素环，即所谓的 Vossius 环，由于压缩的角膜影响虹膜而形成前段变形。图 4.24 和图 4.25 显示了两名创伤后内皮损伤患者的临床表现。

根据损伤的程度和损伤后的炎症结果，以及其他前段手术(如白内障、虹膜或青光眼手术)的需要，如

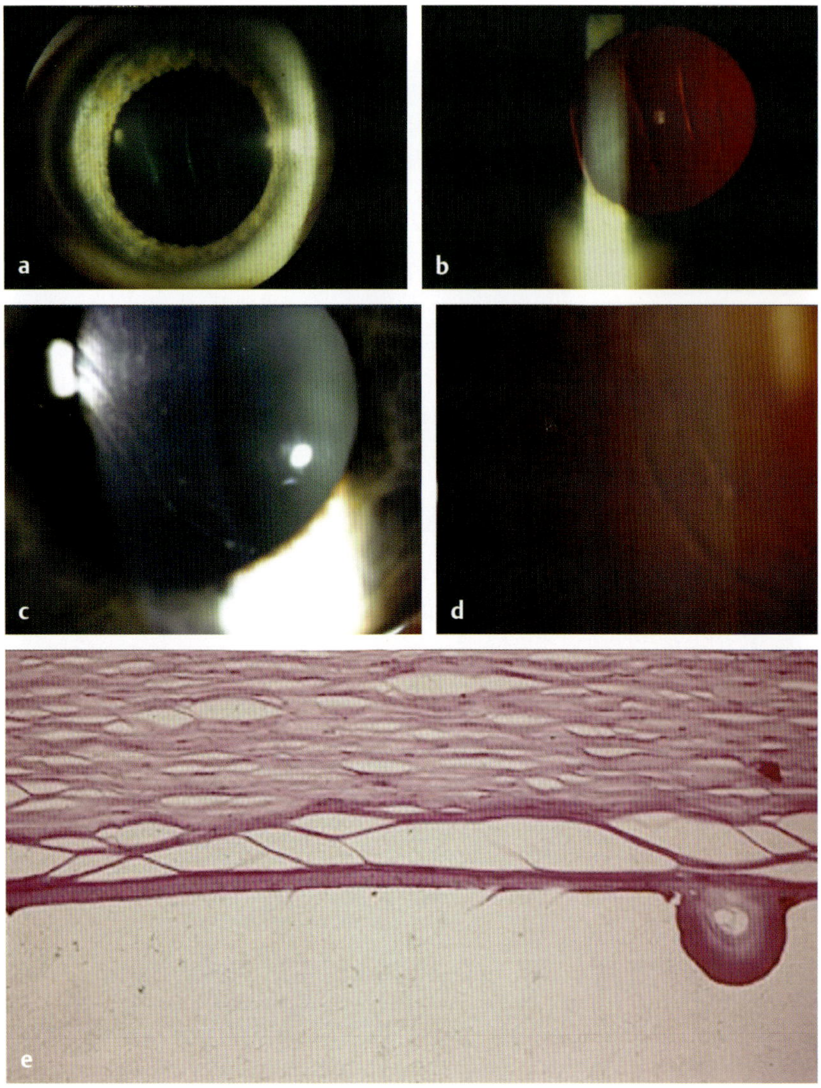

图 4.23 角膜产钳损伤。(a–d)产钳裂隙灯图片在有和没有逆向照明下，显示了产钳对角膜的损伤，以及后弹力层中的平行断裂已经愈合，以恢复基质透明度。(e)角膜移植术标本显示后弹力层(最右侧)在愈合断裂区域(高碘酸–希夫染色，×600)的管状增殖。

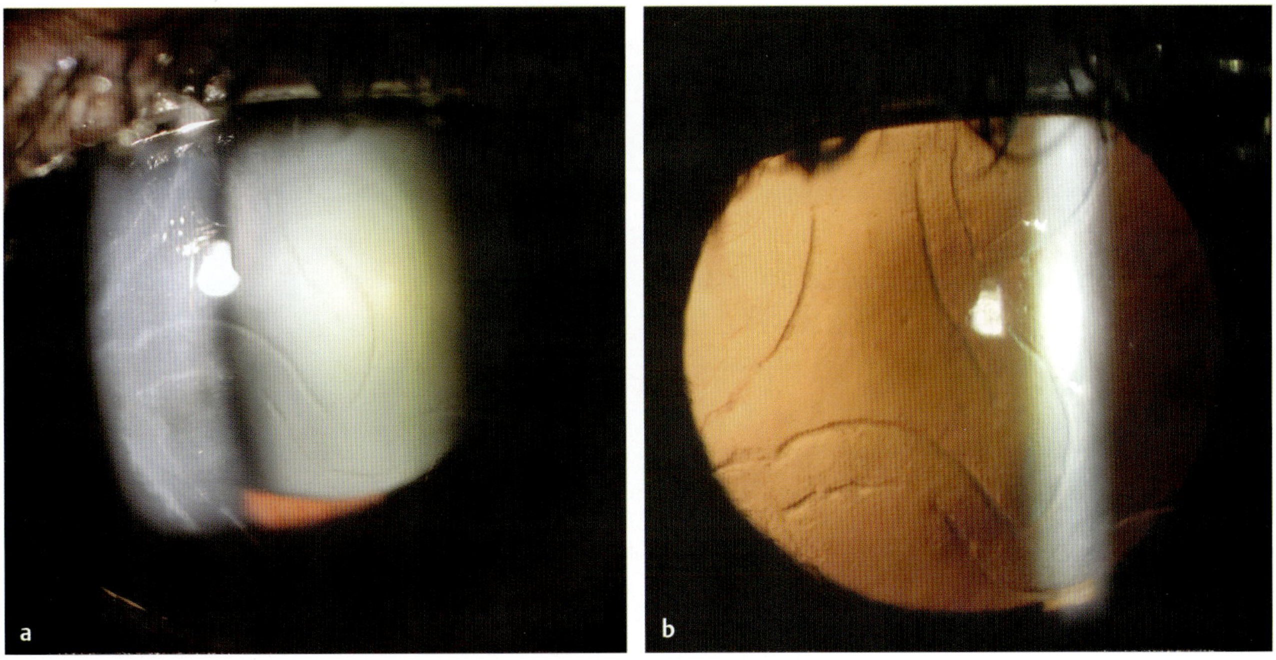

图 4.24　(a)后弹力层的创伤性破裂。(b)钝性创伤后,多个后弹力层破裂已经愈合,产生通过反向照射最明显的匍行性图案。(Courtesy of Gustavo A. Novais, MD, PhD.)

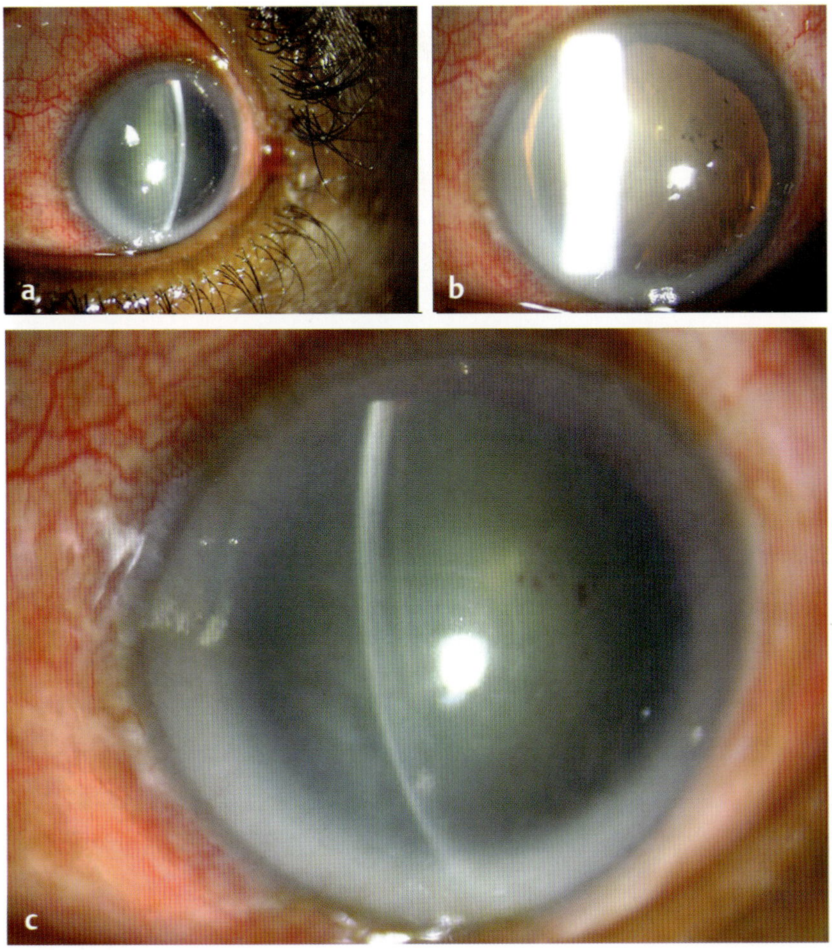

图 4.25　创伤后角膜水肿。(a)钝性创伤后,晶状体脱位导致前房深度变浅,伴有局部内皮细胞接触。(b)随后复查发现明显破坏小带和后弹力层褶皱。(c)在更高的放大倍数下,弥漫性角膜水肿、色素分散和角膜-晶状体接触变得明显。

果基质保持完整，角膜内皮损伤可能需要角膜内皮移植术；如果瘢痕严重、组织扭曲加上需要进行前段重建的其他损伤已经形成，则需要PK。

炎症后和传染后：葡萄膜炎、角膜炎、内皮炎(HSV、VZV、CMV)

角膜内皮炎临床上包括角质沉淀(KP)、上层间质和上皮水肿，以及轻度虹膜炎。最初被解释为自身免疫过程，因为KP的线性分布类似于角膜同种异体移植物排斥[39]。随后发现病原学上涉及多种病毒，包括单纯疱疹病毒(HSV)、水痘带状疱疹病毒(VZV)和巨细胞病毒(CMV)。

单纯疱疹病毒内皮炎

HSV感染引起多个眼组织的炎症。其角膜受累可能影响上皮、基质和(或)内皮。

病因学

在HSV内皮炎中，病因是由病毒引起的继发性炎症和(或)内皮细胞直接感染引起内皮功能障碍，从而导致上层间质水肿。通常对局部进行类固醇治疗有反应。所谓的盘状角膜炎在很大程度上是可逆的，伴有基质水肿，并且很少引起内在基质瘢痕形成。

HSV 1型(HSV-1)引起大多数角膜的HSV感染。新生儿眼部感染，其通常与HSV 2型相关。疱疹病毒不仅引起活动性眼部感染的几种亚型，而且还有潜伏期，主要在三叉神经节内，此病毒基因组在没有病毒产生的情况下被保留。由于病毒未完全根除，各种触发机制可能会重新激活其感染和(或)免疫复发，通常是在感染的初始部位。

临床特征

虽然HSV基质角膜炎和内皮炎都表现为间质混浊，但它们代表明显不同的病理过程。基质性角膜炎由基质内的炎症驱动，如果持续存在，则伴有新血管形成。相反，盘状内皮炎仅在没有基质炎症或新血管形成的情况下，由于HSV导致的内皮功能障碍而表现为间质性水肿。图4.26显示了HSV内皮炎的临床表现。

通常会出现前房炎症反应和角蛋白沉淀，以及IOP升高的小梁网炎症。尽管HSV内皮炎的诊断主要依据是病史和临床，但聚合酶链反应(PCR)分析、酶联测定和房水的病毒培养可分别显示HSV-1 DNA、蛋白质和活病毒。

由于盘状反应通常对局部类固醇敏感，因此通常通过间质透明和视觉改善来评判角膜内皮功能。然而，鉴于HSV的持续性，多次复发可导致不可逆的内皮损伤和慢性水肿，从而需要角膜移植术。如果瘢痕形成、变薄和新血管形成等继发性基质改变没有进展，则需要进行角膜内皮移植术，采取术后措施以预防HSV复发以及免疫排斥。

水痘带状疱疹病毒内皮炎

病因学

水痘带状疱疹病毒(VZV)可引起严重的角膜炎[38]。大约50%的眼科带状疱疹患者会发生葡萄膜炎和(或)虹膜炎[40]。大约50%的眼科带状疱疹患者会发生葡萄膜炎和(或)虹膜炎[41]。

VZV引起的虹膜炎在50岁以上更为常见，约占总病例的60%。大多数患者具有免疫活性，尽管存在水痘后免疫发育不足以及各种获得性和药理学免疫缺陷。葡萄膜炎的病程通常是单相的并且持续时间相对较短。继发性青光眼是常见并且顽固的，因为15%的患者需要外科手术。与VZV相关的视力丧失不仅与葡萄膜炎和继发性青光眼有关，还与其他后段并发症有关[42]。

显著的角膜并发症主要是由病毒引起的角膜麻醉从而引起神经营养性角膜病变。最具挑战性的是神经营养性持续性上皮缺陷，其可能发展为无菌和(或)感染性角蛋白溶解。这种缺陷通常会愈合，伴有间质变薄、瘢痕和新血管形成。因此，如果涉及视轴，则需要穿透性角膜移植术进行结构和(或)视觉恢复。然而，在为了保持基质完整性和潜在视轴清晰度的情况下，角膜内皮成形术可以控制内皮功能障碍。

巨细胞病毒内皮炎

病因学

人类巨细胞病毒(CMV)是一种普遍存在的嗜淋巴细胞病毒，可引起各种全身和眼部临床表现，包括免疫功能低下的视网膜炎[43]。最近的研究也证实了在正常人中，CMV相关的前段炎症增加，包括前葡萄膜炎和(或)角膜内皮炎。许多患者有复发性虹膜炎的既

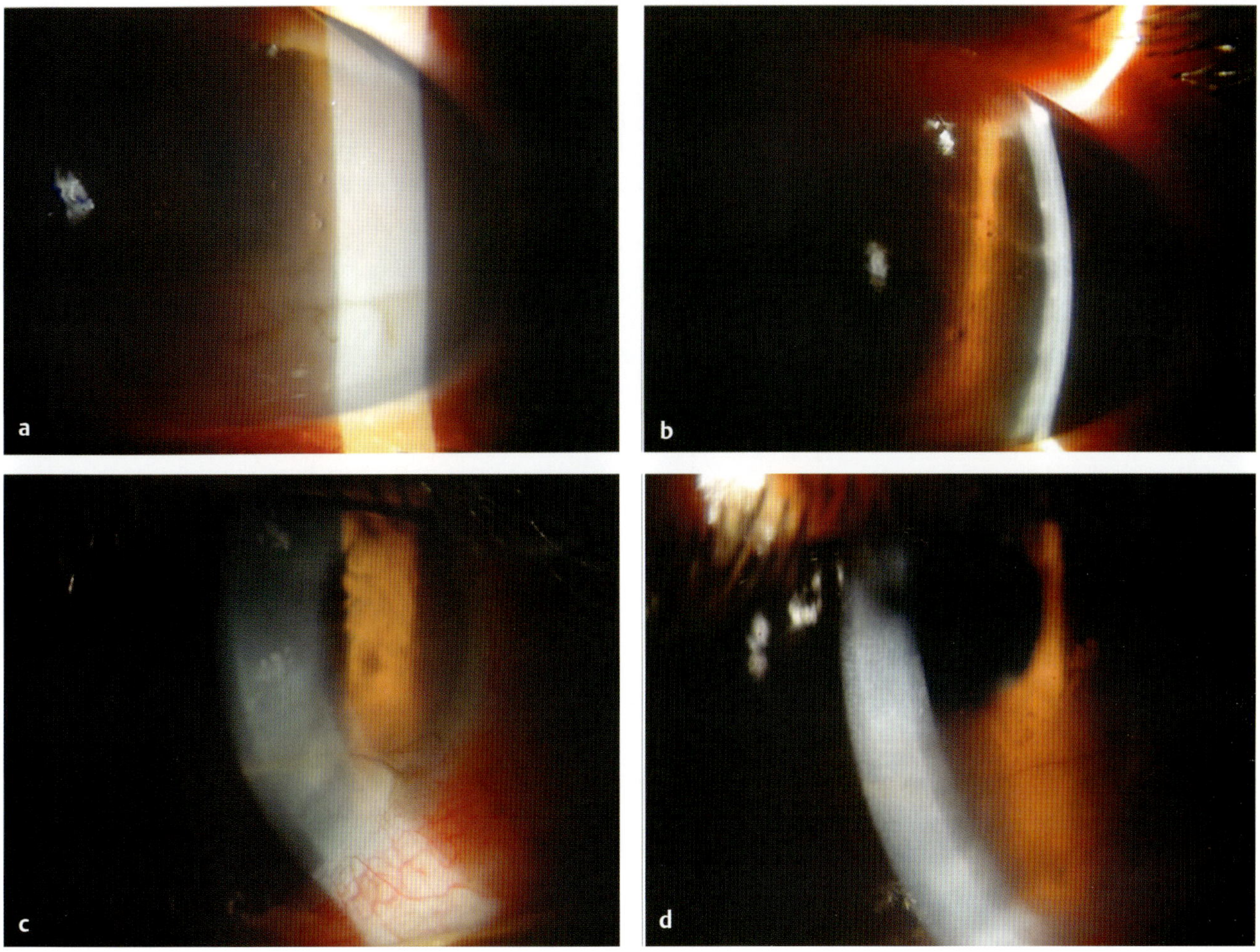

图 4.26　单纯疱疹病毒内皮炎。(a,b)患者先前疱疹性角膜炎感染盘状内皮炎。注意弥漫性基质水肿。(c,d)线性内皮炎。注意，内皮层中的角质沉淀呈线性排列。(Courtesy of Gustavo A. Novais,MD,PhD.)

往眼部病史。

临床特征

角膜受累范围从角膜水肿的小区域到弥漫性大泡性角膜病变，没有上皮和间质异常。在一些情况下，内皮出现的明显水平曲线分界会发展，并且会使其在治疗上从上部往下部改善。KP 出现在角膜的下半部分，可变薄，有丝状或点状外观。前房炎症轻微，虹膜发展为弥漫性萎缩，无色彩变化，后粘连或扇形萎缩。IOP 经常升高[44]。

通过房水的 PCR 确认 CMV 内皮炎的诊断。

4.2 结论

本章回顾了以原发性或继发性内皮功能障碍为特征的大量角膜疾病的临床病理特征，从而了解其基本的病因学和形态学方面，为确定适合角膜内皮移植术的特定病例提供了基础。

(李秋玉　施策　译)

参考文献

[1] Weiss JS, Møller HU, Aldave AJ, et al. IC3D classification of corneal dystrophies—edition 2. Cornea. 2015; 34(2):117–159

[2] Li YJ, Minear MA, Rimmler J, et al. Replication of TCF4 through association and linkage studies in late-onset Fuchs endothelial corneal dystrophy. PLoS ONE. 2011; 6(4):e18044

[3] Kuot A, Hewitt AW, Griggs K, et al. Association of TCF4 and CLU polymorphisms with Fuchs' endothelial dystrophy and implication of CLU and TGFBI proteins in the disease process. Eur J Hum Genet. 2012; 20(6):632–638

[4] Wieben ED, Aleff RA, Tosakulwong N, et al. A common trinucleotide repeat expansion within the transcription factor 4 (TCF4, E2–2) gene predicts Fuchs corneal dystrophy. PLoS ONE. 2012; 7(11):e49083

[5] Vilas GL, Morgan PE, Loganathan SK, Quon A, Casey JR. A biochemical framework for SLC4A11, the plasma membrane protein defective in corneal dystrophies. Biochemistry. 2011; 50(12):2157–2169
[6] Bucher F, Adler W, Lehmann HC, et al. Corneal nerve alterations in different stages of Fuchs' endothelial corneal dystrophy: an in vivo confocal microscopy study. Graefes Arch Clin Exp Ophthalmol. 2014; 252(7):1119–1126
[7] Amin SR, Baratz KH, McLaren JW, Patel SV. Corneal abnormalities early in the course of Fuchs' endothelial dystrophy. Ophthalmology. 2014; 121(12):2325–2333
[8] Aldave AJ, Han J, Frausto RF. Genetics of the corneal endothelial dystrophies: an evidence-based review. Clin Genet. 2013; 84(2):109–119
[9] Vincent AL. Corneal dystrophies and genetics in the International Committee for Classification of Corneal Dystrophies era: a review. Clin Experiment Ophthalmol. 2014; 42(1):4–12
[10] Klintworth GK. Corneal dystrophies. Orphanet J Rare Dis. 2009; 4:7
[11] Cheng LL, Young AL, Wong AK, Law RW, Lam DS. Confocal microscopy of posterior polymorphous endothelial dystrophy. Cornea. 2005; 24(5):599–602
[12] Grupcheva CN, Chew GS, Edwards M, Craig JP, McGhee CN. Imaging posterior polymorphous corneal dystrophy by in vivo confocal microscopy. Clin Experiment Ophthalmol. 2001; 29(4):256–259
[13] Aldahmesh MA, Khan AO, Meyer BF, Alkuraya FS. Mutational spectrum of SLC4A11 in autosomal recessive CHED in Saudi Arabia. Invest Ophthalmol Vis Sci. 2009; 50(9):4142–4145
[14] Alvarado JA, Underwood JL, Green WR, et al. Detection of herpes simplex viral DNA in the iridocorneal endothelial syndrome. Arch Ophthalmol. 1994; 112 (12):1601–1609
[15] Groh MJ, Seitz B, Schumacher S, Naumann GO. Detection of herpes simplex virus in aqueous humor in iridocorneal endothelial (ICE) syndrome. Cornea. 1999; 18(3):359–360
[16] Sacchetti M, Mantelli F, Marenco M, Macchi I, Ambrosio O, Rama P. Diagnosis and Management of Iridocorneal Endothelial Syndrome. Biomed Res Int. 2015; 2015:763093
[17] Levy SG, McCartney AC, Baghai MH, Barrett MC, Moss J. Pathology of the iridocorneal-endothelial syndrome. The ICE-cell. Invest Ophthalmol Vis Sci. 1995; 36(13):2592–2601
[18] Morris RW, Dunbar MT. Atypical presentation and review of the ICE syndrome. Optometry. 2004; 75(1):13–25
[19] Le QH, Xu JJ, Sun XH, Zheng TY. [Morphological changes of cornea in iridocorneal endothelial syndrome under the confocal microscopy]. Zhonghua Yan Ke Za Zhi. 2008; 44(11):987–992
[20] Pezzi PP, Marenco M, Cosimi P, Mannino G, Iannetti L. Progression of essential iris atrophy studied with confocal microscopy and ultrasound biomicroscopy: a 5-year case report. Cornea. 2009; 28(1):99–102
[21] Ljubimov AV, Atilano SR, Garner MH, Maguen E, Nesburn AB, Kenney MC. Extracellular matrix and Na+,K+-ATPase in human corneas following cataract surgery: comparison with bullous keratopathy and Fuchs' dystrophy corneas. Cornea. 2002; 21(1):74–80
[22] Mamalis N, Edelhauser HF, Dawson DG, Chew J, LeBoyer RM, Werner L. Toxic anterior segment syndrome. J Cataract Refract Surg. 2006; 32(2):324–333
[23] Sengupta S, Chang DF, Gandhi R, Kenia H, Venkatesh R. Incidence and long-term outcomes of toxic anterior segment syndrome at Aravind Eye Hospital. J Cataract Refract Surg. 2011; 37(9):1673–1678
[24] Bodnar Z, Clouser S, Mamalis N. Toxic anterior segment syndrome: Update on the most common causes. J Cataract Refract Surg. 2012; 38(11):1902–1910
[25] Avisar R, Weinberger D. Corneal endothelial morphologic features in toxic anterior segment syndrome. Cornea. 2010; 29(3):251–253
[26] Wakefield MJ, Armitage WJ, Jones MN, et al. National Health Service Blood and Transplant Ocular Tissue Advisory Group (OTAG Audit Study 19). The impact of donor age and endothelial cell density on graft survival following penetrating keratoplasty. Br J Ophthalmol. 2015
[27] Mannis MJ, Holland EJ, Gal RL, et al. Writing Committee for the Cornea Donor Study Research Group. The effect of donor age on penetrating keratoplasty for endothelial disease: graft survival after 10 years in the Cornea Donor Study. Ophthalmology. 2013; 120(12):2419–2427
[28] The Collaborative Corneal Transplantation Studies Research Group. The collaborative corneal transplantation studies (CCTS). Effectiveness of histocompatibility matching in high-risk corneal transplantation. Arch Ophthalmol. 1992; 110(10):1392–1403
[29] Kocaba V, Colica C, Rabilloud M, Burillon C. Predicting Corneal Graft Rejection by Confocal Microscopy. Cornea. 2015; 34 Suppl 10:S61–S64
[30] Arnavielle S, Lafontaine PO, Bidot S, Creuzot-Garcher C, D'Athis P, Bron AM. Corneal endothelial cell changes after trabeculectomy and deep sclerectomy. J Glaucoma. 2007; 16(3):324–328
[31] Kim CS, Yim JH, Lee EK, Lee NH. Changes in corneal endothelial cell density and morphology after Ahmed glaucoma valve implantation during the first year of follow up. Clin Experiment Ophthalmol. 2008; 36(2):142–147
[32] Lim KS. Corneal endothelial cell damage from glaucoma drainage device materials. Cornea. 2003; 22(4):352–354
[33] Konowal A, Morrison JC, Brown SV, et al. Irreversible corneal decompensation in patients treated with topical dorzolamide. Am J Ophthalmol. 1999; 127 (4):403–406
[34] Giasson CJ, Nguyen TQ, Boisjoly HM, Lesk MR, Amyot M, Charest M. Dorzolamide and corneal recovery from edema in patients with glaucoma or ocular hypertension. Am J Ophthalmol. 2000; 129(2):144–150
[35] Spierer O, Cavuoto KM, Suwannaraj S, Chang TC. Anterior Segment Optical Coherence Tomography Imaging of Haab Striae. J Pediatr Ophthalmol Strabismus. 2015; 52 Online:e55–e58
[36] Mastropasqua L, Carpineto P, Ciancaglini M, Nubile M, Doronzo E. In vivo confocal microscopy in primary congenital glaucoma with megalocornea. J Glaucoma. 2002; 11(2):83–89
[37] Cockerham GC, Lemke S, Rice TA, et al. Closed-globe injuries of the ocular surface associated with combat blast exposure. Ophthalmology. 2014; 121 (11):2165–2172
[38] Reid GA, Musa F. OCT imaging of a traumatic endothelial ring. Cornea. 2014; 33(9):952–954
[39] Khodadoust AA, Attarzadeh A. Presumed autoimmune corneal endotheliopathy. Am J Ophthalmol. 1982; 93(6):718–722
[40] Reijo A, Antti V, Jukka M. Endothelial cell loss in herpes zoster keratouveitis. Br J Ophthalmol. 1983; 67(11):751–754
[41] Yawn BP, Wollan PC, St Sauver JL, Butterfield LC. Herpes zoster eye complications: rates and trends. Mayo Clin Proc. 2013; 88(6):562–570
[42] Thean JH, Hall AJ, Stawell RJ. Uveitis in Herpes zoster ophthalmicus. Clin Experiment Ophthalmol. 2001; 29(6):406–410
[43] Suzuki T, Ohashi Y. Corneal endotheliitis. Semin Ophthalmol. 2008; 23 (4):235–240
[44] Chee S-P, Bacsal K, Jap A, Se-Thoe S-Y, Cheng CL, Tan BH. Corneal endotheliitis associated with evidence of cytomegalovirus infection. Ophthalmology. 2007; 114(4):798–803

第 2 部分
手术技巧

第 5 章

掌握后弹力层剥除角膜内皮移植术

Ashiyana Nariani, Terry Kim

5.1 背景

5.1.1 发展

后弹力层剥除角膜内皮移植术(DSEK)或后弹力层、自动剥除、内皮移植术(DSAEK)是一种部分角膜移植术。其涉及受体的后弹力层和内皮的移除,并用供体的后基质、后弹力层和内皮来替代,是目前角膜内皮功能障碍的首选外科手术[1]。然而,DSEK 的手术技术经历了各种各样的变革,在发展成为今天的 DSEK 之前,这都要归功于过去 20 年来一直在精心调整和完善技术的角膜外科医生[2]。

在角膜内皮移植术(EK)出现之前,角膜移植仅限于全层穿透性角膜移植术(PKP)。"后入路"后板层角膜移植术(PLK)的最初系列包括深层板角膜内皮移植术 (DLEK)[2-4],由 Ko 及其同事于 1993 年在兔子身上进行初步实验尝试[5]。同样的术式是由荷兰的 Gerritt Melles 博士 (被称为角膜内皮移植术之父)设想,然后由 Francis Price 博士在美国应用,他称其为角膜内皮移植术,或称为 DSEK[2,6]。

随着持续的实验和手术经验的积累,Price 对手术技术的改进做了总结归纳,包括角膜表面按摩和角膜旁小切口,以帮助移除移植界面层间积液并改善移植物的黏附性和再塑性[7]。Mark Markovoy 使用人工前房并引入了新的术式,后者称为后弹力层自动剥除角膜内皮移植术,或 DSAEK,其中包括刀片式微型角膜刀在供体切取中的应用。这种远离手动板层剥除的转变改善了术后的情况,带来的是更一致的解剖深度和更平滑的供体界面[1]。

DSEK 在美国快速推广,从 2005—2014 年,美国眼库协会(EBAA)报道内皮移植数量从 1429 例增加到 28 961 例,同时全层穿透角膜移植术(PK)数量从 45 821 例减少到 38 919 例[8,9]。角膜移植正处于创新的空前爆炸时代,全世界的角膜外科医生正在建立基于 DSEK 的基础,以创造新的外科技术和发明,并扩大使用的适应证。

5.1.2 适应证

随着 DSEK 越来越多地融入眼科实践,使用的适应证和使用范围迅速扩大。在 20 世纪 80 年代中期和 90 年代,白内障手术或使用前房镜片引起的人工晶状体眼和无晶状体角膜内皮失代偿成为主要适应证。今天,DSEK 更常用于 Fuchs 角膜内皮营养不良、失败的角膜内皮移植 (EK)、失败的全层穿透角膜移植(mPK)或与 Fuchs 联合的白内障手术,更常见的被称为 DSEK 三联体。在没有视觉上明显的角膜瘢痕形成的情况下,DSEK 的罕见适应证包括后部多形性角膜营养不良 (PPCD)、先天性遗传性内皮营养不良(CHED)和虹膜角膜内皮(ICE)综合征[2,9-11]。

5.1.3 优点和缺点

与传统的全层角膜移植相比,角膜内皮移植术(EK)通常以较低的并发症发生率和更快的视力恢复来改善视力。这本质上是由于 EK 的微创性,允许在整个手术过程中维持眼睛和前房形态,这与 PKP 的"开天窗"方法不同。在保持角膜前曲率完整性方面,如果有引起的角膜散光,也相当少。此外,EK 消除了缝线相关并发症的风险,尤其是感染、新血管形成和排斥反应[12]。

考虑到前房内DSEK角膜供体移植物的整体可预测性和易于操作，更多外科医生继续使用后弹力层剥除角膜内皮移植术(DSEK)超过后弹力层角膜内皮移植术(DMEK)，作为其选择的EK手术。虽然极具争议且尚不清楚移植物厚度对于最佳矫正视力(BCVA)是否具有临床重要性，但一些角膜外科医生认为，DSEK的主要的缺陷在于，虽然比超薄DSEK具有优势，但由于移植物-宿主层状界面的光学退化或持续的基质混浊导致最佳视力受限。这是DSEK移植物中的后基质组织与受体基质组织的界面所致[13-15]。手术期间使用的保留眼科黏弹性装置(OVD)也被证明有影响[2,16-18]。

从DSEK转换到DMEK和后弹力层前膜角膜内皮移植术(PDEK)就源于这一观点，即这些移植物可以产生更直接的光学路径并且具有更好的视觉和屈光状态以及更快的视觉恢复。此外，在最小化基质抗原的存在量方面，移植物排斥率也低于DSEK[19-22]。然而，在目前的实践中，如果DMEK移植物不能按要求发挥作用，则选择DMEK的外科医生将经常需要行DSEK[23]。

5.1.4 术前评估

关于选择何种麻醉类型，因外科医生和病例而异。一般来说，对于刚开始行DSEK的外科医生或预计需要较长时间的复杂病例，应考虑局部麻醉，包括球周或球后阻滞和辅助静脉镇静。有时甚至可能需要全身麻醉。对于有经验的外科医生，局部麻醉联合静脉镇静和无防腐剂的利多卡因注射可以获得可接受的结果和患者舒适度[1,7,24]。值得注意的是，患者在巩膜隧道切口的构建、前房组织植入和操作、气泡注射(特别是用坚固的空气填充)和切口缝合期间，通常会感到最为不适。

其他重要的考虑因素，包括前房深度、内皮疾病的严重程度、角膜瘢痕环的水平以及前房的可见度、另一只眼睛的状态、瞳孔的形状和晶状体状态。如果DSEK的适应证是移植物失败，那么了解移植物的先前大小将有助于规划后遗撕裂和移植物直径的大小。

如果晶状体合并较成熟的白内障，在内皮疾病的情况下，可以采用DSEK三联手术，包括白内障摘除和人工晶状体植入(IOL)。对于DSEK，晶状体的形状可能产生远视移位。在选择人工晶状体时，以大约-1.00的球面镜片等值为目标通常会使远视移位最小化。应注意白内障、内皮疾病、水肿程度和瘢痕的分级，这对于确定是否使用两种手术方式至关重要——DSEK后白内障摘除、白内障摘除后DSEK或单一DSEK-三联手术[25,26]。关于顺序，DSEK随后进行白内障摘除和人工晶状体植入，作为两个独立的程序，允许更准确的角膜结构图和人工晶状体测量，并优化术后视觉结果。DSEK后白内障摘除和IOL植入是治疗轻度内皮疾病的理想术式，其中DSEK可能不需要。

一般来说，在存在内皮功能障碍和白内障的情况下选择DSEK三联手术，已被证明与单独使用DSEK一样有效。考虑到目前进行DSEK的容易性，在Fuchs的设计中，只有当内皮损伤和角膜滴数最小时，才尝试单独进行白内障摘除。此外，如果存在麻醉风险或患者长时间处于仰卧位中难以保持的情况下，则应放宽进行DSEK三联手术的适应证。

5.1.5 内皮疾病的医学管理

在深入研究继发于角膜内皮疾病或失代偿的角膜水肿的外科手术之前，重要的是要认识到，在临床实践中，逐步的管理方法包括首先尝试医疗干预治疗角膜水肿，以改善视觉效果。明确角膜内皮失代偿的病因是治疗的关键。根据病因，治疗角膜水肿的药物干预，包括局部氯化钠5%脱水滴剂和软膏、眼内压降低剂、局部类固醇和蒸发技术(例如，使用吹风机干燥角膜)。在Fuchs角膜内皮营养不良的情况下，以与角膜磨损相同的方式对破裂的大泡进行支持性治疗，包括局部抗生素、睫状肌麻痹和绷带镜。其他非医疗疗法，包括准分子激光光学治疗性角膜切除术(PTK)、羊膜移植物和(或)结膜瓣，具体取决于病因和病情严重程度[27]。

5.2 手术技术:DSEK循序渐进

在DSEK手术中，后弹力膜和内皮在供体眼内被剥除(后弹力层剥除术)，在供体中形成平滑的后基质床(Posterior Stromal Bed)[28]。

自动显微角膜刀用于制备供体组织，形成更平滑的后基质床和移植物-供体界面中可能有较少的不规则性，其由外科医生操作或先前从眼库制备。是否首先准备受体角膜或供体移植物的顺序，取决于手术医生。如果决定不进一步处理该病例,受体准备工作首先应尽量减少角膜组织的浪费，同时准备移植物,这时要确保只有在移植物存在并且适当预备后,才能移除受体后弹力层和内皮。最后将供体组织插入前房并附着于受体后部基质。

5.2.1 受体准备

角膜标记

将一个 8-0 角膜标志物用墨水标记 360°，然后对准角膜中心。这将是后驱力建立和评分的里程碑(图 5.1)。

DSEK 仪器(作者倾向的列表)

- 8-0 角膜标志物
- 墨水标记
- 2.5mm 角缝激光刃刀
- 25 号 5/8 针
- 2%利多卡因+肾上腺素
- 喜朗 GV 透明质酸钠制剂(Abbott Laboratories, Inc., Abbott Park, Illinois)、眼科黏弹性物质
- 止血器
- 穿刺刀
- 2.4mm 标准 1-刀 Ⅱ(爱尔康实验室公司,沃思堡,得克萨斯州)
- 27 号 4mm 冲洗套管
- 3mL 注射器
- 23 号 Gorovoy 灌注后弹力层剥除器(哈维仪器, Roorda West, FL)
- 0.12mm 齿形镊子
- 无齿钳
- Colibri 镊子
- 带 Centurion Vision System(爱尔康)超声乳化机的灌溉抽吸仪
- 4.1mm 30°缎面短切角刀(爱尔康,沃思堡,得克萨斯州)
- 移植刮刀
- 眼系统内镜
- DSEK 供体移植组织(眼库准备)
- 10-0 可吸收切割缝线(爱惜康)
- ReSure 密封凝胶(眼科治疗公司)
- 超适环冠供体冲孔装置(安捷泰)
- 平衡盐溶液(BSS)
- Visitec LASIK Flap Roller (林德斯特罗姆), 14mm 套筒

角膜切口

使用选取的超锋利刀片或穿刺刀片,使两个纵向穿刺口相隔为 120°~180°(大约在 1 点钟和 5 点钟位置)。外科医生定位于眼睛的颞部,而不是上方,这使操作在不受鼻梁限制的情况下容易进行。短而垂直的穿刺可使前房的移植操作更容易。

根据外科医生的偏好，主要切口可以是角膜缘、透明角膜或巩膜,长度为 3~6mm。在供体角膜组织植入后,使用活体染色法对内皮细胞进行的几项研究表明,无论采用何种技术用来放置组织,通过 3mm 切口放置组织比使用 5mm 切口放置组织对内皮细胞的急性损伤高出 2~4 倍。然而,新的组织植入方法,如使用较小切口可与消除创伤相关[29]。

后弹力层评分

对后弹力层的评分涉及以圆形、连续的方式沿后弹力层的边缘,移除受体后弹力层和内皮(后弹力层撕除技术)。通过每个穿刺口,在 3mL 套管上使用 25 号针(用止血钳弯曲)用圆形环钻剥除后弹力层。弯曲的 25 号针头的使用提供了在进入和离开切口时的浅层填充前房的能力。

后弹力层剥除术

根据外科医生的偏好,可以使用多种器械进行剥离后弹力层,包括 Sinskey 钩(BD Visitec)、专门设计的后弹力层剥除器和(或)冲洗-抽吸(I-A)机。在进行切开复位和剥除操作时,侵入深度可能导致基质层破裂、界面不规则、干扰移植物附着以及增加移植物混浊的风险。

剥除可以在黏弹剂、空气或 BSS 液灌注下进行。一些外科医生认为,有必要仅在 Fuchs 内皮功能障碍的情况下剥除后弹力层,而不是在 PK 失败或人工晶状体大泡性角膜病变的患者中剥除。在这些病例中,后弹力层的是否保留可能导致移植物移位是有争议的。

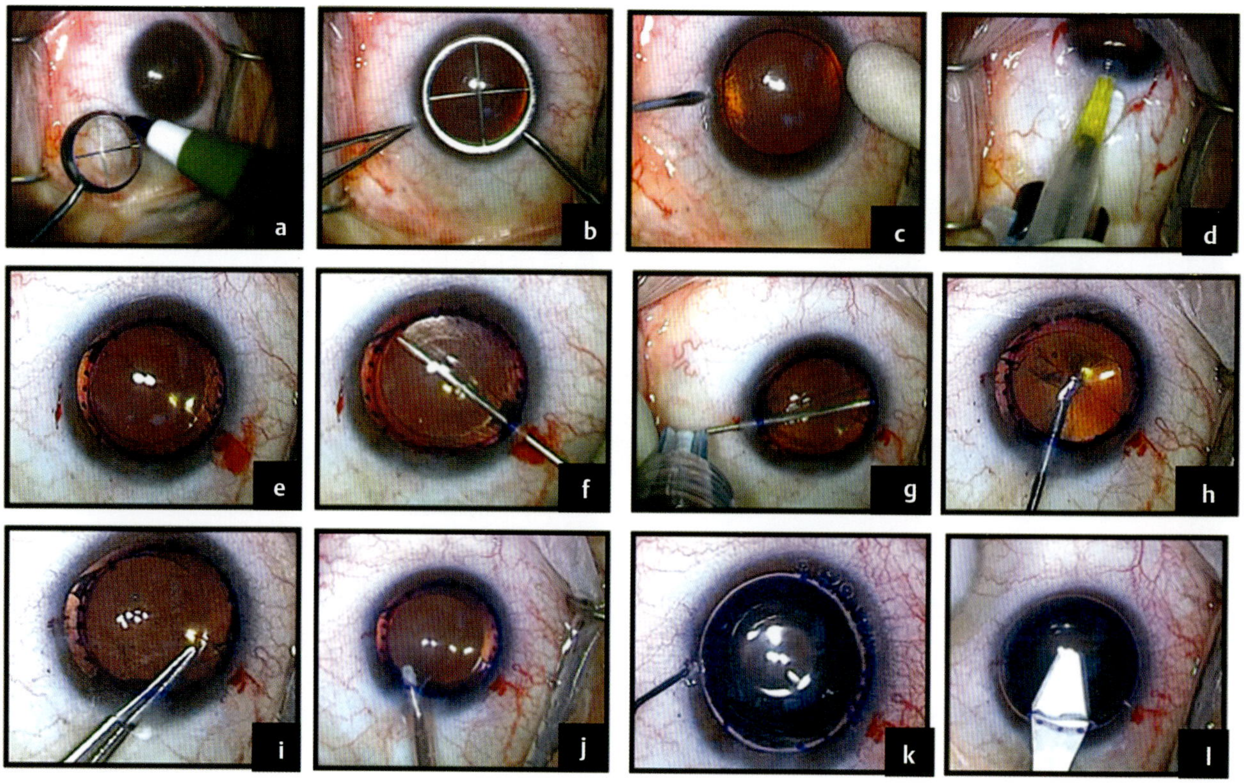

图 5.1 后弹力层剥除角膜内皮移植术(DSEK)三联手术中受体准备的步骤。(a)用标志笔在 8-0 角膜标志物上标志。(b)将角膜标志物对准角膜中心。(c)近角膜缘做两个短的垂直定位的纵向穿刺口,间隔为 120°~180°。(d,e)进行白内障摘除人工晶状体植入术。(f,g)使用弯曲的 25 号针穿过每个纵向穿刺口对后弹力层进行刻画。(h)使用 23 号 Gorovoy 冲洗后弹力层剥除器套管来移除受体后弹力层和内皮。(i,j)用镊子取出残留的后弹力层,然后进行冲洗抽吸。(k)将空气注入前房以检查残余物并测试气泡是否会在移植后保持。(l)在气泡下扩大主切口。

任何留下的弹力层碎片都可以使用无齿镊子从前房移除。

前房抽吸

前房的彻底抽吸,I-A 尖端与受体后基质床接合,对于进一步确保移除任何残留的后弹力层碎片至关重要。

空气注入

气泡被注入前房有两个主要原因:①确认残留的后弹力层片段;②确保移植物放置后注入的气泡在前房中保持良好(因为它对移植物附着至关重要)。

5.2.2 移植准备与处理

随着眼库准备的 DSEK 移植物的到来,角膜外科医生可以选择在手术室中获得预切组织或准备组织。

为了制备角膜供体移植物,使用由刀片和人造前房组成的微型角膜刀系统,来安装角膜并固定微型角膜。在用 Weck-Cel 海绵(Beaver-Visitec)进行片层剥除之前,可以先去除上皮。角膜厚度可以用测厚计测量以选择适当大小的微型角膜刀头,目标是留下 90~120μm 的后基质,其中有后弹力层和内皮,这时的超薄 DSEK 厚度为 60~90μm。然后用平衡盐溶液(BSS)、Optisol 储存介质(Bausch)或黏弹剂对供体角巩膜缘加压,以确保深而光滑的解剖。在进行板层剥离后,可以用环锯齿状切口区域的轮廓标志角膜基质以便正确对待组织的中心。前盖上的中央龙胆紫色标志用于使切口对准切割部分,即使前盖丢失或偏心,微型角膜刀切口周围的外围标志便用于使供体居中。有报道表明,龙胆紫会产生内生毒性,因此对其使用受到限制[24,30]。

然后，准备使用供体角膜按压环钻穿孔系统[例如，UltraFit Coronet 供体穿孔装置(Angiotech)或真空供体角膜按压穿孔(巴伦精密仪器)]切穿 DSEK 移植物，该系统包括切割挡块、环钻刀片和座圈(图 5.2)。然后将移植物放置在切割块上，并打孔以形成供体组织的盘形薄片，确保移植物良好居中。切割块上的移植物的分散可导致供体按钮之外的部分被微型角膜刀分割。典型的 DSEK 移植物直径通常为 8~9mm。确保所需移植物直径与角膜组织的移植床直径之间的差异为 0.5mm。一旦供体移植物被打孔，确保供体不

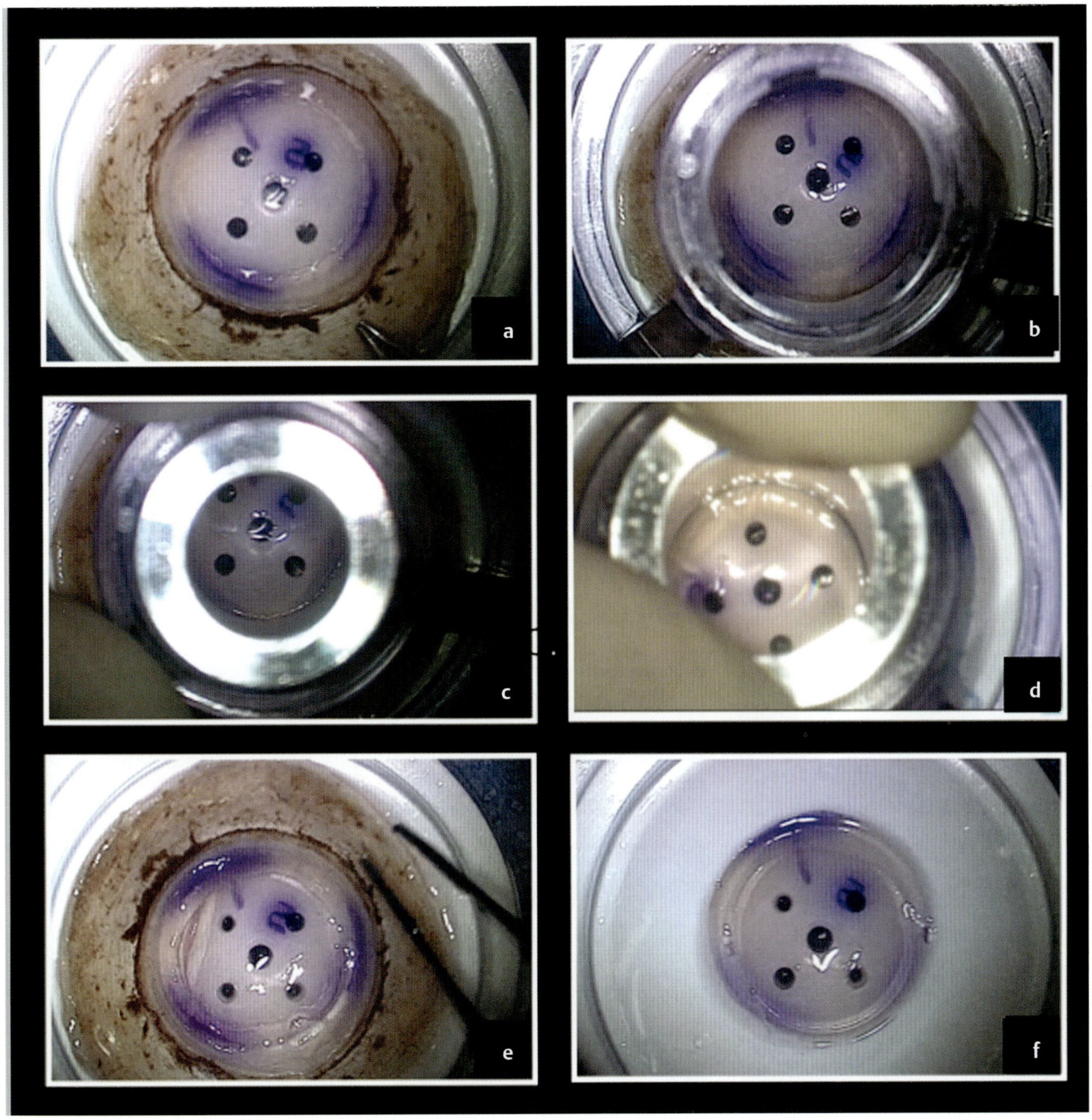

图 5.2 使用 UltraFit Coronet 供体穿孔装置进行 DSEK 供体移植物制备的步骤。(a)去除多余的储存介质后，将移植物放在切割块上。确认移植物中心，然后将移植物染色。(b)将座圈放在移植物和切割块上。(c)确认环形刀片直径并将环形刀片放入座圈。(d)用拇指冲压移植物，旋转巩膜环以确保完全旋转。(e)去除巩膜缘。(f)确保移植物在切割块上，并且不与环钻刀片黏附，并且保证移植物上没有残留边缘。

会黏附在环钻上，并且DSEK移植物上没有全厚度的边缘，这些边缘可以防止移植物附着。可以将一滴或两滴BSS放置在移植物上，然后用盖子盖在切割块上，直到可以使用。

接下来，使用移植物刮刀将准备好的供体移植物的基质帽转移到受体内，内皮面朝上。用colibri镊子抓住基质帽时，在3mL注射器上使用27号灌注套管来识别板层。

5.2.3 移植物植入

最初，移植物植入的主要方法是将供体组织折叠成60/40“卷”状，需要在前房内将其轻轻展开。然而，使用活体染料染色、镜下显微镜和扫描电子显微镜进行的实验室研究表明，采用该技术，会造成30%~40%的内皮细胞丧失[31]。已开发出较新的方法，对内皮细胞的创伤较小，包括Endoserter角膜内皮移植仪器（眼系统）（图5.3）、Busin Glide（Moria）、Tan EndoGlide（网络医疗）、使用人工晶状体片滑动推进或拉动组织到位的改良晶状体（拉注式植入）、Neusidl角膜注射器（Fischer Surgical Inc）和缝合线穿透技术[32,33]。

目的是将组织植入单个平面，基质面向上，而不使内皮细胞相互接触，同时保持组织的正确方向，并减少眼内操作[34]。

在植入移植物时，最好保持瓶高和前房低。如果使用插入器，一旦将尖端放入前房，应开启冲洗并将前房加深。一些角膜外科医生更喜欢使用前房保持器以确保眼球的稳定性。

然后用10-0尼龙缝合线密封主切口。“无缝线”DSEK技术可以先用Weck-Cel海绵干燥主要切口，然后再制备和应用ReSure密封胶（图5.4）来完成。

5.2.4 移植附件

移植物中心

将组织植入前房后，通过穿刺器进入的25号弯针、Sinskey钩或27号针可用于操纵移植物并使其居中。眼库准备的DSEK移植物上的“S-stamp”为外科医生提供了确保移植物正确定位的方法。

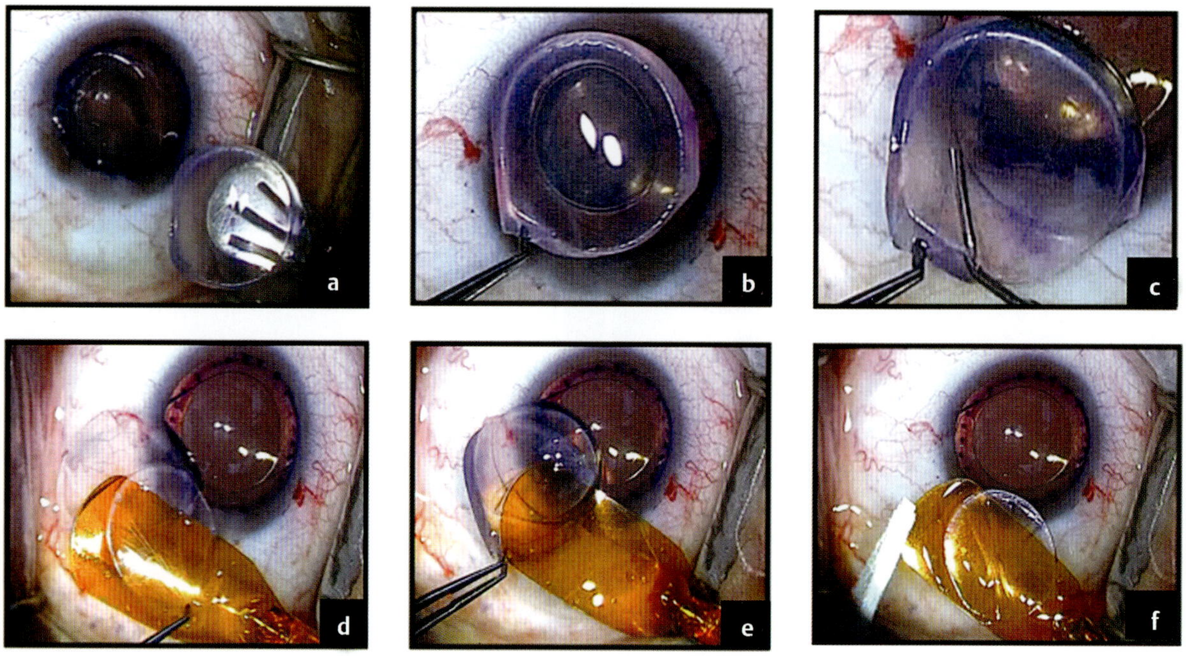

图5.3 后弹力层剥除角膜内皮移植术（DSEK）三联手术中使用的眼部系统Endoserter进行移植物处理的步骤。（a）使用移植物刮刀将准备好的供体移植物的前盖定位在角膜上，内皮侧朝上。（b）使用Colibri或Maumenee镊子，仅将前帽固定在其最宽处。（c）使用3mL注射器上的27号灌注插管确认已完成完整的板层解剖平面。（d）将DSEK移植物带到Endoserter板上，仅保留移植物的边缘，以减少内皮细胞的损失。（e）去除前帽。（f）使用Weck-Cel海绵擦干移植物的边缘。

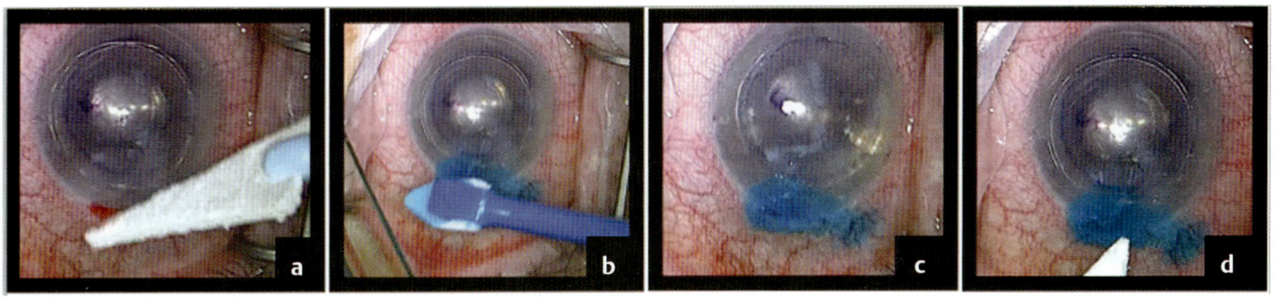

图 5.4　“无缝线”后弹力层剥除角膜内皮移植术使用的 ReSure 密封凝胶。(a)用 Weck-Cel 海绵干燥主切口。(b)将 ReSure 密封凝胶混合并使用涂抹器以最小压力涂压于切口。(c)允许密封凝胶在约 20 秒内干燥。(d)用 Weck-Cel 海绵测试区域，以确认密封剂已干燥。

空气注入

移植物居中后，将带有 27 号套管的 3 mL 注射器中的空气注入前房。这样做是为了使供体移植物与受体基质床相对应。光滑的界面具有良好的剥离性，适当制备的移植物且无残留边缘，增加的眼压和平躺可以优化移植物黏附率。

移植物黏附

促进黏附的术中操作包括刮除周围受体床，通过垂直中间外围通气切口从表面间引流液体，用滚筒扫过角膜表面，并在 BSS 中预先浸泡供体组织(图 5.5)。

确保组织黏附的空气填充所需的持续时间和压力是有争议的。手术室充足空气 10 分钟，然后释放并用部分空气填充代替；全空气填充长达 1 小时，随后在裂隙灯处部分释放；空气填充一夜，再结合下部虹膜切开术进行预防，以防止瞳孔阻滞，可使用乙酰唑胺。

5.3 并发症：预防和管理

5.3.1 术中并发症[35]

在 DSEK 期间可能发生以下并发症：

- 微型角膜刀的使用不当，妨碍了供体组织的使用。
- 后弹力层组织移除不完全。
- 在钻孔过程中，供体组织中心定位不当，导致厚边缘并可能保留可被植入前房的上皮细胞。
- 前房积血和界面内出血。
- 过度操作供体组织，有可能导致内皮细胞丢失。
- 供体组织后脱位。
- 在放置供体组织期间定向不当导致内皮放置在受体角膜上。

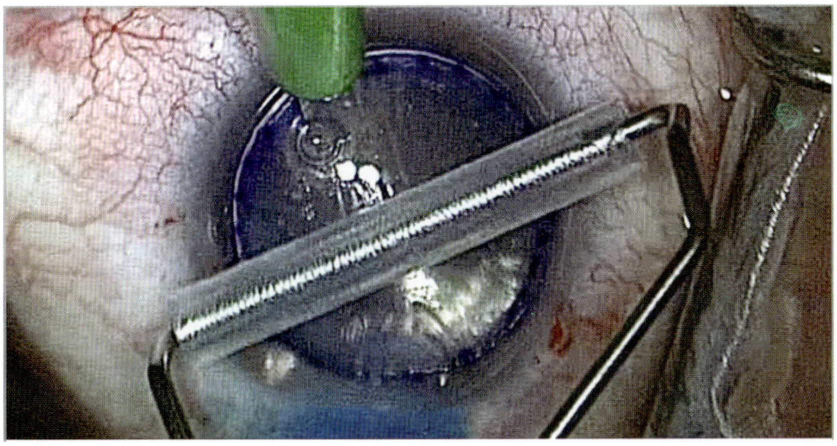

图 5.5　使用 LASIK 皮瓣滚筒和通气切口释放空气，去除后弹力层剥除角膜内皮移植术后的移植物-宿主界面中的气泡。

5.3.2 术后并发症

在典型的术后随访中，在术后第1天观察患者，以确保透镜处于良好位置，并且界面中没有液体。通常，大约有40%的气泡。3~5天后，气泡吸收，角膜开始变得透明。6个月后，很难看到交界面。

尽管一些外科医生建议患者使用局部皮质类固醇维持较长时间，有时甚至终身每日一次使用，但术后用药方案与全层穿透角膜移植术(PK)相似。

术中空气填充的不充分可能导致瞳孔阻滞，造成空气在虹膜后移动，从而关闭房角。压力的急剧上升会产生疼痛，并可能加剧潜在的青光眼。在最初的24小时内，超出保留气泡的瞳孔扩张，可以减少这种并发症的发生率。一些角膜外科医生支持在术前使用YAG(Nd:YAG)激光，或在移植物植入前进行预防性周边虹膜切开术，以避免DSEK中瞳孔阻滞的风险[36]。

在报道的病例中，供体移植物的脱位率变化很大，从有经验的外科医生的4%到新手外科医生的35%~40%。供体移植物的脱位主要发生在最初的24小时，尽管偶尔也有由于眼睛摩擦或对眼睛的突然碰撞造成的无症状的创伤导致供体在随后的时间移位。移植物脱位的危险因素包括无晶状体、复杂的人工晶状体植入、前房水分流术或玻璃体切割术[37,38]。

上皮向内生长可能首先被视为白色沉积物，在界面上可以是相对稳定的和无症状的。在极少数情况下，上皮向内生长可能导致移植物衰竭，并在临床检查中被遗漏，但在第二次手术后，可在组织学检查中被识别。向内生长的来源可能是植入眼内的受体表面上皮细胞，在供体组织或供体上皮细胞的放置过程中无意中留在原位，并在微型角膜切割术后偏心钻孔后植入[39]。

在已发表的报道中，发现主要移植物失败率为3%~12%，这较高的数字与以下因素有关，即处于学习曲线的早期阶段的外科医生较多，与经验丰富的外科医生较少相关，而经验丰富的外科医生，由于较少的组织操作和较低的脱位率，必然会比早期阶段的外科医生出现较少的内皮创伤[36]。

额外的组织操作可能会损伤内皮细胞。这可能是微型角膜刀切开、组织操作和过量空气填充的结果。在两项不同的研究中，6个月内平均内皮细胞丢失率为34%[40]。

然而，在Price和Price等的6个月至3年的随访中，进一步细胞损失仅为8%，这与角膜供体研究调查组PK研究相比，该研究显示6个月至3年间细胞丢失率为42%。作者将这些结果归因于DSAEK移植物(8.75~9mm)的直径增加，这提供了比传统全层穿透角膜移植术(PK)更多的表面积和更多移植的内皮细胞[41]。

与DSEK相关的其他并发症与PK相似，包括脉络膜上腔出血、视网膜脱离、黄斑囊样水肿和移植物排斥反应[42]。

5.4 术后管理

如果在第一个小时内在裂隙灯处除去空气，则必须缓慢释放，以防止眼睛突然和剧烈地失去压力。然后建议患者在最初的24小时内仰卧，用保留的气泡将供体移植物顶到后基质上，而其他人则建议尽可能平躺，直到气泡消失。下方用缝合线固定可以防止移植物脱位，同时最大限度地减少患者术后保持仰卧位所需时间[28,29,32]。

5.5 结论

随着角膜移植领域的进步，后弹力层剥除角膜内皮移植术(DSEK)已经超越PKP成为众多适应证的首选角膜移植技术。掌握DSEK这个主要的角膜内皮移植术，会促使角膜外科医生了解技术的变化，并深入研究未来的创新和角膜移植手术，尤其是后弹力层角膜内皮移植术(DMEK)和后弹力层前膜角膜内皮移植术(PDEK)铺平道路。

(徐曼薇 译)

参考文献

[1] Gorovoy MS. Descemet-stripping automated endothelial keratoplasty. Cornea. 2006; 25(8):886-889
[2] Price FW, Jr, Price MO. 2009
[3] Fernandez MM, Afshari NA. Endothelial Keratoplasty: From DLEK to DMEK. Middle East Afr J Ophthalmol. 2010; 17(1):5-8
[4] Melles GR. Posterior lamellar keratoplasty: DLEK to DSEK to DMEK. Cornea. 2006; 25(8):879-881
[5] Ko W, Frueh BE, Shields CK, Costello ML, Feldman ST. Experimental posterior corneal transplantation of the rabbit cornea. Invest Ophthalmol Vis Sci. 1993; 34(4):1102 (ARVO Abstract)
[6] Melles GR, Eggink FA, Lander F, et al. A surgical technique for posterior lamel-

lar keratoplasty. Cornea. 1998; 17(6):618-626

[7] Price FW, Jr, Price MO. Descemet's stripping with endothelial keratoplasty in 200 eyes: Early challenges and techniques to enhance donor adherence. J Cataract Refract Surg. 2006; 32(3):411-418

[8] Eye Bank Association of America. http://restoresight.org/

[9] Copeland, R.A. Jr., & Afshari, N. (Eds.). Copeland & Afshari's principles and practice of cornea. New York, NY: JP Medical Publishers. 2013

[10] Price FW, Jr, Price MO. Endothelial keratoplasty to restore clarity to a failed penetrating graft. Cornea. 2006c; 25(8):895-899

[11] Price MO, Price FW, Jr. Descemet stripping with endothelial keratoplasty for treatment of iridocorneal endothelial syndrome. Cornea. 2007; 26(4):493-497

[12] Price MO, Gorovoy M, Price FW, Jr, Benetz BA, Menegay HJ, Lass JH. Descemet's stripping automated endothelial keratoplasty: three-year graft and endothelial cell survival compared with penetrating keratoplasty. Ophthalmology. 2013; 120(2):246-251

[13] Daoud YJ, Munro AD, Delmonte DD, et al. Effect of cornea donor graft thickness on the outcome of Descemet stripping automated endothelial keratoplasty surgery. Am J Ophthalmol. 2013; 156(5):860-866.e1

[14] Wacker K, Bourne WM, Patel SV. Effect of graft thickness on visual acuity after Descemet stripping endothelial keratoplasty: a systematic review and meta-analysis. Am J Ophthalmol. 2016; 163:18-28

[15] Taravella MJ, Shah V, Davidson R. Ultrathin DSAEK. Int Ophthalmol Clin. 2013; 53(2):21-30

[16] Kim K, Alder B, Vora GK, et al. Textural interface opacity after Descemet-stripping automated endothelial keratoplasty. J Cataract Refract Surg. 2014; 40 (9):1514-1520

[17] Patel SV, Baratz KH, Hodge DO, Maguire LJ, McLaren JW. The effect of corneal light scatter on vision after descemet stripping with endothelial keratoplasty. Arch Ophthalmol. 2009; 127(2):153-160

[18] Turnbull AM, Tsatsos M, Hossain PN, Anderson DF. Determinants of visual quality after endothelial keratoplasty. Surv Ophthalmol. 2016; 61(3):257-271

[19] Terry MA. Endothelial keratoplasty: why aren't we all doing Descemet membrane endothelial keratoplasty? Cornea. 2012; 31(5):469-471

[20] Tourtas T, Laaser K, Bachmann BO, Cursiefen C, Kruse FE. Descemet membrane endothelial keratoplasty versus descemet stripping automated endothelial keratoplasty. Am J Ophthalmol. 2012; 153(6):1082-90.e2

[21] Price MO, Giebel AW, Fairchild KM, Price FW, Jr. Descemet's membrane endothelial keratoplasty: prospective multicenter study of visual and refractive outcomes and endothelial survival. Ophthalmology. 2009; 116(12):2361-2368

[22] Agarwal A, Agarwal A, Narang P, Kumar DA, Jacob S. Pre-Descemet Endothelial Keratoplasty With Infant Donor Corneas: A Prospective Analysis. Cornea. 2015; 34(8):859-865

[23] Price MO, Fairchild KM, Price DA, Price FW, Jr. Descemet's stripping endothelial keratoplasty five-year graft survival and endothelial cell loss. Ophthalmology. 2011; 118(4):725-729

[24] Price MO, Baig KM, Brubaker JW, Price FW, Jr. Randomized, prospective comparison of precut vs surgeon-dissected grafts for descemet stripping automated endothelial keratoplasty. Am J Ophthalmol. 2008; 146(1):36-41

[25] Jun B, Kuo AN, Afshari NA, Carlson AN, Kim T. Refractive change after descemet stripping automated endothelial keratoplasty surgery and its correlation with graft thickness and diameter. Cornea. 2009; 28(1):19-23

[26] Covert DJ, Koenig SB. New triple procedure: Descemet's stripping and automated endothelial keratoplasty combined with phacoemulsification and intraocular lens implantation. Ophthalmology. 2007; 114(7):1272-1277

[27] Dunn SP, Gal RL, Kollman C, et al. Writing Committee for the Cornea Donor Study Research Group. Corneal graft rejection 10 years after penetrating keratoplasty in the cornea donor study. Cornea. 2014; 33(10):1003-1009

[28] Melles GR, Wijdh RH, Nieuwendaal CP. A technique to excise the descemet membrane from a recipient cornea (descemetorhexis). Cornea. 2004; 23 (3):286-288

[29] Terry MA, Saad HA, Shamie N, et al. Endothelial keratoplasty: the influence of insertion techniques and incision size on donor endothelial survival. Cornea. 2009; 28(1):24-31

[30] Chen ES, Terry MA, Shamie N, Hoar KL, Friend DJ. Precut tissue in Descemet's stripping automated endothelial keratoplasty donor characteristics and early postoperative complications. Ophthalmology. 2008; 115(3):497-502

[31] Busin M, Bhatt PR, Scorcia V. A modified technique for descemet membrane stripping automated endothelial keratoplasty to minimize endothelial cell loss. Arch Ophthalmol. 2008; 126(8):1133-1137

[32] Khor WB, Kim T. Descemet-stripping automated endothelial keratoplasty with a donor tissue injector. J Cataract Refract Surg. 2014; 40(11):1768-1772

[33] Mehta JS, Por YM, Poh R, Beuerman RW, Tan D. Comparison of donor insertion techniques for descemet stripping automated endothelial keratoplasty. Arch Ophthalmol. 2008; 126(10):1383-1388

[34] Mehta JS, Por YM, Beuerman RW, Tan DT. Glide insertion technique for donor cornea lenticule during Descemet's stripping automated endothelial keratoplasty. J Cataract Refract Surg. 2007; 33(11):1846-1850

[35] Chen ES, Terry MA, Shamie N, Hoar KL, Friend DJ. Descemet-stripping automated endothelial keratoplasty: six-month results in a prospective study of 100 eyes. Cornea. 2008; 27(5):514-520

[36] Suh LH, Yoo SH, Deobhakta A, et al. Complications of Descemet's stripping with automated endothelial keratoplasty: survey of 118 eyes at One Institute. Ophthalmology. 2008; 115(9):1517-1524

[37] Decroos FC, Delmonte DW, Chow JH, et al. Increased Rates of Descemet's Stripping Automated Endothelial Keratoplasty (DSAEK) Graft Failure and Dislocation in Glaucomatous Eyes with Aqueous Shunts. J Ophthalmic Vis Res. 2012; 7(3):203-213

[38] Afshari NA, Gorovoy MS, Yoo SH, et al. Dislocation of the donor graft to the posterior segment in descemet stripping automated endothelial keratoplasty. Am J Ophthalmol. 2012; 153(4):638-642, 642.e1-642.e2

[39] Koenig SB, Covert DJ. Epithelial ingrowth after Descemet-stripping automated endothelial keratoplasty. Cornea. 2008; 27(6):727-729

[40] Terry MA, Chen ES, Shamie N, Hoar KL, Friend DJ. Endothelial cell loss after Descemet's stripping endothelial keratoplasty in a large prospective series. Ophthalmology. 2008; 115(3):488-496.e3

[41] Price FW, Jr, Price MO. Does endothelial cell survival differ between DSEK and standard PK? Ophthalmology. 2009; 116(3):367-368

[42] Price MO, Jordan CS, Moore G, Price FW, Jr. Graft rejection episodes after Descemet stripping with endothelial keratoplasty: part two: the statistical analysis of probability and risk factors. Br J Ophthalmol. 2009; 93(3):391-395

第6章 超薄自动化后弹力层剥除角膜内皮移植术

Claudia E. Perez-Straziota

与穿透性角膜移植术相比，角膜内皮移植术(EK)因其更安全的手术方式以及更好预测的屈光度和更低的排斥风险，从而彻底改变了角膜内皮疾病的治疗手段[1]。自 Tillett 在 1956 年首次论述后板层角膜移植术[2]以及 Melles 在 1998 年发表关于角膜内皮移植术[3]的文章以来，又相继出现了多种术式来改善屈光结果，并最大限度地减少排斥反应。这其中包括深板层角膜内皮移植术(DLEK)[4]、后弹力层剥除角膜内皮移植术(DSEK)[5]、自动化后弹力层剥除角膜内皮移植术(DSAEK)[6]、后弹力层角膜内皮移植术(DMEK)[7]、超薄自动化后弹力层剥除角膜内皮移植术(DSAEK)[8]。

标准 DSAEK 手术的预后视力往往超过 20/40[9,10]；然而，在某些情况下，尽管植片规则透明，但最终的视力仍比预期的要差。产生这种变化的主要原因有两个：植片的厚度[11-13](手术前后)和高阶像差(HOAS)[6,14-16]。

除了更薄的角膜基质透镜外，用于超薄 DSAEK 的双通道显微镜技术似乎提供了比单通道更好的组织结构，具有与 DMEK 相当的术后结果，并且没有 DMEK 达到预期效果所需的陡峭学习曲线[17,18]。

在超薄 DSAEK 中，角膜基质透镜也比 DSAEK 薄得多，但手术技术基本相同。尽管 DMEK 具有良好的术后效果[19]，但由于 DMEK 的学习曲线和技术挑战，该手术仍然缺乏吸引力。与超薄 DSAEK 相比，DMEK 的相对稳定性尚未完全阐明，但可能与常规厚度 DSEK 移植物的结果更相似。

6.1 角膜基质透镜厚度在术后效果中的作用

在 2011 年，Neff 等发表了他们对更薄的角膜基质透镜的研究结果，特别是那些<131μm 的角膜基质透镜，比较厚的移植物可获得更好的视力(100%为 20/25，71%为 20/20)[20]。有许多报道质疑术前角膜基质透镜厚度与术后结果之间的关系[21-25]。在这些报道中，术前和术后供体厚度>130μm(术前>145μm，术后测量>141μm)；当对术前移植物厚度<125μm 进行分析时，视力较好的患者百分比趋向于更好的视力结果[21,24,26,27]。在一些研究中，只研究了更薄的角膜基质透镜，结果仍然存在问题。当透镜<130μm 时，一些显示视觉结果和脱位率的显著改善[28,29]，另一些显示术后移植物角膜基质透镜厚度与视力结果之间没有显著相关性[30,31]。有关移植物厚度与术后视力结果相关的证据尚无定论，目前可用的研究尚未提供有力的数据和统计分析来证明或反驳这种关系[32]，特别是角膜基质透镜厚度<130μm。

6.2 界面与角膜基质透镜相关的高阶像差

在 DSAEK 术后存在平均+1.0D 的远视[33-35]。这似乎与组织结构和角膜基质透镜具有的负透镜效应有关，这是由于周边透镜厚度的增加而造成[36]。在相关性分析中，较厚的角膜基质透镜中心，较大的角膜基质透镜直径和负的曲率轮廓都与较高的折射偏移相关[27,34]，当较厚的角膜基质透镜和负的透镜曲率轮廓组合时，具有较强的相关性[27,36]。

尽管所有类型的角膜内皮移植术后的角膜结构图的变化可以忽略不计[15,27,36]，但在 DSAEK[13,15,29,35,37]和较低程度的 DMEK[38]之后，后角膜高阶相差(HOA)都会有所增加。而超薄 DSAEK 后，则没有关于 HOA 的研究。

6.3 寻找最薄的可移植角膜基质透镜

2006 年，Melles 等引入了 DMEK[7]，将角膜基质透镜移植限于后弹力层和内皮细胞。DMEK 可能代表最适合移植的最薄的组织。然而，DMEK 给外科医生带来了许多技术挑战和重要的学习曲线[17,18]。在某些情况下，由于并发症或先前存在的手术的复杂性，DMEK 角膜基质透镜展开需要特定的水动力学，这将是具有挑战性的。在这些患者中，DSAEK 仍然是首选的手术，并且可能需要更薄的透镜以使术后结果最理想。

2012 年，Busin 等[8]发表了他们在 2009 年欧洲白内障和屈光手术学会上提出的超薄 DSAEK 概念，并提出使用“微型角膜刀双通技术”进行供体准备。使用厚度<100μm 的术前微透镜，将使移植物的制备标准化，从而产生一个更薄和更平面的微透镜[39,40]。

6.4 超薄 DSAEK：适应证

就外科手术而言，超薄 DSAEK 在手术过程上类似于标准 DSAEK，其差异主要在于<100μm 的微透镜的理想供体制备中。尽管通过应用微型角膜刀头磨削术仍然可以通过单通道微型角膜刀获得超薄微透镜，但是双通道微型角膜刀技术会产生更平坦的表面[41,42]这在后期视觉质量和屈光度变化方面具有一定优势。

超薄 DSAEK 具有最小化附着于后弹力层和供体微透镜内皮的基质的优点，同时保持与标准 DSAEK 基本相同的外科技术，术后 6 个月的微透镜厚度测量值低至 23μm[42]。

实施超薄 DSAEK 的问题在于组织操作和组织弹性增加，这可能导致基质界面和内皮侧的术后不规则，可能诱发 HOA[21]；然而，这些问题也可以发生于 DMEK 中使用的非常薄的微透镜。

研究 DSAEK 移植物褶皱与 HOA 之间关系证明，较厚的移植物往往具有更多的褶皱并诱发更多的 HOA[43]，但是，关于超薄 DSAEK 术后的 HOA 的报道并不多见。

6.5 供体组织制备

角膜内皮移植物供体准备的主要目的是获得特定的目标角膜基质透镜厚度并获得尽可能平坦的切口，以便术后屈光变化最小化，同时对移植物中的内皮细胞造成最小的损伤。超薄 DSAEK 透镜可以通过单通道和双通道微型角膜刀技术获得。

6.6 单通道微型角膜刀

为了用单通道微型角膜刀技术获得较薄的切口已经提出了不同的策略，如基质脱水[44]、根据切口前中央角膜厚度建立微型角膜刀头定位的列线图的开发[42]，以及在较厚的供体中调整微型角膜刀的平移速度，这是因为较慢的平移速度将导致更深的切口和更薄的透镜[40]。与双通道微型角膜刀技术相比，单通道角膜刀技术会使整个透镜中的厚度变化较大[26,39]。这种可变性导致微透镜中心比周边更薄[40]，其与 DSAEK[36]术后远视移位也有关。另外，最终角膜基质透镜厚度的可预测性随着目标厚度减小而减小，从目标厚度为 90~120μm 之间时的 10μm 内切割的 78%，下降到目标厚度低于 91μm 时的 48%[41]。然而，如果根据角膜中央厚度选择适当的微型角膜刀头，大多数角膜基质透镜厚度低于 131μm[41]。

6.7 双通道微型角膜刀

双通道微型角膜刀技术包括微型角膜刀的初始“减积”通道，通常头部为 300~350μm(图 6.1a)，第二个微型角膜刀通过调整能获得角膜基质透镜厚度为 100~130μm(图 6.1b)。第二通道开始时，与第一通道相距 180°，并沿相反方向进行以获得更平坦的表面。

用于这项操作的刀头可根据 Busin 等提出的刀头的选择(表 6.1)来进行，目标是获得中心厚

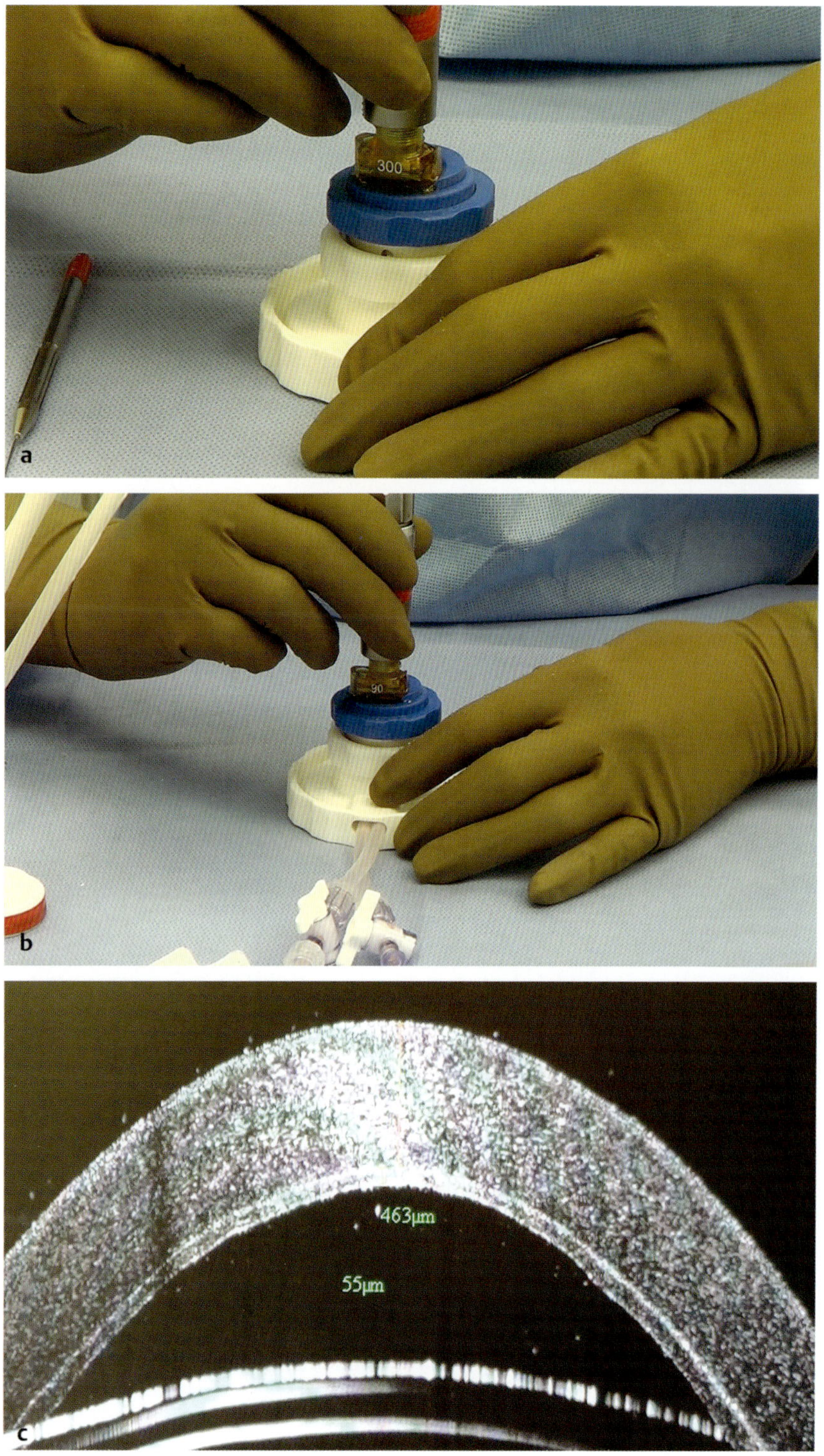

图 6.1 (a)在第一次微角膜手术中采用 300μm 头部的微型角膜双通技术。(b)第二次微型角膜刀通过选择 90μm 头部以获得。(c)最终角膜基质透镜厚度 <100μm。(Courtesy of Eric Meineke, Georgia Eye Bank.)

度<100μm 的残留基质床(图 6.1c);他还提出其他算法来调整第一次通道的初始角膜厚度与第二次通道和切割之前的基质厚度[39]。

用双通技术产生的角膜基质透镜趋向于更平坦,在第二次微型角膜刀磨削后,从中心到周边的厚度分布更均匀[39]。

系统中的压力,必须通过将输液瓶升高到人工前房水平面以上 120cm 的高度,然后将管子夹在距离入口 50cm 处来夹闭。必须注意,保持手动微型角膜刀的均匀慢速运动,每次分离需要 4~6 秒,这将产生平

表 6.1　Busin 等[19]提出的在双通道技术中第一次微角膜移植术后微角膜刀头的选择

残留基质床(μm)	第二微型角膜刀头部的选择(μm)
<151	无二次切割
151~190	50
191~210	90
211~230	110
>230	130

坦曲面，最大限度地减少界面不规则性和远视移位。图 6.2 显示了用于超薄 DSAEK 的微型角膜刀双通组织制备之前的供体组织的光学相干断层图像（图 6.2a,b），以及用于 DSAEK 制备的常规单通道微型角膜切割术之前的供体组织的光学相干断层图像（图 6.2c）。

有关采用双通道微型角膜刀技术，Busin 等报道了 100%的组织，其切割后的厚度<151μm，95.6%<131μm，78.3%<101μm；由于穿孔，仅有 2.1%的组织损失[19]。Woodward 等[45]采用双通道技术获得 65%的切口<100μm 和 92%<131μm。当在距第一切口 180°（23%）或在残留基质床中最厚的周边测量点（29%）进行第二通道时，发现穿孔率没有显著差异。与 Busin 等[19]报道的 7%相比，它们更高的穿孔率可能与第二次切口所选择的较大刀头的尺寸有关。

6.8 飞秒激光超薄角膜基质透镜的制备

飞秒激光在供体制备 DSAEK 和超薄 DSAEK 微透镜中的作用仍在明确中。迄今为止，尽管飞秒激光对 DSAEK 供体的切割深度的确定更精确，术后视力恢复更快，但术后远期视力较差，再植率较高[46]。微型角膜刀和飞秒切割后的 DSAEK 角膜基质透镜表面的体外研究也表明，当微角膜切开术用于切割时，表面更平滑[47]，并且飞秒切割具有波状或同心环结构。飞秒切口具有基质界面的波状或同心环结构，这是由于在制备过程中角膜的压平导致由于飞秒对基质的不完全切割造成的不规则切割形状[48,49]。

6.9 手术程序

超薄 DSAEK 的外科手术程序与标准 DSAEK 的外科手术程序基本相同。与 3mm 切口相比，5mm 切口的内皮细胞损失更少[50,51]；然而，这种差异在术后似乎没有临床意义[50]。与钳夹手法植入术相比，Busin 滑入和灌注装置似乎更好地保留了内皮[52,53]，但这种差异在术后似乎没有临床相关性[50]。当通过 Busin 滑入时，超薄 DSAEK 角膜基质透镜通过 3 mm 切口滑动没有任何困难。然而，这并不一定转化为术后优势，应选择组织植入技术以最大限度地提高外科医生的操作，并通过格外多操作使医源性组织创伤最小化。

在黏弹剂移除之前放置缝合线将对眼加压，这有利于缝合线放置以减少术后散光。在展开之前植入组织，然后系紧缝合线具有同等或更重要的意义，因为不这样做会增加组织通过打开的主切口排出的机会，并且超薄角膜基质透镜可以更容易地排出。

瞬态界面流体与瞬态界面混浊有关[54]；因此，在操作超薄 DSAEK 从供体-受体界面去除所有液体和眼黏弹性装置时，需要采取类似的预防措施。由于上皮内生到界面中的风险增加，使用通气切口一直存在争议。作者使用 LASIK 皮瓣滚筒（Lindstrom，Visitec®），但是在前房充满空气的角膜基质透镜粘连之前，可以使用其他工具“扫过”角膜表面，以便去除界面中存在的任何液体。

6.10 术后情况

角膜内皮移植术（EK）术后有一定程度的角膜萎缩，大部分发生在术后第 1 个月[13,25,31,55,56]。这导致角膜光散射减少，特别是在术后随访期间上皮下表面和供体-受体界面，这可能是视力提高的主要原因。移植物厚度与去除程度没有直接关系；然而，使用更薄的角膜基质透镜可以更早地达到术后移植物厚度的稳定性[38,56]。

DSAEK 和超薄 DSAEK 预后的主要差异似乎在于在 1 年内达到 20/20 的远视矫正视力（DCVA）的患者比例[19,57]。到第 2 年，两种手术之间的差距变小，

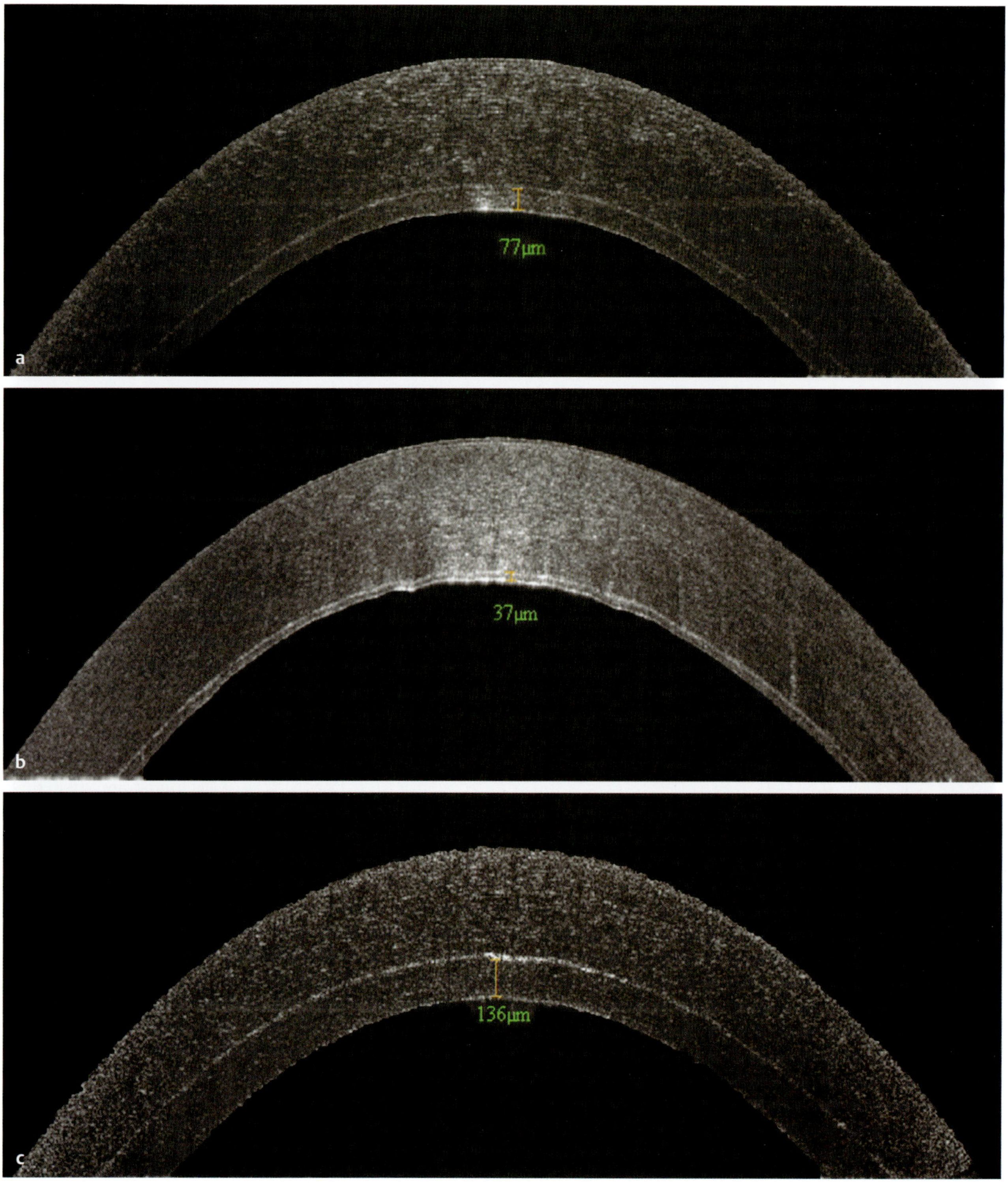

图 6.2 (a,b)使用微型角膜刀双通道技术制备角膜基质透镜后的光学相干断层扫描图像。(c)标准单微型角膜刀传递技术制备角膜基质透镜后的光学相干断层扫描图像。(Courtesy of Eric Meineke, Georgia Eye Bank.)

34%的 DSAEK 患者视力为 20/20 或更高[57],而超薄 DSAEK 术后 48.8%的患者的视力为 20/20 或更高[19],超薄 DSAEK 后视力提高有更好的趋势。

DMEK 优于 DSAEK,恢复更快:术后第 6 个月,42%的患者 DCVA 为 20/20 或更高,72%的患者达到 20/25 或更好,91%为 20/30 或更好。到第 1 年,达到

DCVA 20/20 的患者比例保持稳定，80%和 98%达到 DCVA 分别为 20/25 和 20/30[58]。到目前为止，DMEK 和超薄 DSAEK 之间没有直接的比较。

一般而言，所有 EK 病例均发生已知的术后远视移位。在 DSAEK 病例中，这种位移平均为+1.1D（范围为+0.7~+1.5D）[33]。当使用超薄角膜基质透镜引导单通道微型角膜刀通过时，该偏移减小到+0.85D（范围为-4.50~+3.25D）[56]。而当使用双通道微型角膜刀通过时，这种偏移可减小到+0.78D（范围为+0~+3.25D）[19]。在 DMEK 之后，仍然存在远视移位，但是在+0.24D（-1.50~+2.25D）时，明显降低[58]。

6.11 术后并发症

来自 DSAEK 的一些已知并发症，如眼压升高（瞳孔阻滞或类固醇反应）和交界面出血或混浊，也可以在超薄的 DSAEK 中发生，比率相当[33,56]。内皮细胞损失似乎也在这两种手术方法之间也是相当的（到 12 个月，DSAEK 为 42%，超薄 DSAEK 为 35%）[19,33,59]。与 DMEK 在同一时间内内皮细胞丢失形成对比，据报道为 19%[59]。移植物脱落、脱离和排斥率在 DSAEK、超薄 DSAEK 和 DMEK 之间有些不同。

6.12 分离和移位

在较厚的移植物和年纪偏大的受体中，似乎存在更高的脱落或脱位率的趋势[28,60]。超薄 DSAEK 术后移植物脱离和脱位的发生率低于大型 DSAEK 病例系列[33,60,61]，也明显低于 DMEK 报道，这可能与外科医生的学习曲线[18,59,62,63]和 DMEK 病例中大部分脱离有关[59,63-65]。在空气再注射（或“重新插管”）程序之后，这些分离中的绝大多数已经解决，这对于超薄 DSAEK[19]来说，要比 DSAEK[33,66]和 DMEK 术后是不太常见的[58,65,66]。

6.13 初次移植失败

与标准角膜基质透镜相比，人们担心超薄操作的难度增加；然而，与标准 DSAEK[33,67]相比，在报道的一系列超薄 DSAEK[19,56]病例中，并没有由于过度组织操作致使移植物失败率增加或原发性移植物失败。DMEK[64]术后 4%的增加率可能与组织操作的复杂性导致的医源性失败有关。因为 DMEK 患者的主要移植物失败的原因是术中水平的差异[68]。在移除的 DSAEK 角膜基质透镜的组织病理学的检查中发现，在大多数原发性移植物失败病例中，内皮细胞显著衰减，在基质侧或内皮侧的保留物也减少，但保留受体后弹力层存在。来自偏心钻孔的全厚度角膜[69,70]，以及 DMEK 失败移植物的电子显微镜检查显示，最常见的是内皮细胞密度降低和后弹力层增厚，并伴有异常的胶原包涵体。这表明所有 EK 病例中原发性移植失败的主要原因与手术和组织操作，以及移植前可能存在的内皮细胞功能障碍有关[68]。

6.14 移植排斥反应

据报道，与 DSAEK 相比，超薄 DSAEK[19]的免疫移植物排斥率低于 1.4%，而报道为 7%~8%[71-74]。这可能是由于移植的基质组织减少，降低了与基质组织相关的抗原负荷，以及降低免疫机会反应。DMEK[64]术后的排斥率甚至更低，这一点进一步证明了在 1 年和 2 年后，排斥率仍然低至 0.7%~0.8%的可能[66,75]。

超薄 DSAEK 术后 12 个月和 24 个月排斥反应的 Kaplan-Meier 预测值（分别为 2.4%和 3.3%）[19]，也低于 DSAEK（分别为 7.6%和 12%）[66,74,76]，两者均与穿透性角膜移植术后排斥反应的预测风险 5%~14%相当。在第 1 年和第 2 年内，穿透性角膜移植术后预计排斥的风险分别为 5%~14%和 15%~29%[66,76-79]。相比之下，DMEK 术后免疫移植物排斥的预计概率在第 1 年和第 2 年显著降低至 1%[66]。其从免疫反应的角度提供了显著的优势，为在移植前具有较高的免疫排斥反应风险的患者提供了替代治疗方案。

强化局部类固醇治疗仍然是免疫移植排斥反应的标准治疗方法。据报道，在 6 个月内使用这些方案解决移植排斥反应解决率为 73.3%~94%[74,76]。

6.15 结论

超薄 DSAEK 是 DSAEK 的替代术式，使用<100μm 的角膜基质透镜，同时保持相同的外科手术程序和适

应证。尽管人们认为手术组织操作的难度增加，但没有可靠的证据证明在学习曲线或手术器械所需的变化方面存在困难。当使用超薄角膜基质透镜时，免疫排斥率略低。

在视力方面的结果也与 DMEK 的结果相当，只是 DMEK 的免疫排斥反应风险非常低。超薄角膜基质透镜在取代标准 DSAEK 角膜基质透镜中的作用尚未完全确立，需要更可靠的数据来佐证它。

（黎彪 译）

参考文献

[1] Price MO, Gorovoy M, Price FW, Jr, Benetz BA, Menegay HJ, Lass JH. Descemet's stripping automated endothelial keratoplasty: three-year graft and endothelial cell survival compared with penetrating keratoplasty. Ophthalmology. 2013; 120(2):246–251

[2] Tillett CW. Posterior lamellar keratoplasty. Am J Ophthalmol. 1956; 41 (3):530–533

[3] Melles GR, Eggink FA, Lander F, et al. A surgical technique for posterior lamellar keratoplasty. Cornea. 1998; 17(6):618–626

[4] Terry MA, Ousley PJ. Deep lamellar endothelial keratoplasty in the first United States patients: early clinical results. Cornea. 2001; 20(3):239–243

[5] Melles GR, Wijdh RH, Nieuwendaal CP. A technique to excise the descemet membrane from a recipient cornea (descemetorhexis). Cornea. 2004; 23 (3):286–288

[6] Gorovoy MS. Descemet-stripping automated endothelial keratoplasty. Cornea. 2006; 25(8):886–889

[7] Melles GR, Ong TS, Ververs B, van der Wees J. Descemet membrane endothelial keratoplasty (DMEK). Cornea. 2006; 25(8):987–990

[8] Busin M, Patel AK, Scorcia V, Ponzin D. Microkeratome-assisted preparation of ultrathin grafts for descemet stripping automated endothelial keratoplasty. Invest Ophthalmol Vis Sci. 2012; 53(1):521–524

[9] Price FW, Jr, Price MO. Descemet's stripping with endothelial keratoplasty in 50 eyes: a refractive neutral corneal transplant. J Refract Surg. 2005; 21 (4):339–345

[10] Ratanasit A, Gorovoy MS. Long-term results of Descemet stripping automated endothelial keratoplasty. Cornea. 2011; 30(12):1414–1418

[11] Chen ES, Shamie N, Terry MA. Descemet-stripping endothelial keratoplasty: improvement in vision following replacement of a healthy endothelial graft. J Cataract Refract Surg. 2008; 34(6):1044–1046

[12] Chen ES, Shamie N, Terry MA, Hoar KL. Endothelial keratoplasty: improvement of vision after healthy donor tissue exchange. Cornea. 2008; 27(3):279–282

[13] Hindman HB, Huxlin KR, Pantanelli SM, et al. Post-DSAEK optical changes: a comprehensive prospective analysis on the role of ocular wavefront aberrations, haze, and corneal thickness. Cornea. 2013; 32(12):1567–1577

[14] Koenig SB, Covert DJ, Dupps WJ, Jr, Meisler DM. Visual acuity, refractive error, and endothelial cell density six months after Descemet stripping and automated endothelial keratoplasty (DSAEK). Cornea. 2007; 26(6):670–674

[15] Rudolph M, Laaser K, Bachmann BO, Cursiefen C, Epstein D, Kruse FE. Corneal higher-order aberrations after Descemet's membrane endothelial keratoplasty. Ophthalmology. 2012; 119(3):528–535

[16] Muftuoglu O, Prasher P, Bowman RW, McCulley JP, Mootha VV. Corneal higher-order aberrations after Descemet's stripping automated endothelial keratoplasty. Ophthalmology. 2010; 117(5):878–884.e6

[17] Terry MA. Endothelial keratoplasty: why aren't we all doing Descemet membrane endothelial keratoplasty? Cornea. 2012; 31(5):469–471

[18] Dapena I, Ham L, Droutsas K, van Dijk K, Moutsouris K, Melles GR. Learning Curve in Descemet's Membrane Endothelial Keratoplasty: First Series of 135 Consecutive Cases. Ophthalmology. 2011; 118(11):2147–2154

[19] Busin M, Madi S, Santorum P, Scorcia V, Beltz J. Ultrathin descemet's stripping automated endothelial keratoplasty with the microkeratome double-pass technique: two-year outcomes. Ophthalmology. 2013; 120(6):1186–1194

[20] Neff KD, Biber JM, Holland EJ. Comparison of central corneal graft thickness to visual acuity outcomes in endothelial keratoplasty. Cornea. 2011; 30 (4):388–391

[21] Terry MA, Straiko MD, Goshe JM, Li JY, Davis-Boozer D. Descemet's stripping automated endothelial keratoplasty: the tenuous relationship between donor thickness and postoperative vision. Ophthalmology. 2012; 119(10):1988–1996

[22] Woodward MA, Raoof-Daneshvar D, Mian S, Shtein RM. Relationship of visual acuity and lamellar thickness in descemet stripping automated endothelial keratoplasty. Cornea. 2013; 32(5):e69–e73

[23] Van Cleynenbreugel H, Remeijer L, Hillenaar T. Descemet stripping automated endothelial keratoplasty: effect of intraoperative lenticule thickness on visual outcome and endothelial cell density. Cornea. 2011; 30(11):1195–1200

[24] Phillips PM, Phillips LJ, Maloney CM. Preoperative graft thickness measurements do not influence final BSCVA or speed of vision recovery after descemet stripping automated endothelial keratoplasty. Cornea. 2013; 32 (11):1423–1427

[25] Ahmed KA, McLaren JW, Baratz KH, Maguire LJ, Kittleson KM, Patel SV. Host and graft thickness after Descemet stripping endothelial keratoplasty for Fuchs endothelial dystrophy. Am J Ophthalmol. 2010; 150(4):490–497.e2

[26] Nieuwendaal CP, van Velthoven ME, Biallosterski C, et al. Thickness measurements of donor posterior disks after descemet stripping endothelial keratoplasty with anterior segment optical coherence tomography. Cornea. 2009; 28(3):298–303

[27] Lombardo M, Terry MA, Lombardo G, Boozer DD, Serrao S, Ducoli P. Analysis of posterior donor corneal parameters 1 year after Descemet stripping automated endothelial keratoplasty (DSAEK) triple procedure. Graefes Arch Clin Exp Ophthalmol. 2010; 248(3):421–427

[28] Acar BT, Akdemir MO, Acar S. Visual acuity and endothelial cell density with respect to the graft thickness in Descemet's stripping automated endothelial keratoplasty: one year results. Int J Ophthalmol. 2014; 7(6):974–979

[29] Dickman MM, Cheng YY, Berendschot TT, van den Biggelaar FJ, Nuijts RM. Effects of graft thickness and asymmetry on visual gain and aberrations after descemet stripping automated endothelial keratoplasty. JAMA Ophthalmol. 2013; 131(6):737–744

[30] Daoud YJ, Munro AD, Delmonte DD, et al. Effect of cornea donor graft thickness on the outcome of Descemet stripping automated endothelial keratoplasty surgery. Am J Ophthalmol. 2013; 156(5):860–866.e1

[31] Shinton AJ, Tsatsos M, Konstantopoulos A, et al. Impact of graft thickness on visual acuity after Descemet's stripping endothelial keratoplasty. Br J Ophthalmol. 2012; 96(2):246–249

[32] Wacker K, Bourne WM, Patel SV. Effect of Graft Thickness on Visual Acuity After Descemet Stripping Endothelial Keratoplasty: A Systematic Review and Meta-Analysis. Am J Ophthalmol. 2016; 163:18–28

[33] Lee WB, Jacobs DS, Musch DC, Kaufman SC, Reinhart WJ, Shtein RM. Descemet's stripping endothelial keratoplasty: safety and outcomes: a report by the American Academy of Ophthalmology. Ophthalmology. 2009; 116 (9):1818–1830

[34] Esquenazi S, Rand W. Effect of the shape of the endothelial graft on the refractive results after Descemet's stripping with automated endothelial keratoplasty. Can J Ophthalmol. 2009; 44(5):557–561

[35] Clemmensen K, Ivarsen A, Hjortdal J. Changes in Corneal Power After Descemet Stripping Automated Endothelial Keratoplasty. J Refract Surg. 2015; 31 (12):807–812

[36] Dupps WJ, Jr, Qian Y, Meisler DM. Multivariate model of refractive shift in Descemet-stripping automated endothelial keratoplasty. J Cataract Refract Surg. 2008; 34(4):578–584

[37] Newman LR, Rosenwasser GO, Dubovy SR, Matthews JL. Clinicopathologic correlation of textural interface opacities in descemet stripping automated endothelial keratoplasty: a case study. Cornea. 2014; 33(3):306–309

[38] van Dijk K, Droutsas K, Hou J, Sangsari S, Liarakos VS, Melles GR. Optical quality of the cornea after Descemet membrane endothelial keratoplasty. Am J Ophthalmol. 2014; 158(1):71–79.e1

[39] Sikder S, Nordgren RN, Neravetla SR, Moshirfar M. Ultra-thin donor tissue preparation for endothelial keratoplasty with a double-pass microkeratome. Am J Ophthalmol. 2011; 152(2):202–208.e2

[40] Villarrubia A, Cano-Ortiz A. Development of a nomogram to achieve ultrathin donor corneal disks for Descemet-stripping automated endothelial keratoplasty. J Cataract Refract Surg. 2015; 41(1):146–151

[41] Choulakian MY, Li JY, Ramos S, Mannis MJ. Single-Pass Microkeratome Sys-

tem for Eye Bank DSAEK Tissue Preparation: Is Stromal Bed Thickness Predictable and Reproducible? Cornea. 2016; 35(1):95-99

[42] Nahum Y, Leon P, Busin M. Postoperative Graft Thickness Obtained With Single-Pass Microkeratome-Assisted Ultrathin Descemet Stripping Automated Endothelial Keratoplasty. Cornea. 2015; 34(11):1362-1364

[43] Seery LS, Nau CB, McLaren JW, Baratz KH, Patel SV. Graft thickness, graft folds, and aberrations after descemet stripping endothelial keratoplasty for fuchs dystrophy. Am J Ophthalmol. 2011; 152(6):910-916

[44] Thomas PB, Mukherjee AN, O'Donovan D, Rajan MS. Preconditioned donor corneal thickness for microthin endothelial keratoplasty. Cornea. 2013; 32 (7):e173-e178

[45] Woodward MA, Titus MS, Shtein RM. Effect of microkeratome pass on tissue processing for Descemet stripping automated endothelial keratoplasty. Cornea. 2014; 33(5):507-509

[46] Heinzelmann S, Maier P, Böhringer D, Auw-Hädrich C, Reinhard T. Visual outcome and histological findings following femtosecond laser-assisted versus microkeratome-assisted DSAEK. Graefes Arch Clin Exp Ophthalmol. 2013; 251(8):1979-1985

[47] Jones YJ, Goins KM, Sutphin JE, Mullins R, Skeie JM. Comparison of the femtosecond laser (IntraLase) versus manual microkeratome (Moria ALTK) in dissection of the donor in endothelial keratoplasty: initial study in eye bank eyes. Cornea. 2008; 27(1):88-93

[48] Soong HK, Mian S, Abbasi O, Juhasz T. Femtosecond laser-assisted posterior lamellar keratoplasty: initial studies of surgical technique in eye bank eyes. Ophthalmology. 2005; 112(1):44-49

[49] Phillips PM, Phillips LJ, Saad HA, et al. "Ultrathin" DSAEK tissue prepared with a low-pulse energy, high-frequency femtosecond laser. Cornea. 2013; 32 (1):81-86

[50] Price MO, Bidros M, Gorovoy M, et al. Effect of incision width on graft survival and endothelial cell loss after Descemet stripping automated endothelial keratoplasty. Cornea. 2010; 29(5):523-527

[51] Terry MA, Saad HA, Shamie N, et al. Endothelial keratoplasty: the influence of insertion techniques and incision size on donor endothelial survival. Cornea. 2009; 28(1):24-31

[52] Bahar I, Kaiserman I, Sansanayudh W, Levinger E, Rootman DS. Busin Guide vs Forceps for the Insertion of the Donor Lenticule in Descemet Stripping Automated Endothelial Keratoplasty. Am J Ophthalmol. 2009; 147(2):220-226.e1

[53] Foster JB, Swan KR, Vasan RA, Greven MA, Walter KA. Small-incision Descemet stripping automated endothelial keratoplasty: a comparison of small-incision tissue injector and forceps techniques. Cornea. 2012; 31(1):42-47

[54] Juthani VV, Goshe JM, Srivastava SK, Ehlers JP. Association between transient interface fluid on intraoperative OCT and textural interface opacity after DSAEK surgery in the PIONEER study. Cornea. 2014; 33(9):887-892

[55] Di Pascuale MA, Prasher P, Schlecte C, et al. Corneal deturgescence after Descemet stripping automated endothelial keratoplasty evaluated by Visante anterior segment optical coherence tomography. Am J Ophthalmol. 2009; 148(1):32-7.e1

[56] Roberts HW, Mukherjee A, Aichner H, Rajan MS. Visual Outcomes and Graft Thickness in Microthin DSAEK—One-Year Results. Cornea. 2015; 34 (11):1345-1350

[57] Li JY, Terry MA, Goshe J, Davis-Boozer D, Shamie N. Three-year visual acuity outcomes after Descemet's stripping automated endothelial keratoplasty. Ophthalmology. 2012; 119(6):1126-1129

[58] Guerra FP, Anshu A, Price MO, Giebel AW, Price FW. Descemet's membrane endothelial keratoplasty: prospective study of 1-year visual outcomes, graft survival, and endothelial cell loss. Ophthalmology. 2011; 118(12):2368-2373

[59] Gorovoy IR, Gorovoy MS. Descemet membrane endothelial keratoplasty postoperative year 1 endothelial cell counts. Am J Ophthalmol. 2015; 159(3):597-600.e2

[60] Hood CT, Woodward MA, Bullard ML, Shtein RM. Influence of preoperative donor tissue characteristics on graft dislocation rate after Descemet stripping automated endothelial keratoplasty. Cornea. 2013; 32(12):1527-1530

[61] Suh LH, Yoo SH, Deobhakta A, et al. Complications of Descemet's stripping with automated endothelial keratoplasty: survey of 118 eyes at One Institute. Ophthalmology. 2008; 115(9):1517-1524

[62] Brockmann T, Brockmann C, Maier AK, et al. Clinicopathology of graft detachment after Descemet's membrane endothelial keratoplasty. Acta Ophthalmol (Copenh). 2014; 92(7):e556-e561

[63] Green M, Wilkins MR. Comparison of Early Surgical Experience and Visual Outcomes of DSAEK and DMEK. Cornea. 2015; 34(11):1341-1344

[64] Hamzaoglu EC, Straiko MD, Mayko ZM, Sáles CS, Terry MA. The First 100 Eyes of Standardized Descemet Stripping Automated Endothelial Keratoplasty versus Standardized Descemet Membrane Endothelial Keratoplasty. Ophthalmology. 2015; 122(11):2193-2199

[65] Price MO, Giebel AW, Fairchild KM, Price FW, Jr. Descemet's membrane endothelial keratoplasty: prospective multicenter study of visual and refractive outcomes and endothelial survival. Ophthalmology. 2009; 116(12):2361-2368

[66] Anshu A, Price MO, Price FW, Jr. Risk of corneal transplant rejection significantly reduced with Descemet's membrane endothelial keratoplasty. Ophthalmology. 2012; 119(3):536-540

[67] Letko E, Price DA, Lindoso EM, Price MO, Price FW, Jr. Secondary graft failure and repeat endothelial keratoplasty after Descemet's stripping automated endothelial keratoplasty. Ophthalmology. 2011; 118(2):310-314

[68] Ćirković A, Schlötzer-Schrehardt U, Weller JM, Kruse FE, Tourtas T. Clinical and ultrastructural characteristics of graft failure in DMEK: 1-year results after repeat DMEK. Cornea. 2015; 34(1):11-17

[69] Suh LH, Dawson DG, Mutapcic L, et al. Histopathologic examination of failed grafts in descemet's stripping with automated endothelial keratoplasty. Ophthalmology. 2009; 116(4):603-608

[70] Oster SF, Ebrahimi KB, Eberhart CG, Schein OD, Stark WJ, Jun AS. A clinicopathologic series of primary graft failure after Descemet's stripping and automated endothelial keratoplasty. Ophthalmology. 2009; 116(4):609-614

[71] Jordan CS, Price MO, Trespalacios R, Price FW, Jr. Graft rejection episodes after Descemet stripping with endothelial keratoplasty: part one: clinical signs and symptoms. Br J Ophthalmol. 2009; 93(3):387-390

[72] Bruce AD, Terry MA, Price FW, Price MO, Griffin NB, Claesson M. Corneal Transplant Rejection Rate and Severity after Endothelial Keratoplasty. Cornea 2007;26:1039-1042

[73] Li JY, Terry MA, Goshe J, Shamie N, Davis-Booker D. Graft Rejection After Descemet's Stripping Automated Endothelial Keratoplasty. Ophthalmology 2012;119:90-94

[74] Wu EI, Ritterband DC, Yu G, Shields RA, Seedor JA. Graft rejection following descemet stripping automated endothelial keratoplasty: features, risk factors, and outcomes. Am J Ophthalmol. 2012; 153(5):949-957.e1

[75] Dapena I, Ham L, Netuková M, van der Wees J, Melles GR. Incidence of early allograft rejection after Descemet membrane endothelial keratoplasty. Cornea. 2011; 30(12):1341-1345

[76] Price MO, Jordan CS, Moore G, Price FW, Jr. Graft rejection episodes after Descemet stripping with endothelial keratoplasty: part two: the statistical analysis of probability and risk factors. Br J Ophthalmol. 2009; 93(3):391-395

[77] Alldredge OC, Krachmer JH. Clinical types of corneal transplant rejection. Their manifestations, frequency, preoperative correlates, and treatment. Arch Ophthalmol. 1981; 99(4):599-604

[78] Claesson M, Armitage WJ, Fagerholm P, Stenevi U. Visual outcome in corneal grafts: a preliminary analysis of the Swedish Corneal Transplant Register. Br J Ophthalmol. 2002; 86(2):174-180

[79] Price MO, Gorovoy M, Benetz BA, et al. Descemet's stripping automated endothelial keratoplasty outcomes compared with penetrating keratoplasty from the Cornea Donor Study. Ophthalmology. 2010; 117(3):438-444

第7章 后弹力层角膜内皮移植术

Christopher S. Sá les, Mark A. Terry

7.1 引言

在我们的共同努力下已经有了先进的角膜内皮移植术，现在我们可以用健康的供体组织对病变的内皮和后弹力层组织来进行非常完美的解剖替代。这对于我们的患者来说，可以提供远远优于穿透性角膜移植（PK）和自动化后弹力层剥除角膜内皮移植术（DSAEK）的术后视力及更低的排斥反应率。对于角膜移植外科医生来说，这意味着我们有机会学习一套不同于DSAEK的手术技能。

后弹力层角膜内皮移植术（DMEK）有许多细微之处对手术的成功非常重要。本章的目的是通过引入标准化外科手术最关键的细节，来简化DMEK新手外科医生的学习曲线。它不应该被认为是“动手”DMEK课程的替代品，因为在DMEK课程中，人们可以在手术显微镜下协助有经验的DMEK外科医生并在DMEK体外实验室获得经验。

7.2 病例选择

7.2.1 DMEK的相关禁忌证

病例选择对DMEK手术的成功起着决定性的作用，尤其是在学习曲线的早期。我们常规使用DMEK治疗无其他并发症的Fuchs营养不良和人工晶状体性大泡性角膜病变（PBK）。虽然也有其他的一些案例已经取得了成功，但如果存在下列任何一种，我们选择DSAEK而不是DMEK：前房型人工晶状体（IOL）、滤过管、小梁切除术后、无晶状体眼症、广泛的周边前粘连和后段玻璃体病史。我们也在先前失败的DSAEK或PK的眼睛中执行DMEK术，但是在后一种情况下，该过程可能比具有原始角膜的眼睛其中操作更困难（表7.1）。

7.2.2 DMEK的第一理想病例

在移植物操作期间使DMEK手术更容易的两个关键是小瞳孔（1~2mm）和容易变浅的前房。新DMEK外科医生的理想手术候选者是一种非三联手术病例，因为它不需要扩张剂，这可以预防对乙酰胆碱眼液（Bausch & Lomb）的完全敏感反应。理想的候选者也是有一个正常或小前房的眼睛和最小后段玻璃体收缩。

所有这些特征最常见于年龄为30~50岁的有晶状体的年轻患者。然而，DMEK新手外科医生还必须考虑到当前房浅时，在前段操作时损伤晶状体的额外压力，这就是为什么年轻的人工晶状体患者且具有小

表7.1 考虑DSAEK代替DMEK的情况

DMEK的相对禁忌证	要点说明
眼后段玻璃体切割术	• 前房不能变浅
前房人工晶状体	• 人工晶状体对移植物的创伤 • 常联合行后段玻璃体切割术
无晶状体	• 组织有落入后段的风险 • 常联合行后段玻璃体切割术
青光眼伴有过滤管	• 过滤管对移植物的创伤 • 因为术后低渗和（或）气泡迁移，所以有移植物分离的风险
青光眼小梁切除术后	• 组织进入巩膜切开处的风险 • 因为术后低渗和（或）气泡迁移，所以有移植物分离的风险
周围前粘连	• 如果粘连广泛（如虹膜角膜内皮综合征），没有光滑的虹膜表面难以展开移植物

到中等大小的前房可能是首选病例。

此外，尽管我们更倾向于在 DMEK 手术时进行下方虹膜切开术，但通常有虹膜血管出血的小风险。因此，对于 DMEK 的前几例患者，DMEK 新手外科医生还应考虑在 DMEK 手术前 1 周或 2 周，在激光下行下方虹膜切开术(表 7.2)。

7.3 DMEK 组织的制备

7.3.1 预剥离后的 S-标志组织

与引入预切割 DSAEK 组织的情况一样，眼库通过最小化组织损失的风险使得 DMEK 更可行。通过眼库引入预先剥离的组织已经消除了外科医生供体准备失败的风险。S-标志进一步消除了由于无意中植入移植物倒置引起的医源性原发性移植物衰竭。

我们从美国眼库协会(EBAA)的领先眼库——位于俄勒冈州波特兰市的(LVG)眼库获得了我们所有预先剥离和 S-标志的组织。此前，越来越多的眼库已经开始使用 DMEK 组织，但如果您的本地眼库不提供此项服务，其可以在计划进行 DMEK 手术当天前运到波特兰的 LVG 眼库进行预剥。LVG 眼库已可以将 DMEK 组织运至亚洲和欧洲。

表 7.2 DMEK 新手外科医生理想的第 1 例手术

需考虑的关键因素	小瞳孔	容易变浅的前房	术中出血风险最小
理想性状	非三联手术过程	短或者平均大小的轴长 玻璃体收缩程度最低(30~50 岁) 有晶状体眼[a]	提前行激光周边虹膜切开术
新手 DMEK 外科医生理想的第一例	小到平均大小的前房和提前准备的下方的激光虹膜周边切除术的年轻的人工晶状体眼患者[a]		

[a] 有晶状体眼通常比人工晶状体眼更容易前房变浅，但是在前房操作中有可能损坏晶状体，因此决策必须与潜在的利益相权衡。一般而言，首次最好选择人工晶状体眼。

预剥离的 DMEK 组织的 90%是由熟练的眼库技术员剥离，留下一个后弹力层膜与周围的基质后相黏附的交联。这允许供体组织保持连接并且在像标准组织一样在同样的塑料观察培养基 Optisol GS(博士伦)中运输。从巩膜边缘切出的“切口”表示铰链的位置。组织在预剥离后用裂隙灯进行评估，在制备 DMEK 组织前后使用镜面显微镜进行观察(图 7.1)。

7.3.2 供体年龄

较年轻的供体年龄与较紧密卷曲的 DMEK 组织相关，后者在手术中较难松动，尤其是前房不易变浅时。因此，供体年龄是开始时需要重点考虑的一个因素，尽管我们的经验中随着外科医生的手术越来越熟练，它越来越不被重视。截至 2016 年，我们使用敲击技术从 50 岁或 50 岁以上的捐赠者那里常规地植入组织，我们怀疑随着新技术的出现，这个年龄限制可能继续降低。有一个例子是关于 Fogla DMEK 套管(Storz Bausch & Lomb Surgical)的，它在封闭式套管的两侧具有水平定向的孔，以便“喷射”紧密卷轴的小叶进入双卷轴构型(图 7.2)。

7.4 术前用药

对于 DMEK 组织的插入和展开来说，瞳孔尽可能小是非常重要的；因此即使是同时进行白内障手术，我们也不喜欢在手术前使用任何睫状肌麻痹剂来滴眼。在三联手术中，我们通过 1~3 滴 2.5%的去氧肾上腺素来增加球后阻滞所致的扩张，并避免使用非甾体滴剂来防止持续扩张。如果眼睛存在后房型 IOL，我们通常不会在术前使用毛果芸香碱来收缩瞳孔，因为它可能会导致长期的瞳孔缩小，从而导致后粘连或者干扰在气泡存在时或需要瞳孔扩张时的瞳孔扩张。

患者在未行白内障手术的情况下进行非甾体药物滴注，不会干扰氯乙酰胆碱的缩瞳效果，并且可以根据外科医生的偏好给予。其他的术前滴注，如抗生素，也可以根据外科医生的偏好来给予。

如果计划进行虹膜周边切除术的 DMEK，全身性抗凝剂最好中断，但不是强制性的。

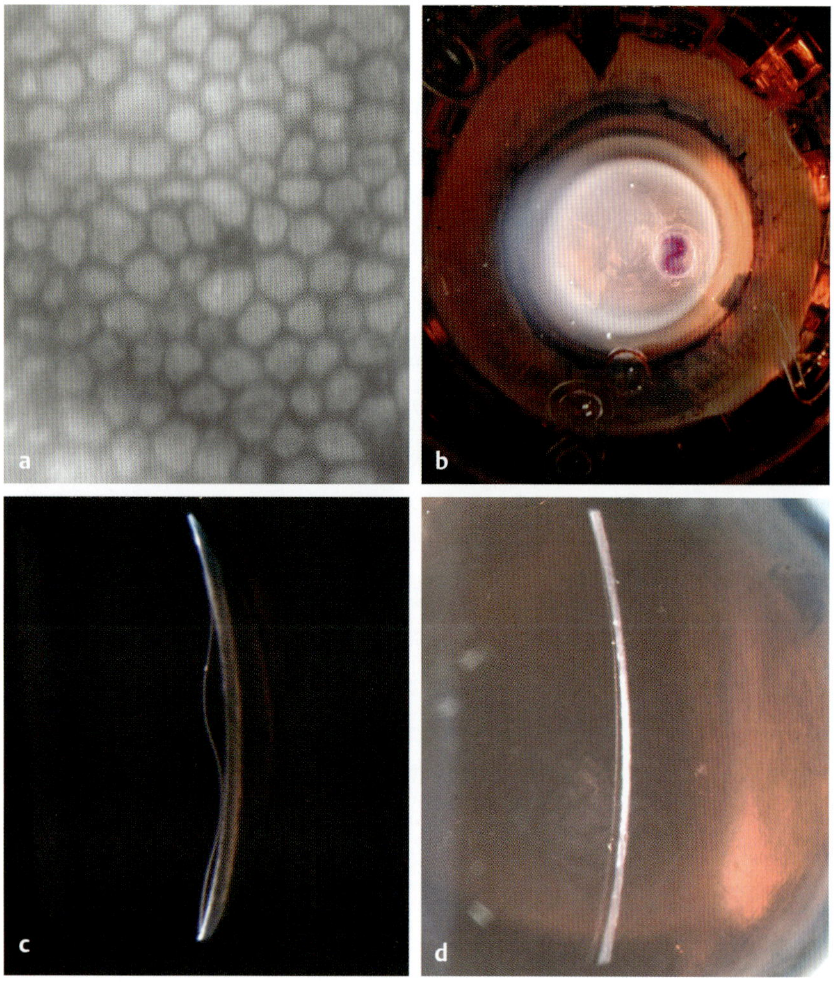

图 7.1 (a)镜面显微镜。(b)观察室观察到预先剥离和 S-标志的组织,在巩膜边缘有一个缺口,以指定铰链的位置。(c,d)裂隙灯下观察到的 DMEK 组织。(Figure courtesy of Philip Dye, Lions VissionGift, Portland OR.)

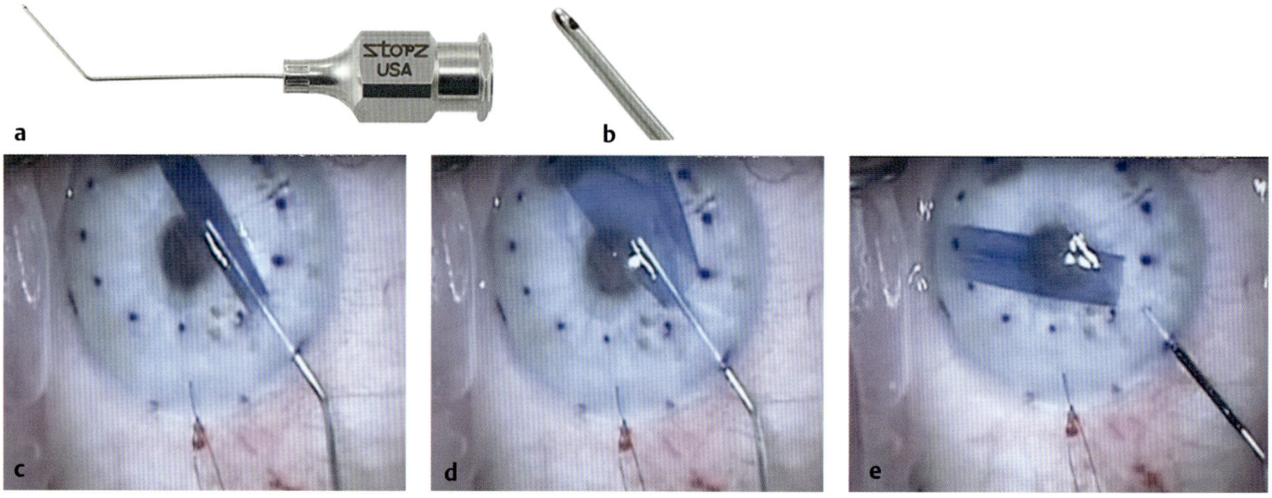

图 7.2 (a)Fogla DMEK 套管((Storz Bausch & Lomb 外科手术),用于使水平方向的流体射流将更紧、更年轻的卷轴重新配置成双卷轴。(b)Fogla 套管的特点是一个封闭的套管尖端,两个水平方向的孔是相对的。(c)Fogla DMEK 套管位于紧密的 DMEK 卷轴的腔内。(d)水平方向的平衡盐溶液射流迫使卷曲的小叶打开。(e)卷轴的小叶向另一边卷曲,从而将移植物重新配置为“双卷轴”。(Surgical photos courtesy of Michael Straiko, Devers Eye Institute, Portland, OR.)

7.5 麻醉

在前几例全麻患者中，手术是最容易的，因为新手 DMEK 外科医生的压力不是很大，而且当患者没有听到外科医生的谈论时配合总是更好！除此之外，DMEK 也可以很易且舒适地在球后、球周麻醉下进行。良好的阻滞可引起暂时性散瞳，这有助于某些病例的手术(如白内障手术、后弹力层剥除术)，但在注射组织之前必须用氯乙酰胆碱制剂缩瞳。

7.6 注射器的制备

Straiko 注射器主要由改良的玻璃琼斯管组成，该管已由 Gunther Weiss 科学玻璃吹塑公司进行改造和抛光，其外形类似于远端锥形的药物滴管，中间大(图 7.3)。Mike Straiko 博士之所以选择这种设计，是因为它创造了一种文丘里管腔，当组织从较窄的、高流量的管口吸入到较宽的、低流量的管基部时，这种文丘里管腔会减慢组织的速度。因此，通过将其吸入注射器而无意中损伤组织的风险也就降低了。改良后的琼斯管是连接到一个 3mL 注射器与一个单腔吸引管，并使用未标志的 DMEK 手术。Straiko 博士将注射器设计成一个封闭系统，通过确保一旦前房的尖端完全阻塞主切口，就不会有液体从前房回流到注射器中，从而高度控制组织的注射(图 7.4)。

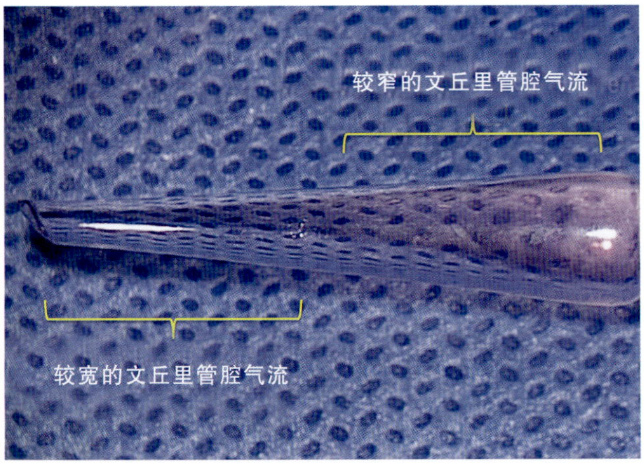

图 7.3 Straiko 注射器的形状产生了文丘里效应，当组织从较窄、高流量的管口吸入到较宽的、低流量的基底时，文丘里效应减慢了组织的速度，这使得注射器更安全。一个完整组装的注射器包括一个 3mL BD 注射器(全球 BD)、一个单腔吸引管以及一个改良的琼斯管(Gunther Weiss Science Glass Blo.)，用于 DMEK 手术。

Straiko 注射器是在手术室里制造的，它用一把大剪刀将一个单腔吸引管沿其长度的任何地方剪断，用平衡盐溶液(BSS)润湿切口，然后把它拧到 3mL 卢尔锁注射器上，直到它牢固地固定住。然后，以 45°将管子修剪成大约 15mm 的长度，并将这一端扭转到改良的琼斯管的近端。一个结构良好的 Straiko 注射器应该需要非常轻盈的柱塞运动来移动组织进出琼斯管。应注意将注射器的孔与琼斯管的近端之间的间隙减到最小，这确保注射器对用柱塞进行的输入做出可预测的响应。注射器还必须是防水的，并清除所有的空气，这两者都可以使注射器对柱塞上的动作响应更小。

改良的琼斯管可以从俄勒冈州波特兰的 Gunther Weiss 科学玻璃压铸公司 (503-644-4056，info@guntherweiss.com)获得。尽管这些玻璃注射器由于当地法规要求可被标志为一次性使用，但它们用标准方法很容易被消毒，并且只要尖端保持光滑和未被阻塞，就可以多次使用。

7.7 接受者的准备

我们的外科手术是从外科医生的角度来描述的。

7.7.1 穿刺部位

卡尺设定为 3.2mm，用于在主要切口的 180°子午线上标志透明的角膜缘，在上皮上用外科标志笔修饰。在颞上角膜缘和颞下角膜缘上制作两个额外墨水标志，示出穿刺部位的位置。然后用 1mm 角膜刀在两个部位做方形、自密封穿刺切口。前房充满黏弹剂。

7.7.2 后弹力层剥除

角膜的中心表面用 8mm 圆形压痕标志，并用标志笔标志多个点，以建立一个印在角膜中央的墨迹模板。同时建立后弹力层剥除样板。注意确保表面模板不重叠穿刺或主要切口开口进入前房(图 7.5)。前房充满黏弹剂，使用反向 Terry Sinskey 钩来剥除后弹力

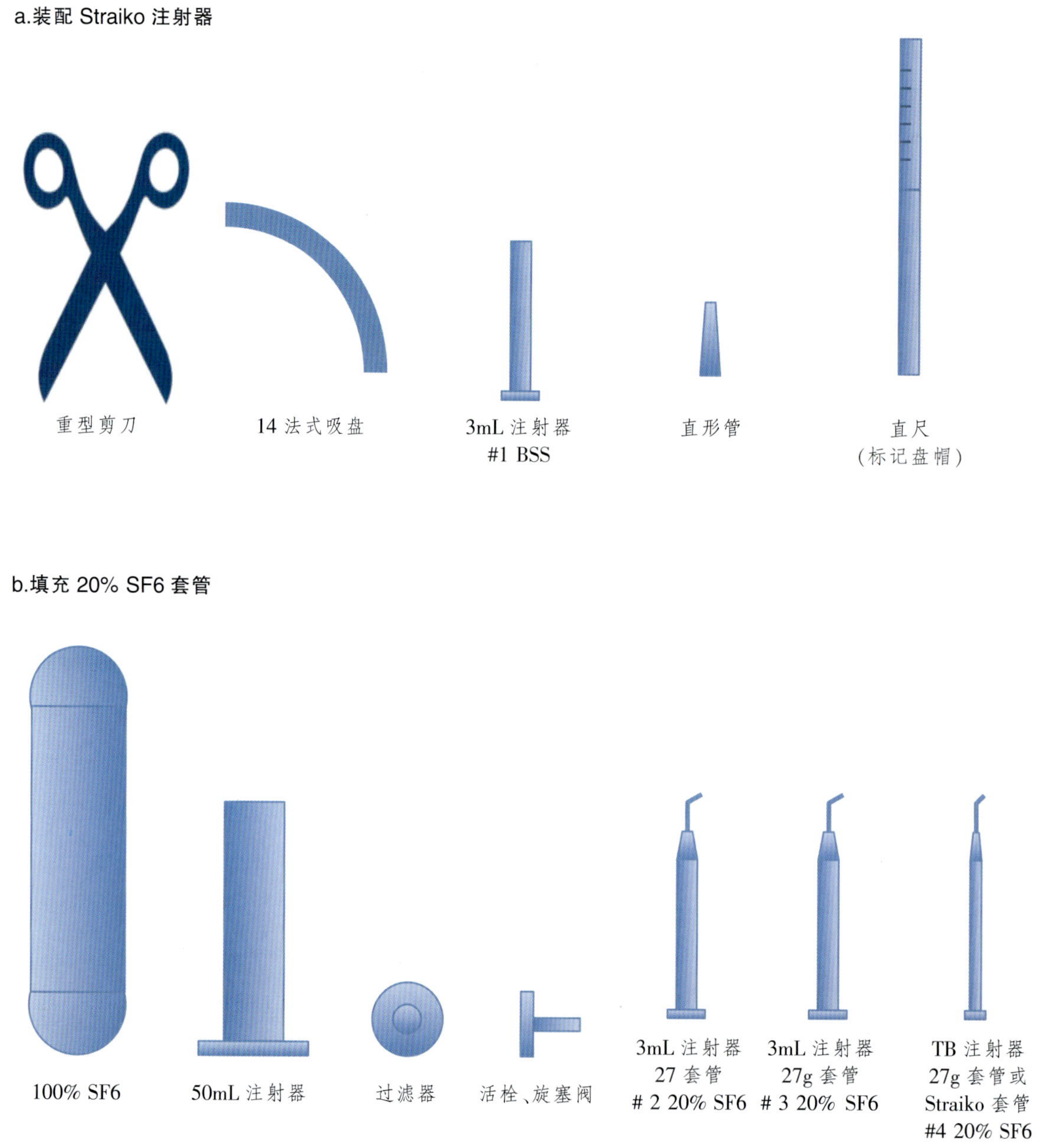

图 7.4　(a)装配 Straiko 注射器。(b)填充 20% SF6 套管。(待续)

层,确保精确地沿着圆形标志精确地排列,从而使整个基质的 8mm 区域暴露。我们的目标是获得一个比供体 DMEK 组织大 0.5mm 的受体基质床，这样供体和受体后弹力层之间的重叠是最小的，最好是不重叠。因为任何重叠都会增加移植物边缘分离的风险。Kruse 和他的同事称这种技术过度剥除。

与 DSAEK 手术相比,在后弹力层剥除时,要格外小心，以确保覆盖的基质纤维不会被破坏，因为在 DMEK 中粗糙的间质床会增加移植物分离的风险。在此步骤中，有专门设计用于保护基质的器械，包括 Sles Paddle Stripper(图 7.6)和 Fogla 分离器(图 7.7)。与 DSAEK 手术不同,在 DMEK 手术中不进行基质的刮取。

前房再次充满 Healon 黏弹剂来给眼睛加压,产生主要切口。将菱形刀设置为 325μm,在先前标志的颞侧缘进行垂直的 3.2mm 切口。在垂直切口边缘放

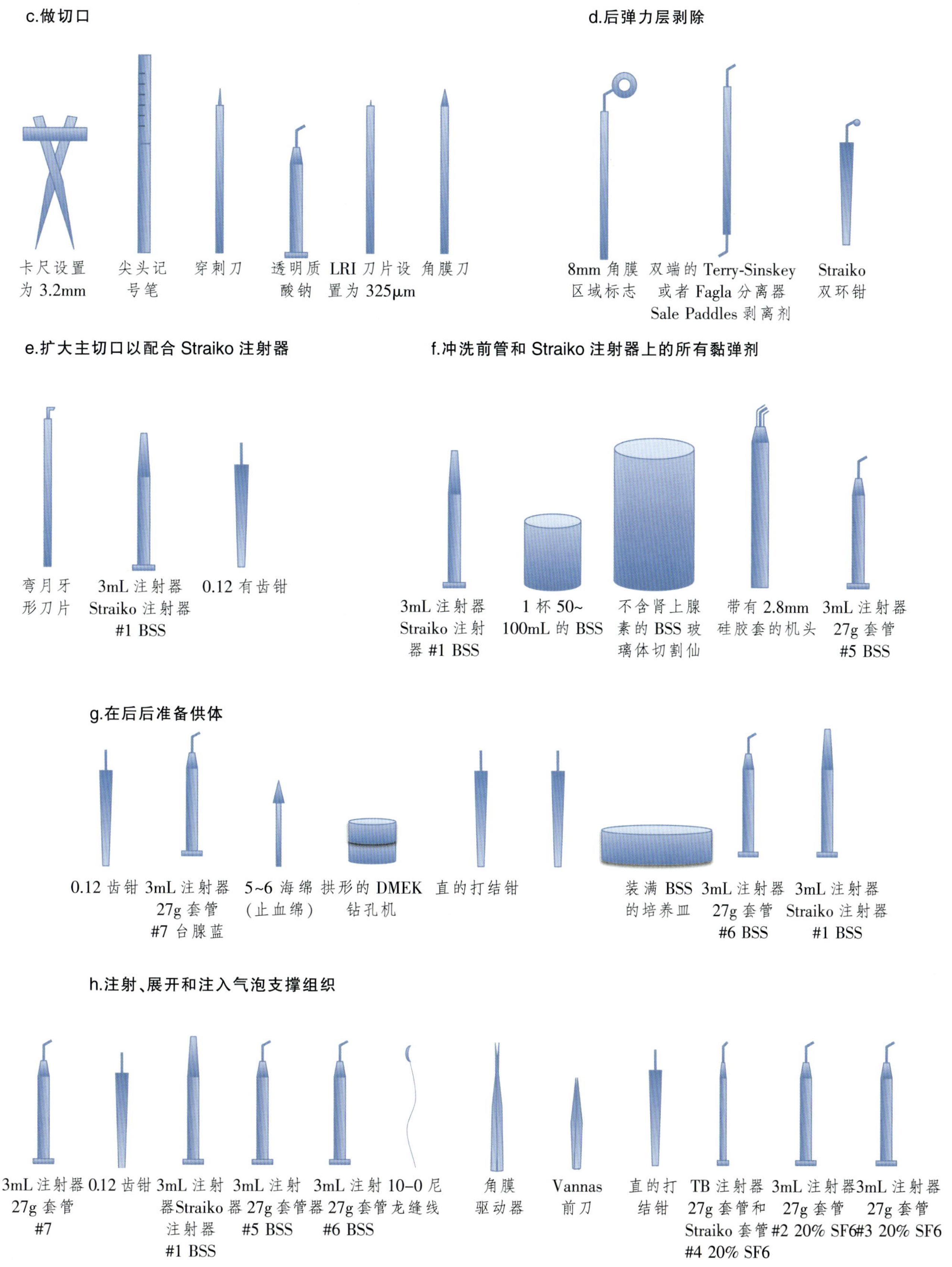

图 7.4（续） （c）做切口。（d）后弹力层剥除。（e）扩大主切口以配合 Straiko 注射器。（f）冲洗前管和 Straiko 注射器上的所有黏弹剂。（g）在后台准备供体。（h）注射、展开和注入气泡支撑组织。（待续）

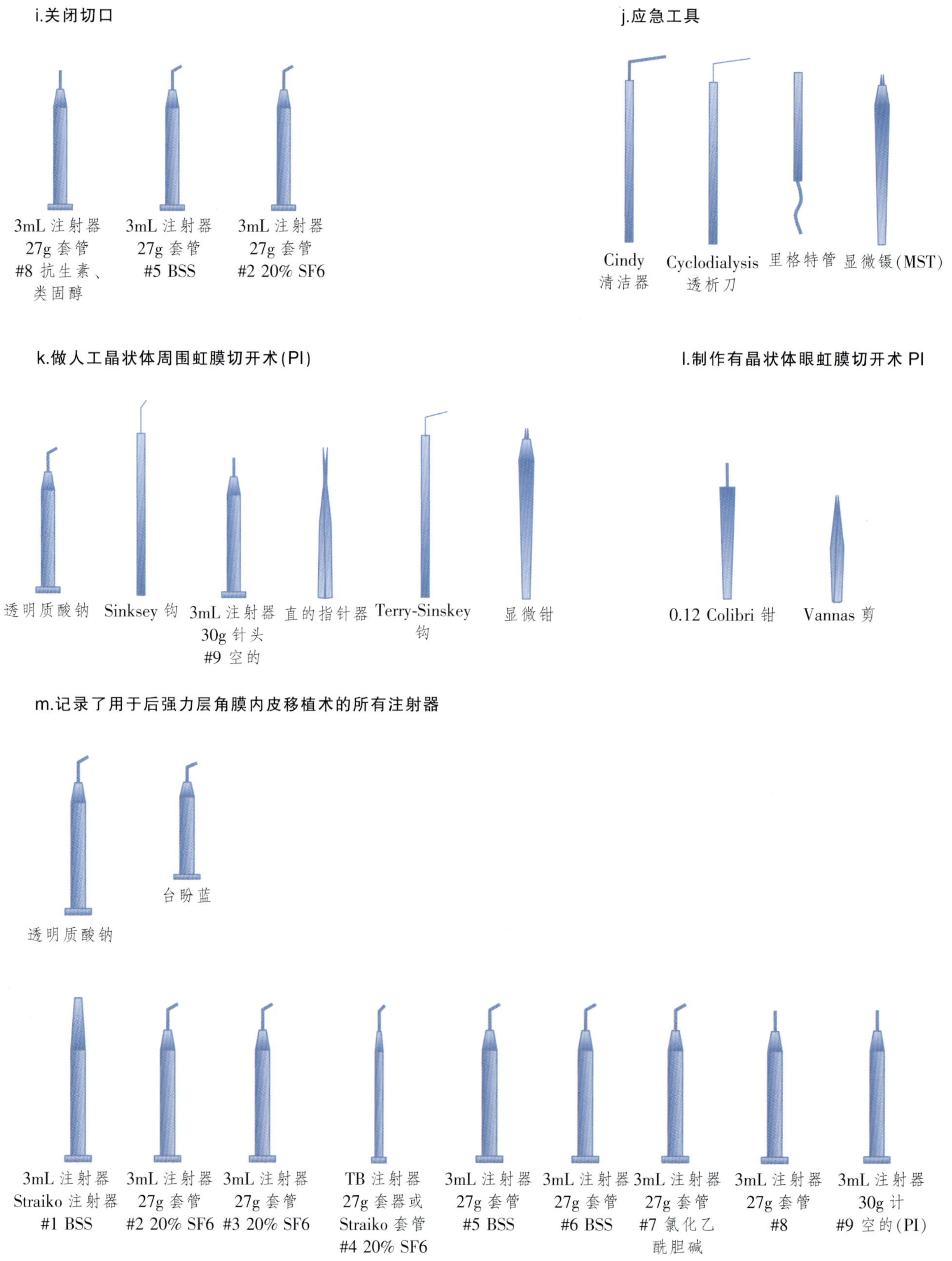

图 7.4(续) (i)关闭切口。(j)应急工具。(k)做人工晶状体周围虹膜切开术(PI)。(l)制作有晶状体眼虹膜切开术 PI。(m)记录了用于后弹力层角膜内皮移植术的所有注射器。

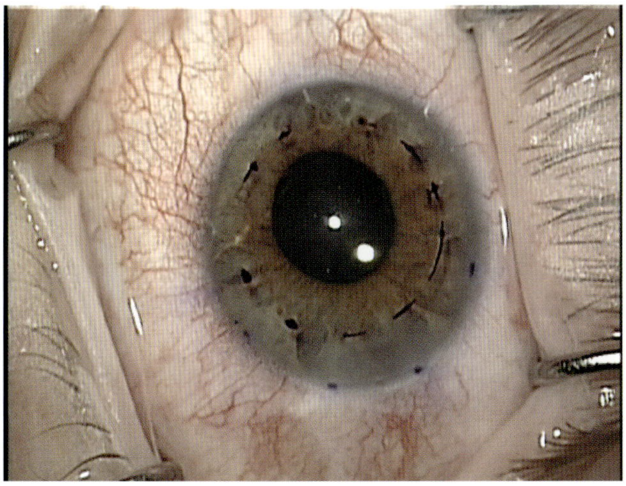

图 7.5 在上皮上标志了一个 8mm 的模板，用于后弹力层剥除，两个 1mm 的穿刺部位和 3.2mm 的双平面切口。

置 2.8mm 的菱形或钢制的微角膜刀，形成约 1.5mm 长的斜形入口切口。用镊子取出剥除的后弹力层，或者如果有的话可以用 Straiko 双环钳，其可以在不接触基质的情况下抓住组织(图 7.8)。

7.7.3 下方虹膜周边切除术

如果下缘虹膜切开术尚未用激光进行，则行下缘虹膜切开术。如果它还没有在手术前用激光进行，应进行下方周边虹膜切开术。为了使虹膜切开术尽可能地靠近周边，将几微升的 Miochol 直接放置在虹膜表面和透明质酸下，以收缩瞳孔。在有晶状体眼中，我们用手术镊子通过垂直穿刺术切除虹膜，从而进行虹膜切开术。在人工晶状体眼中，将 Healon 注射到前房中，并将其置于虹膜色素上皮和前囊的下方。用针驱动器在 0.5 英寸(1 英寸≈2.54cm)规格的针上做两个弯曲，一个在斜顶，一个在轮毂，以形成具有锋利切削刃的人体工程学反转钩。弯曲的针尖穿过上部穿刺部位，再穿过瞳孔，向下沿着虹膜后方行走，然后向上按压周边虹膜色素上皮。同时，将一个直的 Sinskey 钩通过下穿刺或主切口放置在虹膜间质上。然后用钩子刮到下方周边的虹膜组织上钩状尖端的位置。一旦针尖从后面穿透虹膜，这就形成了一个孔，Sinskey 钩的尖

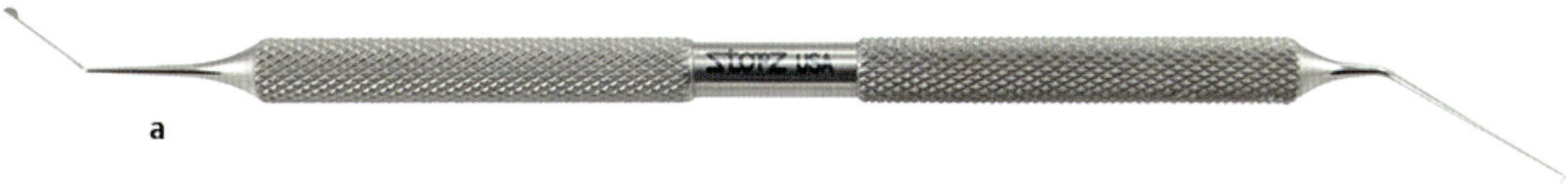

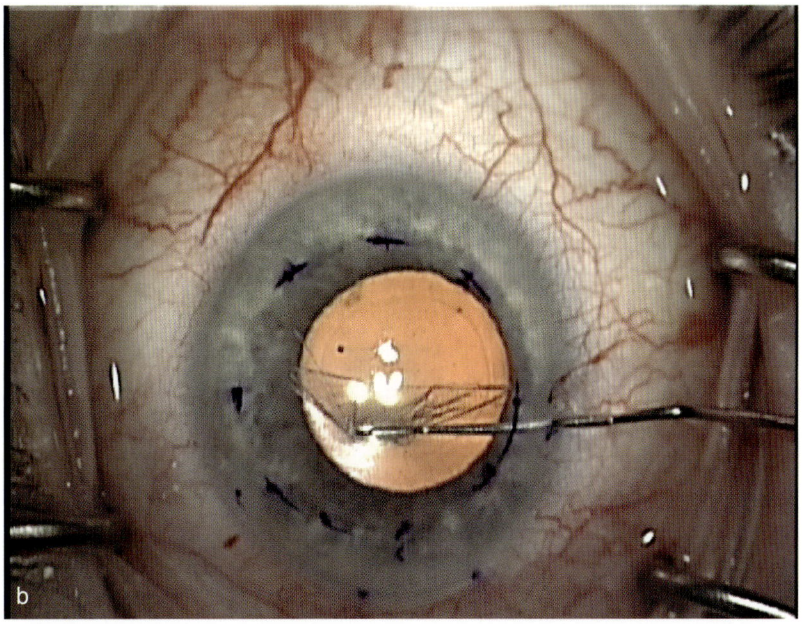

图 7.6 (a)Sles Paddle Stripper 和 Terry-Sinskey 反向钩的组合钩；该钩还有 Fogla 分离器(Storz Bausch & Lomb Surgical)。(b)Sles Paddle Stripper 提供了广泛的接触点，保护上层基质免受损害；它用于“挡风玻璃刮水器”扫掠动作中，以有效地从接受者身上剥除患病的内皮后弹力层复合物。

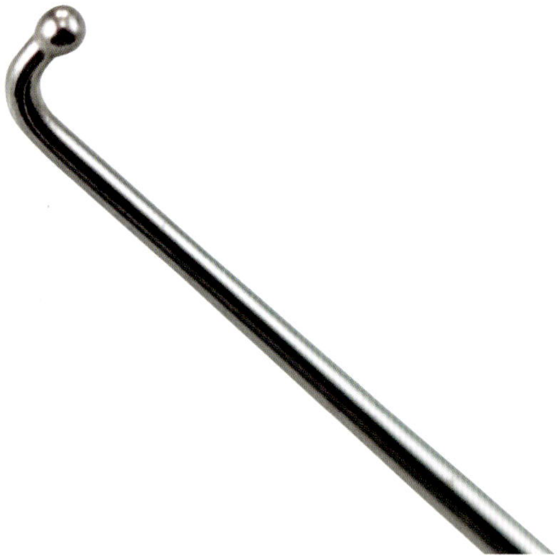

图 7.7 Fogla 分离器(Storz Bausch & Lomb Surgical)的特征是钝的圆形尖端,以保护上层基质免受损害。

端就可以放进去。使用针和钩,小的虹膜切开术可以被拉伸以进一步打开它。然后使用眼内 MST 剪(显微外科技术)从下周切除全厚度的楔形虹膜,以确保周边虹膜切开术(图 7.9)。当进行周边虹膜切开术时,应注意尽量将虹膜切开到周边和 6 点钟附近,以形成一个大气泡,并避免撕裂虹膜基质血管和径向拉扯虹膜根部,因为这可能导致出血。此外,外科医生必须绝对确认虹膜色素被切除(而不仅仅是虹膜基质)以确保周边虹膜切除术的通畅性。

7.7.4 主切口

然后扩大 2.8mm 主切口,并能适合注射器尖端。隧道刀用于将切口逐渐加宽到大约 3.2mm,或者直到注射器尖端紧贴切口。可能需要对注射器进行一次或两次测试。当扩大主切口时,应注意使其呈梯形,使注射器的锥形中段完全封闭内外伤口。要安全地将 DMEK 组织注入前房,必须采用水密主切口。还必须注意不要过度扩大切口,这会使组织脱离更加困难,因为注射器必须进一步插入前房以保持水密密封,从而减少角度和远端尖端之间的可用空隙。

7.7.5 撤出黏弹剂

用冲洗/抽吸尖端以抽出前房,这时首选硅胶套管,有助于堵塞扩大的主切口并防止虹膜脱垂。Straiko 注射器需用 BSS 冲洗至少 3 次,以确保注射器系统中绝对没有黏弹性。

7.7.6 最后核对

用 BSS 使眼睛达到正常至轻微高的眼压,以防止

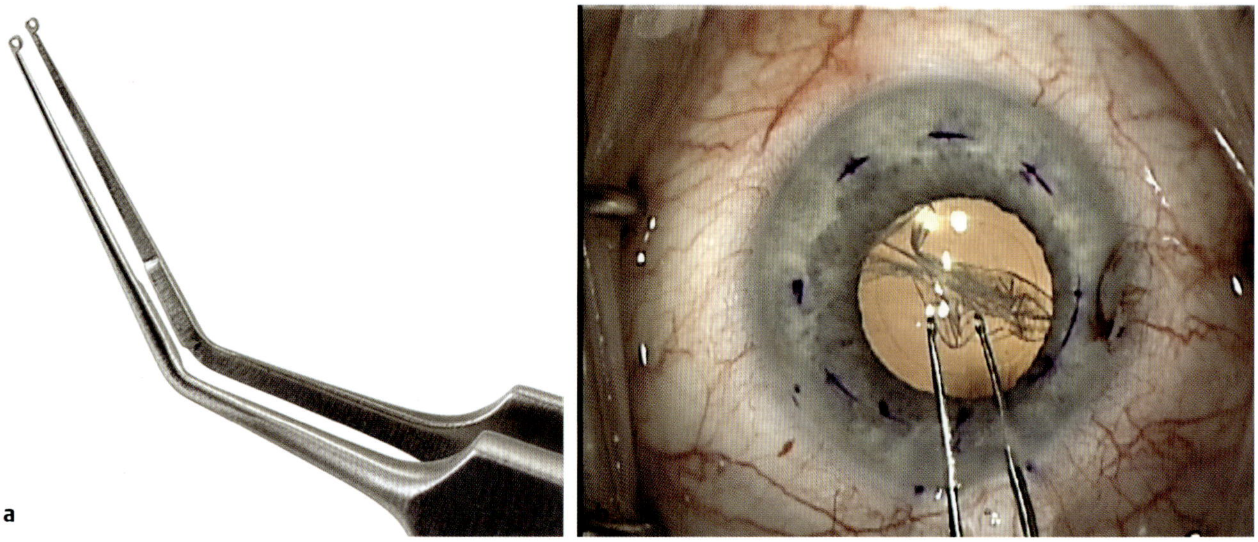

图 7.8 (a)Straiko 双环颞(Storz Bausch & Lomb Surgical)的特征是尖端光滑,形状像“环”,并朝向角膜,以便于抓住剥除的角膜内皮后弹力层复合物,而不会损伤上面的基质。(b)Straiko 双环镊用于从上层基质中去除剥除的角膜内皮后弹力层复合物和任何覆盖在基质上多余的标志膜。

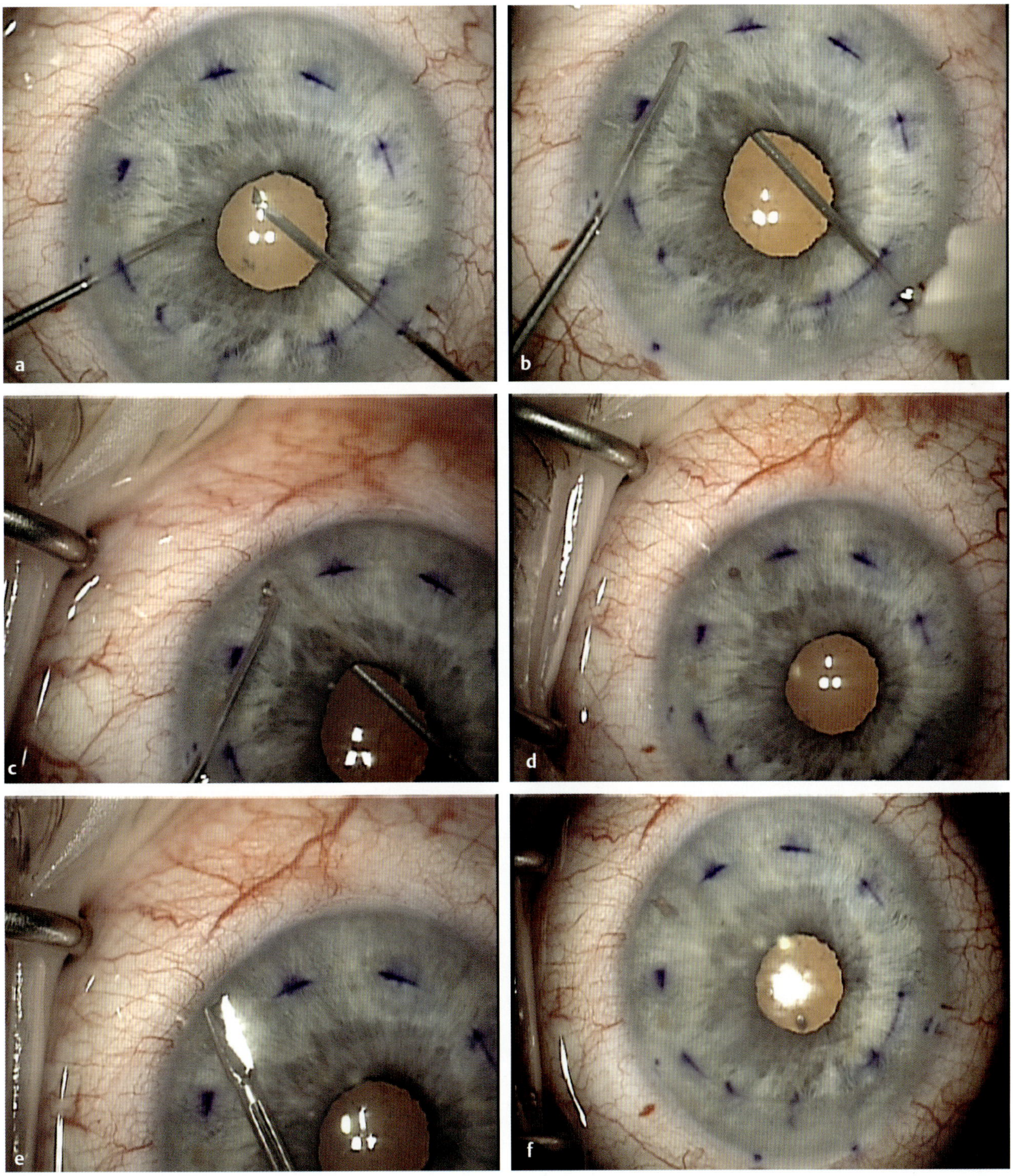

图 7.9　(a)手术行下方虹膜周边切开术采用 30 号弯针、Sinskey 钩和 MST 人工晶状体切开器(显微外科技术)进行。(b)弯曲的针尖穿过上方穿刺部位,再穿过瞳孔,向下沿着虹膜后行走,然后向上按压周边虹膜色素上皮。同时,通过下方穿刺口或主切口将直的 Sinskey 钩放置到虹膜基质上。(c)然后使用 Sinskey 钩子来刮取针尖的位置,该针尖在下方周边虹膜组织上。(d)一旦针尖从后面穿透虹膜,这就形成了一个孔,然后可以将 Sinskey 钩的尖端放进去。使用针和 SunsKy 挂钩,可以将小的虹膜切开术进一步拉伸以扩大它。(e)然后使用眼内 MST 剪(IOL 切割器,显微外科技术)从下方周边切除全厚度的楔形虹膜,以确保周边虹膜切开术。(f)完整的外科下方周边虹膜切开术。

虹膜切开术或巩膜反流。作为预防手术室事故的一项系统措施，我们在转至供体台前，先检查以下清单：①完成后弹力层剥除；②完成下方周边虹膜切开术；③扩大主切口；④对前房和Straiko注射器上的黏弹剂清除。

7.8 供体准备

.我们处理供体组织的方法需确保在整个移植手术期间DMEK移植物仅在其外周接触一次。因而，在操作显微镜下进行供体的制备和注射器的装载。

用手术镊子通过抓住巩膜切口将供体角巩膜缘从观察室移除。然后将组织置于供体桌上的内皮细胞侧，台盼蓝滴到内皮细胞上，并留下来染色1分钟。蓝用聚乙烯醇(Merocel)海绵将台盼蓝涂在供体后弹力层皮瓣边缘，与它的铰链相对，同时用手术镊子将角巩膜缘的铰链侧抬起。当引流液体时，应注意将预脱落的后弹力层平贴在底部的后基质上。如果其不平坦，特别是某一边缘，可再用BSS使其浮起来，然后再将液体吸走，直到褶皱消失。

角巩膜缘被放置在7.5mm的莫里亚穿孔块上，该穿孔块是专门为DMEK组织的部分厚度环砖而设计的(图7.10)。然后，将组织放置其上，以便恰当地将S-标志合并到孔中，同时尽可能地排除受损的内皮，可用台盼蓝对内皮细胞进行染色。然后，环钻冲头非常缓慢地下降到块体上，直到刀与内皮细胞接触。部分厚度的冲头通过牢固地压在环形针上并允许预设的深度保护器与角巩膜缘接触而制成。然后小心地去除环钻。如果使用替代性环钻，那么外科医生对环钻表面的强力敲击将造成后弹力层的部分厚度成环形，而不用对基质进行全厚度的切割。

剥离钳用于去除后弹力层的外周环。必须非常小心，不要太快地把这些组织拉开，因为即使是最锋利的环钻有时也无法完全切开360°。用两个光滑的镊子撕开铰链对面的环后，每个游离端可以像白内障手术中的撕囊瓣一样返回。如果存在不完整的区域，组织可以沿着切口的预期轮廓撕裂，而不会有径向延伸的危险(图7.11)。将两个外周膜的后弹力层置于填充有BSS的培养皿中供以后在注射器测试时使用。

为了便于用镊子抓取组织，与巩膜切口相对的边缘要用BSS的温和射流使其浮起，直到它不再被环钻所制成的基质切口嵌顿。随着组织逐渐完全覆盖BSS，最小的周边区域的组织可被镊子抓住。然后将移植物从基质中提出来，并完全剥离角巩膜缘。应注意不要将镊子朝向切口，同时将其抬起，以免将内皮拖到供体基质上。拖拽供体基质上的内皮细胞。一旦组织像卷轴一样自由地悬挂在空气中，就将其放回BSS池中，最后用预软化的Merocel海绵慢慢地从巩膜缘引流。然后用台盼蓝完全覆盖移植体，染色3~4分钟。较长的染色时间也不会损伤内皮细胞(图7.12)。

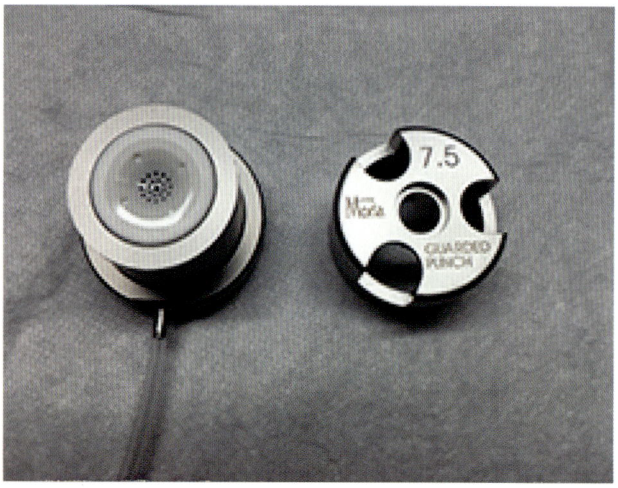

图7.10　莫里亚防穿孔设计能使后弹力层的部分厚度成环形，而不用对基质进行全厚度的切割。

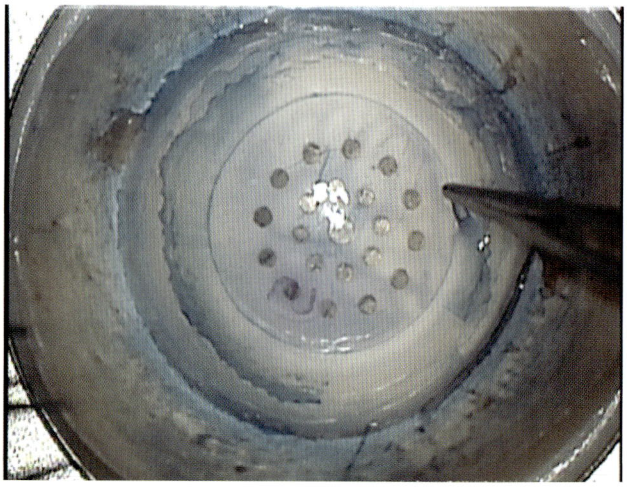

图7.11　当剥除多余的后弹力层时，通过将组织反射到自身上来防止移植物的径向撕裂，就像撕囊瓣一样。

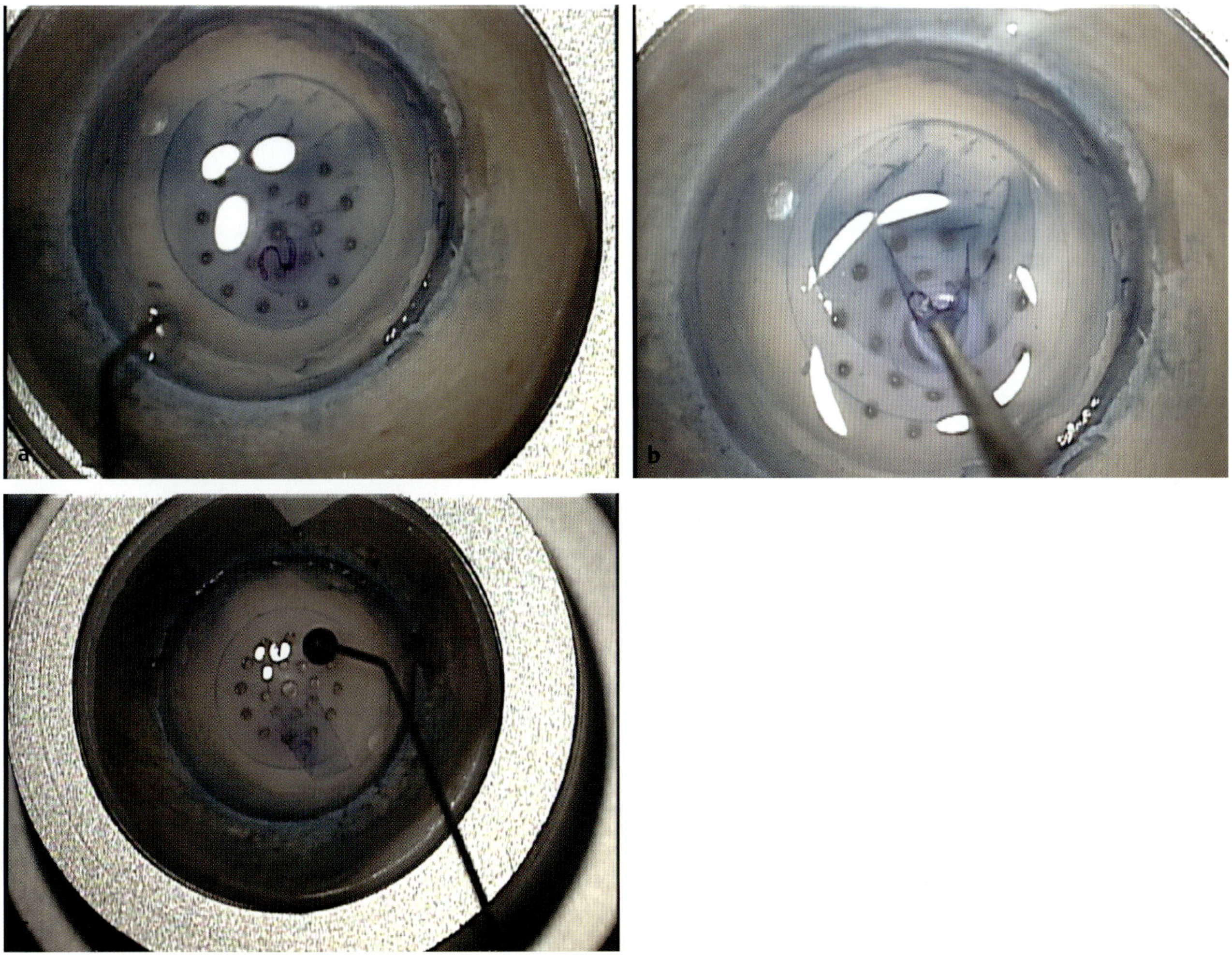

图 7.12　(a)用平衡盐溶液射流将移植物的嵌顿边缘从基质中释放出来。(b)用镊子从角膜巩膜边缘提起移植物。这是在手术过程中唯一一次直接接触组织。(c)用台盼蓝染色移植物 3~4 分钟。

7.9 测试 Straiko 注射器

还记得美国宇航局早期的太空计划吗？在我们把宇航员送上月球之前，我们首先把一只猴子送入太空，以确认所有的系统都运行正常，没有任何故障。我们喜欢用 DMEK 手术做同样的手术。我们的太空船是 Straiko 喷射器。我们的"太空猴"是捐赠者的后弹力层。"飞向无限！"(图 7.13)。

将 2mL BSS 注入 Stistiko 注射器，并清除所有气泡。然后，琼斯管的远端被淹没在装满 BSS 的培养皿中，"太空猴"就被放置在那里。随着尖端倾斜，其中一只"太空猴"被吸入琼斯管，使其能够漂浮在管较宽中段的远端孔中。然后将组织注射回培养皿中，并执行

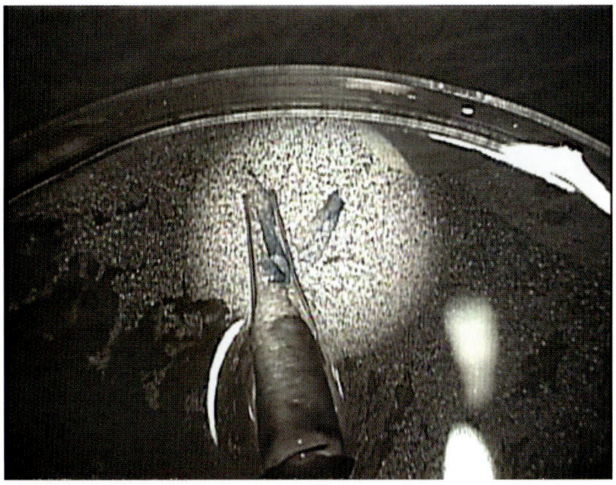

图 7.13　在玻璃培养皿中测试 Straiko 注射器，该玻璃培养皿带有的"太空猴"由周边角巩膜缘上的后弹力层组成。

例行程序,直到外科医生觉得其万无一失。在这些试验过程中,应该确认柱塞在其行程中间,并且可自由移动。如果注射器的动作感觉迟缓,检查是否有泄漏,以及气泡位于琼斯管近端孔与注射器之间的大间隙。

组织从结构良好的注射器中的直接运动应该是柱塞上极短的间断脉冲。柱塞上的长而缓慢的凹陷对推进组织的作用要小得多,并会增加由于前房过度充盈而压力过高的危险。通过记住这些注入的感受,外科医生知道何时注入过多, 超出了正常值的上限,这种意识对于组织排斥的可怕并发症是至关重要的。

7.10 装载 Straiko 注射器

装入注射器之前,首先将“太空猴”从培养皿中取出,如果出现意外并发症,这培养皿将作为 DMEK 移植物的救生池。

如果出现任何不可预见的并发症,我们倾向于直接从角巩膜边缘载入注射器,以尽量减少接触和损伤供体组织。然而,我们的 DMEK 移植物就像“墨水”里的“鲨鱼”——内皮在卷曲的外表面,如果台盼蓝液排得太快,就会在台盼蓝染色的深色覆盖下“咬”外科医生。为了安全地将台盼蓝排出,首先用几滴 BSS 将其稀释,以更好地观察卷曲。然后用预湿的 Merocel 海绵轻轻地擦拭周边半月板,慢慢地将液体从角巩膜边缘吸出,使液体流过卷曲的内腔(图 7.14)。这个过程是重复的,直到再角巩膜缘很容易看到一个深蓝色的卷曲组织浮动在近乎透明的 BSS 液中。

注射器的尖端被向上倾斜放置到角巩膜边缘中, 并且使得斜面的尖端在 DMEK 卷曲的一端之下(图 7.15)。然后将移植物轻轻吸入到改良的琼斯管中,直到它位于管子远端凸起的中段。同样,最好非常短的、断断续续地拉柱塞。如果长时间的、缓慢地抽出柱塞的效果就要差得多,而且会倾向于引流角巩膜缘的 BSS,而不是抽吸组织。

7.11 确定注射器中 DMEK 卷曲方向:Veldman Venn 的使用

我们使用 Veldman Venn 来最大限度地增加向右侧注射组织的机会。在注射组织之前,在手术显微镜下用改良的琼斯管检查卷曲的远端,同时在手指之间滚动注射器。“V”是由卷曲的重叠边定义的。这可以

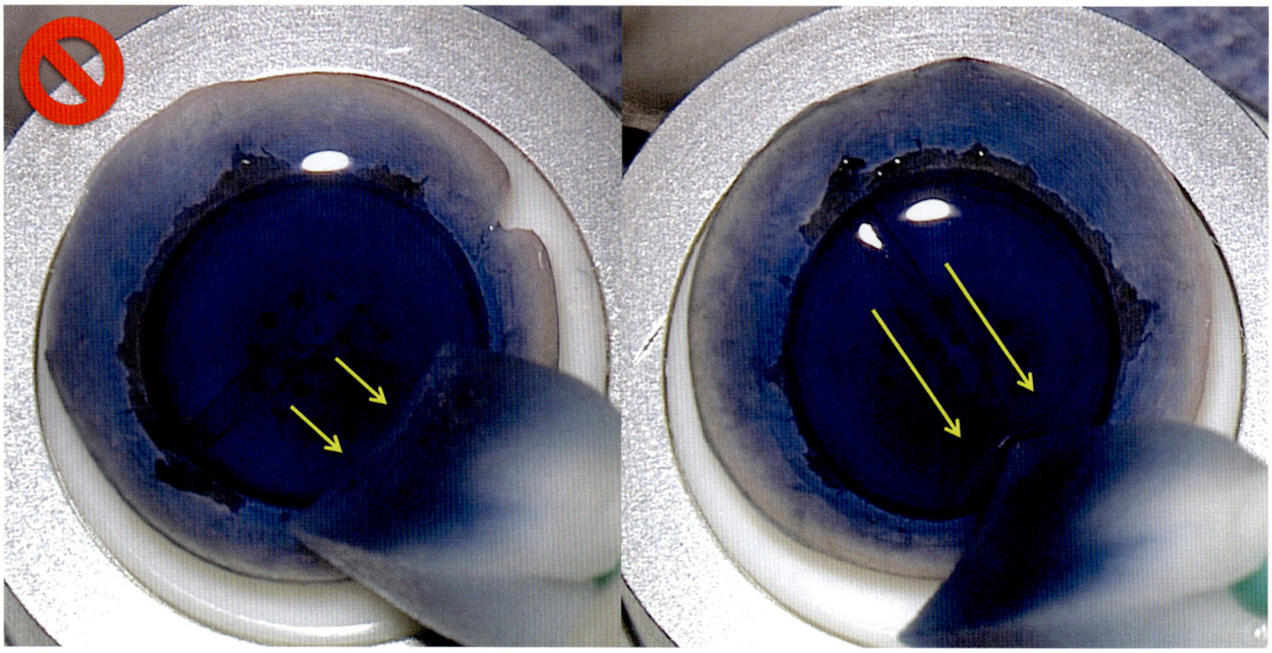

图 7.14 从角巩膜缘引流台盼蓝最安全的方法是用预湿润的 Merocel 海绵擦拭周边半月板,使液体流过卷曲的内腔。这样可以防止卷曲滚动到海绵上。

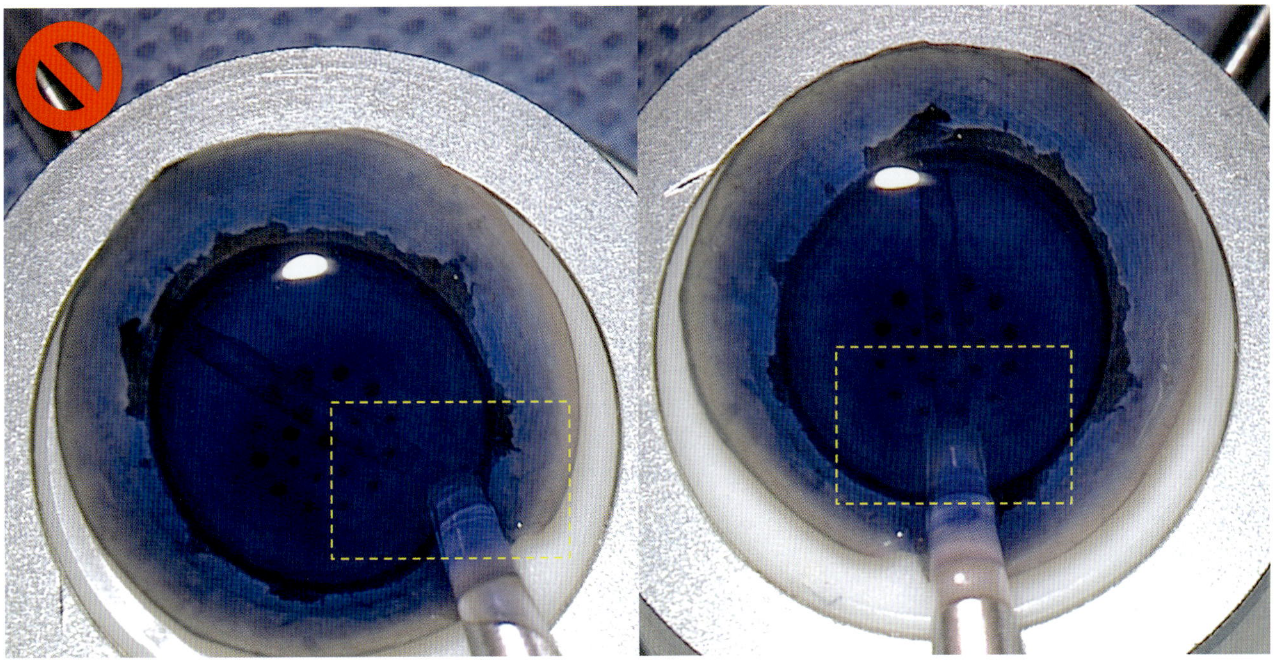

图 7.15　用 Straiko 注射器就最有效的方法是，将注射器的尖端向上倾斜放置到角巩膜边缘中，使得斜面的尖端在 DMEK 卷曲的一端之下。

通过在紧密缠绕的包装纸上切割一个大圆圈的比例模型来实现。当 V 与旋转方向相同的方向移动时，外科医生可看到移植物正面朝上。当 V 向相反方向移动时，移植物倒置。当卷曲是正面朝上时，斜面是尖的(例如，左斜面)，这样，在插入改进的琼斯管后，在注射组织之前，可以将其旋转到适当的方向(例如，左)。这种方法不是万无一失的，因为卷曲在注入和撤出注射器的过程中，可以在任何位置滚动，但是在我们的经验中，它可以相当一致地在正面向上输送组织(图 7.16)。

7.12 将 DMEK 移植物注入前房

7.12.1 受体的最后准备

当 DMEK 移植物被注射和打开时，小瞳孔可降低内皮损伤的风险。氯乙酰胆碱剂作用短，因此不易引起后粘连，被注射到前房以将瞳孔收缩到至少 3mm，最好是 1~2mm。如果需要，可以用插管轻轻地接触虹膜基质，以使括约肌进一步收缩。瞳孔小的时候，可将前房内的氯乙酰胆碱和遗留的 BBS 冲洗干净。如果怀疑有纤维蛋白或小气泡广泛存在，在注射组织之前，可以使用灌洗或抽吸针尖将其排出前房。

除了瞳孔尽可能小之外，受体眼还应该用 BSS 滴定到正常血压和正常的前房深度。对于新手 DMEK 外科医生来说，前房的起始处对于预防插入注射器时的前房塌陷很重要。在插入注射器之前，如果外科医生在插入注射器尖端时过于犹豫不决，前房可能会塌陷。腔室塌陷，虽然有利于使组织松弛，但如果它导致虹膜和人工晶状体阻塞注射器的尖端，则可能是注射 DMEK 卷曲的主要障碍。对于新手 DMEK 外科医生来说，更容易控制的方案是拥有一个结构良好的腔室，更容易缓慢插入。然而，关键的是，如果需要，在注射组织之前对腔室进行减压，以防止过压。

DMEK 组织注入前房之前的最终检查表

1. 后弹力层剥除、无松弛的后弹力层或基质。
2. 下方周边虹膜切开术。
3. 扩大主切口以容纳 Straiko 注射器并形成水密。
4. 清楚前房和注射器中的所有黏弹剂。
5. 瞳孔<3mm，用氯乙酰胆碱而不是氯化长巴胆碱。

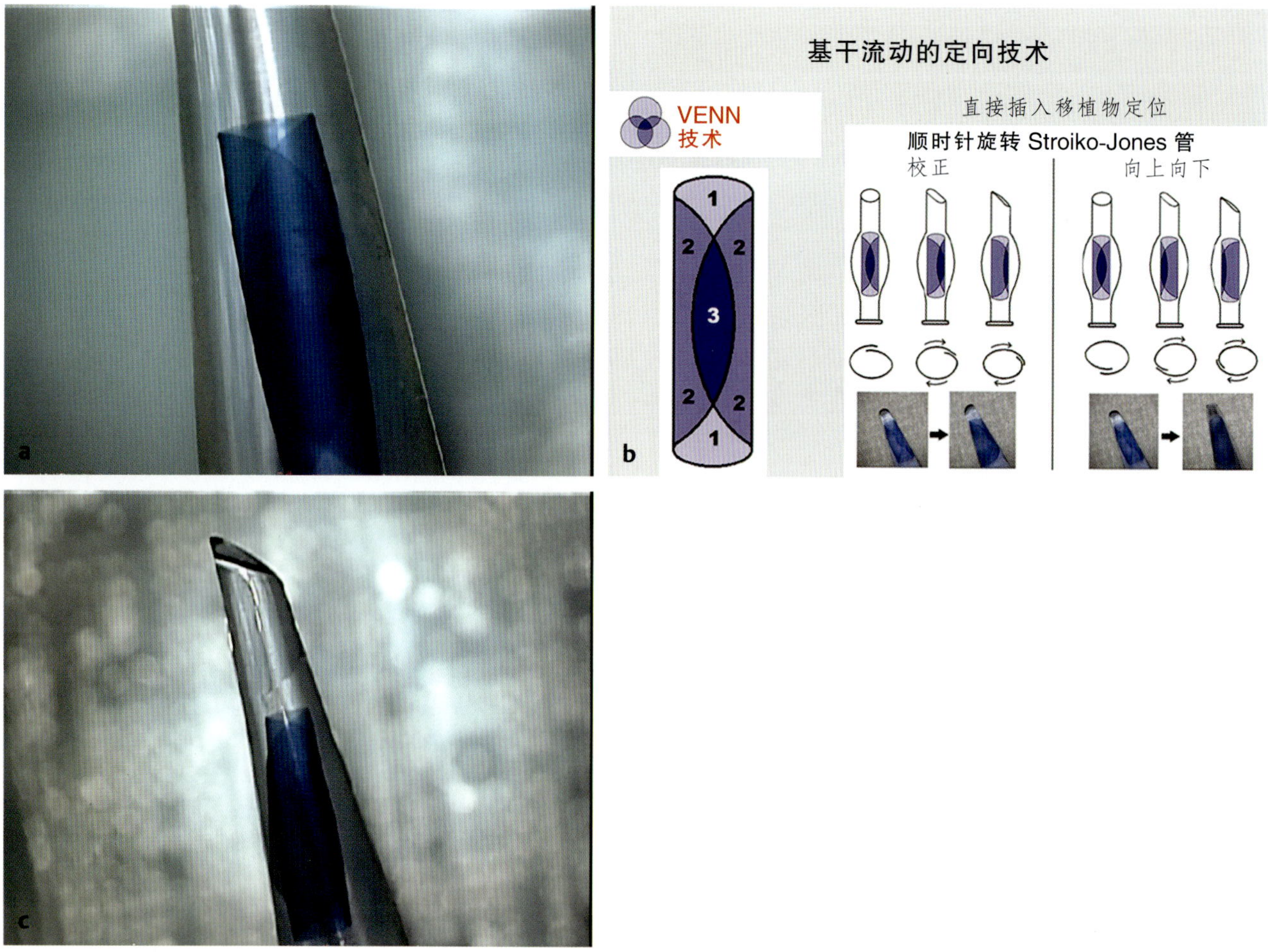

图 7.16 (a)由卷曲的重叠边定义“V”。(b)用于确定移植物方向的 Veldman Venn 技术:当 V 沿与旋转相同的方向移动时,外科医生可看到移植物正面朝上。当 V 向相反方向移动时,移植物倒置。(c)当卷曲是正面朝上时,斜面是尖的(例如,左斜面),这样,插入改良的琼斯管后,在注射组织之前,可以将其旋转到适当的方向(例如,左)。(Schematic diagram courtesy of Peter Veldman, Massachusetts Eye and Ear Infirmary, Boston, MA.)

6.在注射组织前清除前房的色素碎片、纤维蛋白碎片和小气泡。
7.在注射器插入之前,前房保持正常眼压和正常的前房深度,以防止由于腔内塌陷而引起注射器闭塞。

7.12.2 注入组织

改良的琼斯管的尖端斜面向下,借助镊子轻快地插入主切口,直到它贴靠在切口壁上。在组织注射过程的任何时候,都不能破坏这种水密。然后将管子按需要旋转,使组织向右上。在目视确认前房深度正常到稍浅后,伴有几次短暂的 BSS 连续脉冲,组织被移入前房,同时观察前房的深度。无论组织的位置如何,当腔室变得太深(眼压很高)时,使用套管通过穿刺部位之一来降低腔室压力。在组织注射过程中,需要反复多次减压。除非腔室正常或稍浅,眼压正常,否则外科医生不应进行手术。

一旦组织进入前房,有时在使注射器在主切口处非常轻微地旋转(不破坏水密)的同时给予一些额外的短暂的液体脉冲是有帮助的,以便像螺旋桨一样旋转卷曲,使其垂直于注射器尖端。或者,可以用插管将组织插入该位置。以这种方式定位组织不是强制性的,当通过使组织更难以再进入注射器尖端或离开主切口而撤出注射器时,可以提高安全阈(图 7.17)。

7.12.3 退出注射器

在取出注射器尖端之前,前房通过一个穿刺部位排出液体,直到它几乎塌陷,眼睛非常柔软。如果不能有效地对腔室减压到这个程度,几乎都会以部分或全部的组织喷射出而结束。

使用套管压迫正好是注射器尖端的角膜表面,以便当注射器离开时,切口密封。为了在撤出时密封切口,当注射器尖端从眼睛中拉出时,注射器尖端应同时向下,以允许切口的前表面和后表面逐渐闭合。即使腔室坍塌,主切口的空隙加上注射器不受控制地拔出也会导致组织排出(图 7.18)。

一旦拔除尖端,立即用 10-0 尼龙缝合线缝合切口使其闭合。缝线张力不应该太紧,否则会在角膜上产生水平折痕,使腔室深度不均匀,从而妨碍移植物地展开。现在"DMEK 舞蹈"开始了!

7.13 DMEK 舞蹈——DMEK 移植物的展开和居中

7.13.1 移植物定位

在我们的实践中,S-标志的引入已经完全消除了

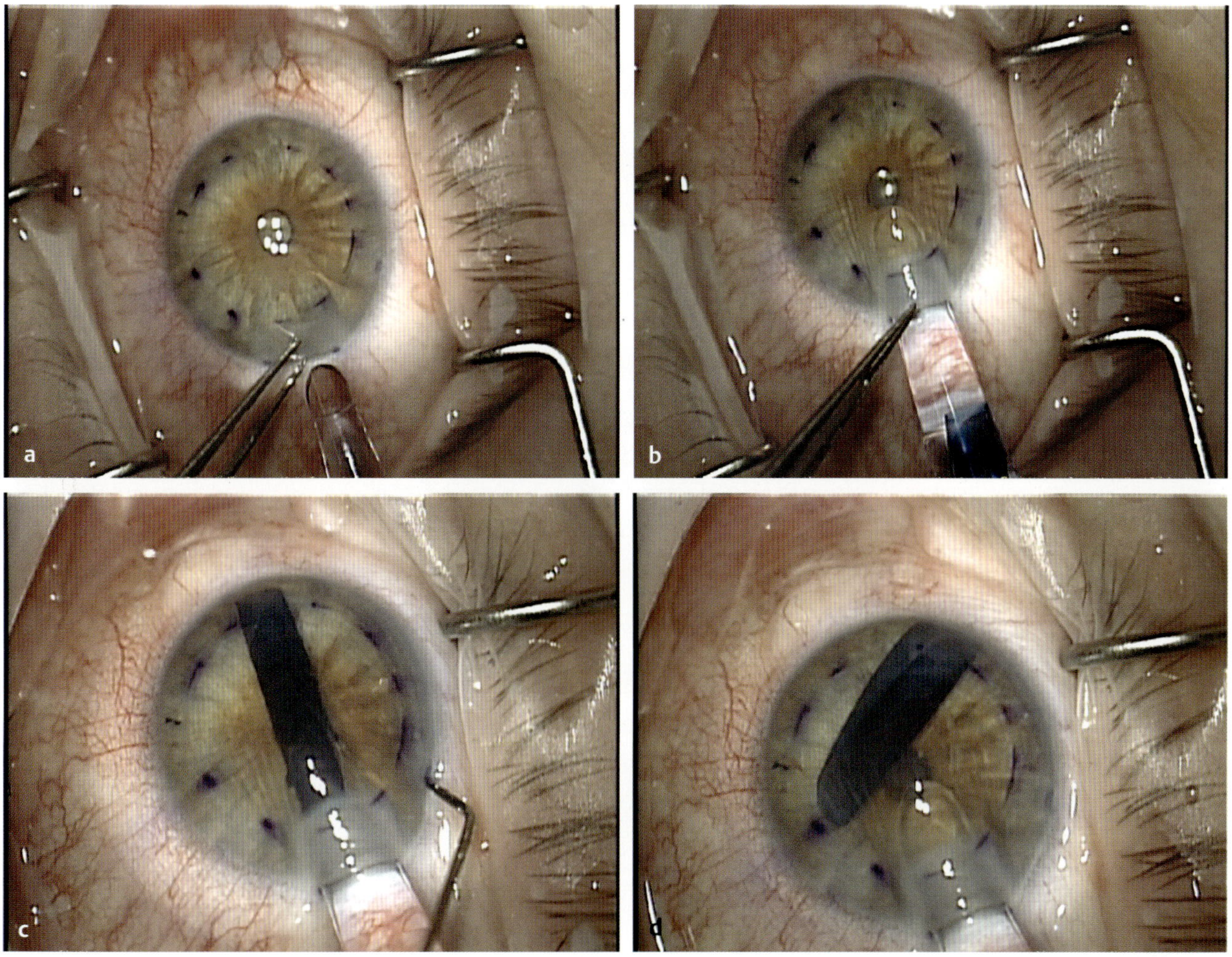

图 7.17　将 DMEK 卷曲注入前房。(a)改良的琼斯管的尖端斜面向下,在镊子的帮助下轻快地插入主切口,直到它贴靠在切口壁上。(b)在组织注射过程中的任何时候,这种水密都不能被破坏。(c)在目视确认前房正常到稍浅的深度之后,组织以几次短暂的断续的平衡盐溶液脉冲移入前房,同时观察前房的深度。(d)一旦组织进入前房,有时在使注射器在主切口处非常轻微地旋转(不破坏水密)的同时给予一些额外的短暂的液体脉冲是有帮助的,以便像螺旋桨一样旋转卷曲,使其垂直于注射器尖端。

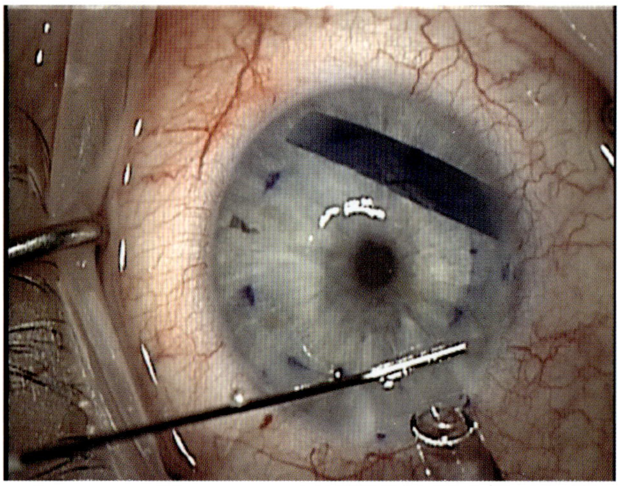

图 7.18 注射器的退出:使用套管压迫正好是注射器尖端的角膜表面,以便当注射器离开时,切口密封。为了在撤出时密封切口,当注射器尖端从眼睛中拉出时,注射器尖端应同时向下,以允许切口的前表面和后表面逐渐闭合。

DMEK 移植物倒置的发生率。它也改变了我们打开组织的方法,它不再依赖于在“DMEK 舞蹈”的每一步确定移植物的方向。我们曾经仔细检查以确定它们是朝向还是远离我们而滚动,但我们现在使用 Veldman Venn,在安全地进入前房时,就开始打开卷曲。

当同时使用 Venn 和 S-标志时,不需要检查小叶滚动的方向,因为外科医生可以在卷曲朝右上的合理假设下进行滚动,但这并不是总是正确的。在大多数情况下,移植物被打开并且 S-标志正面朝上。然而,如果 S-标志是倒置的很明显,那么组织就会从穿刺部位被 BSS 的短脉冲卷过来,这样它就会正面向上,然后再次打开,直到可以见到 S-标志。一旦 S-标志确认了正确的方向,外科医生就可以完成移植物的展开和居中,而无须担心它是倒置的。

7.13.2 展开组织

解开 DMEK 组织的关键是使前房足够浅以防止卷轴在打开时重整。一旦腔室被滴定到正确的深度,角膜上皮上的断断续续“轻拍”就会在卷曲的小叶内部产生流体波,从而“推动”它们打开。然后,后基质“捕获”小叶的展开边缘,以防止组织再次卷曲滚动。Yoeruek 博士[2]在 2013 年发表在 *Cornea* 杂志上的原始文章中详细描述了这种“轻拍”技术。另外,当套管插入穿刺部位时,通过“轻拍”打开的切口,同时快速地移除套管,可以产生“拉”小叶打开的液体流出。对于主切口也可以这样做,但是对于缺乏经验的手来说,会有组织弹出的高风险(图 7.19)。

7.13.3 翻转组织

如果 S-标志是倒置的,则可以在将组织部分地重新配置成卷曲之后翻转组织。首先,用 BSS 加深腔室,以提供足够的空间。然后将套管插入穿过其中一个穿刺部位并前进,直到套管的尖端紧靠组织。靠近组织使得可以仅使用少量 BSS 来形成移植物卷曲。然后沿虹膜或角膜平面引导柔和的 BSS 射流,以产生旋转水流,使卷曲翻滚。如果前房变得过满,则必须将液体抽出,然后再进行进一步的尝试。

7.13.4 移动组织

当移植物非常接近中心时,我们要么远离它,要么试图缓慢移动它(表 7.37)。特别是对于新手 DMEK 外科医生来说,快速移动更容易超出标志或导致移植物移动难以预测。在 DMEK 手术中,耐心是一种美德[3]。

快速移动可以通过用快速的“高尔夫击球”将组织“推”到边缘,或通过“轻拍”一个切口或者通过按压角膜并快速提起套管来执行“触摸和释放”动作来“拉组织”以完成所需运动的方向。用“高尔夫球击球”推动组织有时会导致滚轴的“溜球”运动,因为它倾向于从初始击球就开始反弹。减少这种现象的一种方法是将一系列由双手交替产生的连续地较小的“高尔夫击球”连接起来,如玩小军鼓。我们称之为“恰当”的舒缓技术有时会更慢,更容易预测。

缓慢移动组织的最好方法是通过使其后方腔室变浅,然后将其“推”到前房相对较深的部分。为了执行这个动作,角膜就在组织后面被压下,这使得它从套管中被轻轻推开。在不移动这个套管的情况下,第二套管被压在第一个套管和组织的后端之间,以推动它向前。重复这个套管过套管的动作让组织“走行”穿过腔室。一旦组织处于所需位置,最靠近组织的套管就缓慢释放,以防止产生可能导致组织向后弹回的流体波。当用此方法移动部分未展开的移植物时,如果组织的前缘未展开,则当沿后角膜基质拖动时,组织将趋向于重新卷曲。当组织穿过腔室时,间歇地“轻拍”小叶的前缘可以防止这种情况发生。

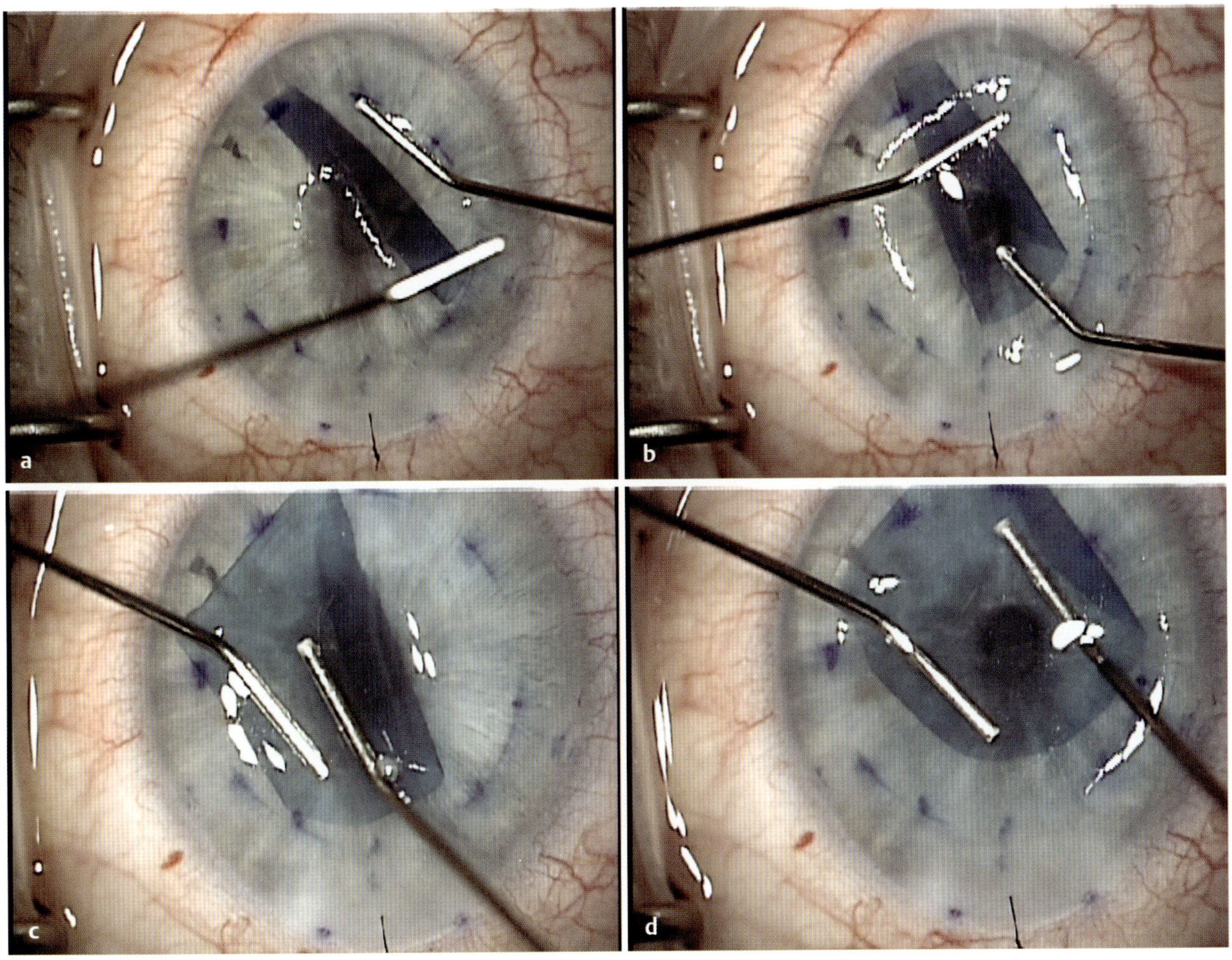

图 7.19 在前房展开组织。(a)使用垂直于卷曲长轴的套管敲击卷曲的一端。(b)卷轴的一端用垂直于卷轴长轴的套管“轻拍”。一旦卷曲的一端开始打开,使用平行于卷轴长轴的套管的进一步敲击用于进一步打开小叶。(c)采用 Dirisamer 技术,使用一个套管使前房的一侧变浅,而另一个套管使卷曲的小叶打开进入前房的深侧。(d)使用 Dirisamer 技术,移植物几乎完全展开。

表 7.3 后弹力层角膜内皮移植术(DMEK)中组织移动到中心的舞蹈运动

	更快、更大、更不可预测运动	更慢、更小、更可预测运动
推	“高尔夫击球”到边缘	组织“走行” 通过执行连续的高尔夫击球和慢慢地释放最后的冲击来“舒缓”地移动组织
“拉“	“轻拍”使液体子穿刺口流出 “触摸和释放”角膜	
何时跳得快,何时跳的慢	组织远离中心→组织靠近中心	

7.14 注入 20%六氟化硫(SF6)气体

当 S-标志被证实是正面朝上,移植物完全展开,并且前房非常浅(但不平坦),20% SF6 气体被用于缓慢抬高组织对着受体基质床和改造腔室。1mL 卢尔锁结核菌素注射器上的 Straiko 套管与外科医生的“手指触发扳机”一起插入穿刺部位,穿刺部位远离移植物边缘,并沿着虹膜基质向前推进,直到尖端位于角膜顶点下面。当眼睛直视天花板的主要位置时,慢慢地注入和膨胀气泡,直到它几乎与移植物一样大,同时从眼睛中抽出套管。在手术这个微妙的部分中,应注意不要过早地注入气体或将眼睛旋转离开主要位置，因为任何动作都可能导致移植物偏离中心。如果虹膜和移植物之间在展开后没有足够的间隙，可以缓慢地将少量的 BSS 注射到穿刺部位，从而非常轻微地加深腔室并使得推进套管更加安全（图 7.20）。

气泡充分扩大前，所有的移植物的边缘必须完全展开。圆形组织的任何“平坦边缘”都必须进行研究，以使移植体折叠到自身上并进行校正以降低移植物脱离的风险。展开折叠到自身上的移植物边缘相对容易。随着气泡接近组织的直径，眼睛向折叠边缘旋转，这反过来又将气泡从中驱走，并在其下方留下只有液体的边缘。当眼睛处于这个位置时，在角膜表面用一根套管进行几次敲击，就会打开有问题的边缘。当完成这一点后，眼睛就恢复正常，气泡被允许恢复其中心位置。这项技术首先由梅勒斯等描述并称为气泡碰撞。移植物的最终检查应该显示干净的圆形边缘，在剥离完全的间质床内没有褶皱且居中良好。

现在，随着气泡保护组织不被无意中偏离中心或再卷曲，注射非常缓慢地 BSS 被引导离开移植物进入瞳孔，以填充前房和后房，直到眼睛完全成形，不再是低张力，但仍是软的。虽然这会缩小气泡，但它会减少最终气泡滴定过程中虹膜后注入气体的机会。使用 3mL 的注射器，然后注入 20%的 SF6 气体，直到气泡占据前房的 80%~90%，或者直到气泡的周边新月形在边缘的 0.5~1mm 内。最终气泡滴定是根据需要交替地从穿刺表面注入气体或 BSS 来进行的。这允许气体或 BSS 进入前房，同时切口需立即自闭以防止流出。不阻塞下方周边虹膜切开术地较大气泡是最好的，因为它们减少了再注入气泡的风险。

7.15 结束手术

在手术结束时，虹膜应平坦，前房深，眼压正常。如果使用全身麻醉，则只在眼睛上放置一个福克斯护罩，患者在清醒时，立即开始每 2 小时使用抗生素和类固醇滴眼液。如果使用球后麻醉或球周麻醉，则在眼睛上用溶解的胶原蛋白护套，该护套已经浸泡在抗生素和类固醇中，盖子关闭并轻轻修补，直到第 2 天术后第一次就诊。作为胶原包膜输送系统的替代方案，外科医生可以将抗生素和类固醇注射到结膜下或 Tenon 囊下间隙。

如果外科医生想在裂隙灯下检查患者，在结束手术大约 1 小时后检查瞳孔阻塞的迹象，则在无菌袋中留有 3mL 的 20% SF6 气体注射器和 3mL 的 BSS 注射器。检查前房的深度是否均匀，用套管获得大约的触觉压力，如果需要，用 BSS 和 20% SF6 气体滴定气泡大小。

7.16 术后护理

7.16.1 体位

在手术当天，要求患者尽可能多地仰卧（“鼻子面向天花板”），允许 20 分钟用于浴室或餐间休息，每小时之内的 2~3 分钟用于减轻任何背痛。在手术当晚，

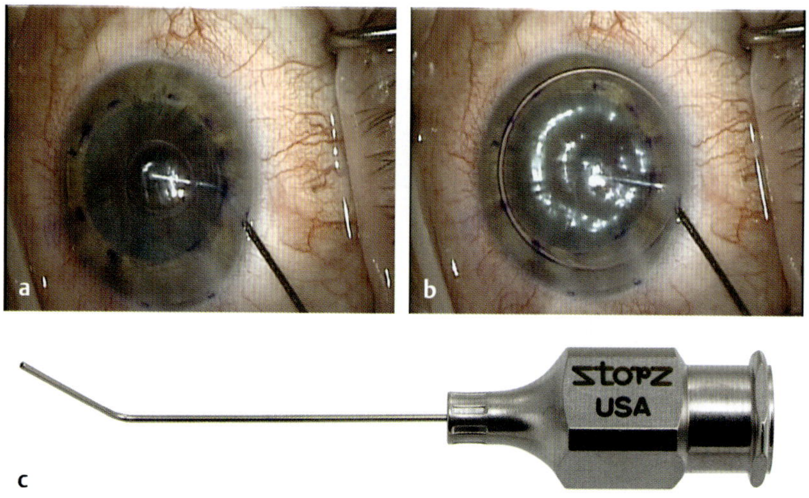

图 7.20 （a）用 1mL 注射器和标准 27 号规格的插管将 20% SF6 气体的气泡缓慢地注射到角膜下面；或者用 Straiko 插管可以使插管更容易定位在腔室的中心。（b）气泡扩大到几乎与移植物一样大时，将套管从眼睛中抽出。（c）Straiko DMEK 套管（Storz Bausch & Lomb Surgical）的特征是在套管的“肘部”之后有一个较长的段，以便使套管尖端更容易定位在腔室的中心。

患者可以任何姿势睡觉，但绝对不能俯卧以防止气泡向虹膜后移动并导致虹膜爆炸。在术后的头 2 天，患者遵循一个简化的体位过程："两个 2 小时 2 天。"这意味着患者连续 2 个小时仰卧，然后连续坐着或站立 2 个小时。从术后第 3 天开始，不再需要进一步的定位（表 7.4）。

7.16.2 用药

1%泼尼松龙在第一周每 2 小时 1 次，然后逐渐减少至每天 4 次，直至 3 个月随访时，用 0.1%的氟米龙代替。在第 3 个月的随访中，氟米龙 0.1%每天 3 次，连续用 2 个月；每天 2 次，连续用 1 个月；然后每天 1 次。酮咯酸或等效的非甾体消炎药每天 3 次，直到瓶子为空或 1 个月后，并且氧氟沙星每天 4 次，直到瓶子为空。第 1 个月在睡前使用润滑软膏。如果患者在术前使用青光眼滴眼液，则在手术后应立即恢复（表 7.4）。

7.16.3 术后随访

患者在术后第 1、6 天和 14 天进行随访就诊，然后在术后 1、3、6 和 12 个月再进行随访。主要伤口的"安全缝合"通常在术后 1 周随访。移植物边缘逐渐剥离或持续性中央角膜水肿多见。眼前段光学相干断层扫描（OCT）可以显示移植物的整个直径，在评估移植物的整体功能、边缘位置以及移植物分离的改善或恶化方面有很大价值。对于常规的 DMEK 患者，术前和术后第 1 天、第 1 周、第 1 个月和第 6 个月进行眼前段 OCT 扫描。在术后 6 个月进行角膜内皮镜检查，然后每年进行角膜内皮显微镜检查。

7.16.4 重新注入气泡

我们在以下 3 种情况下重新在移植物中注入气泡：①移植物分离区域> 30%；②移植物的持续分离或者角膜水肿扩散；③患者要求更快地清除移植物分离区域。

DMEK 移植物再次注入气泡的标准

1.移植物分离区域>30%。
2.移植物的持续分离或者角膜水肿扩散。
3.患者要求更快地清除移植物分离区域。

在大多数情况下，在诊所裂隙灯下进行气泡再注

表 7.4　DMEK 患者的术后护理

	体位	用药
手术时间	尽可能仰卧，每小时休息 2~3 分钟，洗澡和进餐可休息 20 分钟。在舒适的位置睡觉，尽可能仰卧，但绝对不能俯卧位	无——用遮光眼罩和护罩
术后 1~2 天	仰卧 2 小时，坐卧 2 小时。在舒适的位置睡觉，尽可能仰卧，绝对不俯卧位	• 1%泼尼松龙，2 小时 1 次 • 第 4 代喹诺酮每天 4 次 • 首选标准剂量非甾体消炎药
术后 3~7 天	• 无 • 如果移植物再鼓泡，通常是 2~3 周。从手术当天和再鼓泡后第 1~2 天重复体位表	
2~4 周	无	• 1%泼尼松龙，4 次/日 • 第 4 代喹诺酮 4 次/日 • 首选标准剂量的非甾体消炎药
2~3 个月	无	• 1%泼尼松龙 4 次/日
4~5 个月	无	• 0.1%氟米龙 3 次/日
第 5 个月	无	• 0.1%氟米龙 2 次/日
6~12 个月	无	• 0.1%氟米龙 1 次/日

缩写：NSAID，非甾体消炎药。

入，将一次性 27 号套管连接到标准的 43 英寸静脉(Ⅳ)延长管，然后将其连接到 5mL 注射器。在裂隙灯处用显微手术钳穿透下方穿刺部位的上皮后，将钝性套管的尖端插入瞳孔，将套管轴压向伤口的后缘，从前房排出液体。柱塞被另一只手压下，用空气气泡填充前房。由于注射器通过 43 英寸的Ⅳ管连接到插管，所以它可以被握在手中，同时操作裂隙灯的操纵杆以保持焦点。这项技术在 2015 由我们的团队很好地描述并发表在 2016 的《角膜》杂志上(图 7.21)[4]。

7.17 结论

以下是我们标准化技术的最重要组成部分[1]：

- Straiko 注射器[5,6]。
- 确认组织预剥离并予以 S-标志[5-7]。
- 完全剥离受体后弹力层[8]。
- 使前方变浅并轻拍角膜上皮展开移植物[2,5,6]。
- 用 20% SF6 气体填支撑移植物充[9]。

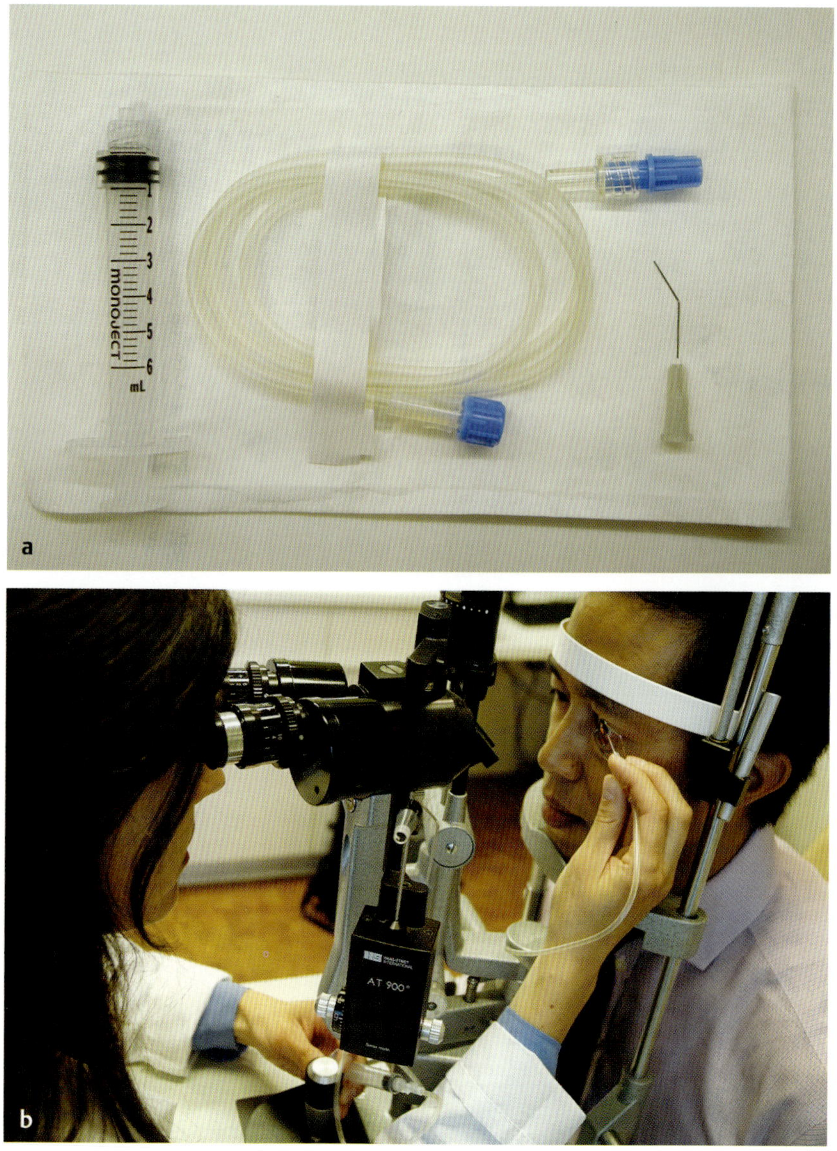

图 7.21　(a)在裂隙灯下对后弹力层角膜内皮移植术(DMEK)的移植物进行灌注，所需的材料是 27 号套管、5mL 注射器和标准 43 英寸静脉延长管。(b)在裂隙灯下 DMEK 移植物的再起泡方法。

DMEK 技术的 Devers 标准总结

1.Straiko 注射器。
2.确认组织预剥离并予以 S-标志。
3.完全剥离受体后弹力层。
4.使前方变浅并轻拍角膜上皮展开移植物。
5.用 20% SF6 气体填支撑移植物充。

与标准的 DSAEK 技术相比，我们使用标准化的 DMEK 技术已经取得了相当或更好的结果。在早期治疗糖尿病视网膜病变研究(ETDRS)图表(DSAEK 对 DMEK：0.20±0.13 对 0.11±0.13，P<0.001)上，与本中心前 100 例 DSAEK 相比，前 100 例 DMEK 患者在 6 个月时视力提高近一行。内皮细胞丢失(25.9%±14% 对 27.9%±16%，P=0.38)和再次注入气泡率(2%对 6%，P=0.28)。DSAEK 组无医源性原发性移植失败，DMEK 组有 4 例(P=0.12)，但这些病例是在将 S-标志纳入我们的标准化技术之前发生的。自从 S-标志的引入以来，我们没有进一步的医源性原发性移植物失败。

其他医生[2,8-14]通过使用与我们不同程度的技术，取得了类似的成功，并且毫无疑问，新技术总是不断涌现。不管新手外科医生是否采用我们的技术，面对 DMEK 的陡峭学习曲线的最佳方法是研究任何技术项目可能在要点中失败的细微差别。本章为学习 DMEK 的重要细节提供了良好的基础，但没有什么能够代替 DMEK 在体外实验室的动手训练，以及在手术显微镜下协助一位经验丰富的 DMEK 外科医生。

(闻思敏 舒会叶 译)

参考文献

[1] Terry MA. Endothelial keratoplasty: why aren't we all doing Descemet membrane endothelial keratoplasty? Cornea. 2012; 31(5):469–471
[2] Yoeruek E, Bayyoud T, Hofmann J, Bartz-Schmidt KU. Novel maneuver facilitating Descemet membrane unfolding in the anterior chamber. Cornea. 2013; 32(3):370–373
[3] Sáles CS, Terry MA, Veldman PB, Mayko ZM, Straiko MD. The relationship between tissue unscrolling time and endothelial cell loss. Cornea. 2016; 35 (4):471–476
[4] Sáles CS, Straiko MD, Terry MA. Novel technique for rebubbling DMEK grafts at the slit lamp using intravenous extension tubing. Cornea. 2016; 35 (4):582–585
[5] Terry MA, Straiko MD, Veldman PB, et al. Standardized DMEK Technique: Reducing Complications Using Prestripped Tissue, Novel Glass Injector, and Sulfur Hexafluoride (SF6) Gas. Cornea. 2015; 34(8):845–852
[6] Hamzaoglu EC, Straiko MD, Mayko ZM, Sáles CS, Terry MA. The first 100 eyes of standardized Descemet stripping automated endothelial keratoplasty versus standardized Descemet membrane endothelial keratoplasty. Ophthalmology. 2015; 122(11):2193–2199
[7] Veldman PB, Dye PK, Holiman JD, et al. The S-stamp in Descemet Membrane Endothelial Keratoplasty Safely Eliminates Upside-down Graft Implantation. Ophthalmology. 2016; 123(1):161–164
[8] Kruse FE, Laaser K, Cursiefen C, et al. A stepwise approach to donor preparation and insertion increases safety and outcome of Descemet membrane endothelial keratoplasty. Cornea. 2011; 30(5):580–587
[9] Güell JL, Morral M, Gris O, Elies D, Manero F. Comparison of Sulfur Hexafluoride 20% versus Air Tamponade in Descemet Membrane Endothelial Keratoplasty. Ophthalmology. 2015; 122(9):1757–1764
[10] Dapena I, Moutsouris K, Droutsas K, Ham L, van Dijk K, Melles GR. Standardized "no-touch" technique for descemet membrane endothelial keratoplasty. Arch Ophthalmol. 2011; 129(1):88–94
[11] Droutsas K, Giallouros E, Melles GR, Chatzistefanou K, Sekundo W. Descemet membrane endothelial keratoplasty: learning curve of a single surgeon. Cornea. 2013; 32(8):1075–1079
[12] Price MO, Giebel AW, Fairchild KM, Price FW, Jr. Descemet's membrane endothelial keratoplasty: prospective multicenter study of visual and refractive outcomes and endothelial survival. Ophthalmology. 2009; 116(12):2361–2368
[13] Busin M, Leon P, Scorcia V, Ponzin D. Contact Lens-Assisted Pull-Through Technique for Delivery of Tri-Folded (Endothelium in) DMEK Grafts Minimizes Surgical Time and Cell Loss. Ophthalmology. 2016; 123(3):476–483
[14] Gorovoy MS. DMEK Complications. Cornea. 2014; 33(1):101–104

第 8 章 在困难环境下进行DMEK移植物展开的技术

Brandon Daniel Ayres

8.1 引言

后板层角膜移植术从移植物制备、供体置入和供体移植物展开都充满复杂性。由于若干原因，在后弹力层角膜内皮移植术(DMEK)中，供体移植物的展开特别困难。第一个挑战是显示 DMEK 移植组织和在前房中的定向，第二个挑战是 DMEK 移植物非常脆弱的性质。最后，展开一个容易向上滚动的移植物，而不是像在 DSEK 手术中那样采取平面配置，也是非常困难的。这些只是在常规情况下使 DMEK 具有手术挑战性的一些因素，而在复杂情况下更是如此。

8.2 显示 DMEK 移植物

作为一般手术原则，在病例早期的任何不正确的技术都将加大后期手术步骤中的困难。DMEK 手术也适用这条规则。确保在前房中见到内皮移植物至关重要。在平衡盐溶液(BSS)和台盼蓝的混合物中染色供体移植物对于观察前房中的移植物是至关重要的。随着时间的推移，蓝色会从移植物中稀释出来，因此及时展开是有益的。一旦移植物失去了所有颜色，在前房中看到它就非常困难，并且展开变得更加困难，但并非不可能。在台盼蓝和 BSS 的 50/50 混合物中染色移植物 5 分钟左右应能赋予移植物足够的颜色以使其充分显影。良好的显影将有助于在任何情况下展开移植物。

与后弹力层剥除角膜内皮移植术(DSEK)类似，DMEK 中的内皮移植物必须展开并且处于正确的方向。在手术显微镜下观察 DMEK 移植物的方向可能非常困难，但在移植物存活和患者满意度方面是必不可少的。可以采用几种技术来确保适当的移植物方向。

8.2.1 标志基质

基质的标志已经在 DSEK 手术中使用了很多年。许多眼库和外科医生现在能够在 DMEK 组织的膜一侧上放置基质定位标志。通常用龙胆紫标志，使标志下的内皮细胞损失最小化。基质标志可以与极微小的细胞丢失相关，但是极大地促进移植物的正确定位并防止移植失败；且不会造成长期的细胞丢失(图 8.1)[1]。大多数外科医生都认为，基质标志有助于移植物的定向，并且减少了整个手术时间，而不需要特殊的器械或技术来显影移植物。与基质标志相关的少量细胞丢失，远比展开移植物和移植物倒置损伤小。

8.2.2 间接照明

DMEK 即使在手术显微镜下进行充分的台盼蓝染色，DMEK 移植物的显像依旧很困难。已经有研究展示了使用光管或内照明器来辅助移植物的可视化[2]。使用间接照明提高了外科医生对移植物位置和动力学的理解。当由于角膜水肿或瘢痕形成而前房视野缩小时，这尤其有益。以类似的方式，一些外科医生提倡使用手持裂隙灯来帮助显示移植物[3]。在这些情况下，裂隙灯用于帮助确认移植物在前房中的方向。

8.2.3 术中 OCT 的运用

前段光学相干断层扫描(OCT)通常用于显示术后 DMEK 移植物，以确保正确的附着和定位。在过去几年中，术中 OCT 已经可用于辅助前段手术[4]。手术显微镜的附加功能允许 OCT 图像出现在外科医生的视野中。这允许实时可视化 DMEK 组织，而无须使用任何额外的仪器或染色。使用 OCT 有助于外科医生

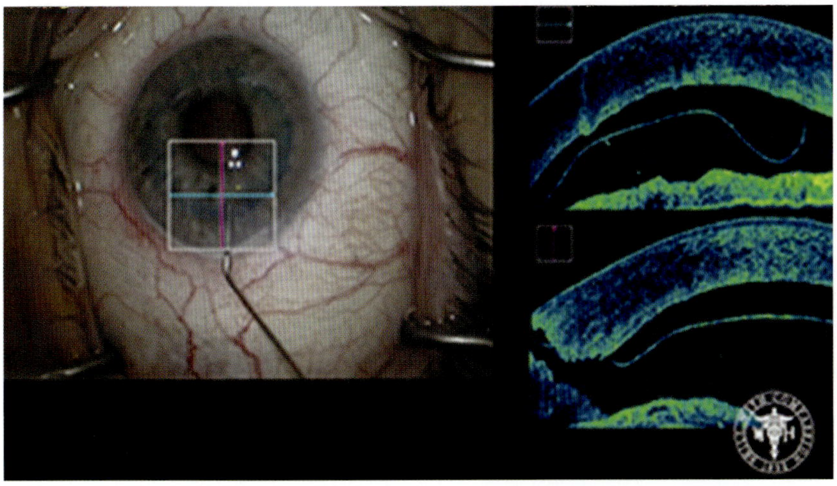

图 8.1　术中光学相干断层扫描照片用于确认后弹力层内皮移植物的正确方向。注意移植物的边缘如何向受体角膜的后基质滚动，确认方向。在这种情况下，在移植体上也可见基质 S-标志，进一步证实了正确的移植物取向。

确认正确的移植物方向并更好地了解内皮移植物的动力学。随着术中 OCT 使用的增加，我们将看到它是否有助于新手外科医生过渡到 DMEK 手术并帮助有经验的外科医生处理更多的病例。

8.2.4 直接可视化

许多外科医生无法在手术室使用术中 OCT、光管或便携式裂隙灯。只要能用台盼蓝染色角膜，就可以使用所谓的 Moutsouris 标志来确定移植方向。使用这种技术，将套管放置在移植物的双卷曲上，然后将套管向右或向左滑动。如果套管在移植物的滚动部分变成蓝色，则可以确保 DMEK 组织处于正确的方向。如果套管没有变蓝，则移植物是倒置的，因此需要在前房中旋转。

8.2.5 移植物组织的旋转“翻转”

不管用于将 DMEK 组织移植物放入前房的技术如何，当移植物以不正确的方向结束时，这种情况就会出现。这可以通过 OCT 上方向标志倒置或用 Moutsouris 标志来确定。一旦你确认移植物在前房倒置，就必须翻转。虽然最初看起来可能很困难，但是只要可以看到移植物，那么，翻转移植物的技术是相当容易的。在这种情况下，需要一个深前房。通过加深前房，DMEK 移植物将向上滚动。在确认主切口用缝合线闭合后，通过穿刺口的冲洗将产生前房中的流体波，可使 DMEK 移植物自行翻转。

一旦移植物翻转 180°，便可以使前房变浅，以保持移植物位于原位。如果幸运的话，组织仍然会在双卷曲中，这将有助于展开。可使用多种技术的移植物按照正确的方向展开(图 8.2)。如果移植物卷成单个卷曲，流体射流最终将使小叶展开。一旦后弹力层移植物的一小部分开始打开，其余部分的移植物便可以使用 Dirisamer 技术展开(图 8.3)。使用套管使 DMEK 移植物开口端上方的前房变浅；这使开口部分靠在虹膜上，并且加深了卷曲上的前房。当一个人拿着第一根套管时，便可用第二根套管来“轻敲”卷曲上的角膜，选择性地打开剩余的移植物。

8.2.6 展开 DMEK 移植物组织

已经描述了许多技术来帮助展开 DMEK 组织的卷曲。在很大程度上，所使用的技术将取决于维持眼睛柔软，浅前房以及移植物如何在前房中呈现。在许多情况下，需要使用多种技术来打开和放置移植物。作为一般规则，来自老年捐赠者的组织将更容易打开，因为它倾向于形成更松散的卷曲，导致更短的展开时间[5]。病例越具挑战性，选择捐赠者年龄就越重要。

最简单的情况是“惰性”移植物(图 8.4)。在这种情况下，后弹力层移植物在前房中是一个非常松散的卷曲。“惰性”移植物是最容易打开的移植物之一。在许多情况下，通过保持眼睛柔软和浅前房，只需在角膜上直接轻拍 DMEK 移植物就可以使移植物打开。一旦打开，用 20%硫六氟化物气体(SF6)便可将移植物附着到受体基质上。

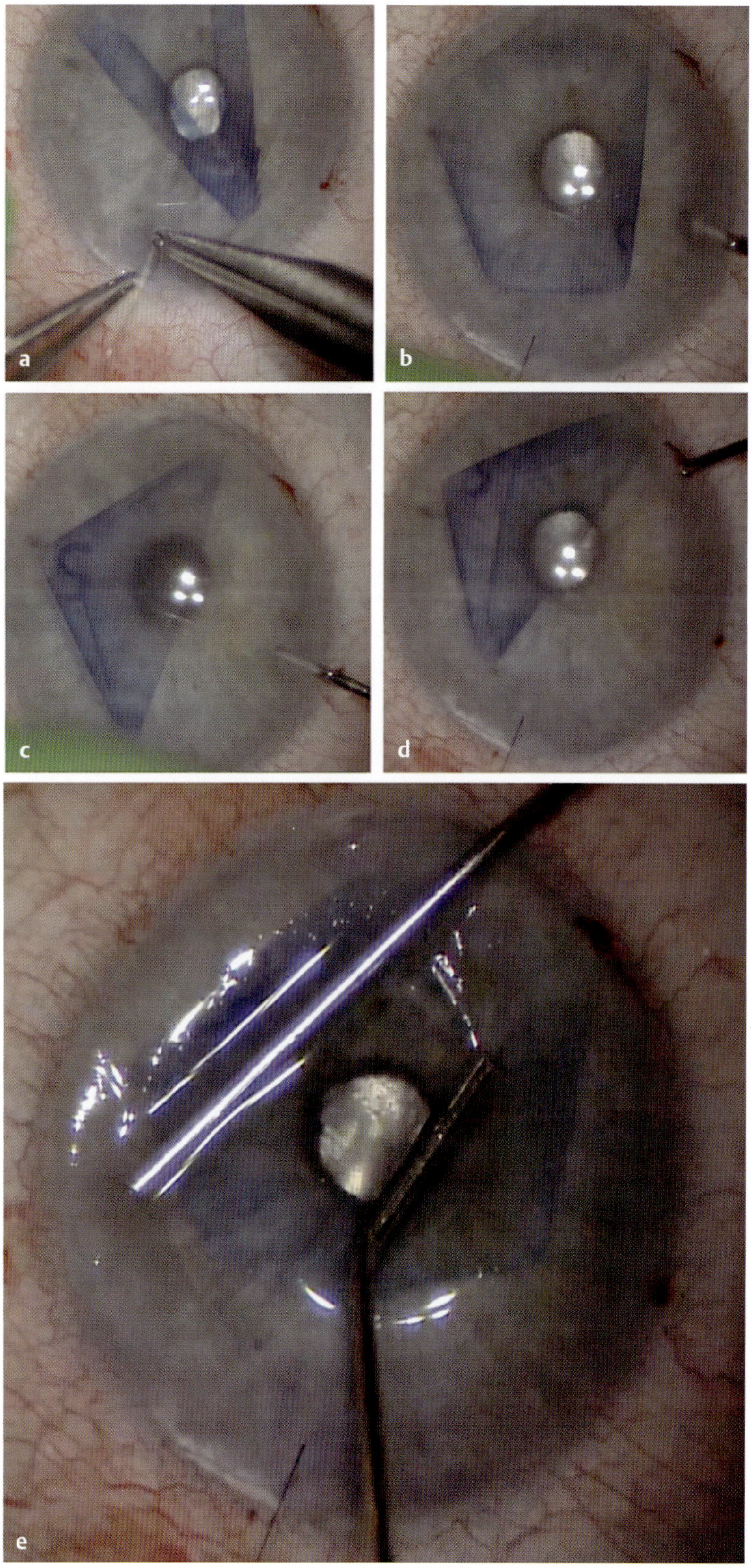

图 8.2　(a)后弹力层角膜内皮移植术(DMEK)移植物的倒置展开（注意图像 S-标志位于左侧）。用缝合线以确保加深前房时切口无法打开。(b)前房很深，允许 DMEK 移植物自行滚动。(c)使用平衡盐溶液喷射，DMEK 组织在前房翻滚直至其自身翻转。(d)通过穿刺口保持浅前房中移植物处于正确的位置。(e)DMEK 移植物现在处于良好位置，使用 Dirisamer 技术展开。

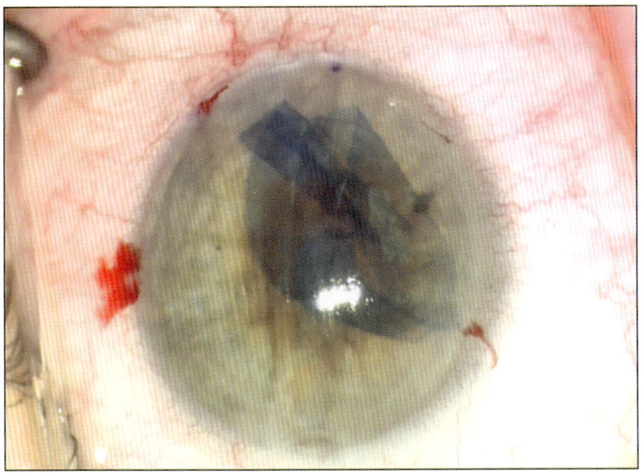

图 8.3　利用 Dirisamer 技术，一个插管在 DMEK 移植物的开放部分上方使前房变浅，然后第二插管用于敲打和扫掠角膜以打开移植物的第二部分。

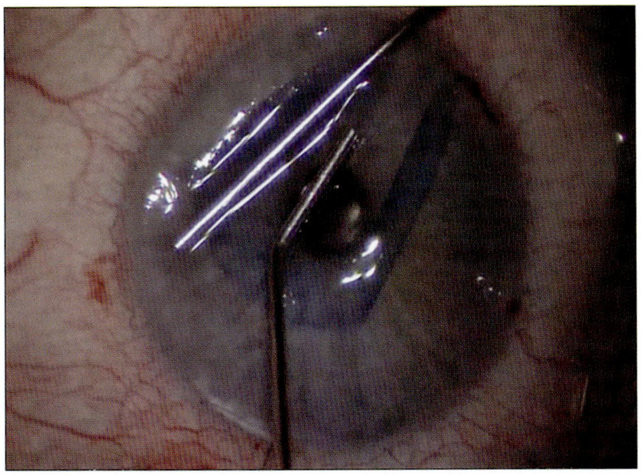

图 8.4　"惰性"后弹力层内皮移植物的临床照片。注意，前房中移植物不是紧密卷曲中，使其更容易展开组织。

大多数情况下，DMEK 移植物不具有惰性，并且倾向于在前房向外滚动内皮。移植物可能是单卷曲或双卷曲的结构。这些形状的展开更具挑战性，但只要眼睛保持柔软和保持浅前房，展开会相对简单。第一步是确保移植物处于正确的方向(内皮细胞向下)。在移植物部分展开以允许可视化方位标志或评估 Moutsouris 标志之前，可能无法知道方向。在展开前，一定要关闭主切口，以确保移植物不会从前房排出。通过外周穿刺口始终保持浅前房(虽然作者见过移植物甚至通过周边小切口)。无接触技术可用于帮助初始移植物展开。在许多情况下，这将允许一半的移植物展开，让另一半自己关闭。通过这种配置，用插管使前房变浅将移植的开放部分保持在适当位置。使用具有扫掠运动的第二插管，打开移植物的部分。一旦打开，移植物就位于前房的中心，然后用气体或空气将移植物附着在受体基质上。

在大多数情况下，无接触和 Dirisamer 技术都是有效打开内皮移植物所必需的[6]。随着 DMEK 的满意度的增加，可能会尝试更多具有挑战性的病例。在患有青光眼管引流阀或有玻璃体切割术的眼睛中进行 DMEK 也是可能的[7]，但可能更具挑战性并且具有更高的并发症率[8,9]。只要前房可以变浅，该技术就和标准技术没有什么差别。在某些情况下(作者认为在后段切除术眼中尤其如此)，眼睛前房不能变浅或不能保持浅。如果前房不能变浅，移植物将继续自行卷曲，几乎不可能展开。在这些情况下，可以使用气泡来帮助展开。使用气泡来协助展开是以 Isabel Dapena 的名字命名的。在 Dapena 操作中，在 DMEK 移植物和其上的受体角膜基质之间注入气泡。操纵外部角膜上的气泡允许小气泡充当展开移植物的工具。一旦移植物展开，移除气泡并将空气置于移植物下面以进行最终附着。虽然这项技术听起来很简单，但要确切知道前房的位置以及套管在移植物上的位置是非常有挑战性的。必须注意确保将空气注入正确的位置，否则会使移植物更加难以展开。

DMEK 是一个极具挑战性的外科手术，即使手术条件和临床情况都得到了优化。在许多有引流管、小梁切除术、玻璃体切割术后的眼睛中，DSEK 可能是一种更简单的视觉康复选择。如果要尝试 DMEK，可能需要使用多种技术来帮助展开移植物。只要有耐心和手术技巧，在 DMEK 过程中除了角膜水肿以外的前段并发症，其他都可以得到安全有效的治疗。

(李娟　张丽娟　译)

参考文献

[1] Veldman PB, Dye PK, Holiman JD, et al. The S-stamp in Descemet Membrane Endothelial Keratoplasty Safely Eliminates Upside-down Graft Implantation. Ophthalmology. 2016; 123(1):161-164

[2] Jacob S, Agarwal A, Agarwal A, Narasimhan S, Kumar DA, Sivagnanam S. Endoilluminator-assisted transcorneal illumination for Descemet membrane

endothelial keratoplasty: enhanced intraoperative visualization of the graft in corneal decompensation secondary to pseudophakic bullous keratopathy. J Cataract Refract Surg. 2014; 40(8):1332–1336

[3] Burkhart ZN, Feng MT, Price MO, Price FW. Handheld slit beam techniques to facilitate DMEK and DALK. Cornea. 2013; 32(5):722–724

[4] Cost B, Goshe JM, Srivastava S, Ehlers JP. Intraoperative optical coherence tomography-assisted descemet membrane endothelial keratoplasty in the DISCOVER study. Am J Ophthalmol. 2015; 160(3):430–437

[5] Heinzelmann S, Hüther S, Böhringer D, Eberwein P, Reinhard T, Maier P. Influence of donor characteristics on descemet membrane endothelial keratoplasty. Cornea. 2014; 33(6):644–648

[6] Liarakos VS, Dapena I, Ham L, van Dijk K, Melles GR. Intraocular graft unfolding techniques in descemet membrane endothelial keratoplasty. JAMA Ophthalmol. 2013; 131(1):29–35

[7] Bersudsky V, Treviño A, Rumelt S. Management of endothelial decompensation because of glaucoma shunt tube touch by Descemet membrane endothelial keratoplasty and tube revision. Cornea. 2011; 30(6):709–711

[8] Yoeruek E, Rubino G, Bayyoud T, Bartz-Schmidt KU. Descemet membrane endothelial keratoplasty in vitrectomized eyes: clinical results. Cornea. 2015; 34(1):1–5

[9] Weller JM, Tourtas T, Kruse FE. Feasibility and Outcome of Descemet Membrane Endothelial Keratoplasty in Complex Anterior Segment and Vitreous Disease. Cornea. 2015; 34(11):1351–1357

后弹力层前膜角膜内皮移植术

第 9 章

Priya Narang, Amar Agarwal

9.1 引言

角膜内皮移植术(EK)包括后弹力层角膜内皮移植术(DMEK)和后弹力层剥除角膜内皮移植术(DSEK)作为主要类型,同时全球许多眼科医生也应用了自动的角膜刀取材后弹力层角膜内皮移植术(DMAEK)和自动角膜刀取材后弹力层剥除角膜内皮移植术(DSAEK)。尽管技术上具有挑战性,与其他类型相比,DMEK 作为一项 EK 手术拥有良好的术后视觉效果。Melles 等研究发现,DMEK 能够用健康供体的后弹力层 (DM)-内皮复合体在解剖结构上完美的替换患病的 DM-内皮复合体[1,2]。

后弹力层前膜角膜内皮移植术(PDEK)[3] 是 EK 领域的新类型,进一步扩展了 EK 的范围,其主要通过形成一个 1 型气泡(bb),使后弹力层前膜(PDL)与 DM-内皮复合体从供体残余角膜基质上分离[4]。PDEK 手术在成人和婴儿供体组织中的可行性[3,5],使其在供体组织短缺时代受到高度重视。

9.2 空气分离的重要性及气泡类型

空气分离是一项成熟的技术,能够在分离角膜基质时减少显微外科镊子或显微角膜刀的使用。用一个注满空气的注射器将空气注入基质, 内皮面向上,并在内皮下方所需深度处直接观察进针。空气分离的优势在于其经济划算, 因为该操作是由医生手动完成的。主要缺点是作为手术医生需要一定的手术技巧,因为用于注射空气的针必须在 DM-内皮复合体下方的正确深度处插入。

9.2.1 1 型气泡

1 型气泡是 PDEK 手术必备的,它通常从中心扩散到周边,为圆顶形。气泡直径通常为 7.5~8.5mm,由于 PDL 和残余基质之间的粘连,这种气泡从未延伸到角膜最外缘。注入空气使得 PDL-DM-内皮复合体从残留的基质上分离(图 9.1)。将 30G 针头连接到 5mL 注射器,斜面向上,用以制备这种1 型 气泡(图 9.2)。

9.2.2 2 型气泡

当空气进入 PDL-DM-内皮复合体之间时通常形成 2 型气泡。2 型气泡通常从周边扩散到中心,直径为 10~11mm。它可以延伸到角膜最外缘, 这是因为 PDL 和 DM 之间没有粘连(图 9.3)。随着该气泡的形成,应行 DMEK 而不是 PDEK。形成 2 型气泡时,应该非常小心,因为它的壁很薄,若受到过多的空气推动,气泡会破裂,导致植片穿孔并最终造成供体组织的浪费。

9.2.3 3 型混合气泡

当 1 型和 2 型气泡都形成且共存时,这就是所说的混合气泡。这是一种 3 型大气泡(图 9.4)。这种类型的气泡对手术医生提出了挑战,因为这需要精细的操作以避免气泡破裂。

9.3 手术技术

9.3.1 供体植片准备

气泡制备

从供体完整的角膜上分离具有角巩膜缘的角膜片,并将内皮面朝上放置。使用 30G 针头制备气泡,将其连接到充满空气的 5mL 注射器上。针头斜面向上,在合适的深度从角膜缘向角膜中外缘区域插入, 以便在 PDL 和残余基质之间形成分离平面

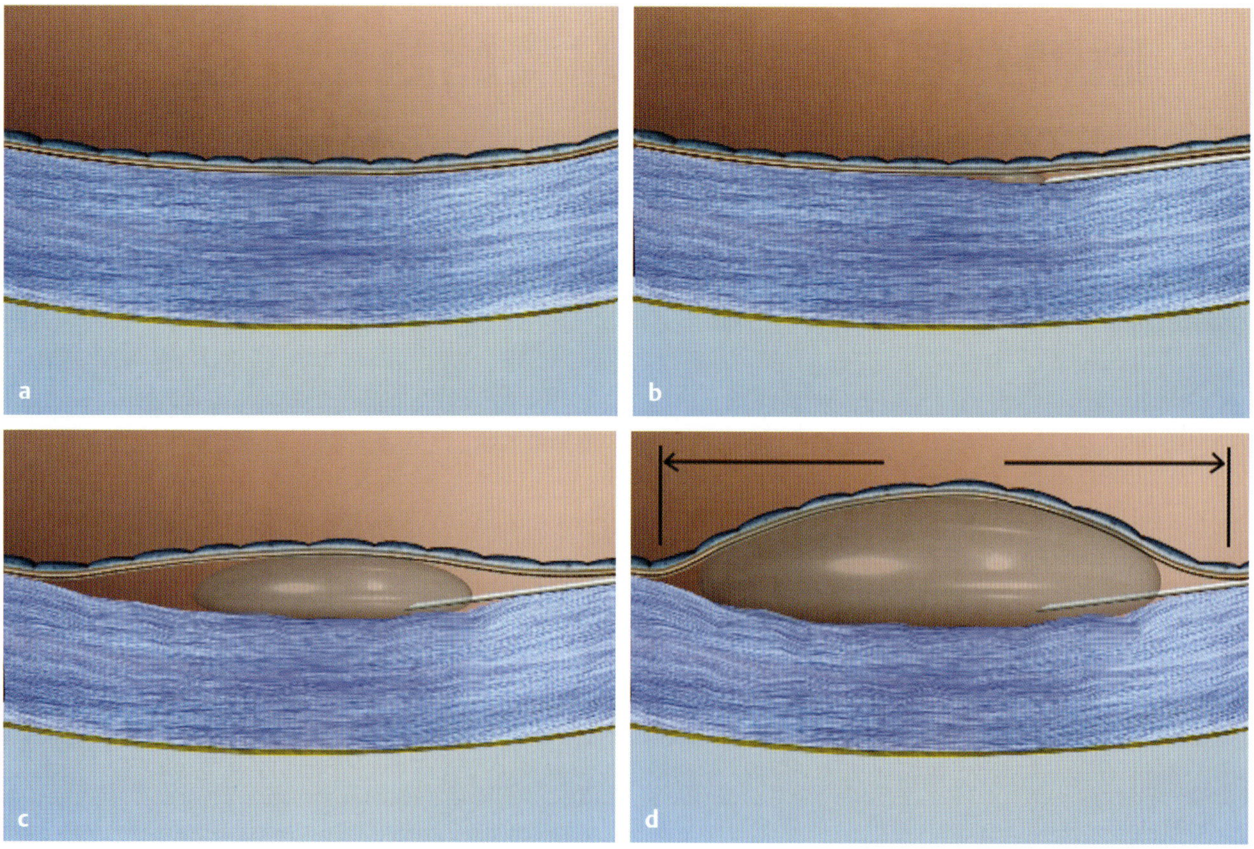

图 9.1 1 型气泡制备图示。(a)图片显示角膜各层，植片内皮面向上。(b)从后弹力层前膜(PDL)下方周边插入注气的 30 号针头。可以看到 PDL-后弹力层(DM)-内皮复合体位于针的斜面上方。(c)进一步注射空气使整个 PDL-DM-内皮复合体升高，在残余基质上方构成一个 PDEK 植片。(d)完全成形的 1 型气泡。

(图 9.5a)。如果在用空气反复尝试(至少超过 10 次)后仍没有成功制备气泡，可以尝试使用液体 McCarey Kaufman(MK)培养基、Optisol(Chiron Ophthalmics)或平衡盐溶液(BSS)。如果仍未形成气泡，手术医生可使用黏弹剂。此后，注入空气就形成一个直径约为 8mm 的圆顶形 1 型气泡。

植片染色

植片用台盼蓝染色，使其能够被清晰的观察。将气泡在角膜缘最外侧用侧切刀穿透(图 9.5b)，并在内部注入台盼蓝(图 9.5c)。然后用角巩膜剪将整个气泡周边剪开(图 9.5d)并放入角膜保存液中。当准备植入

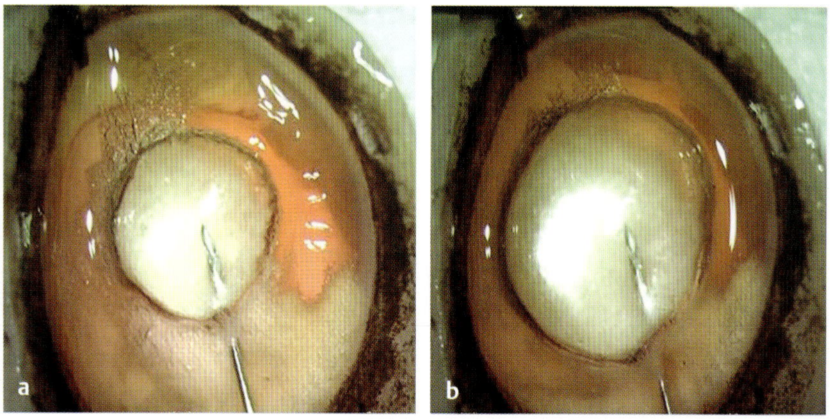

图 9.2 1 型大气泡供体植片的制备。(a)形成一个小的 1 型气泡。(b)注入空气增强 1 型气泡。

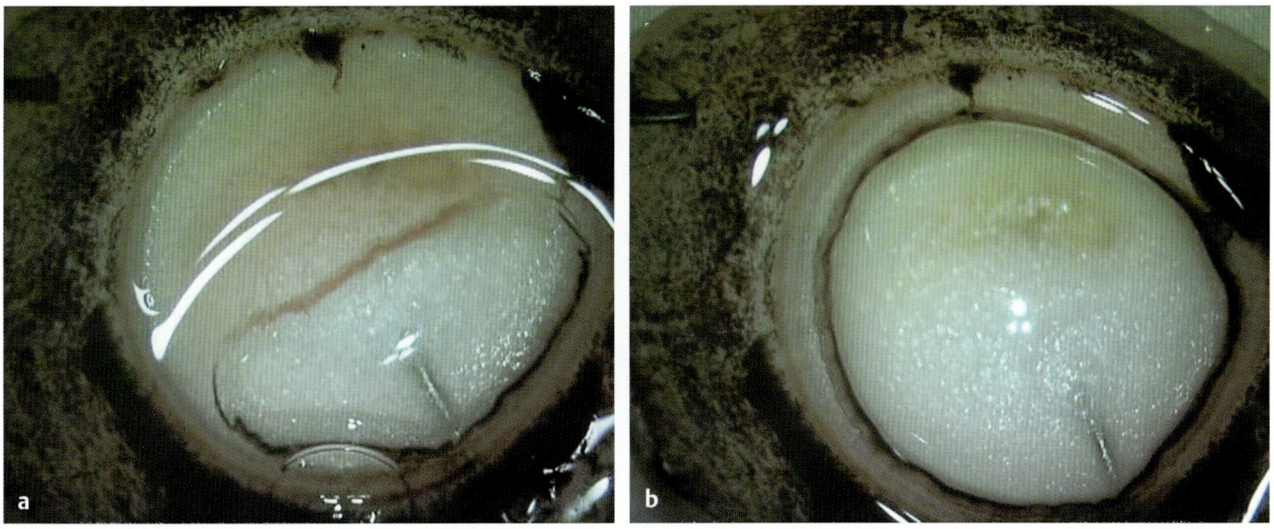

图 9.3　2 型大气泡。(a)空气注入后形成 2 型气泡。气泡从外周扩散到中央。(b)完全成形的 2 型气泡。

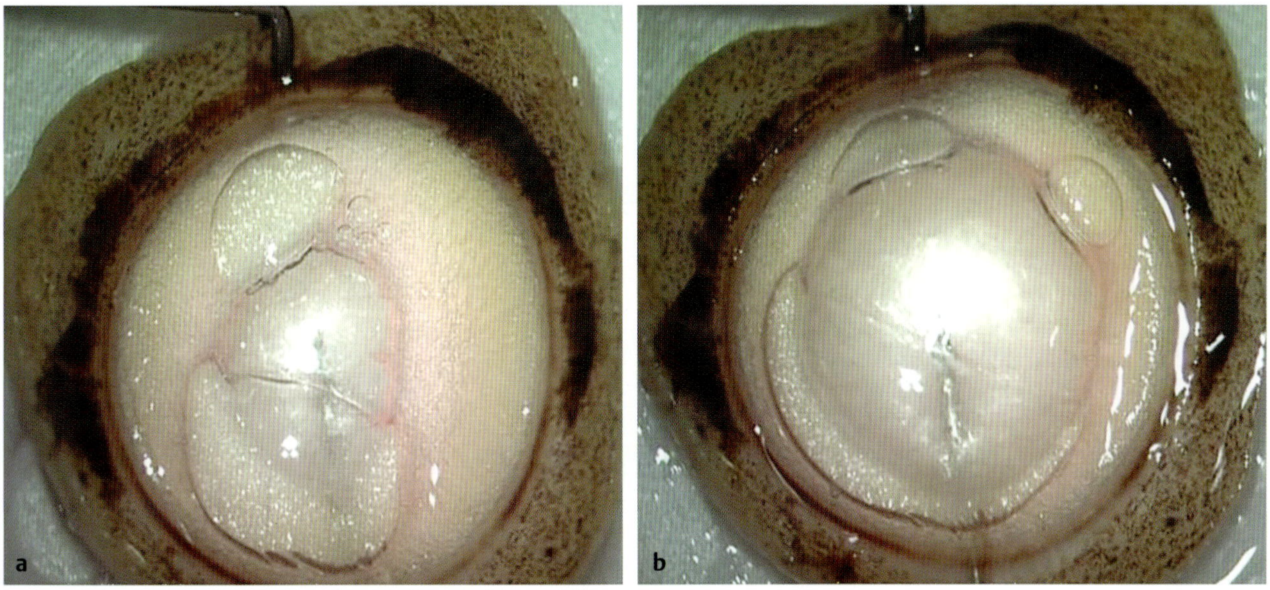

图 9.4　3 型大气泡。(a)1 型和(b)2 型气泡均形成。

时，供体植片被装载到注射器上(图 9.6)。

9.3.2 受体植床准备

手术在局部麻醉下进行，必要时，给予补充麻醉。

在大泡性角膜病变的病例中，第一步是上皮刮除。这有利于在手术过程中增强术中视野。将已连接空气泵的前房维持器(ACM)或套管针前房维持器(TACM)[6]插入眼睛中。这有助于始终维持足够的前房深度，并且确保在需要的时候进行适当的气液转换(图 9.7)。制备 2.8mm 的角膜隧道及两个侧切口。在前房完全充满空气的情况下，使用反向 Sinskey 钩剥离 DM。从角膜切口插入玻切头进行下方虹膜切除术。该操作用以避免在晚期发生瞳孔阻滞。

9.3.3 供体植片植入

用无齿镊轻夹植片，将其放入充满 BSS 的可折叠人工晶状体推注器中(图 9.7)[7]。停止空气灌注，通过角膜切口将植片轻轻推入前房，避免损伤切口。调整

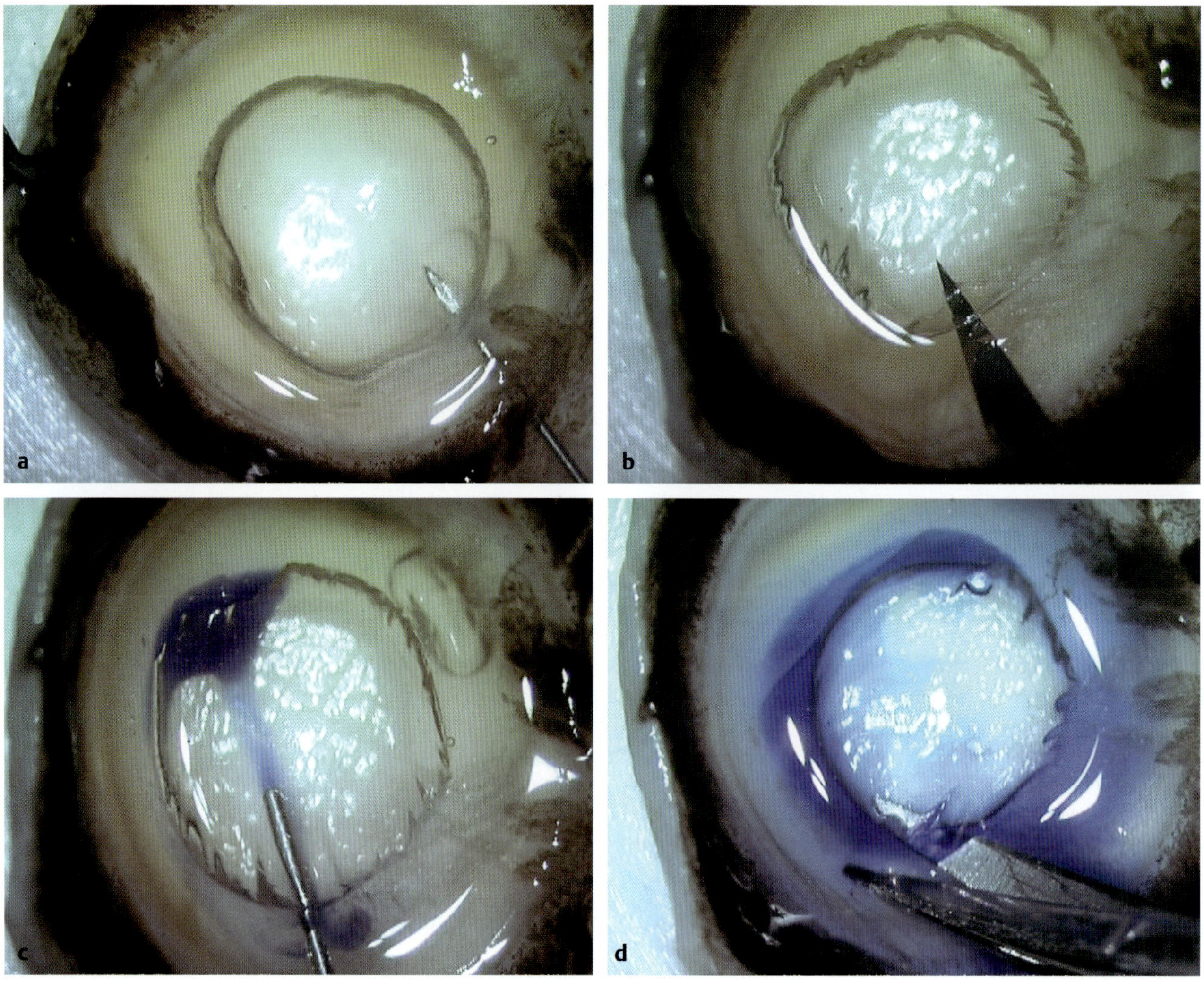

图 9.5 供体植片准备。(a)从角巩缘向角膜中外缘插入 30 号针头,注入空气以制备 1 型气泡。(b)用侧切刀在角膜缘最外侧穿透气泡。(c)气泡内注入台盼蓝染色。(d)用角巩膜剪沿气泡周边剪下植片。

植片方向,并利用空气和液体轻柔展开植片。还可行角膜按压和按摩以促进植片展开。植片部分展开后,在其下方注入一个小空气泡,这有助于植片黏附至角膜表面。植片外缘可通过反向 Sinskey 钩轻轻地辅助其展开。一旦植片完全展开,就开始空气灌注,这有利于植片完全黏附于受体植床上。缝合角膜,所有切口完全闭合,以便在术后期间形成良好的前房(图 9.8 和图 9.9)。

9.3.4 术后护理

建议患者在术后即刻仰卧约 3 小时,并在术后当天大部分时间继续保持该体位。裂隙灯检查确认植片位置。在术后第 2 天测量眼压,确认下方虹膜切口通畅。需使用局部抗生素和激素,在 4 个月内逐渐减量。

9.3.5 PDEK

EK 是一种从深层板角膜内皮移植术(DLEK)发展而来,转变为 DSEK/DSAEK,并进一步发展为 DMEK 的技术。PDEK 作为该类型中的最新技术被预计会得到广泛认可,这是由于其具有快速视觉恢复、可预测的伤口强度以及类似于 DMEK 的更高的光学可预测性。DM 撕裂而导致供体组织损失的可能性也较小,并且由于 PDL 在 DM-内皮复合体上的夹板效应而改善了植片的可操纵性。DSEK、DMEK 和 PDEK 之间的差异如表 9.1 所示。与 DMEK 一样,PDEK 植片的制备不需要额外的投入。PDEK 的供体植片中包

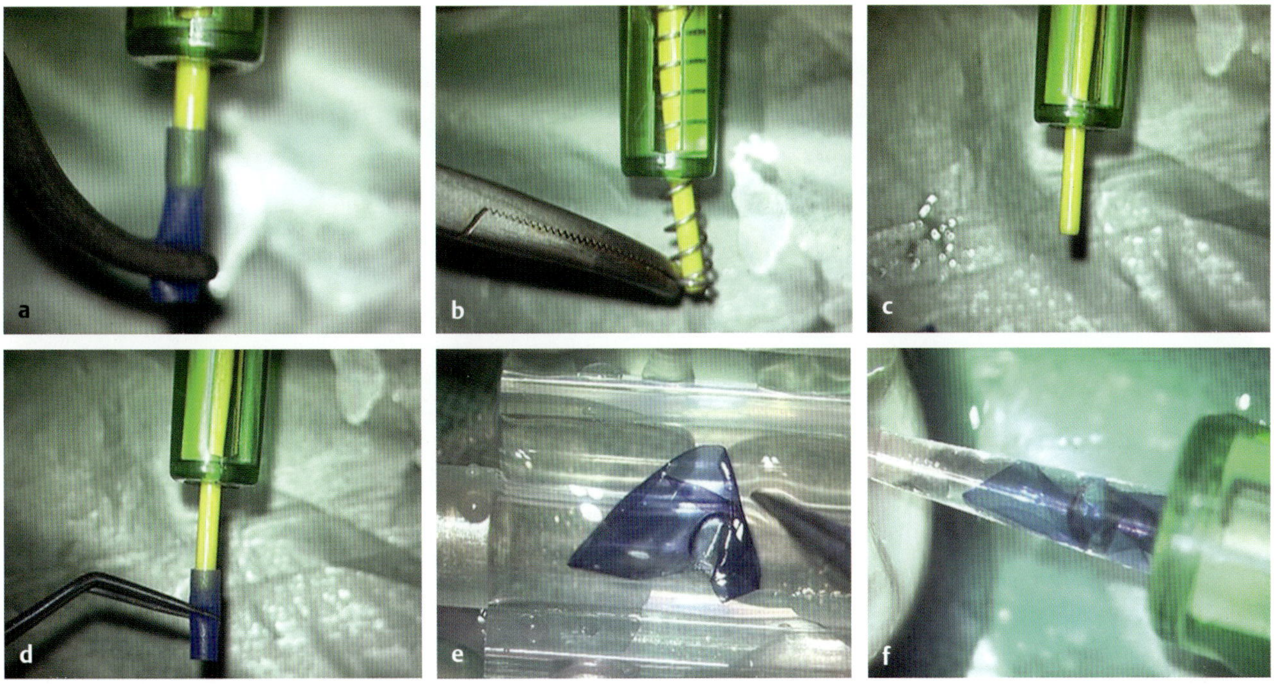

图 9.6　装载植片。(a)取下推注器海绵头。(b)取出推注器弹簧。(c)图示已移除弹簧的推注器头。(d)将海绵头重新固定在推注器上。(e)将植片置于推注器中。(f)装载推注器，并准备将植片推入前房。

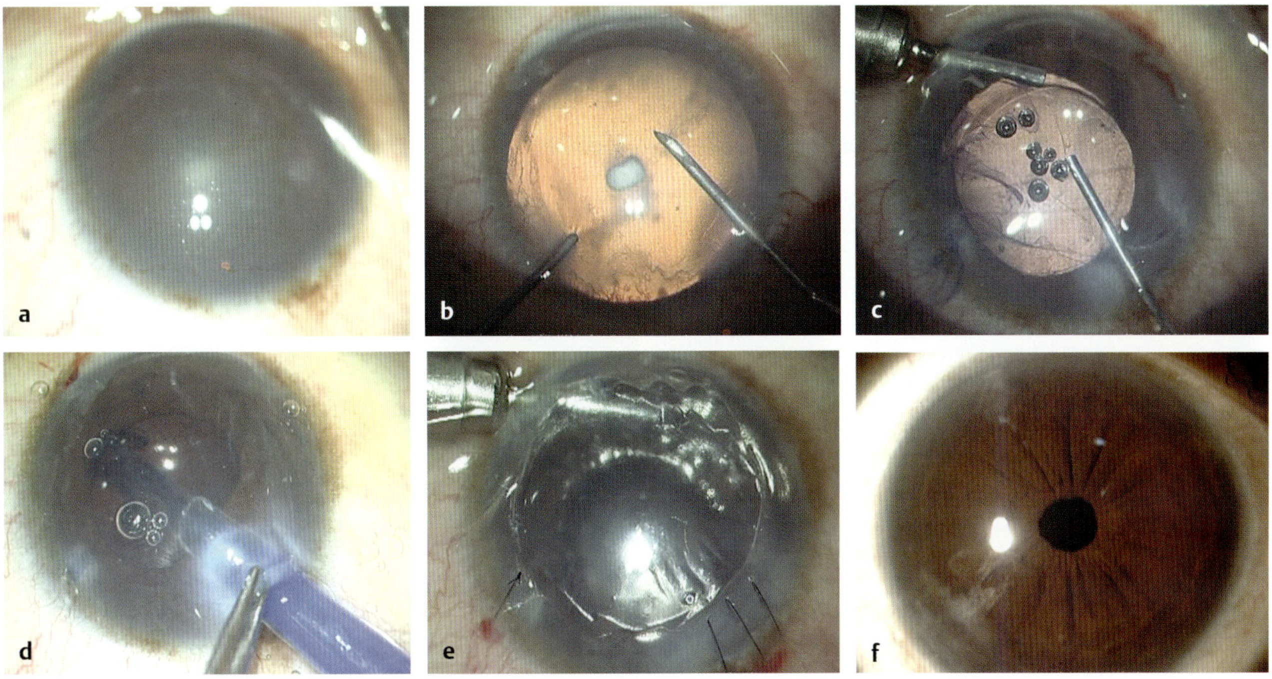

图 9.7　白内障联合 PDEK。(a)受者眼睛的术前状况。(b)开始白内障摘除。(c)做侧切口，用于插入前房维持器(ACM)。注意眼内的人工晶状体。现在开始去除后弹力层。(d)将供体植片植入前房。避免损伤切口。(e)尝试使用气液将植片展开。内照明器用于增强对术野植片观察并检查方位正确。(f)术后 1 个月的图片。

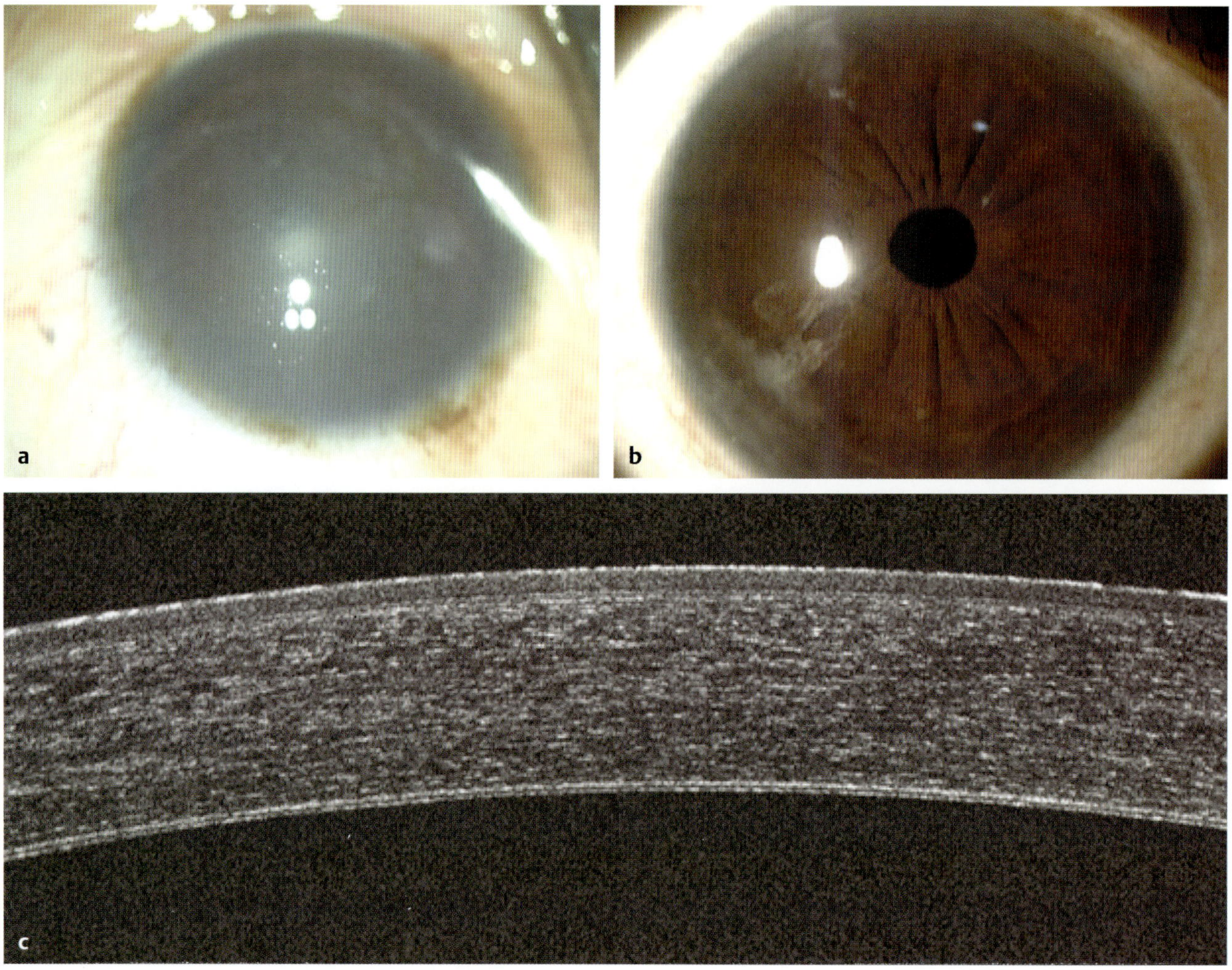

图 9.8　术前与术后图片。(a)术前图片。(b)白内障超声乳化术联合 PDEK 术后 1 个月的图片。(c)眼前节光学相干断层扫描显示附着的植片。

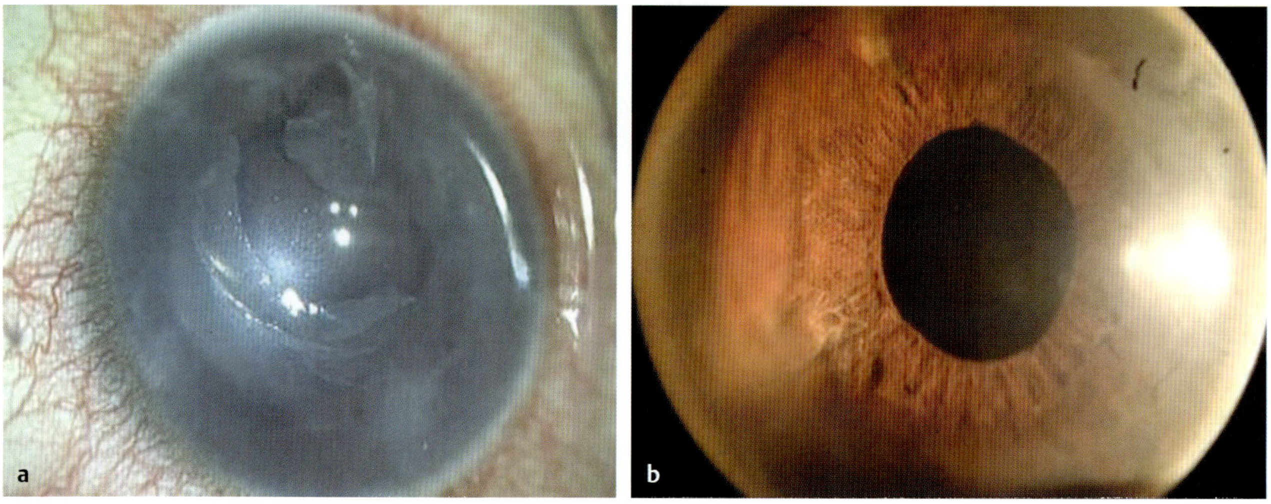

图 9.9　术前与术后图片。(a)术前人工晶状体眼大泡性角膜病变。(b)术后 3 个月的视力为 20/20。

含了 PDL，经光学相干断层扫描（OCT）检测可将植片厚度增加为 30~35μm。PDEK 植片比 DMEK 植片更厚，但比 DSEK/DSAEK 或超薄 DSAEK（UT-DSAEK）更薄。与其他 EK 技术相比，除了涉及纯 DM 移植的 DMEK，PDEK 术后的视力恢复相对更快。

临床上，我们观察到 PDEK 术后植片脱位和前房气泡的发生率比 DMEK 低，这可能是由于供体植片中的 PDL 增加了植片的稳定性。考虑到该手术的复杂性和可行性，在全球范围内广泛推广之前，其他医生对 PDEK 的多方验证可增强该技术的可接受性。如果眼库提供预制的即用型供体植片组织，则可以最大限度地减少供体组织损失的风险。

9.4 PDEK 婴幼儿供体角膜

世界范围内的 EK 供体组织严重短缺。既往已经强调了将婴幼儿供体植片用于 PDEK 的可行性，并且可能增加 PDEK 适用的供体组织库[5]。

可使用供体组织的年龄上限被认为大约 75 岁，但对供体组织使用的年龄下限仍然没有明确的共识。在这种情况下，大多数中心接受 6 个月以上婴幼儿捐赠者的组织。过去未使用婴幼儿供体组织的原因是考虑到植入未分化成熟组织的各种因素，尽管其内皮细胞密度（ECD）计数很高，而且植入较大角膜曲率组织的技术原因和抗原性增加会增加免疫反应的风险。婴幼儿供体组织的曲率、弹性和柔韧性的增加限制了其植片替换的应用，特别是对于穿透性角膜移植术（PK）。相同的标准也适用于 EK，其中在 DMEK 中更多地观察到植片展开困难。从 40 岁以下的年轻供体获取 DMEK 的供体组织是困难的并且应该避免，这是由于 DM 和基质之间的强粘连可能导致在获取供体组织时撕裂 DM。

已有报道证明，使用青年供体组织的 DSEK[8]和使用婴幼儿供体组织的 DSAEK[9]效果良好。Sun[10]等报道了 DSEK 手术中使用新生儿角膜的效果不一致，而在我们的研究中[5]，婴幼儿供体具有可行性（图 9.10 至图 9.14）。

表 9.1　不同角膜内皮移植技术的对比

	DSEK	DMEK	PDEK
手术层	基质层+后弹力层+内皮层	后弹力层+内皮层	后弹力层前膜+后弹力层+内皮层
技术难度	容易	困难	适中
手术类型	组织添加	组织天然	最少组织添加
人工前房成形	需要	不需要	不需要
角膜刀	需要（DSAEK）	不需要	不需要
诱发远视	会	不会	不会
角膜厚度	增加	正常	最小化
基质内交界面	有	无	最小化
费用	昂贵	经济	经济
眼库制备好的供体组织	可获取	无	能够可获取
植片展开	容易	困难	适中
组织操作性	好	困难	好
视觉恢复	慢	快	快

缩写：DMEK，后弹力层角膜内皮移植术；DSAEK，自动角膜刀取材后弹力层剥除角膜内皮移植术；DSEK，后弹力层剥除角膜内皮移植术；PDEK，后弹力层前膜角膜内皮移植术。

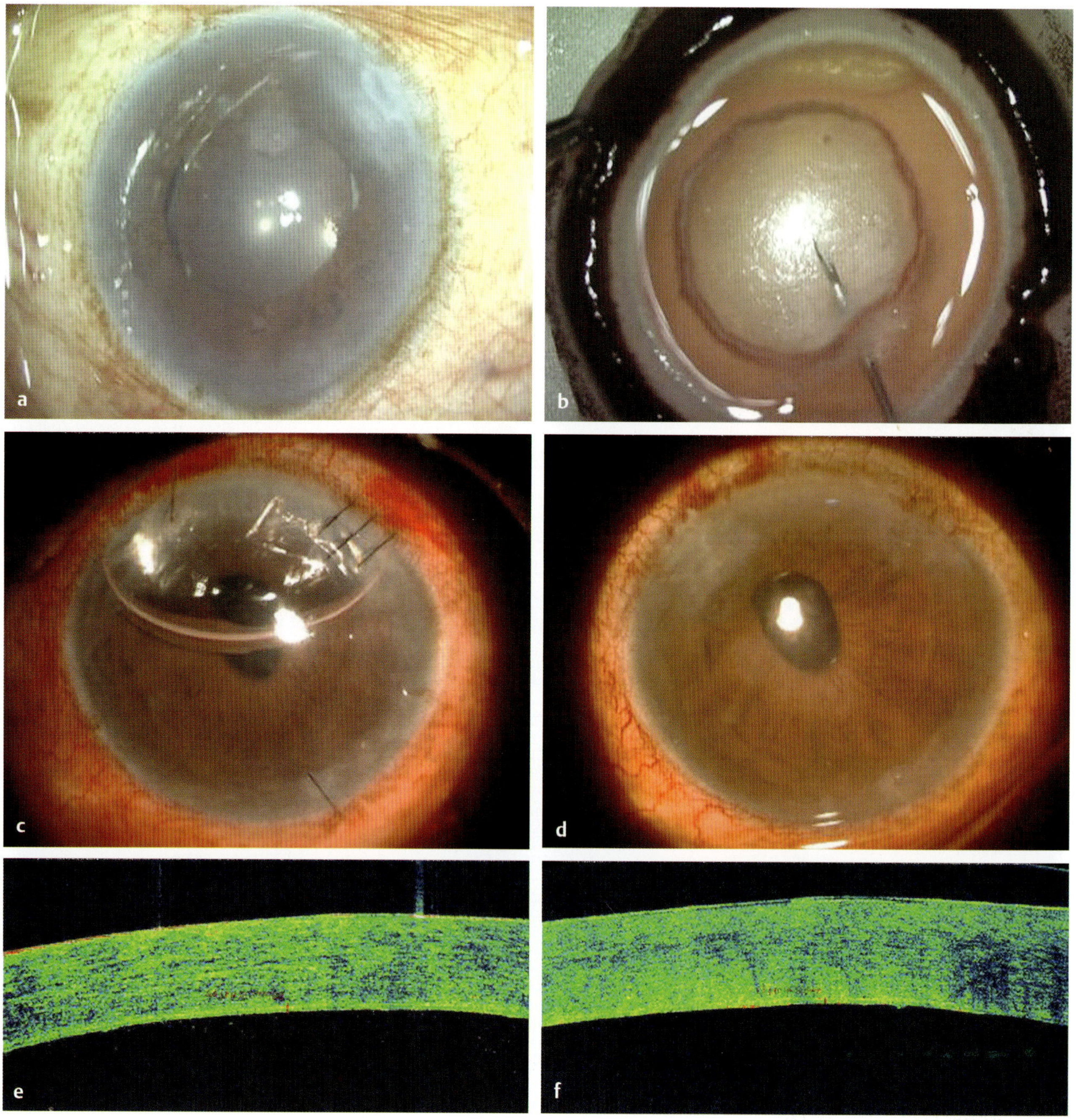

图 9.10 使用 1 岁供体行 PDEK。(a)人工晶状体眼大泡性角膜病变。(b)为 PDEK 植片制备的 1 型大气泡。(c)PDEK 术后第 1 天。(d)PDEK 术后 1 周。(e)术后第 1 天的眼前节光学相干断层扫描(OCT)。(f)术后 1 周的眼前段 OCT。

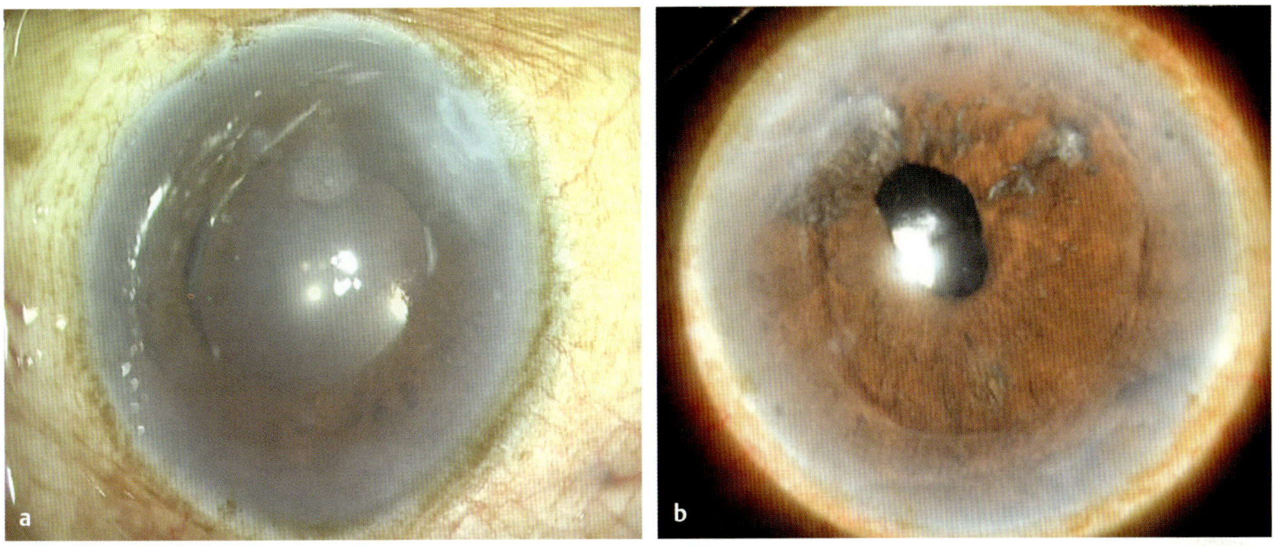

图 9.11　使用 1 岁供体行 PDEK 术前和术后的随访图片。(a)术前角膜失代偿。(b)同一病例术后 15 个月随访时的视力为 20/20。

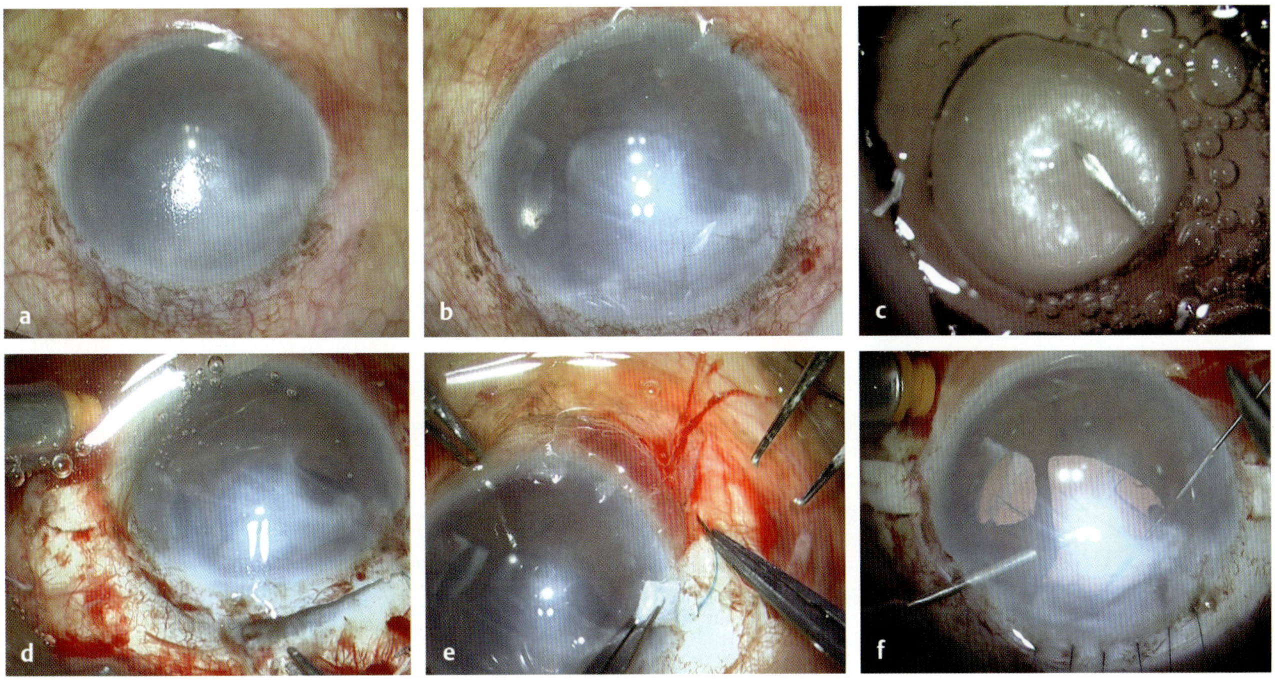

图 9.12　9 月龄婴儿供体角膜 PDEK 手术步骤 1。(a)偏心人工晶状体(IOL)的人工晶状体眼大泡性角膜病变。(b)去除上皮。可见角膜新生血管和角膜混浊。(c)为 PDEK 植片制备的 1 型大气泡。(d)IOL 重植入。(e)生物胶黏合 IOL。(f)瞳孔成形术。

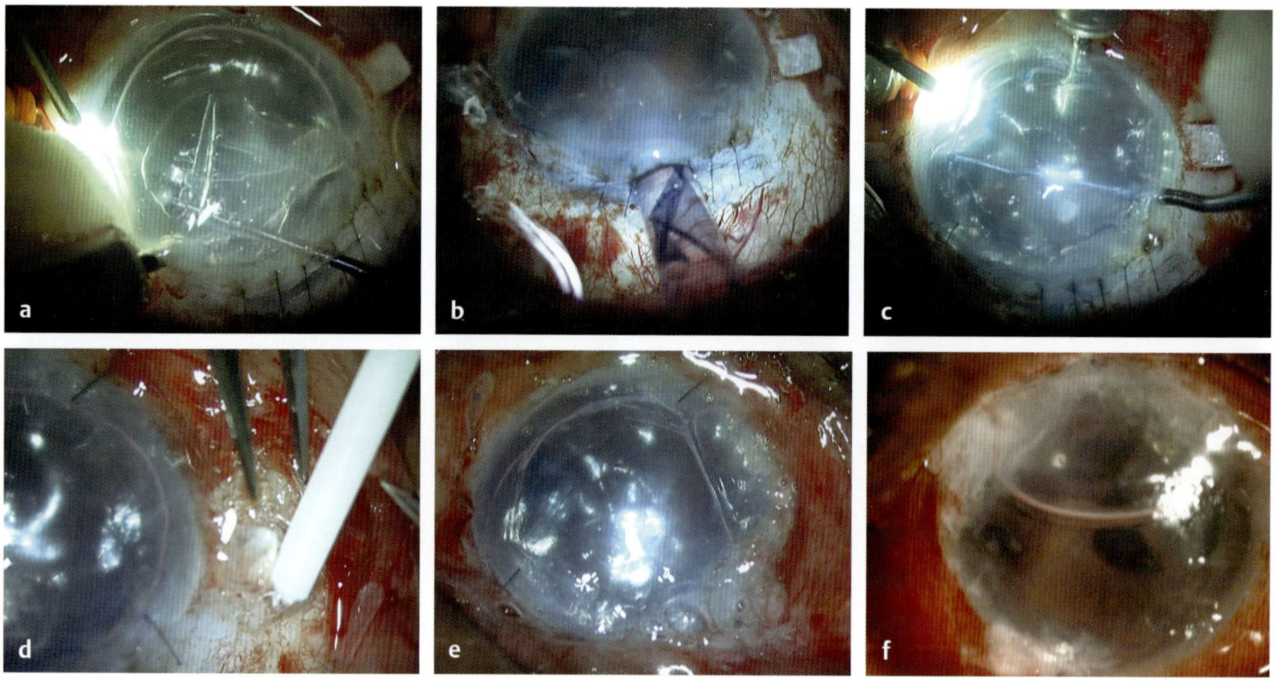

图 9.13 9月龄婴儿供体角膜PDEK手术步骤2。(a)在空气中去除后弹力层。内照明器有助于增强术野观察。(b)将婴儿供体植片装载到可折叠人工晶状体(IOL)推注器中(移除弹簧以防止对移植物造成任何损伤),并将其缓慢推入眼睛中。(c)供体植片展开,内照明器有助于确定正确的植片方位。(d)在巩膜瓣下方使用纤维蛋白胶。(e)用10-0尼龙缝线闭合角膜切口,前房充气。(f)术后4天的图片。

9.5 讨论

后板层角膜移植术的优点是在伴随或不伴随基质组织的情况下从供体移植健康的内皮。

外科医生已使用新生儿角膜行DSEK,据报道,角膜透镜的最大尺寸为8mm,且与较厚的外缘相比,其中央更薄。这是由于新生儿角膜曲率比成人大。他们还观察到,由于角膜的柔韧性增加,植片的展开有些困难,因此术后植片脱位和角膜透镜收缩的可能性增加[10]。

另一组医生用儿童供体组织行DSEK并报道了良好的效果。EK手术中,青年供体组织的使用具有理论优势,能够移植具有高ECD的供体角膜透镜,其可以补偿术后ECD损失。在EK中,医生经常关注由于DM植片制备失败导致的潜在组织损失,该潜在损失可通过PDEK最小化,因为未能获得1型气泡可能与2型气泡的形成有关。在这种情况下,手术医生可行DMEK代替PDEK。

总之,供体制备和供体植入的方法使得PDEK成为标准化且可重复的手术方式,并且使用高ECD的青年供体角膜具有很好的术后效果。PDEK的手术方式涉及制备1型气泡的手术技巧,但这一限制可因其他的优势所忽略,因为PDEK不需要像DSAEK、DMAEK或UT-DSEK那样使用昂贵的角膜刀,从而降低了手术成本,并且使用植片厚度约为35μm的婴儿供体角膜,这与DSAEK或UT-DSEK组织相比要小。

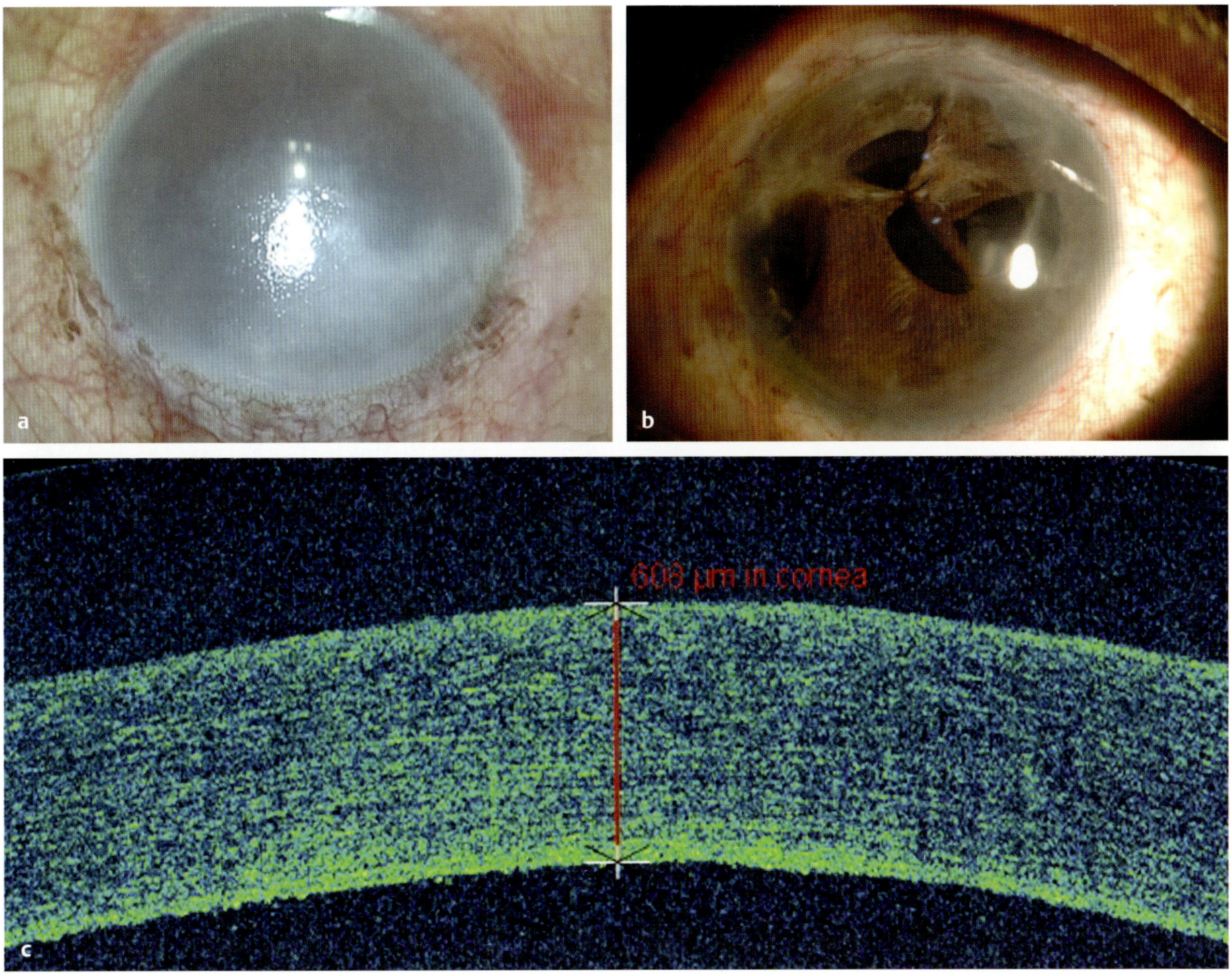

图 9.14　9 月龄婴儿供体角膜术前和术后随访图片。(a)术前偏心人工晶状体，伴大泡性角膜病变及前基质混浊。(b)术后 6 个月随访时的视力为 20/30。(c)眼前节光学相干断层扫描显示附着的植片。

（苏婷　译）

参考文献

[1] Melles GR, Eggink FA, Lander F, et al. A surgical technique for posterior lamellar keratoplasty. Cornea. 1998; 17(6):618–626

[2] Melles GR, Ong TS, Ververs B, van der Wees J. Descemet membrane endothelial keratoplasty (DMEK). Cornea. 2006; 25(8):987–990

[3] Agarwal A, Dua HS, Narang P, et al. Pre-Descemet's endothelial keratoplasty (PDEK). Br J Ophthalmol. 2014; 98(9):1181–1185

[4] Dua HS, Faraj LA, Said DG, Gray T, Lowe J. Human corneal anatomy redefined: a novel pre-Descemet's layer (Dua's layer). Ophthalmology. 2013; 120 (9):1778–1785

[5] Agarwal A, Agarwal A, Narang P, Kumar DA, Jacob S. Pre-Descemet Endothelial Keratoplasty With Infant Donor Corneas: A Prospective Analysis. Cornea. 2015; 34(8):859–865

[6] Agarwal A, Narang P, Kumar DA, Agarwal A. Trocar anterior chamber maintainer: Improvised infusion technique. J Cataract Refract Surg. 2016; 42 (2):185–18–9

[7] Price FW, Jr, Price MO. Descemet's stripping with endothelial keratoplasty in 200 eyes: Early challenges and techniques to enhance donor adherence. J Cataract Refract Surg. 2006; 32(3):411–418

[8] Huang T, Wang Y, Hu A, Luo Y, Chen J. Use of paediatric donor tissue in Descemet stripping endothelial keratoplasty. Br J Ophthalmol. 2009; 93(12):1625–1628

[9] Kim P, Yeung SN, Lichtinger A, Amiran MD, Rootman DS. Descemet stripping automated endothelial keratoplasty using infant donor tissue. Cornea. 2012; 31(1):52–54

[10] Sun YX, Hao YS, Hong J. Descemet membrane stripping endothelial keratoplasty with neonate donors in two cases. Br J Ophthalmol. 2009; 93 (12):1692–1693

第 10 章

套管针前房维持器：角膜内皮移植与灌注的新概念

Priya Narang, Amar Agarwal

10.1 概念

封闭的前房灌注系统有助于在眼内手术中维持眼球压力。保持深前房（AC）是安全顺利进行眼内手术的先决条件，因为其可以防止无意中对角膜内皮及各种其他结构的有害接触。出于同样的原因使用透明质酸钠，它是所有眼前节手术的重大突破[1-3]。虽然 viscoelastic 的使用也起着重要作用，但其在角膜手术中用于维持 AC 并不合适，而在角膜内皮移植术（EK）中更是如此。

Blumenthal 设计了一种简单实用的方法来维持 AC，他称之为前房维持器（ACM），由 21 号头皮静脉针（蝴蝶针）制成。自从引入 ACM 以来，对其进行了各种修改以适应眼睛的手术条件。ACM[4-6]和套管针套管是分别用于眼前节和眼后节灌注的最常用方法。套管针套管的引入是眼科学的一个巨大进步，因为它首次允许可控的进入眼后节操作。它也是现代睫状体玻璃体切割术用于维持眼内灌注的一个必不可少的组成部分[7-11]。23 号（0.6mm）、25 号（0.5mm）或 27 号（0.4mm）套管针系统可以通过 Tenon 层插入至巩膜。套管针通过结膜和巩膜置于玻璃体腔，并维持眼内灌注。我们设计了一个套管针前房维持器（TACM）来帮助手术医生实现更好的灌注（图 10.1）。眼前节手术医生可以使用 TACM 进行气、液灌注[12]。

10.2 套管针前房维持器（TACM）装置

考虑到套管针系统的优点，我们采用了一种套管针套管维持 AC 的方法，可以由眼前节手术医生同样轻松地使用。最初我们使用的是专为眼后节手术设计的普通套管针（图 10.2）。虽然通过它可以很好地进行空气和液体灌注，但我们仍然认为需要一个带有更短刀片的套管针，以避免对 AC 眼内结构造成任何损伤（图 10.3）。

10.3 在前房放置 TACM 的方法

在套管插入之前，用棉签移动结膜以保持结膜穿刺远离角巩缘伤口。套管在套管针上的插入点距角膜缘约为 1mm，通常呈 45°（取决于规格）并平行于角膜缘。然后将套管针直接转向眼球中心，使其在虹膜组织前进入 AC。向内推进直到套管口与巩膜齐平。然后移除套管针，将套管留在原位。该操作使得巩膜切口更长并且具有更低的切口渗漏风险。灌注管连接到套管支架并打开灌注。在手术结束时，手术医生只需取出 TACM，而且由于切口自闭，因此并未发现泄漏（图 10.4）。

10.4 优点

使用 TACM 的优点在于它可以轻松、无创地经结膜进入眼前节，具有更好的持久性和切口自闭能力，这是最理想的并且是任何眼内手术的标志。可控地进入眼内结构而不会出现低眼压风险是所有手术医生最关心的问题。带瓣阀套管针可以更好地控制手术期间的眼压和流出量，但我们尚未在患者中使用。

在角膜内皮移植术中，TACM 还可用于维持眼内持续的气、液灌注（图 10.5 和图 10.6）。这可以防止 AC 反复变浅和重形成，并在有晶状体眼手术中最小化虹膜损伤、瞳孔缩小和晶状体损伤的风险。出于同

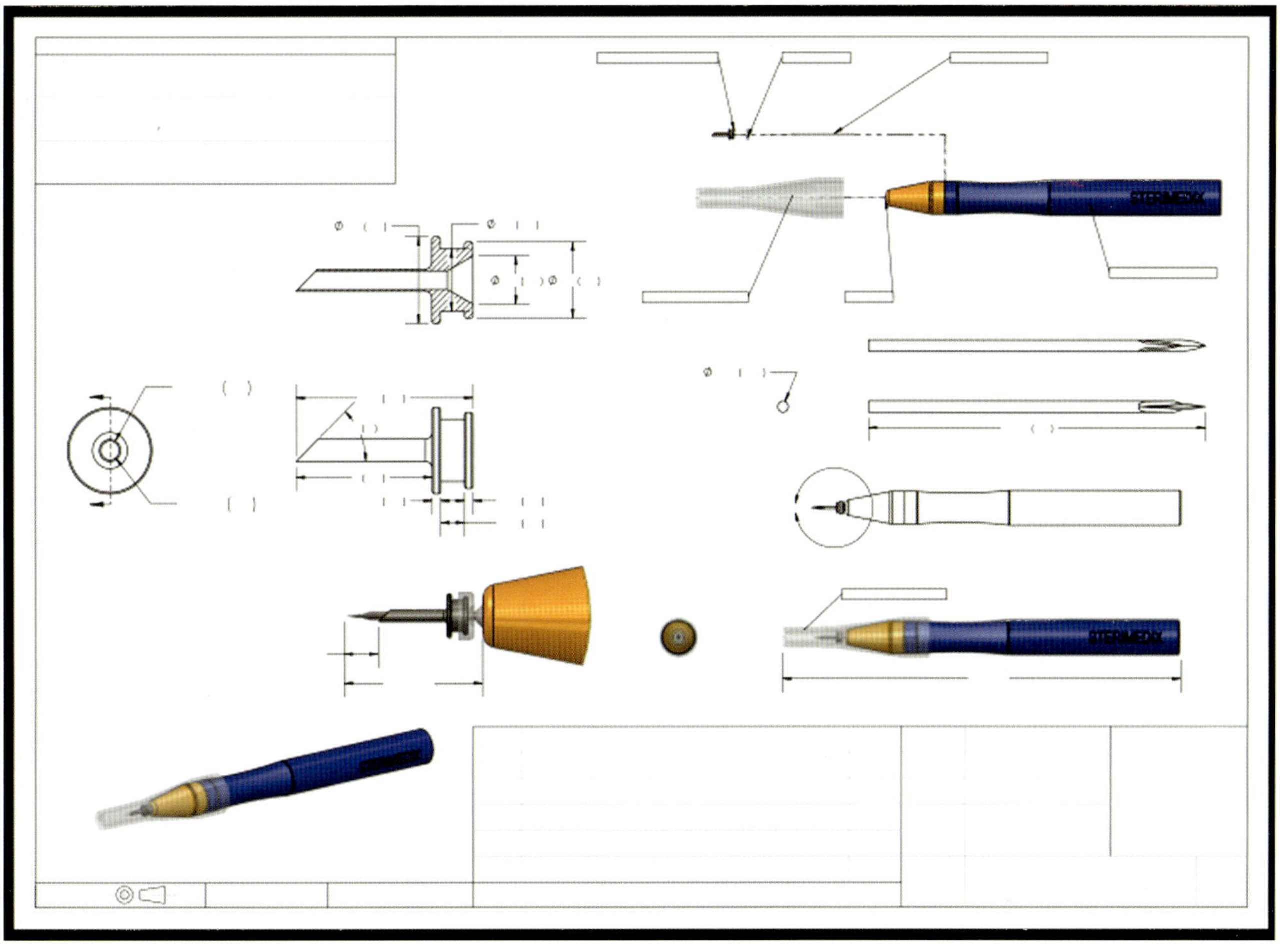

图 10.1　套管针 AC 维持器的设计（TACM；Sterimedix）。

样的原因，一些手术医生甚至更喜欢使用玻璃体切割术空气交换泵[13]。TACM 的其他优点包括可导致较少的散光，因为在复杂病例中 AC 和角膜过度拥挤会阻止角膜侧口切口，这给手术医生提供了更多操作空间。也可以在 TACM 在位的情况下进行联合眼前节和后节手术。

10.5 讨论

深 AC 的维持是安全的眼前节手术的先决条件。TACM 有助于防止 AC 塌陷，除了作为人工晶状体（IOL）植入、后房型 IOL 植入、玻璃体切割术或二次 IOL 植入过程中的重要工具，不需要使用眼科黏弹性装置（OVD）。液体是眼前节自然环境存在的，在手术过程中使用不会破坏眼睛中任何解剖关系[6]。为插入 ACM 而做的手术切口是在角膜缘的侧切穿刺切口。ACM 尺寸必须完全适合，并且穿刺刀必须沿着进入的路径退出，因为在进入或退出期间的任何侧向移动将导致过大的切口会使得 ACM 切口渗漏。通常需要缝合切口以防止术后低眼压，同时最小化持续渗漏和诱发的术后散光的发生率[14]。使用 TACM 的优点可使得上述所有缺点忽略不计。

在后弹力层前膜角膜内皮移植术（PDEK）期间，TACM 被放置在位，并将空气泵连接到 TACM。这使得在受体植床制备过程中持续灌注空气，这对于去除后弹力层和从受体眼睛上剥离患病的后弹力层（DM）是必须的。在植入供体角膜透镜并部分展开后，再次打开空气泵。在此阶段，灌注空气有助于供体角膜透镜附着于受体植床上。当植片未展开时，应注意确保 TACM 套管的尖端不会与供体角膜透镜碰触，因为这会损伤内皮细胞并影响术后视觉效果。

使用 TACM 时，平行于角膜缘的倾斜切口顺着

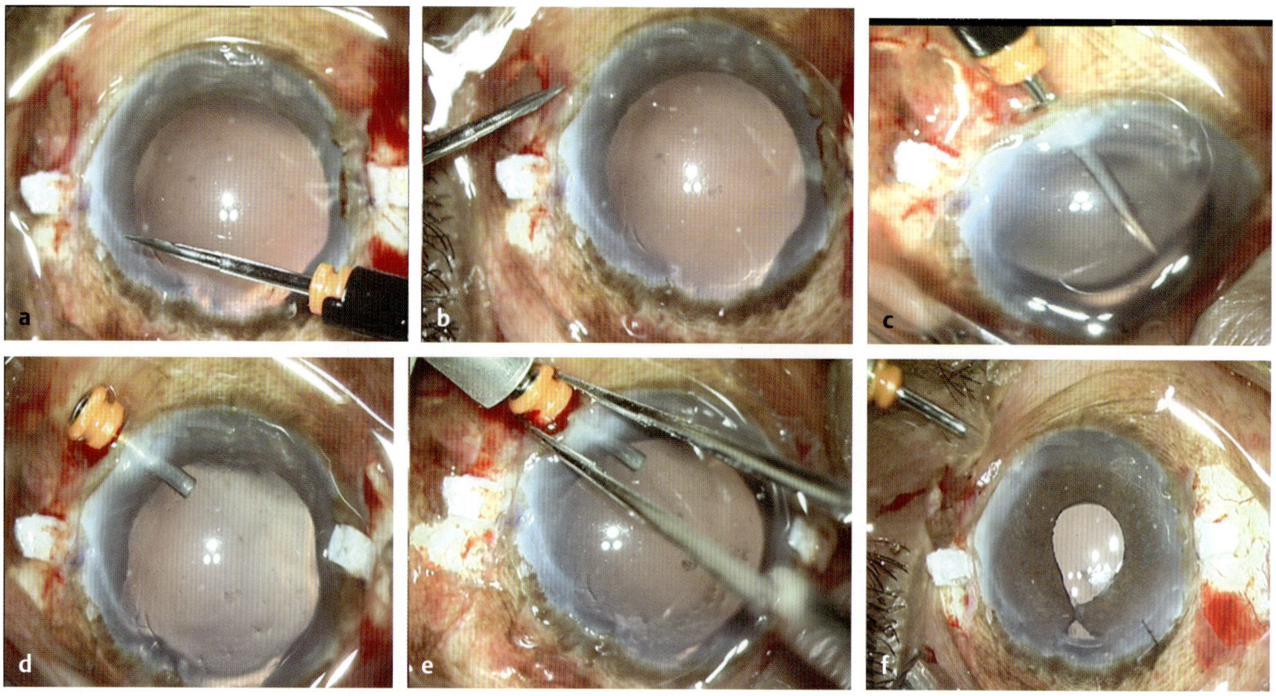

图 10.2 使用 23 号视网膜套管针作为第一个套管针前房维持器(TACM)。(a)23 号视网膜套管针套管系统。(b)将套管针倾斜插入距离角膜缘约为 1mm 的巩膜中。(c)套管针的方向垂直于眼球。将套管针插入眼球,使其从虹膜前方进入。(d)取出套管针,将套管固定到位。(e)灌注管连接到套管上,TACM 在位。(f)移除套管并且未观察到主动渗漏。前房维持良好。

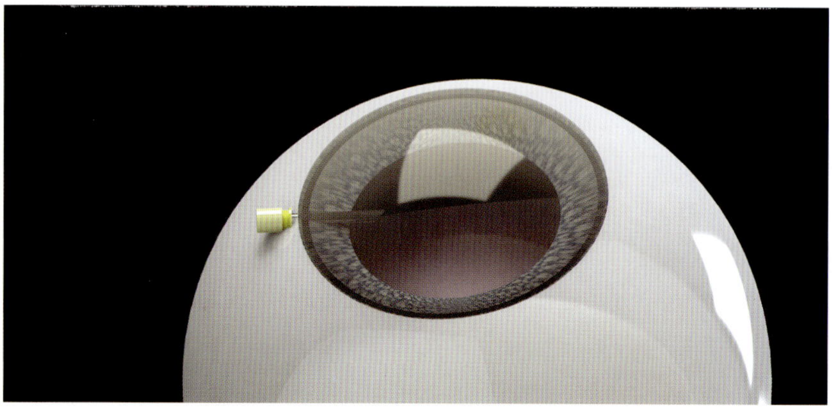

图 10.3 图片显示套管针前房(AC)维持器在位。注意它穿过巩膜(离角膜缘 0.5~1mm)并从虹膜上方进入 AC。

圆周方向的巩膜纤维,而不是切割它们。创建双面切口可完美密封伤口。总之,TACM 有助于高精度地维持 AC 的完整性和深度,而不会影响手术医生角膜前表面的手术空间。在需要时,它能有效地进行气、液灌注切换。

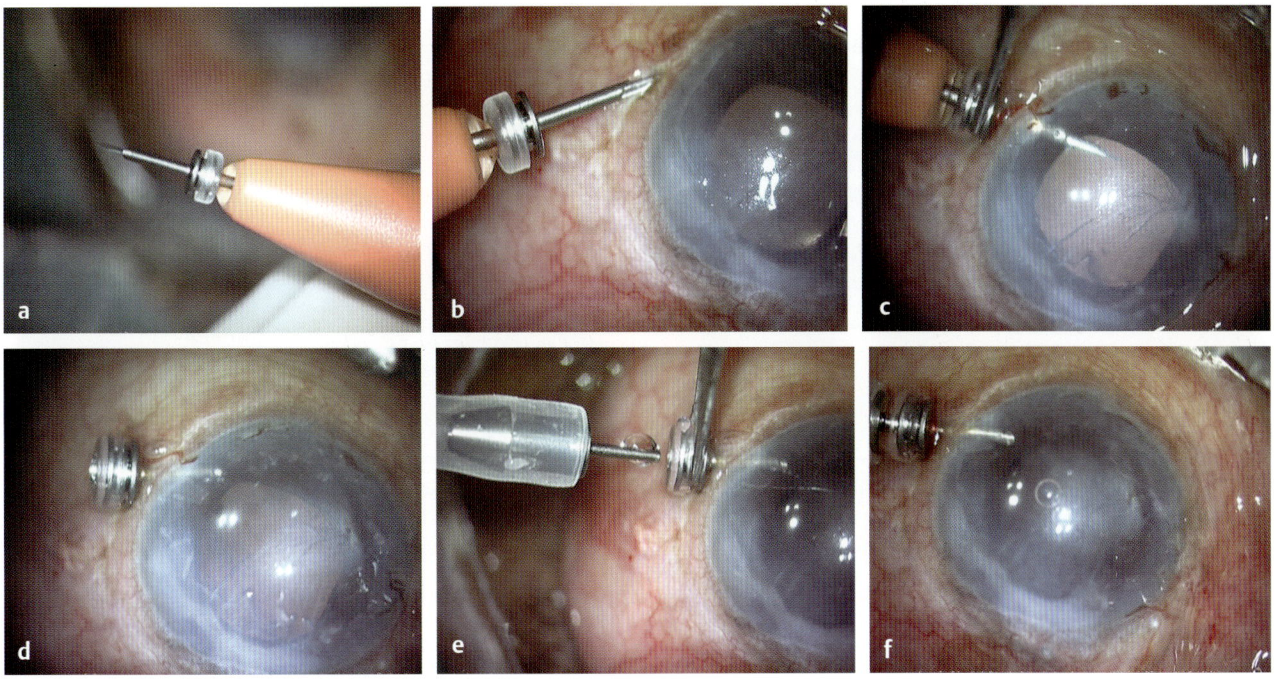

图 10.4　Mastel 套管针前房维持器(TACM)。(a)25 号的 TACM。(b)TACM 在平行于角膜缘并在其后 1mm 处穿过半层巩膜。(c)将 TACM 旋转 90°,使其越过虹膜上方进入前房。这在巩膜产生瓣膜效应,因此没有渗漏。(d)移除套管针,仅留套管。(e)将灌注管连接套管。(f)TACM 在位。现在可取决于手术医生选择,将液体或空气灌注至前房。在黏合的人工晶状体或任何术中,液体可以通过;在角膜内皮移植术中,空气可以通过空气泵灌注。

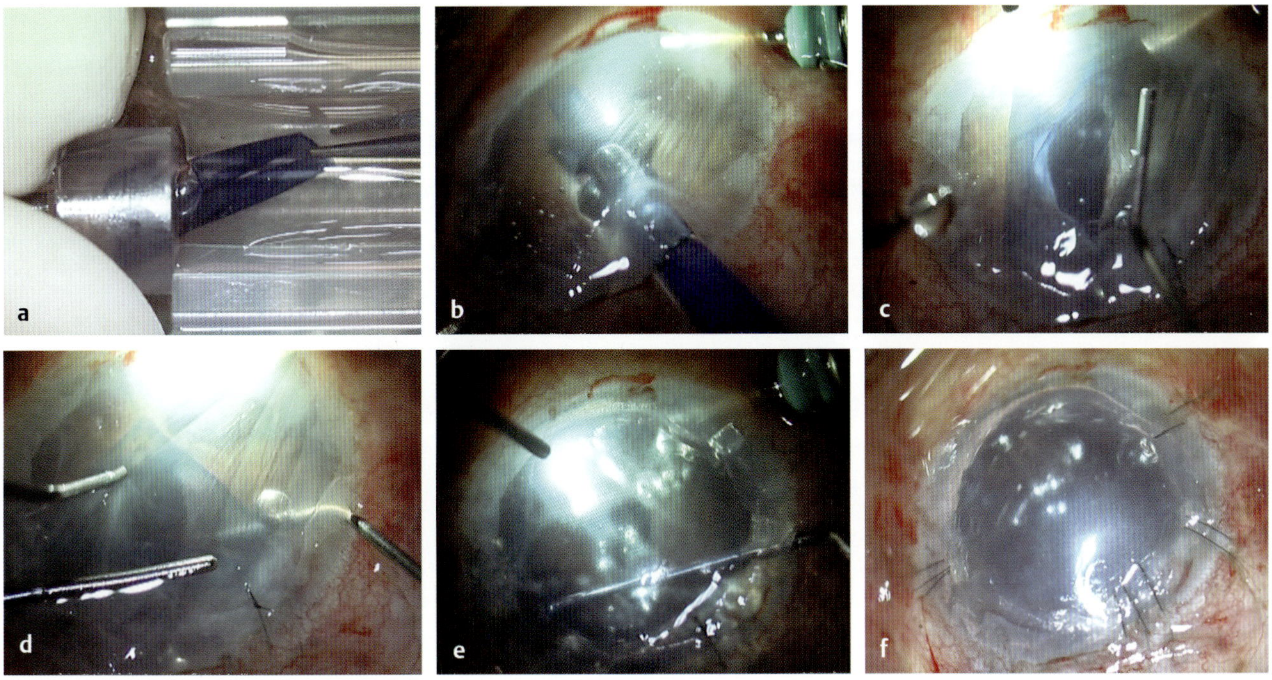

图 10.5　在 PDEK 手术中的套管针前房维持器(TACM)。(a)推注器中的 PDEK 植片。(b)将 PDEK 植片推注至前房中。注意 TACM 是固定的。(c)PDEK 植片展开。此时 TACM 没有灌注空气。(d)植片展开并将空气注入植片下方。(e)打开空气泵,使空气连续通过 TACM 进入眼内。(f)移除 TACM,植片完全黏附。

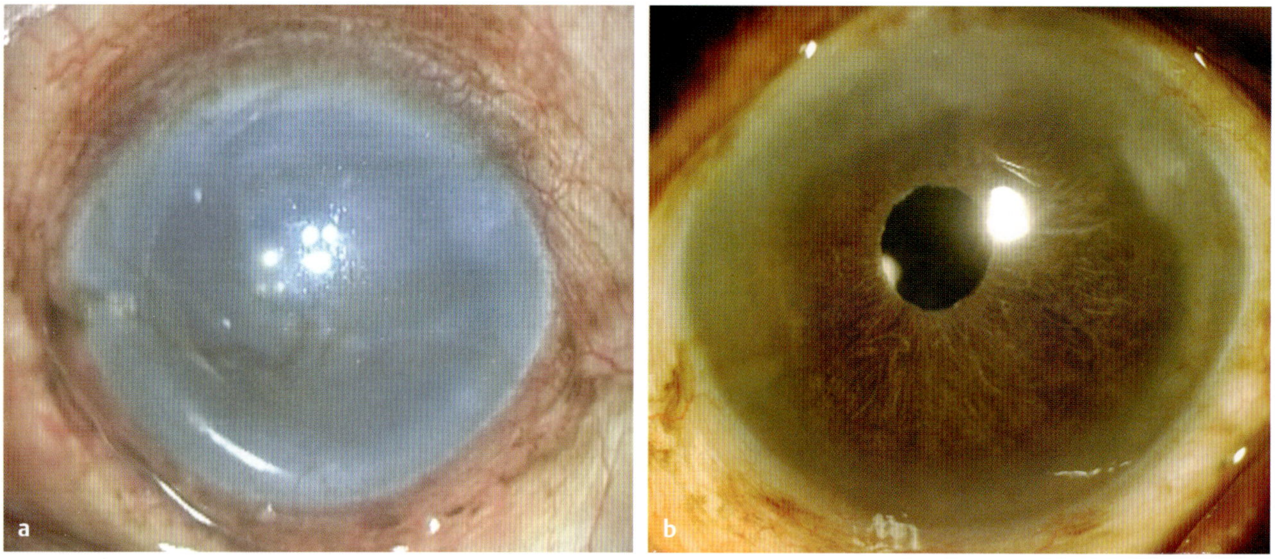

图 10.6 在空气辅助的后弹力层前膜角膜内皮移植术(PDEK)中使用套管针前房维持器的术前和术后。(a)术前图片。(b)术后1个月的图片,视力为 20/20。

(周琼 译)

参考文献

[1] Pape LG, Balazs EA. The use of sodium hyaluronate (Healon) in human anterior segment surgery. Ophthalmology. 1980; 87(7):699-705
[2] Pape LG. Intracapsular and extracapsular technique of lens implantation with Healon R. J Am Intraocul Implant Soc. 1980; 6(4):342-343
[3] Miller D, Stegmann R. Use of sodium hyaluronate in human IOL implantation. Ann Ophthalmol. 1981; 13(7):811-815
[4] Thrasher B. Maintaining an anterior chamber with the Cavitron unit. J Am Intraocul Implant Soc. 1978; 4(4):220-221
[5] Lewicky AO, Lopez OI, Petkus RW, Stillerman ML. The Chamber Maintainer System (CMS). Ophthalmic Surg. 1982; 13(11):921-927
[6] Blumenthal M, Moisseiev J. Anterior chamber maintainer for extracapsular cataract extraction and intraocular lens implantation. J Cataract Refract Surg. 1987; 13(2):204-206
[7] Chen JC. Sutureless pars plana vitrectomy through self-sealing sclerotomies. Arch Ophthalmol. 1996; 114(10):1273-1275
[8] Kwok AK, Tham CC, Lam DS, Li M, Chen JC. Modified sutureless sclerotomies in pars plana vitrectomy. Am J Ophthalmol. 1999; 127(6):731-733
[9] de Juan E, Jr, Hickingbotham D. Refinements in microinstrumentation for vitreous surgery. Am J Ophthalmol. 1990; 109(2):218-220
[10] Fujii GY, De Juan E, Jr, Humayun MS, et al. A new 25-gauge instrument system for transconjunctival sutureless vitrectomy surgery. Ophthalmology. 2002; 109(10):1807-1812, discussion 1813
[11] Eckardt C. Transconjunctival sutureless 23-gauge vitrectomy. Retina. 2005; 25(2):208-211
[12] Agarwal A, Narang P, Kumar DA, Agarwal A. Trocar anterior chamber maintainer: Improvised infusion technique. J Cataract Refract Surg. 2016; 42(2):185:-1-89
[13] Leyland M. Anterior chamber maintenance during descemet stripping [letter]. Cornea. 2007; 26(10):1292-1293, author reply 1293
[14] Ashkenazi I, Avni I, Blumenthal M. Maintaining nearly physiologic intraocular pressure levels prior to tying the sutures during cataract surgery reduces surgically-induced astigmatism. Ophthalmic Surg. 1991; 22(5):284-286

第 11 章

掌握后弹力层前膜角膜内皮移植术的15个步骤

Priya Narang, Amar Agarwal

任何眼科手术的评价方式都是通过手术方式的可重复性和视觉结果来评估的。在实行任何新的外科手术时,技术上的便利、角膜捐赠者的可得性,以及所需的医院和手术设备等方面都有很长的路要走。在角膜内皮移植术(EK)的所有术式中,后弹力层角膜内皮移植术(DMEK)和后弹力层前膜角膜内皮移植术(PDEK)都遇到了较薄供者组织的处理和随后放入眼内并在眼内不滚动的技术困难,这些困难不可预测且富有挑战。供体的组织特征常常影响某些组织有抵御不滚动的倾向,并表现为不一致的行为[1,2]。

PDEK 结合了一种将供体内皮细胞和后弹力层(DM)与后弹力层前膜(PDL)剥除的简化技术[3,4],这个过程通过空气注入和产生 1 型气泡(bb)的辅助作用完成。PDEK 允许封闭腔中操作供体移植物[5]。它也成功地减轻了眼表并发症和导致的结构改变化(包括继发性散光和永久性伤口),与其他 EK 术式相似,也可以避免免疫移植反应和长期皮质类固醇使用导致的继发性青光眼,但不同于穿透性角膜移植术(PK)。

11.1 供体移植物的准备

供体移植物的准备是手术中最重要和最早的步骤之一。供者从整个眼球获得角巩膜缘,并放置于内皮侧。

1.创建气泡:将 30 号针连接到充满空气的 5mL 注射器,从巩膜的角膜巩膜边缘刺入向上移动到角膜中心。针在 DM 下方的相较深处进入,从而在 PDL 和残留基质之间能够形成平面。在直视下将针引入斜面位置,并注入空气。形成 1 型气泡,其特征在于气泡从中心向外延伸,呈圆顶形,直径约为 8mm。

2.染色和获取移植物:移植物染色是必不可少的,以加强移植的可视化,并确定正确的方向。bb 的边缘用侧端口刀片进入,注入台盼蓝以染色移植物。然后用角巩膜剪沿 bb 的周围的剪断移植体并放置在存储介质中(图 11.1)。

11.2 受体床准备和移植物插入

可按以下 15 个步骤依次顺序进行。

• 步骤 1:固定输注套管。如果外科医生不熟练使用 T-ACM,套针前房维持器[6](T-ACM)(图 11.2)甚至是常规的前房维持器(ACM)也可以被固定。固定输液装置允许外科医生在手术过程中和需要时轻松地在空气或液体输注之间切换。

• 步骤 2:打开气泵。将 T-ACM 连接到气泵(图 11.3)。这有利于持续的空气输注到眼睛中,并始终成形良好的前房(AC),有助于进行手术。

• 步骤 3:形成侧面切口。在颞上部和鼻窦上部位置做两个侧面切口(图 11.4)。这样做是为了允许这些位点将来用于进一步的眼内操作。

• 步骤 4: 角膜后弹力层剥除技术。用反向 Sinskey 钩(图 11.5)进行角膜后弹力层剥除。这一步骤基本上与 DMEK 手术相同。两个 Sinskey 钩从两侧端口切口被引入,病变 DM 被剥离并刮掉受体床。

• 步骤 5:形成角膜切开隧道。制作 2.8mm 透明角膜切口,去除剥离的 DM 内皮复合物(图 11.6)。该部位进一步用于移植物进入眼睛。

• 步骤 6:下虹膜切除术。下虹膜切除术是与玻璃体切割术一起进行的(图 11.7)。这有助于防止瞳孔阻塞的发生。玻璃体切割机设置为在低真空下,每分钟切割速度约为 20 次。然后将切割器放置在建议的虹膜切除部位,虹膜组织最初以低设置下的吸入模式进入切割器探头中。较慢的切削速度保证了虹膜组织在切割器中的正确抽吸。通过虹膜基质封闭吸引口,

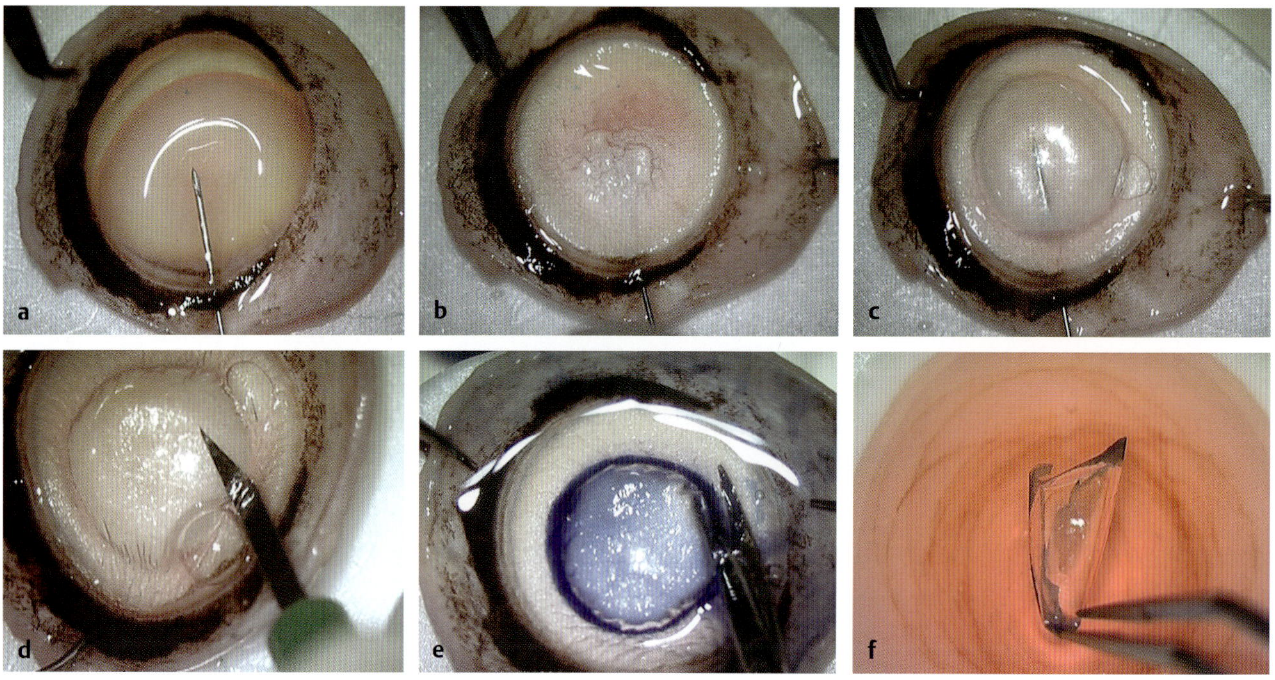

图 11.1 供体移植物准备。(a)连接着5mL充气注射器的30G针从角膜巩膜边缘刺入到达内皮侧。(b)空气正在缓慢注入,小气泡开始形成。(c)空气被注入,形成1型气泡(bb)。(d)bb的外周边缘用角巩膜剪离断。(e)注射台盼蓝将气泡染色。bb的四周边缘用角巩膜剪剪断。(f)将移植物放置在存储介质中。

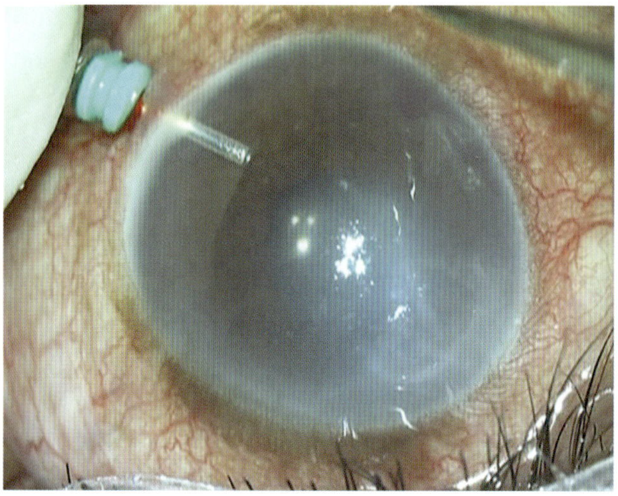

图 11.2 套管针前房保持器被引入眼睛中。

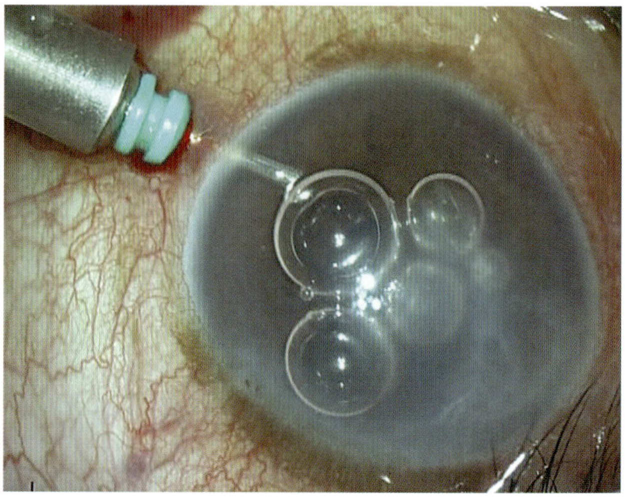

图 11.3 套管针前房保持器连接到气泵。

并在直接可视化的情况下,用玻璃体切除探针以可控方式切割虹膜,注意不要破坏房角结构。因此,虹膜切除术可以在所期望的象限中进行,使虹膜组织的其余部分不受干扰。

• 步骤7:放置移植物。在可折叠人工晶状体的药筒中放置PDEK移植物(图11.8;最初由Francis Price描述)。可以在药筒中滴几滴平衡盐溶液(BSS),以保持移植物悬浮并防止其黏附到药筒上。

• 步骤8:关闭空气泵。该步骤(图11.9)在注入移植物之前进行,以避免空气的力量推动移植物移动,这样做也确保有足够的空间供移植物进入并适当地放置在AC中。

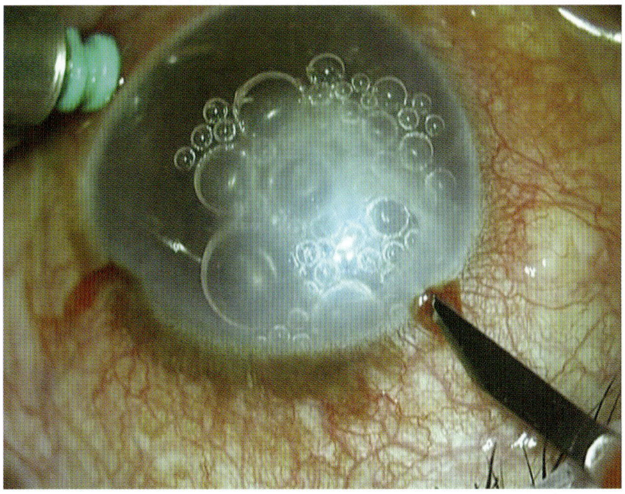

图 11.4　形成侧面切口。

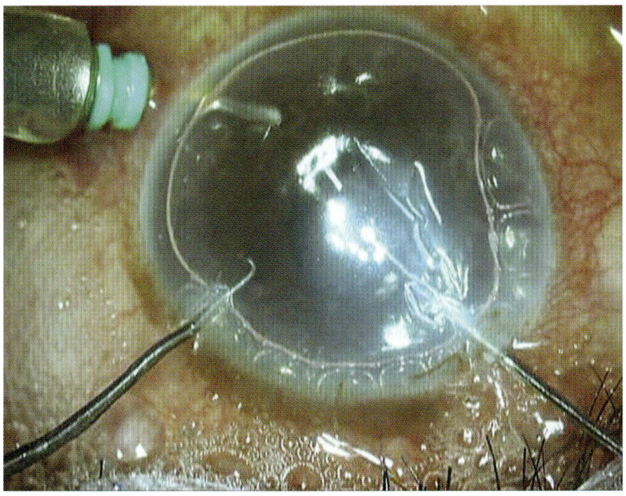

图 11.5　用反向 Sinskey 钩进行角膜后弹力层剥除术。

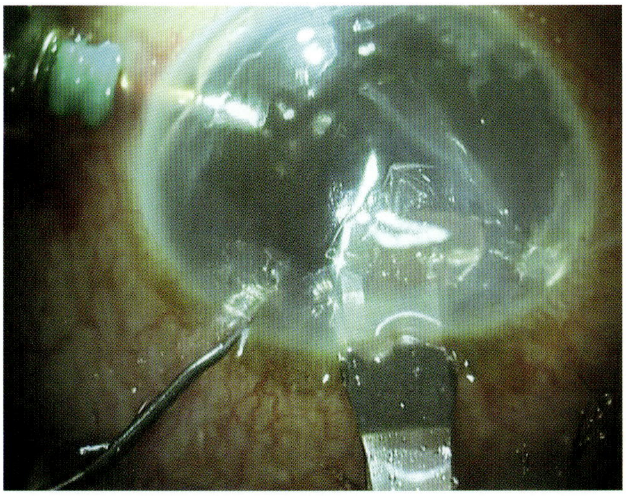

图 11.6　创建角膜切开通道。

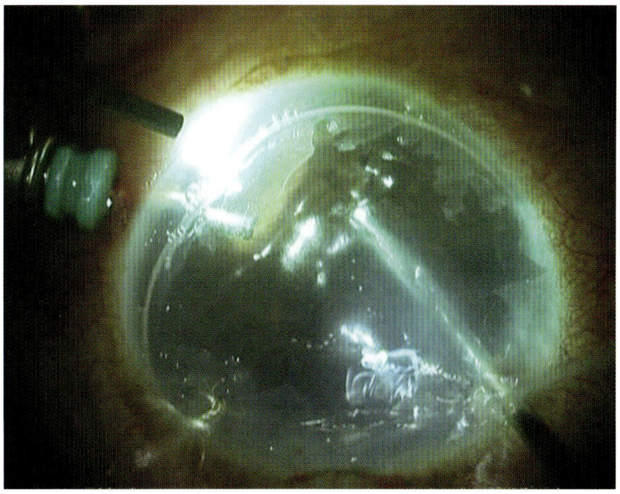

图 11.7　玻璃体切除探针进行虹膜切除术。

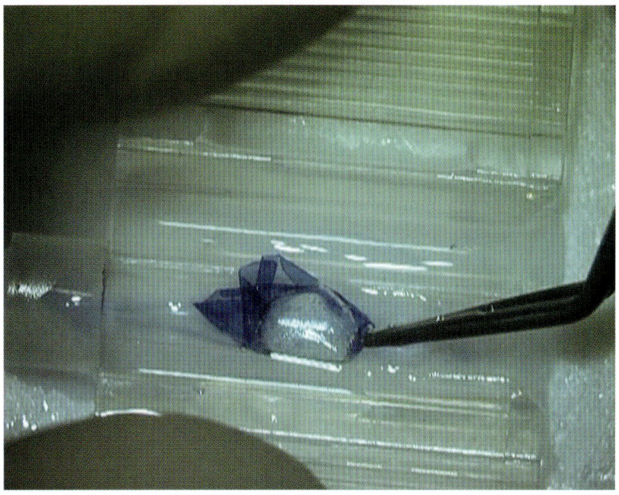

图 11.8　后弹力层前膜角膜内皮移植术的移植物放置于可折叠人工晶状体的药筒中。

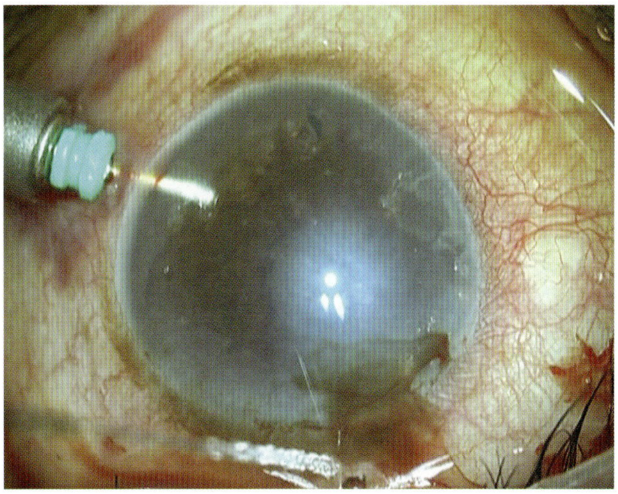

图 11.9　关闭空气泵。

• 步骤 9:注射移植物。这是手术的关键步骤,医生应避免带有伤口的移植物注射。PDEK 移植物非常缓慢地注入在 AC 中(图 11.10)。在手术的这一步骤,保持足够的 AC 深度是十分必要的。如果 AC 较浅,那么助手可以从侧面端口切口向 AC 注入一点流体。一旦移植物被注入并看见在 AC 中漂浮,药筒和注射器即可从 AC 撤回。

• 步骤 10:缝合透明角膜切口。透明角膜切口用 10-0 尼龙缝线缝合(图 11.11)。这确保了没有伤口渗漏并且移植物被放置在一个良好的 AC 中。

• 步骤 11:检查移植物的移动方向。检查移植物的正确方向(图 11.12);可以使用内照射器帮助完成[7]。倾斜定向的内照射器光为移植物提供三维深度视角,允许整个移植物可视。这使得我们能够正确了解移植物的动态、形态和定位,进而降低手术难度和提高手术速度,同时可减少由于过度操作造成的移植物损伤。

• 步骤 12:展开移植物。在将移植物放置在正确的方向之后,供体透镜居于中央位置,并用短脉冲 BSS 形成的向上的卷轴来确定方向。在移植物部分卷起后,在移植体下面注入一个小气泡,以维持正确的角膜方向。松开移植物并在移植物下面注入一点空气(图 11.13)。

• 步骤 13:打开气泵。打开连接到 T-ACM 或

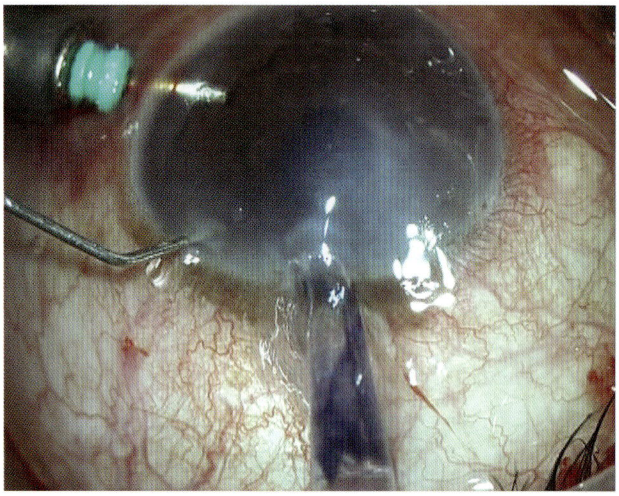

图 11.10　后弹力层前膜角膜内皮移植术移植物被注入前房。

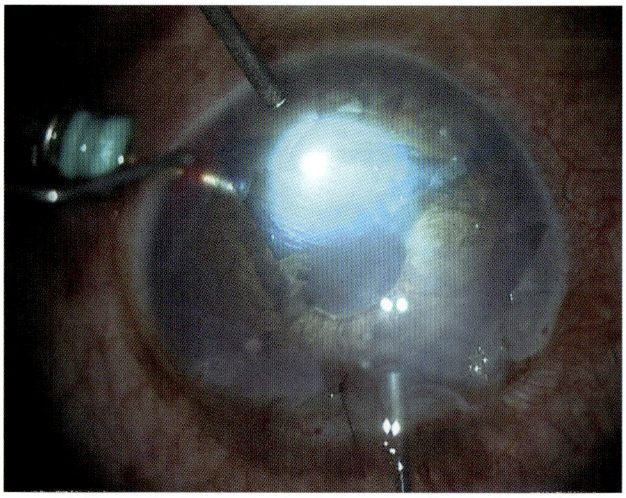

图 11.12　用内照射器检查移植物的正确方向。

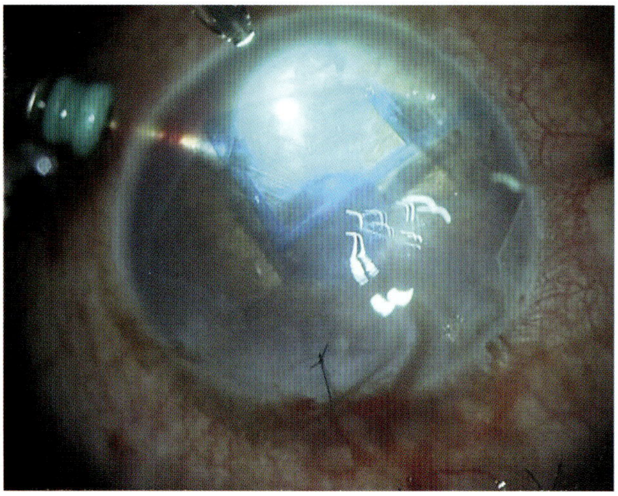

图 11.11　缝合角膜切口,封闭前房。

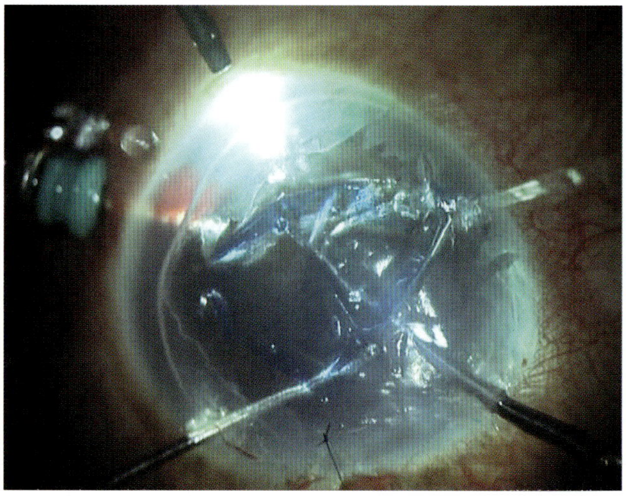

图 11.13　展开移植物,并在移植物下面注入空气。

ACM 的气泵。这推动了移植物向上移动并帮助它附着到角膜表面的受体床(图 11.14)。

• 步骤 14:展开移植物外周的卷曲。这是手术的一个非常重要的步骤,有助于消除和抑制术后再鼓泡的发生。供体移植物的边缘有卷曲的倾向,并将移植物从受体角膜床上推离。这些角膜边缘,如果不完全展开,可能导致周边小的分离,通常不能自行密封,需要额外治疗。用反向 Sinskey 钩展开供体移植物的周边边缘。整个过程是非常温和的,小心以尽量减少内皮接触。然后将移植物定位于中心(图 11.15)。角膜按摩用于调节供者移植物的中心位置,并消除供体移植物–受体界面上的残余流体。残余界面流体也可以通过角膜排气切口排出。

• 步骤 15:缝合所有伤口。所有角膜伤口均缝合,以确保眼球的紧密闭合,防止来自 AC 的任何空气泄漏。停止输液并移除 T-ACM(图 11.16)。

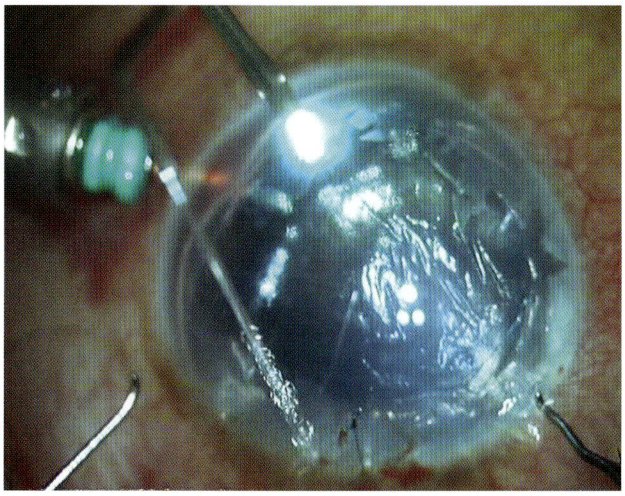

图 11.14　打开气泵,使前房充满空气,以促进移植物与内皮表面的进一步黏附。

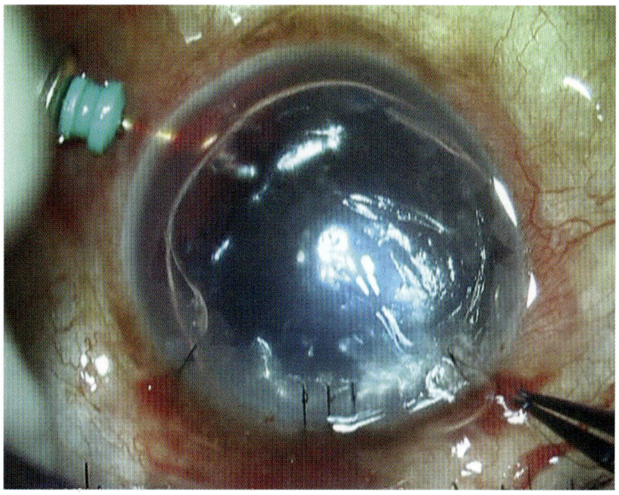

图 11.15　移植物被放置于中央位置。

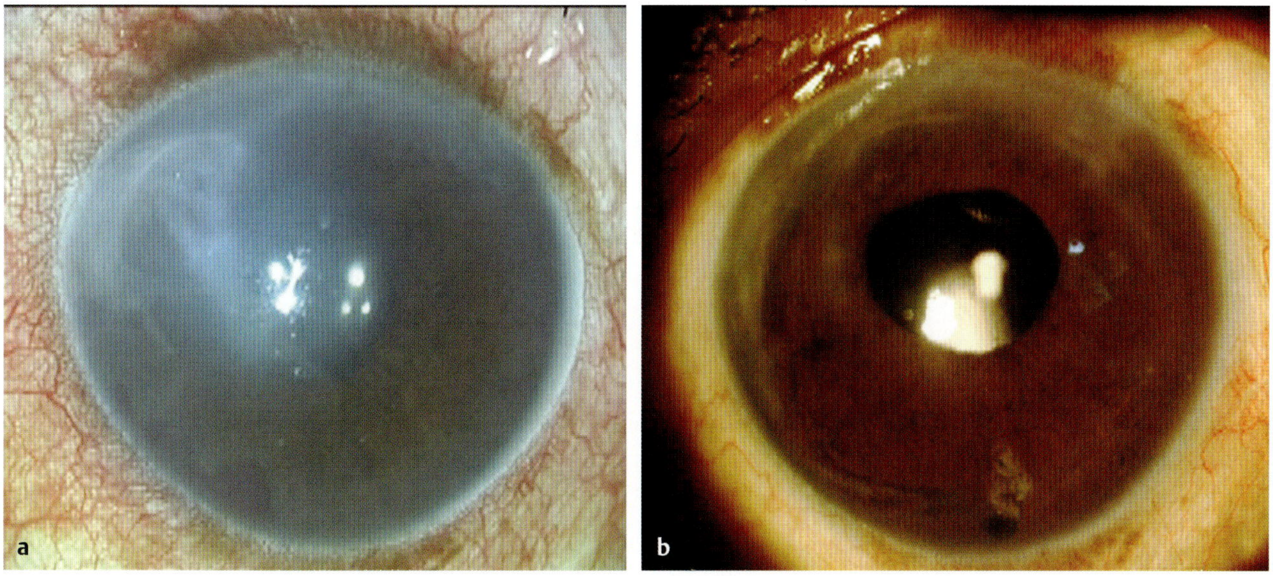

图 11.16　(a)术前图像。(b)术后 3 个月的图像显示角膜混浊消失。

11.3 讨论

据报道,PDEK 术后的视力效果很好, 患者满意度也较高。因此,在总体结果满意情况下,外科医生继续进行 PDEK 手术是合理的。

由于 PDEK 手术后的早期阶段是至关重要的,这是因为供体对受体床是否有足够的组织黏附性。如果注意到移植物蜷曲并将其自身推离受体床的趋势,提示移植物的即将发生部分脱离。这通常需要将空气注入 AC。

在注射前,应适当测量 AC 的深度,因为移植物展开需要最佳 AC 深度。在深 AC 的眼睛中,通常很难展开移植物,并且这些眼睛通常也需要额外的空气填充以用于增加移植物黏附性。放置一个连接到气泵的输注管线能够满足连续和充足的空气注入 AC 中。

在定位移植物时也应小心,因为移植物有机会与放置在 AC 中 ACM 插管相撞。由于 T-ACM 从巩膜进入 AC,不侵犯前角膜表面,并放置在外周缘,所以使用 T-ACM 减少了上述发生率。瞳孔成形术通常应在有较大虹膜缺损的眼睛中进行,因为移植物可能会意外地移到玻璃体腔中。瞳孔重建也有助于保持整个手术过程中的 AC 深度。

PDEK 已成为 EK 各种术式之一, 允许使用成人和婴儿供体组织[3-4]。PDEK 在这方面得分高于 DMEK,因为年龄较大的供体组织通常首选的术式是 DMEK。鉴于 DM 的厚度随着年龄而增长[8],这导致捐赠者角膜边缘卷曲情况变少。在 PDEK 期间,由于基质胶原纤维投射到 DM 的界面基质中,还没有遇到从下基质剥离的 DM 的撕裂问题[9]。

随着 PDEK 手术的发展,手术结果随着手术技术的不断改进而提高。随着更多的外科医生采用这种技术并增加他们宝贵的投入,这种改进可能会继续下去。

(刘文凤 译)

参考文献

[1] Price MO, Giebel AW, Fairchild KM, Price FW, Jr. Descemet's membrane endothelial keratoplasty: prospective multicenter study of visual and refractive outcomes and endothelial survival. Ophthalmology. 2009; 116(12):2361–2368
[2] Dirisamer M, Ham L, Dapena I, et al. Efficacy of descemet membrane endothelial keratoplasty: clinical outcome of 200 consecutive cases after a learning curve of 25 cases. Arch Ophthalmol. 2011; 129(11):1435–1443
[3] Agarwal A, Dua HS, Narang P, et al. Pre-Descemet's endothelial keratoplasty (PDEK). Br J Ophthalmol. 2014; 98(9):1181–1185
[4] Agarwal A, Agarwal A, Narang P, Kumar DA, Jacob S. Pre-Descemet Endothelial Keratoplasty With Infant Donor Corneas: A Prospective Analysis. Cornea. 2015; 34(8):859–865
[5] Dua HS, Faraj LA, Said DG, Gray T, Lowe J. Human corneal anatomy redefined: a novel pre-Descemet's layer (Dua's layer). Ophthalmology. 2013; 120(9):1778–1785
[6] Agarwal A, Narang P, Kumar DA, Agarwal A. Trocar anterior chamber maintainer: Improvised infusion technique. J Cataract Refract Surg. 2016; 42(2):185–189
[7] Jacob S, Agarwal A, Agarwal A, Narasimhan S, Kumar DA, Sivagnanam S. Endoilluminator-assisted transcorneal illumination for Descemet membrane endothelial keratoplasty: enhanced intraoperative visualization of the graft in corneal decompensation secondary to pseudophakic bullous keratopathy. J Cataract Refract Surg. 2014; 40(8):1332–1336
[8] Murphy C, Alvarado J, Juster R. Prenatal and postnatal growth of the human Descemet's membrane. Invest Ophthalmol Vis Sci. 1984; 25(12):1402–1415
[9] Schlötzer-Schrehardt U, Bachmann BO, Laaser K, Cursiefen C, Kruse FE. Characterization of the cleavage plane in DESCemet's membrane endothelial keratoplasty. Ophthalmology. 2011; 118(10):1950–1957

第 12 章

气泵辅助角膜内皮移植术

Brandon James Baartman, William J. Dupps, Jr.

12.1 引言

医生进行角膜内皮移植术面临的巨大挑战之一是确保移植的内皮细胞的正确定位和持久黏附。供体良好的黏附性的实现被认为是该技术的最大早期挑战之一，并且至今仍然是手术的关键步骤[1]。关于内皮移植物移位率，强调术中放置位置要适当的重要性，据报道，内皮移植物移位率在自动化后弹力层剥除角膜内皮移植术（DSAEK）中高达 25%，在后弹力层角膜内皮移植术（DMEK）和其他术式中更高[2]。

一些技术已被用来促进移植物黏附，其中大部分关注于增强供体-受体界面的脱水。经典的方式是通过将空气填塞 10~15 分钟与角膜表面的按摩去除被隔离的流体相结合来实现的。空气充填通常是通过从注射器手动注入空气来实现的。Price FW 和 Price MO 描述了偶尔通过穿刺术的穿刺套管注入空气的方法[1,3]。

手动注入空气有一定的局限性。人工充气时，空气填塞过程发生眼压（IOP）波动，限制施加在供体移植物上的压力并减少了黏附性。在尝试角膜按摩时，前房会塌陷或减压，这限制了按压操作的效果，并可能导致术中移植物的移位或脱位，需要移植物复位、相关的手术延迟或隐匿性保留界面的流体，从而进一步增加了术后不粘连的可能。

12.2 持续空气输注用于移植物黏附

为了克服这些局限性，Meisler 等发明了一种新的技术，该技术通过穿过鼻缘自密封角膜通道的 30 号针连续地将过滤后的空气注入前房（图 12.1）[4]。在玻璃体视网膜手术中，利用这一原理来提供视网膜填塞和视网膜下积液撤离，有人建议类似的技术液可以应用于供体-受体界面的流体的引流。在移植物插入和通过穿刺术手动注射一个初始气泡，用玻璃体视网膜手术系统（Accurus，Alcon 手术）连续地将空气泵入前房，使 IOP 保持在 30~40mmHg（1mmHg≈0.133kPa）之间，维持 10~15 分钟，根据需要偶尔峰值可为 50~60mmHg，确保供体-受体界面的恒压。一旦这种“压力”产生，部分空气就被交换为缓慢的流入平衡盐溶液（BSS），这是由于通过手动喷出空气而导致的，直到残余气泡直径在所需的终点压力下实现。角膜上相同大小的 30 号针进入部位和其长进入角膜的路径长度提供了一种气密的密封，促进了腔稳定性和有限的压力波动。在前 12 只连续的眼睛中，使用连续和可滴定的空气输注，在手术过程中显示出良好的早期结果，没有 1 例发生移植物脱位。

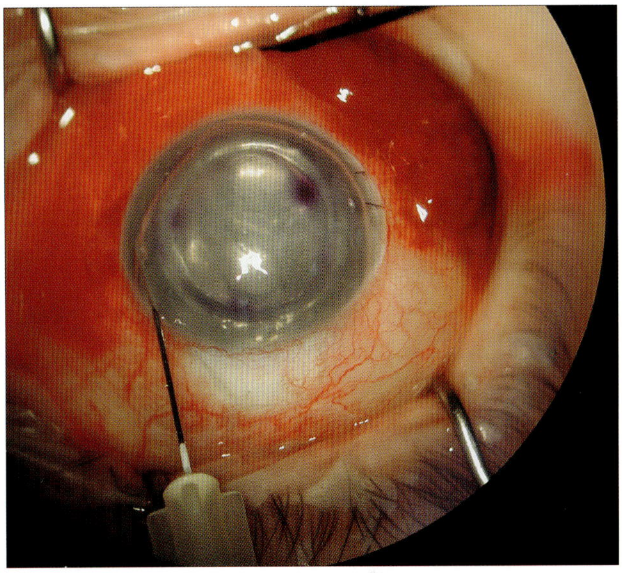

图 12.1 术中观察经自封闭鼻侧通道注射的 30 号针，用于持续、主动的空气输注和控制的空气-流体交换。

术中光学相干断层扫描(iOCT)的最新发展允许更客观的分析界面流体尺寸,以及手术干预对界面流体和位错率的影响。XU 和其同事用 iOCT 收集了 28 只眼的 DSAEK 过程中不同点的供体-受体界面进行空间和体积数据表明,连续气泵技术在压力升高后界面流体高度显著降低[5]。虽然仅是压力升高后界面流体体积减小的趋势在本术式过程中并不具有统计学意义,但是通过气泵技术和人工角膜清扫与平灌套管结合的压力升高确实显示了界面流体体积的显著降低。本研究提供了支持连续供气泵用于供体-受体界面脱水和减少早期移植物脱位的分析定量的数据。

iOCT 也被用于比较气泵技术(也称为主动空气输注技术)和单性角膜清扫技术[6]。虽然这两种技术单独使用都在界面流体上产生了显著的减少,但与人工角膜扫描相比,气泵技术却显示出了一个明显较小的最大界面流体面积、平均流体厚度、最大流体厚度,以及最终界面流体袋体积,导致整体界面流体总量有减少的趋势。在 DMEK 术中进行 iOCT 成像辅助的连续空气灌注研究正在我院进行。

12.3 当前技术小结

目前资深专家(WD)所使用的技术是我们在 iOCT 辅助DSAEK 的大规模前瞻性研究中使用的原始技术的改进。移植物插入后,在充气注射器上连接的弯曲的 30 号针用来:①小心部署的气泡展开移植物;②使移植物定位于中央;③根据需要补充空气注入以填充前房并提供最初的压力[7]。对于主动输液和空气-液体交换,我们使用 Versa VIT 玻璃体切除系统(Synergetics)有以下几个原因,包括:产品支持和 Alcon Accurus 的一次性包装生产,Versa VIT 占地面积小且一次性成本更低。确认经 30 号针注入的气流经过 BSS 杯的情况下 (30 号针对气流的通畅不应在不进行测试的情况下被假定), 将 30 号针连接到 Versa VIT 上并放置在主手术帘上,围绕面部,并向眼睛下方转动,用旋塞阀把空气转换成液体。然后将针通过一个长的鼻侧角膜隧道的角度插入, 该隧道与移植物边缘相切, 并且至少远离移植物边缘 1mm。在插入过程中,针的斜面从移植物中移开,在插入之前,空气压力通常被设定为 20mmHg。如果在输注针插入之前,移植物移位,应将空气压力设定为零,以避免将空气输送到交界面,和(或)应首先考虑手动重新注入气泡以抬高移植物。这样做有助于抓住与针头进入部位相邻的巩膜,并可用力从远离该点的部位插入针头。这使组织伸展并避免压迫角膜,减少了针插入过程中的空气逃逸或破坏角膜皱褶的风险。如果前房的压力低于输液压力,空气灌注开始可能看不见。需要仔细的可视化,以避免针通过虹膜,这可能会无意中将空气送到眼后段,并导致周边虹膜并置和房角关闭。如果周边角膜视野较差,则应在无压力下插入针头并在加压前确认位置。在恰当的管道放置和插入通道的摩擦力下,针头通常可以在没有带子辅助下以免持方式保留。

然后将气压增高到 40mmHg、可见的移植物皱褶的减少往往是值得赞赏,我们推测,后角膜表面平滑在视觉质量上有一些好处。在 1 分钟内,压力增加到 50mmHg 或 60mmHg,并缓慢将移植物向中央移动并用 BSS 插管进行约 1 分钟灌溉冲洗,以避免无意的上皮清除。在没有低眼压的情况下,iOCT 通常通过这种操作确认移植物的立即并置。在压力升高的情况下,冲洗穿刺上口和初级伤口以检查空气渗漏是有用的, 这可能意味着需要额外的缝合线。在加压下测试伤口完整性具有明显的优点,该技术可能降低由于伤口渗漏造成的术后低眼压的风险。一旦确定了移植物结合到受体床,压力降低到 40mmHg,并且可以进行任何附加的手术操作,如缝合放置、缝合埋藏或结膜下注射,其优点是腔塌陷的可能性远比不输注的小。我们不再等待 5~10 分钟,一旦确定了结合,立即进行空气-流体交换。在玻璃体切除装置上,流体压力设定为 30mmHg,然后旋塞阀开启流体。接着,将 30 号 BSS 套管插入穿刺,直到气泡直径处于所需水平,IOP 已经平衡到预定压力。因为在管和针中流体的表面张力高且流速低,所以外科医生在重复每一次打嗝动作前都要等待几秒钟。如果血流受阻,压力可以增加到 30mmHg 以上, 并且针尖应该旋转或轻微移动,以确保尖端不会被附着在周围角膜上。然后将针缓慢地穿过通道, 再次引导针尖斜面远离移植物,保持流体压力以促进水合。

12.4 气泵在角膜内皮移植术中的其他应用

前房持续空气注入已应用于后弹力层剥除角膜内皮移植术(DSEK)/DSAEK 手术的额外步骤,包括降血压。在更传统的剥离受体后弹力层的方法中,使用眼科黏弹性装置(OVD)或空气来维持前房深度。然而,许多作者注意到在 DSAEK/DSEK 中使用 OVD 的困难,列举了弹力层在下行复位和不完全切除导致供体脱位时出现的问题[8,9]。因此,一些人应用持续空气输注来维持小切口下行前房切开时的前房深度。Mehta 和其同事在一个外科助手协助下使用前房保持器,一个充气的 60mL 注射器和三通水龙头来产生持续的空气注射。类似于连续泵的使用,如前面所描述的空气泵技术,Leyland 还报道了在换气过程中使用空气交换泵来维持前房深度[10]。目前尚不清楚在这个过程中使用连续气泵是否影响临床结果,但认为它可以提高手术方式的易用性和结果的一致性。

(闵幼兰 潘逸聪 译)

参考文献

[1] Price FW, Jr, Price MO. Descemet's stripping with endothelial keratoplasty in 200 eyes: Early challenges and techniques to enhance donor adherence. J Cataract Refract Surg. 2006; 32(3):411–418

[2] Suh LH, Yoo SH, Deobhakta A, et al. Complications of Descemet's stripping with automated endothelial keratoplasty: survey of 118 eyes at One Institute. Ophthalmology. 2008; 115(9):1517–1524

[3] Price MO, Price FW. Descemet's stripping endothelial keratoplasty. Curr Opin Ophthalmol. 2007; 18(4):290–294

[4] Meisler DM, Dupps WJ, Jr, Covert DJ, Koenig SB. Use of an air-fluid exchange system to promote graft adhesion during Descemet's stripping automated endothelial keratoplasty. J Cataract Refract Surg. 2007; 33(5):770–772

[5] Xu D, Dupps WJ, Jr, Srivastava SK, Ehlers JP. Automated volumetric analysis of interface fluid in descemet stripping automated endothelial keratoplasty using intraoperative optical coherence tomography. Invest Ophthalmol Vis Sci. 2014; 55(9):5610–5615

[6] Hallahan KM, Cost B, Goshe JM, Dupps WJ Jr, Srivastava SK, Ehlers JP. Intraoperative Interface Fluid Dynamics and Clinical Outcomes for Intraoperative OCT-Assisted DSAEK from the PIONEER Study. Am J Ophthalmol. 2016; doi: 10.1016/j.ajo.2016.09.028.

[7] Koenig SB, Dupps WJ, Jr, Covert DJ, Meisler DM. Simple technique to unfold the donor corneal lenticule during Descemet's stripping and automated endothelial keratoplasty. J Cataract Refract Surg. 2007; 33(2):189–190

[8] Mehta JS, Hantera MM, Tan DT. Modified air-assisted descemetorhexis for Descemet-stripping automated endothelial keratoplasty. J Cataract Refract Surg. 2008; 34(6):889–891

[9] Leyland M. Anterior chamber maintenance during descemet stripping. Cornea. 2007; 26(10):1292–1293, author reply 1293

[10] Leyland M. Syringe or pump for air-assisted DSAEK. J Cataract Refract Surg. 2009; 35(1):2–, author reply 2

第13章 眼内照明器辅助的后弹力层角膜内皮移植术和眼内照明器辅助的后弹力层前膜角膜内皮移植术

Soosan Jacob, Amar Agarwal

角膜内皮移植术已经从深板层角膜内皮移植术(DLEK)发展为自动板层刀辅助的后弹力层剥除角膜内皮移植术(DSAEK),再到后弹力层角膜内皮移植术(DMEK)以及后弹力层前膜角膜内皮移植术(PDEK)[1]。DSAEK凭借其手术的简易性和较短的学习曲线而被广泛地接受和运用,目前已成为主流的手术方式。然而,DMEK/PDEK只在少数眼科中心开展，主要原因在于手术过程中会面临很大的困难。这个困难主要来自透过朦胧角膜后移植物的低可见度。此外,由于移植物是透明、薄以及易损,因此,移植后在前房是很难清楚地看见移植物的。为了克服这一点,移植物可以用台盼蓝染色。尽管通过染色后具有良好的可视性,但透过水肿的角膜进行操作依旧具有挑战性。此外,染料的及时洗脱,以及在手术时间较长的情况下,嵌入的移植物也会变得难以看见。本章主要介绍能使移植物在所有手术步骤中均易被识别和定位的眼内照明器辅助的后弹力层角膜内皮移植术(E-DMEK)和眼内照明器辅助的后弹力层前膜角膜内皮移植术(E-PDEK)[2,3]。该技术使用来自玻璃体视网膜光导管或眼内照明器的倾斜光以使移植物更好地达到可视化。

13.1 背景

自1993年以来,眼内照明器已被用在眼前段手术中以提供倾斜光源。它被用于过熟期白内障患者在囊膜破裂时使其前囊瓣可见，在角膜混浊的情况下进行白内障手术、在23G无缝线玻璃体切割术联合白内障手术中进行冲洗和抽吸，以及在双侧前段玻璃体切割术中作为内照射套管。自2011年以来,吊顶灯眼内照明器已被运用于DSAEK,该技术通过一根吊顶灯眼内照明光纤自角膜侧口插入，并从巩膜缘处提供巩膜的类散射照明以及从前房提供眼内照明，使后弹力层剥除和眼内操作具有较高的可见度而不受角膜朦胧的影响。然而,目前尚无报道在对患者行DMEK/PDEK时使用该技术。在DMEK/PDEK中使用眼内照明器是对先前运用的一种延伸。由于DMEK/PDEK手术更具有挑战性，所以使用眼内照明器相对而言更有价值。E-DMEK/E-PDEK通过良好的可视化以及让外科医生更好地了解移植物的形态和活性,使手术操作更加简单。

13.2 手术技术

DMEK/PDEK的关键步骤之一是确定移植物的后弹力层位面。后弹力层位面需要面对上覆的角膜基质。这将使得移植物在注入气泡时恰当地与基质相匹配。确定移植物正确方向的关键是观察移植物边缘卷曲的方向。由于后弹力层是一种弹性结构,所以移植物的边缘总是向基质侧卷曲。因此,术中移植物必须以向上弯曲的方向定向。这通常很难用现有的技术来证实。因为移植物是透明的,所以即使是在能见度很好的眼睛中也很难确定边缘曲率的方向。

在DMEK中,移植物的制备通常采用Gimbel等[4,5]描述的SCUBA技术。这样可以容易地制备移植物,同时损伤和撕裂的可能性更小。另一种技术是将供体钻孔到所需尺寸，并将其浸没在存储介质中。然后用精细的无齿镊轻轻夹住后弹力层的边缘并从四周剥离，小心避免任何无法控制的撕裂(图 13.1a,b)。移植物的尺寸要比推荐的受体角膜植床小 0.5mm。受体角膜植床是用钝的环钻外标志角膜表面来制备的。然后用一个 Sinskey 反向钩对后弹力层进行刻画和剥离。这些步骤完成后，将用 0.1%的台盼蓝对 DMEK 移植物进行染色。使用 Price 等所描述的技术将移植物装载到 Viscoject 植入器中。从植入器上取下弹簧圈(Medical)，更换硅胶尖端(图 13.1c,d)。然后将移植物置于 1.8mm 的 Viscoglide 药盒(Medicel)(图 13.1e,f)。将药盒装载到植入器上(图 13.1g)。微创口角膜刀用于创建 2.2mm 的颞侧透明角膜切口，并且使用穿刺术离颞侧 90°。现在进行稍低位周边巩膜切除术(也可在术前使用 Nd:YAG 激光进行操作)。外科医生使用植入器将移植物轻轻注入前房，缝合切口(图 13.1h)。此时，关掉显微镜灯，眼内照明器或光探头(20G、23G 或 25G)用作倾斜的照明光源，以增强可见度，它由外科医生或助手在外部保持，同时外科医生继续手术。由内照明器提供的切向光用于显示移植物的细节，移植物中的褶皱，以及后弹力层相对于角膜基质的位置和方向。光探头的尖端围绕角膜缘移动，同时切向聚焦以形成良好的可视化和三维感知。移植物边缘曲率的方向，进而移植物的方向是通过轻轻叩击受体角膜并正确评价由移植物边缘的光线反射形成的反射光，以及观察在移植物中的诱发运动来确认的(图 13.2 和图 13.3)。使用眼内照明法，移植物以正确的方式定向，并集中在剥离的受体部位下方，然后在移植物的下方注入气泡使其漂浮在覆盖的基质上。在手术过程中的任何时候，外科医生均可在显微镜光和内照明器之间来回切换。在闭眼前检查眼压和光感。要求患者在最初的 24 小时内保持严格的仰卧位。

13.3 内照明器辅助手术的优点

由内照明器提供的切向光显示了移植物的细节，移植物中的褶皱、位置，以及后弹力层的方向。光探头的尖端围绕角膜缘移动，同时切向聚焦以形成良好的可视化和三维感知。仅保留手术显微镜的灯光使得难以确定边缘是向上还是向下弯曲，并且由于移植物的透明性质，它还降低了外科医生异常清晰的三维深度感知。即使在一个无水肿、清晰的角膜中，通常仅用手术显微镜灯光来确认卷曲边缘的曲率方向是很困难的，并且外科医生可能必须使用插在卷曲边缘下方的仪器来确认卷曲的方向(Moutsouri sign)[6]。使用 E-DMEK，由落在移植物褶皱和边缘上的内照射器切向光产生的反射光来确认移植物边缘的曲率方向，从而确保移植物的方向，同时保持无接触技术，因此

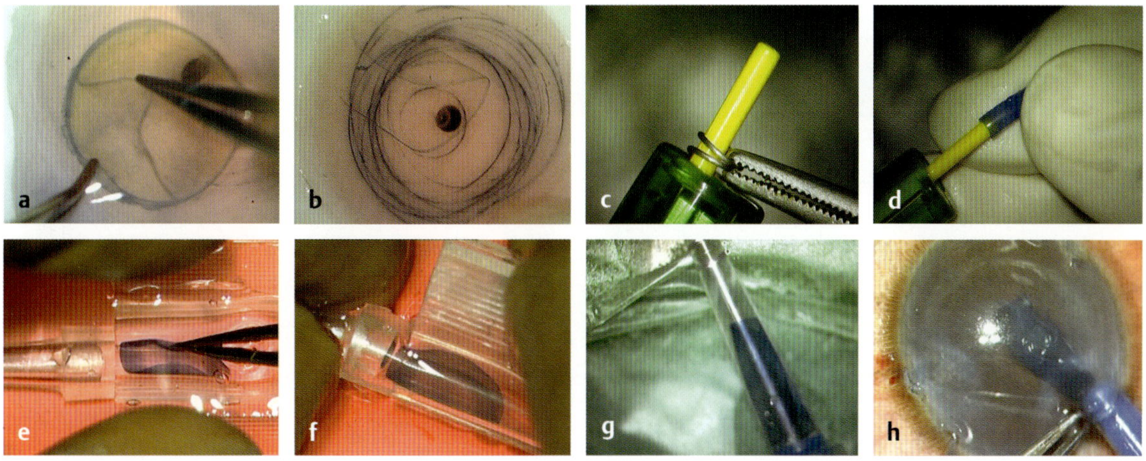

图 13.1 (a)通过将纽扣状的角巩膜浸没在储存介质中来制备后弹力层角膜内皮移植术(DMEK)移植物。夹住后弹力层的边缘并轻轻地与基质分离。(b)观察到 DMEK 移植物的边缘向后弹力层弯曲。(c)Viscoject 植入器(Medicel)的弹簧圈被移除。(d)更换软硅胶尖端。(e)将 DMEK 移植物以正确的方向装入 Viscoglide 药盒(Medicel)。(f)将药盒关闭并装载到植入器上。(g)将 DMEK 移植物向前推动到药盒的尖端。(h)将移植物注入前房。

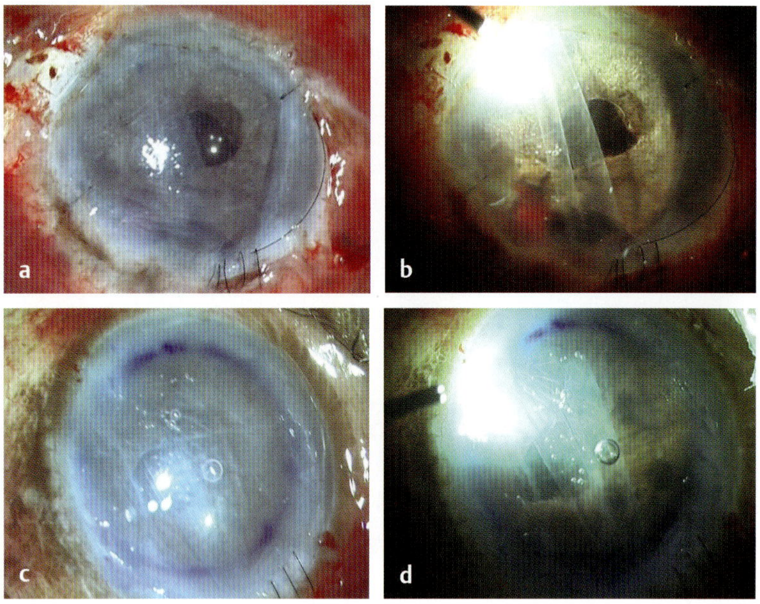

图 13.2 (a)在显微镜灯光下，介质的不透明性影响了后弹力层角膜内皮移植术(DMEK)中移植物的清晰度和充分的可见性。(b)在内照明辅助的DMEK(E-DMEK)技术中，使用倾斜定向的内照明器并关闭显微镜灯光能提供移植物的三维位置感，同时允许从不同的角度观察整个移植物。这样可以让外科医生更好地了解移植物动态变化、形态变化和位置变化，从而可以更轻松、更快速地进行手术，还可以减少由于长时间手术和过度操作造成的移植物损伤。(c)在显微镜灯光下观察移植物将减弱移植物的可视化。(d)用内照明器观察移植物将更加清楚。

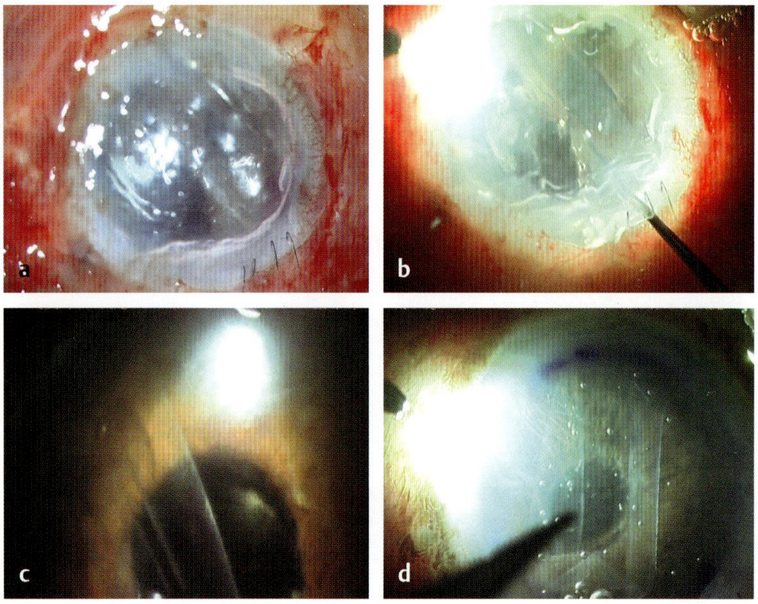

图 13.3 (a)在显微镜下观察到注入气泡后与覆盖的基质结合后的移植物。(b)在同一只眼睛中，只有行内照明器辅助的后弹力层角膜内皮移植术(E-DMEK)才能很好地看到下方的折叠边缘。(c)移植物中的褶皱和边缘反射光线形成反射光，这使得更容易观察移植物的方向。(d)E-DMEK 术中透过水肿角膜观察到移植物的细节。

减少了移植物中的细胞损失。E-DMEK 还允许外科医生在整个操作期间容易看到在移植物中的诱发运动。Burkhart 等在 2013 年介绍了用于 DMEK 手术的手持式裂隙灯照明技术[7]。然而，E-DMEK 具有允许观察整个移植物而不仅仅通过裂隙观察，以及无须行横跨移植物的扫描来获得更完整的视野。内照明器清晰地显示了整个移植物。探头的强聚焦光能够穿透水肿的角膜，并且易于可视化。作者倾向于将内照明器保持在靠经角膜表面的外部，而不是将其插入前房，从而产生过度的巩膜光散射。当进行切向引导时，它提供了良好的可见度。将内照明器插入前房也会导致伤口渗漏和前房变浅，并且还占据了前房内的空间，从而干扰了移植物的自由运动并阻碍了移植物的浮选。

E-DMEK 具有更好的三维可视化和深度感，从而更好地了解移植物的形态、位置、方向和活力。这是一项有价值的技术，可以提高行 DMEK 的外科医生的手术便利性、速度和成功率。由眼内过度处理和操作引起的移植物潜在损伤减少(图 13.4)。

PDEK 同样需要内部照明器进行可视化处理，并且其使用原理与 E-DMEK 相同(图 13.5 和图 13.6)。

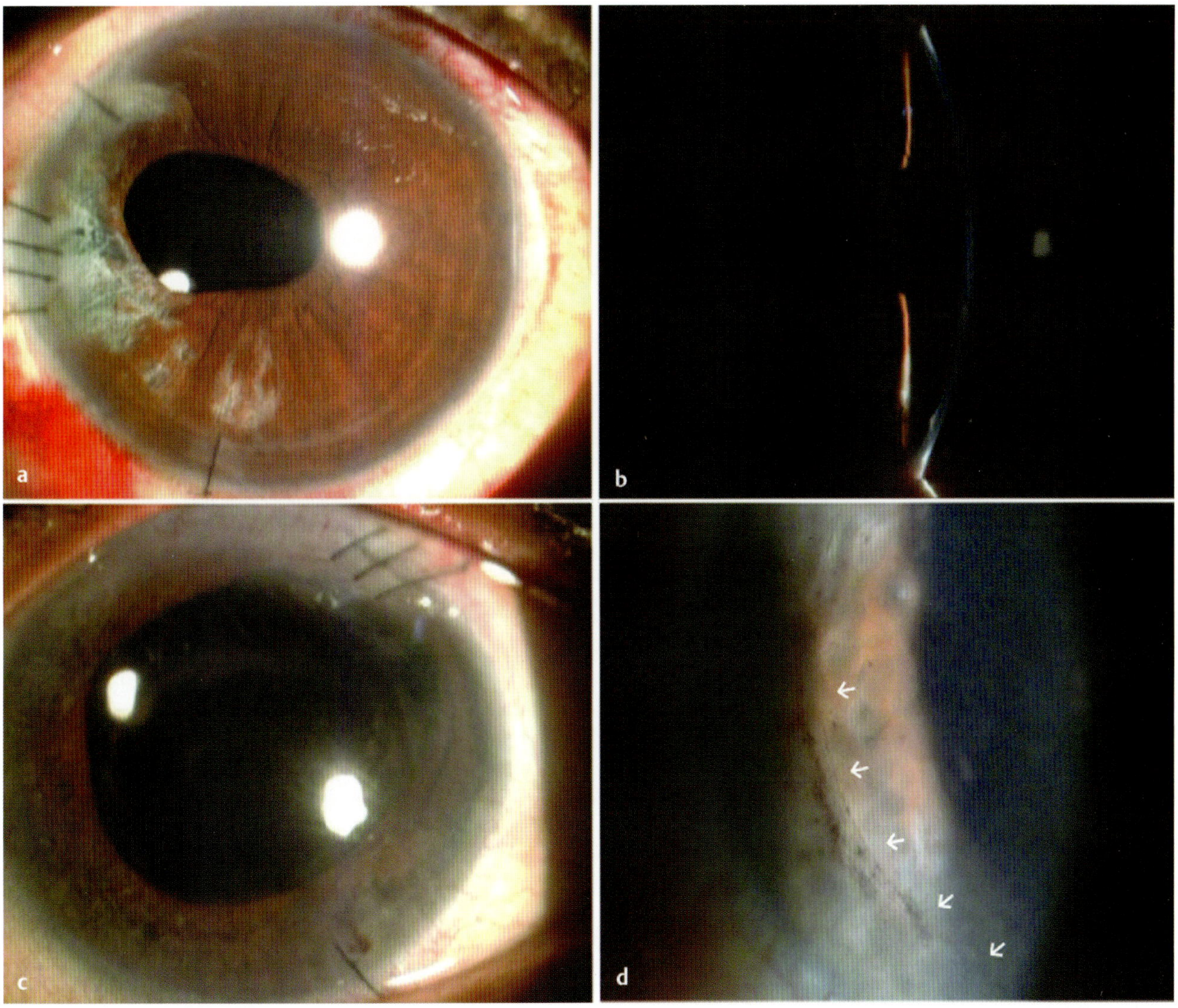

图 13.4　(a)术后 1 个月角膜的形态。(b)同一患者的裂隙视野显示无水肿的角膜和附着的移植物，并可以看到移植物的下缘。(c)不同患者术后 10 天的透明角膜形态。(d)显示附着移植物的边缘(箭头所示)。

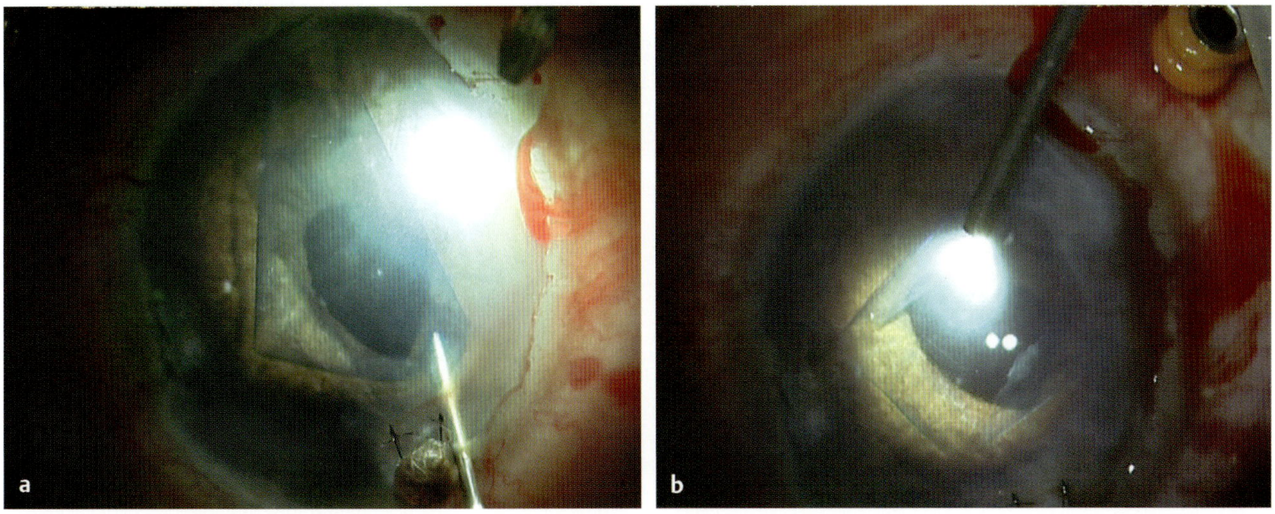

图 13.5　内照明器辅助的后弹力层角膜内皮移植术(E-DMEK)。(a)注意，当使用内照明器时，可以看到边缘向内滚动。这表明 PDEK 移植物是颠倒的。(b)PDEK 移植物的边缘向上滚动，这是正确的一面。

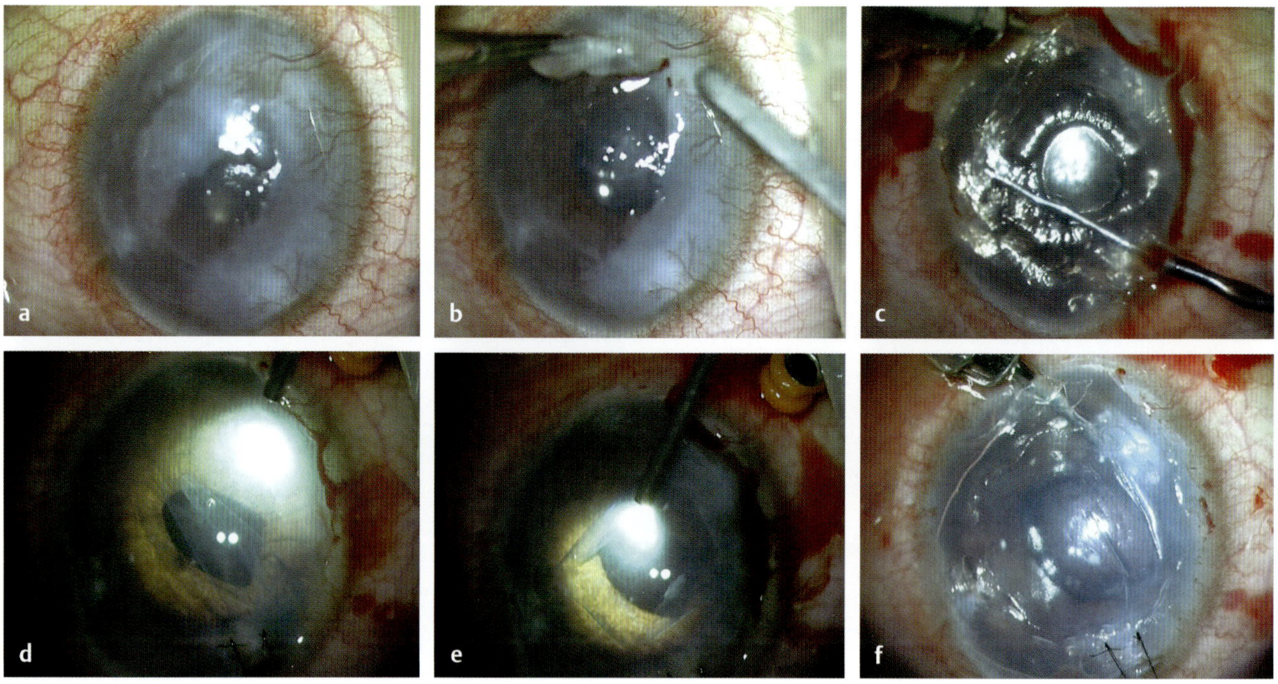

图 13.6 内照明器辅助的后弹力层前膜角膜内皮移植术(E-PDEK)手术技术。(a)假晶状体大泡性角膜病变。(b)去除上皮。(c)撕脱后弹力层。(d)PDEK 移植到前房内。使用 E-PDEK 检查移植物是否正确定向。(e)打开移植物,使用 E-PDEK 清晰观察。(f)PDEK 移植物附着。

(李清海 译)

参考文献

[1] Dua HS, Faraj LA, Said DG, Gray T, Lowe J. Human corneal anatomy redefined: A novel pre-Descemet's layer (Dua's layer). Ophthalmology. 2013; 120 (9):1778–1785
[2] Agarwal A, Dua HS, Narang P, et al. Pre-Descemet's endothelial keratoplasty (PDEK). Br J Ophthalmol. 2014; 98(9):1181–1185
[3] Jacob S, Agarwal A, Kumar DA. Endoilluminator-assisted Descemet membrane endothelial keratoplasty and endoilluminator-assisted pre-Descemet endothelial keratoplasty. Clin Ophthalmol. 2015; 9:2123–2125
[4] SCUBA technique for DMEK donor preparation. https://www.youtube.com/watch?v=vpToO8PFsvI. Accessed on 23/11/16
[5] Brissette A1, Conlon R, Teichman JC, Yeung S, Ziai S, Baig K. Evaluation of a new technique for preparation of endothelial grafts for Descemet Membrane Endothelial Keratoplasty. Cornea. 2015 May;34(5):557-9.
[6] Dapena I, Moutsouris K, Droutsas K, Ham L, van Dijk K, Melles GRJ. Standardized 'no touch' technique for Descemet membrane endothelial keratoplasty (DMEK). http://2012.eeba.eu/files/presentation_IV.a_key_note_Dapena_Standardized_no_touch_technique_for_DMEK.pdf. Accessed on 23/11/16
[7] Burkhart, ZN, Feng, MT, Price, MO, Price, F.W. Handheld slit beam techniques to facilitate DMEK and DALK. Cornea 2013;32(5):722-724.

第 14 章

后弹力层角膜内皮移植术的改进和非移植概念：半月形后弹力层角膜内皮移植术和后弹力层角膜内皮转移

Salvatore Luceri, Lamis Baydoun, Isabel Dapena, Gerrit R.J. Melles

与之前的技术相比，后弹力层角膜内皮移植术(DMEK)的运用使手术效果得到改善并降低了并发症的发生率，尤其在双眼 Fuchs 角膜内皮营养不良(FECD)的患者中[1]。此外，DMEK 还为角膜内皮细胞生物学和生理学研究提供了新的见解[2]。标准(圆形)DMEK 术后的临床观察表明，角膜的透明不仅仅依赖于去除病变的后弹力层和内皮(后弹力层撕脱)后裸露基质的完全覆盖。在植入偏心移植物的眼中，移植物和后弹力层撕脱边缘之间存在能观察到清洁角膜的裸露基质区[3]。此外，角膜的清洁也不可能不依赖于完整的供体对受体的附着，如存在(部分)分离的 DMEK 移植物的患眼所见[4,5]。这些观察结果导致了 DMEK 的技术标准被进一步修改，如使用半月形移植物(hemi-DMEK)，以及非角膜移植手术方案，如在主切口仅进行后弹力层撕脱或后弹力层撕脱联合游离移植物的固定[后弹力层角膜内皮转移(DMET)]。

14.1 半月形后弹力层角膜内皮移植术(Hemi-DMEK)

DMEK 最近的一次修改即所谓的 Hemi-DMEK 主要基于以下证据：①临床观察表明，为了实现角膜清洁透明，并不需要用移植物将整个裸露的受体基质完全覆盖；②缓解内皮组织短缺的设想[3,6-8]。随着 DMEK 的运用，更高效地使用角膜供体组织成为可能，因为该技术有可能从一个供体角膜中分离出两个移植物。供体角膜可以按以下方式进行分割：供体角膜的后部被用作 DMEK 的移植物，而剩余的角膜前部被用作大气泡法深板层角膜移植手术(DALK)的移植物[9-12]。然而，这种方法不能缓解内皮组织的短缺问题，因为从一个供体角膜上只能获得一份内皮移植物。

对于穿透性角膜内皮移植术(PK)和后弹力层剥除(自动板层刀)角膜内皮移植术(DSEK/DSAEK)，其移植物的外围通常比中心厚，出于光学原因需要行中心环锯移植。然而 DMEK 的移植物在其整个表面区域的厚度是均匀的，因为它仅由后弹力层和内皮组成。因此，对于 DMEK 而言，也可以使用移植物的周边部分而不会导致光学损伤。因此，在 2014 年，Meles 团队介绍了 Hemi-DMEK 的概念，其使用的半月形(半圆的)后弹力层移植物是由一个未经环锯处理的直径为 11.5~12mm(全)后弹力层制成(图 14.1)。与标准的 DMEK 移植物的制备相比，DMEK 的移植物仅使用被环锯处理过的中间 8.5~9.5mm 圆形部分并去除。后弹力层边缘部分。而在 Hemi-DMEK 中，受体的两个半圆形移植物来自一份未经环锯处理的、全直径的后弹力层片，可能使从同一供体库中得到的内皮移植物数量增加一倍[13]。由于半月形移植物的总表面积与标准(圆形)DMEK 移植物相似，两种技术之间的主要差别在于移植物的形状。因此，该技术首次实现从一个供体角膜上得到两份内皮移植物。

FECD 患者中的一系列病例显示，Hemi-DMEK 术

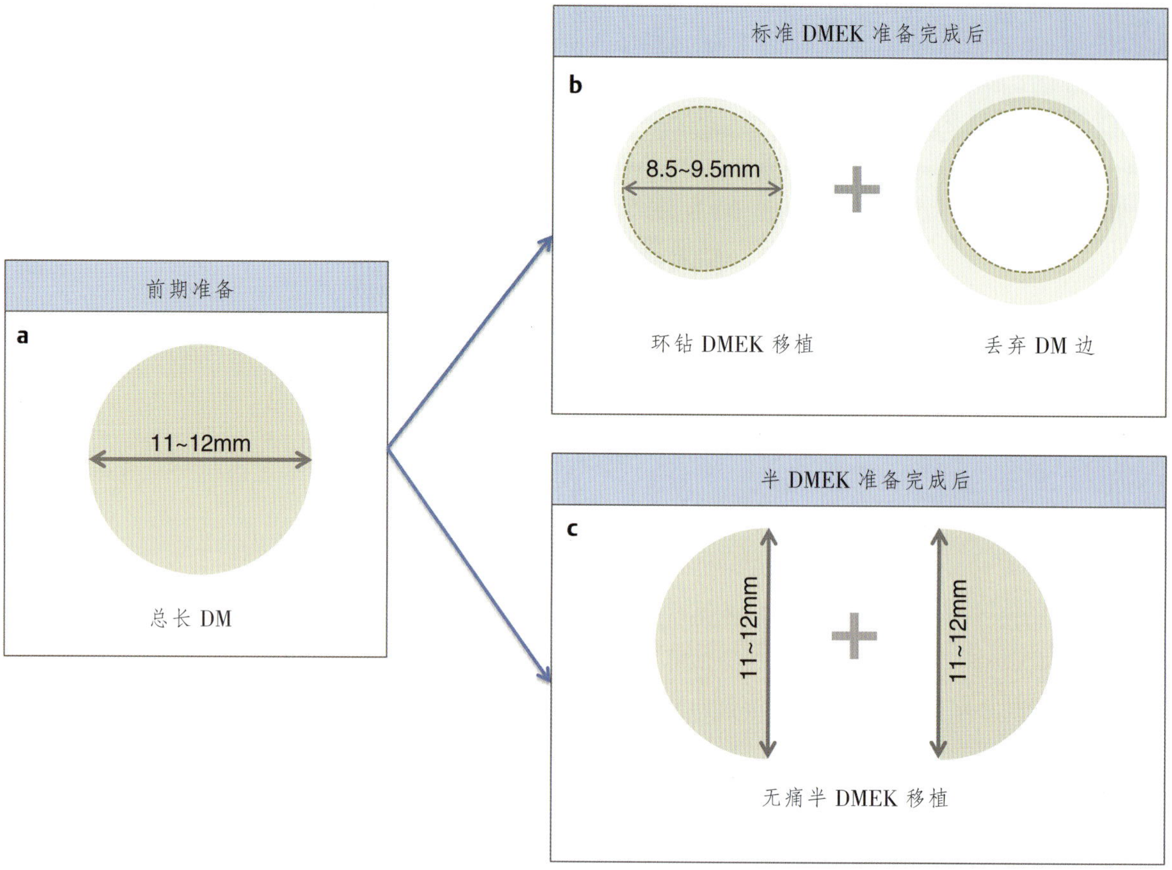

图 14.1 移植物的制备为从全直径(11~12mm)的角巩膜 button(a)到单个(经角膜环锯处理的)标准的后弹力层角膜内皮移植术(DMEK)移植物(b)或两份(未经角膜环锯处理的)半圆形 hemi-DMEK 移植物。未经环锯处理的 hemi-DMEK 移植物与经环锯处理的圆形标准 DMEK 移植物的总表面积相似。假设移植物具有均匀的曲率,我们可以使用计算球冠表面积的公式来计算角膜后表面的曲率[29],这样得到的标准圆形 DMEK 移植物(9mm)的角膜后表面积为 $73mm^2$,hemi-DMEK 移植物(11.5mm)的角膜后表面积为 $69mm^2$。(Figure has been published in Lam etal15;reproduced with permission of Graefes Arch Clin Exp Ophthalmol.)

后 6 个月和 12 个月的视力恢复效果与标准 DMEK 相似[14-16]。

尽管撕脱的圆形后弹力层与半圆形 Hemi-DMEK 移植物形状不相匹配,但在术后 3~6 个月整个角膜都很澄清透明(图 14.2),同时也发生在最初的裸露基质区[14,15]。在对标准 DMEK 术后眼中存在偏心移植物或部分移植物分离的患者进行类似的观察,提示除了供体内皮细胞外,受体内皮细胞在角膜内皮移植后,也可能积极地参与了角膜的清洁[3,5]。然而,应该注意,与标准的 DMEK 后的内皮细胞密度相比,目前可获得的实验组在进行 Hemi-DMEK 后内皮细胞密度似乎更低。更长期的随访数据或许可以提示 Hemi-DMEK 和标准的 DMEK 后内皮细胞密度的进一步下降是否相当。

更长期的随访数据和规模更大的实验组的数据应该提示,除了视觉效果,Hemi-DMEK 的同种异体移植排斥率和移植物的存活是否与标准的 DMEK 相似。随后 Hemi-DMEK 将成为 FECD 角膜内皮移植治疗的新手段,并且可能使从同一供体库中得到的内皮移植物数量增加 1 倍。

14.2 后弹力层角膜内皮转移(DMET)

DSAEK[17]和 DMEK[4,5]术后患眼发生移植物脱离,行后板层角膜移植术后观察发现,对于角膜的透明性

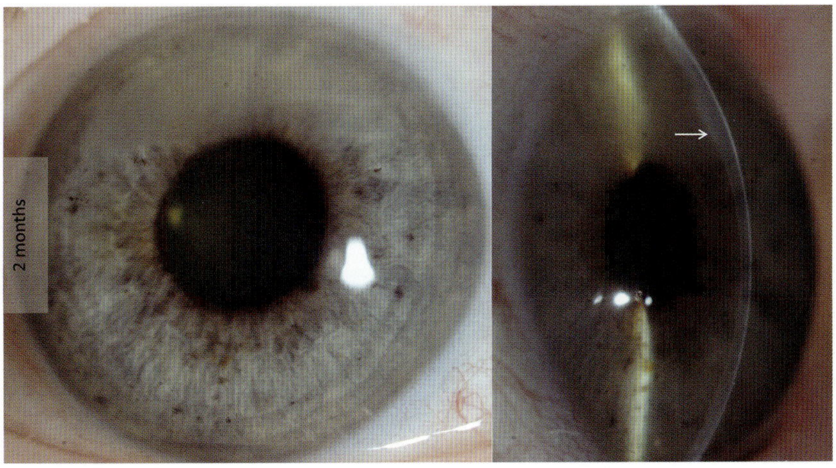

图 14.2　Hemi-DMEK 术后 2 个月后的裂隙灯图像。在这种情况下，移植物已经被水平放置，其直边位于下方，后者最初由于色素沉着而变得明显。角膜下方的裸露基质区的清洁速度较中心角膜慢，但 2 个月内角膜可以变得完全清洁透明。角膜的上部，在移植物最初周围性小脱离的上方存在一最后才被清洁干净的水肿区（白箭头）。术后 2 个月最佳矫正视力为 20/22(0.9)。

和退行性变并不（总是）依赖于供体与受体的完全附着，这也对移植的概念提出了质疑[2]。

DMEK 术后各有 50%的移植物发生脱离或附着，在脱离下方的受体裸露基质区依旧能检测到内皮细胞，提示内皮细胞在角膜移植术后在愈合反应的迁移和再分布中起了积极作用[3]。这些观察结果表明，在供体移植物和受体基质之间存在至少一些物理接触的情况下，可以重新使角膜变得清洁透明。

这些观察结果形成了后弹力层角膜内皮移植(DMET)的概念。Melles 及其同事提出的这种新的非角膜移植概念的基础是将后弹力层卷注射到前房，并在术后将其固定在主切口中以去除病变组织（图 14.3）[5,18,19]。该技术将是标准 DMEK 的极大简化，因为可以跳过诸如移植物展开和移植物附着等具有挑战性的手术步骤，并且可以显著缩短手术持续时间。然而，DMET 后角膜的清洁可能需要长达 6 个月，并且内皮细胞的密度可能在术后 6 个月显著降低[5,19]。

DMTE 的关键是内皮细胞对后基质的重新填充，无论内皮细胞是来自移植物还是来自受体后弹力层边缘或者两者都有。在第一系列的 12 只患有 FECD（主要为后弹力层障碍）和大泡性角膜病变（主要为角膜内皮衰竭）的眼中比较 DMET 的临床疗效，手术仅在第一组受体裸露后基质的再内皮化和角膜清洁中起作用。对大泡性角膜病变无明显改善，因此，综上可知受体内皮在实现角膜清洁方面起了主要作用[5]。

中心后弹力层撕脱后，在 FECD 患眼中宿主残余的外周内皮细胞迁移。如果会造成后基质的再增殖，也就是说，通过消除作为细胞迁移可能的病理或物理屏障的滴状赘疣[20]，然后，像 DMET 一样，单独撕脱后弹力层，可能是另一种治疗手段。然而，到目前为止，在没有移植物植入的情况下，后弹力层撕脱后使角膜清洁透明还只是传言，因此也没有证据证明它的正确性[21-25]。

尽管 DMET 和单独撕脱后弹力层在临床实践中尚未作为非角膜移植治疗选择进行运用，DMET 或许会质疑将 FECD 描述为营养不良，并使我们更深刻地理解内皮细胞伤口的愈合过程。这种见解可能会使得对 FECD 治疗的进一步发展和潜在的替代方法的发现，如细胞注射或药物治疗[26-28]。

14.3 结论

DMEK 术后的临床观察结果使人们对角膜内皮有了更好地了解，并打开了替代治疗方案的大门。标准 DMEK 技术的修改可以简化现有的手术技术，并且还可以更有效地使用供体组织。

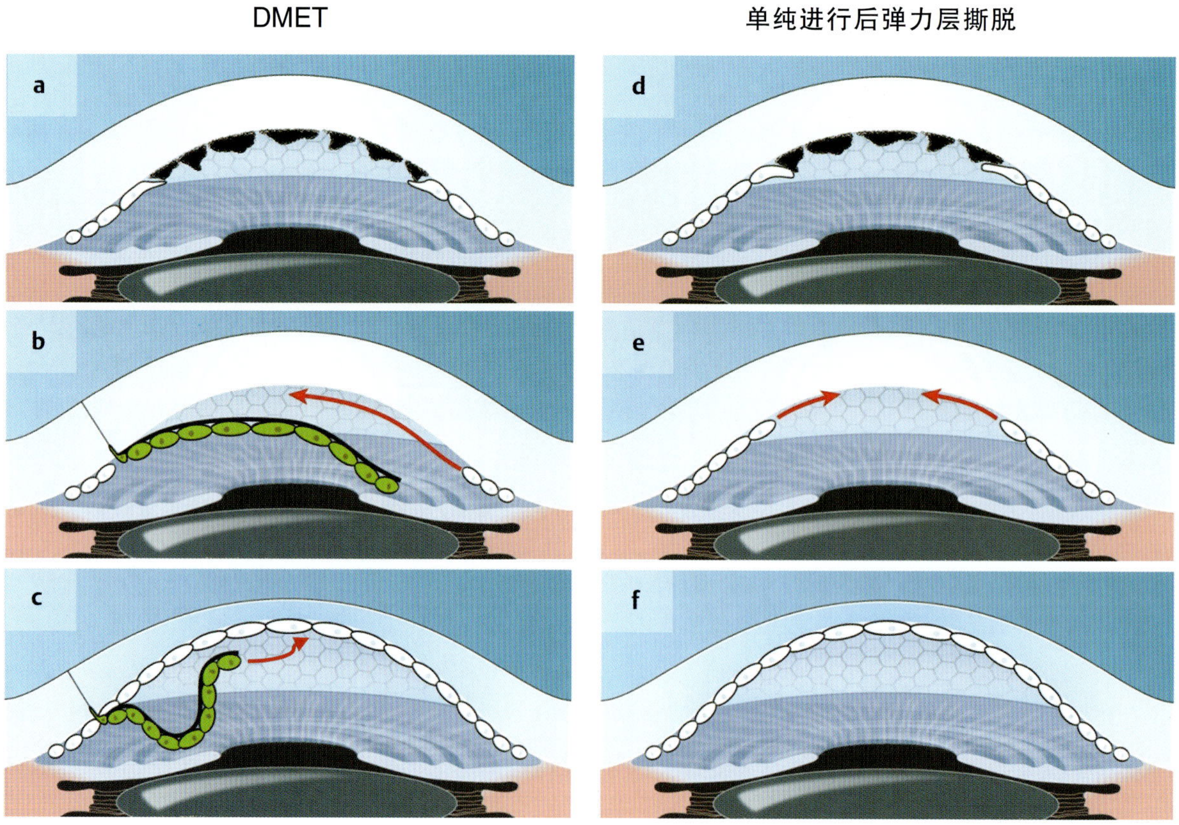

图 14.3 在 Fuchs 角膜内皮营养不良治疗中,后弹力层角膜内皮移植(DMET)和仅进行后弹力层撕脱的机制。关于 DMET,供体移植物被认为可诱导受体内皮的迁移。(a)关于后弹力层撕脱,临床观察表明,通过去除可能作为外周干细胞迁移障碍的滴状赘疣,以及通过插入附着于切口处的游离漂浮的供体组织(b)(绿色所示),受体内皮细胞的迁移应该被诱导。(c)因此,受体内皮细胞在覆盖裸露基质和恢复角膜透明度方面可能比供体内皮细胞更有效。(d,e,f)在 Fuchs 角膜内皮营养不良(FECD)的早期阶段,滴状赘疣尚未发展到远端的边缘部位,因此,足量的外周干细胞可能足以诱导受体内皮细胞的迁移。所以,后弹力层撕脱可以简单地去除外周受体内皮细胞增殖和迁移的物理屏障。(Figure has been published in Bruinsma et al[2]; reproduced with permission of EYE.)

(张雨晴 译)

参考文献

[1] Rodríguez-Calvo-de-Mora M, Quilendrino R, Ham L, et al. Clinical outcome of 500 consecutive cases undergoing Descemet's membrane endothelial keratoplasty. Ophthalmology. 2015; 122(3):464-470

[2] Bruinsma M, Tong CM, Melles GRJ. What does the future hold for the treatment of Fuchs endothelial dystrophy; will 'keratoplasty' still be a valid procedure? Eye (Lond). 2013; 27(10):1115-1122

[3] Dirisamer M, Dapena I, Ham L, et al. Patterns of corneal endothelialization and corneal clearance after Descemet membrane endothelial keratoplasty for fuchs endothelial dystrophy. Am J Ophthalmol. 2011; 152(4):543-555.e1

[4] Balachandran C, Ham L, Verschoor CA, Ong TS, van der Wees J, Melles GR. Spontaneous corneal clearance despite graft detachment in Descemet membrane endothelial keratoplasty. Am J Ophthalmol. 2009; 148(2):227-234.e1

[5] Dirisamer M, Yeh RY, van Dijk K, Ham L, Dapena I, Melles GR. Recipient endothelium may relate to corneal clearance in Descemet membrane endothelial transfer. Am J Ophthalmol. 2012; 154(2):290-296.e1

[6] Tourtas T, Heindl LM, Kopsachilis N, Bachmann BO, Kruse FE, Cursiefen C. Use of accidentally torn Descemet membrane to successfully complete descemet membrane endothelial keratoplasty. Cornea. 2013; 32(11):1418-1422

[7] Gaum L, Reynolds I, Jones MN, Clarkson AJ, Gillan HL, Kaye SB. Tissue and corneal donation and transplantation in the UK. Br J Anaesth. 2012; 108 Suppl 1: i43-i47

[8] Vajpayee RB, Sharma N, Jhanji V, Titiyal JS, Tandon R. One donor cornea for 3 recipients: a new concept for corneal transplantation surgery. Arch Ophthalmol. 2007; 125(4):552-554

[9] Lie JT, Groeneveld-van Beek EA, Ham L, van der Wees J, Melles GR. More efficient use of donor corneal tissue with Descemet membrane endothelial keratoplasty (DMEK): two lamellar keratoplasty procedures with one donor cornea. Br J Ophthalmol. 2010; 94(9):1265-1266

[10] Heindl LM, Riss S, Laaser K, Bachmann BO, Kruse FE, Cursiefen C. Split cornea transplantation for 2 recipients - review of the first 100 consecutive patients. Am J Ophthalmol. 2011; 152(4):523-532.e2

[11] Heindl LM, Riss S, Bachmann BO, Laaser K, Kruse FE, Cursiefen C. Split cornea transplantation for 2 recipients: a new strategy to reduce corneal tissue cost and shortage. Ophthalmology. 2011; 118(2):294-301

[12] Groeneveld-van Beek EA, Lie JT, van der Wees J, Bruinsma M, Melles GR. Standardized 'no-touch' donor tissue preparation for DALK and DMEK: harvesting undamaged anterior and posterior transplants from the same donor cornea. Acta Ophthalmol (Copenh). 2013; 91(2):145–150

[13] Lie JT, Lam FC, Groeneveld-van Beek EA, van der Wees J, Melles GRJ. Graft preparation for hemi-Descemet membrane endothelial keratoplasty (hemi-DMEK). Br J Ophthalmol. 2016; 100(3):420–424

[14] Lam FC, Baydoun L, Dirisamer M, Lie J, Dapena I, Melles GR. Hemi-Descemet membrane endothelial keratoplasty transplantation: a potential method for increasing the pool of endothelial graft tissue. JAMA Ophthalmol. 2014; 132 (12):1469–1473

[15] Lam FC, Baydoun L, Satué M, Dirisamer M, Ham L, Melles GR. One year outcome of hemi-Descemet membrane endothelial keratoplasty. Graefes Arch Clin Exp Ophthalmol. 2015; 253(11):1955–1958

[16] Gerber-Hollbach N, Parker J, Baydoun L, et al. Preliminary outcome of hemi-Descemet membrane endothelial keratoplasty for Fuchs endothelial dystrophy. Br J Ophthalmol. 2016; pii. DOI: doi:10.1136/bjophthalmol-2015-307783

[17] Zafirakis P, Kymionis GD, Grentzelos MA, Livir-Rallatos G. Corneal graft detachment without corneal edema after descemet stripping automated endothelial keratoplasty. Cornea. 2010; 29(4):456–458

[18] Dirisamer M, Ham L, Dapena I, van Dijk K, Melles GRJ. Descemet membrane endothelial transfer: "free-floating" donor Descemet implantation as a potential alternative to "keratoplasty". Cornea. 2012; 31(2):194–197

[19] Lam FC, Bruinsma M, Melles GRJ. Descemet membrane endothelial transfer. Curr Opin Ophthalmol. 2014; 25(4):353–357

[20] Moshirfar M, Kim G. The role of host endothelial cell proliferation in descemet membrane endothelial transfer. Cornea. 2013; 32(2):218–219

[21] Ham L, Dapena I, Moutsouris K, Melles GR. Persistent corneal edema after descemetorhexis without corneal graft implantation in a case of fuchs endothelial dystrophy. Cornea. 2011; 30(2):248–249

[22] Shah RD, Randleman JB, Grossniklaus HE. Spontaneous corneal clearing after Descemet's stripping without endothelial replacement. Ophthalmology. 2012; 119(2):256–260

[23] Bleyen I, Saelens IE, van Dooren BT, van Rij G. Spontaneous corneal clearing after Descemet's stripping. Ophthalmology. 2013; 120(1):215

[24] Arbelaez JG, Price MO, Price FW, Jr. Long-term follow-up and complications of stripping descemet membrane without placement of graft in eyes with Fuchs endothelial dystrophy. Cornea. 2014; 33(12):1295–1299

[25] Fernández E, Lam FC, Bruinsma M, Baydoun L, Dapena I, Melles GRJ. Fuchs endothelial corneal dystrophy: current treatment recommendations and experimental surgical options. Expert Rev Ophthalmol. 2015; 10:301–312

[26] Patel SV, Bachman LA, Hann CR, Bahler CK, Fautsch MP. Human corneal endothelial cell transplantation in a human ex vivo model. Invest Ophthalmol Vis Sci. 2009; 50(5):2123–2131

[27] Okumura N, Koizumi N, Ueno M, et al. ROCK inhibitor converts corneal endothelial cells into a phenotype capable of regenerating in vivo endothelial tissue. Am J Pathol. 2012; 181(1):268–277

[28] Koizumi N, Okumura N, Ueno M, Kinoshita S. New therapeutic modality for corneal endothelial disease using Rho-associated kinase inhibitor eye drops. Cornea. 2014; 33 Suppl 11:S25–S31

[29] Quilendrino R, Höhn H, Tse WH, et al. Do we overestimate the endothelial cell "loss" after descemet membrane endothelial keratoplasty? Curr Eye Res. 2013; 38(2):260–265

第 3 部分

特殊情况下的角膜内皮移植术

第 15 章

角膜内皮移植术包括胶合人工晶状体的后弹力层前膜角膜内皮移植术

Ashvin Agarwal, Priya Narang, Amar Agarwal

15.1 引言

胶合人工晶状体(IOL)于 2007 年首次提出,作为一种 IOL 无缝线巩膜固定技术,在晶状体囊膜支持不足或缺乏的患者中通过巩膜襻褶皱固定人工晶状体[1-3]。这可以作为后囊破裂(PCR)和囊膜缺失情况下白内障摘除术的主要手术程序或作为无晶状体眼患者的辅助手术方式。它还可以用于脱位或半脱位的三片式 IOL 的闭合腔黏膜。然而,许多需要一次或二次胶合 IOL 植入的患者已经经历了复杂的白内障手术,在白内障摘除期间无法在囊中植入 IOL。因此,这些患者的角膜内皮损伤的可能性和随后的角膜移植术需求也变得更高。根据内皮损伤和角膜瘢痕的严重程度,患者可能需要行穿透性(全层)角膜移植术(PK)或角膜内皮(板层)移植术(EK)。

15.2 胶合 IOL 联合 PK

当有相关的基质瘢痕形成时,胶合 IOL 可以与 PK 结合。PK 可以在飞秒激光的帮助下完成。与其他形式的二期 IOL 固定相比,胶合 IOL 联合 PK 的优点是手术开放时间较短以及 IOL 固定更牢。

15.3 胶合 IOL 联合 EK

在以角膜内皮损伤为主的患者中,可以进行 EK 而不是 PK。相较于 PK,EK 的优点包括一种闭室技术,其视觉恢复更快、视觉质量更好、不规则散光的诱导更少、排斥机会减少以便表面和缝线相关问题更少。与 PK 相比,EK 术后屈光不正的可能性更低。胶合 IOL 可与角膜后弹力层剥除自动板层刀角膜内皮移植术(DSAEK)、后弹力层角膜内皮移植术(DMEK)或后弹力层前膜角膜内皮移植术(PDEK)联合进行。它也可以作为分阶段程序完成,首先进行胶合 IOL,然后进行 EK。

15.4 胶合人工晶状体与角膜内皮移植术相结合的原则

在无晶状体眼中,眼睛的双重性丧失导致用于附着 EK 移植物的气泡向后迁移。这增加了随后的术后部分或全部移植物脱离、虹膜向前膨隆、虹膜-移植物接触、移植物脱位进入玻璃体等风险,所有这些都需要二次手术,例如回浮、重新起泡、玻璃体切割术、前房(AC)形成等,反而会增加移植物内皮细胞的损失。通过胶合 IOL 技术可以获得眼睛的有效分区。胶合 IOL 具有后房型 IOL 植入、易对中、巩膜固定以及无人工晶状体震颤的稳定可靠的固定等优点。因此,与 EK 联合使用时,它是我们的首选技术。不同于前房 IOL 植入,其具有 AC 空间减小、虹膜固定 IOL(需要完整的虹膜)以及缝合巩膜固定 IOL(其缺点是更大的人工晶状体震颤和较大的偏轴性)的缺点(图 15.1 至图 15.3)。

该手术过程以常规胶合 IOL 开始。插入 AC 保持器或套管针 AC 保持器。结膜瓣和板层巩膜瓣分开 180°。巩膜切开术(20/22G)在距离角膜缘约 1mm 的巩膜瓣下制成。通过巩膜切开术进行限制性 23G 玻

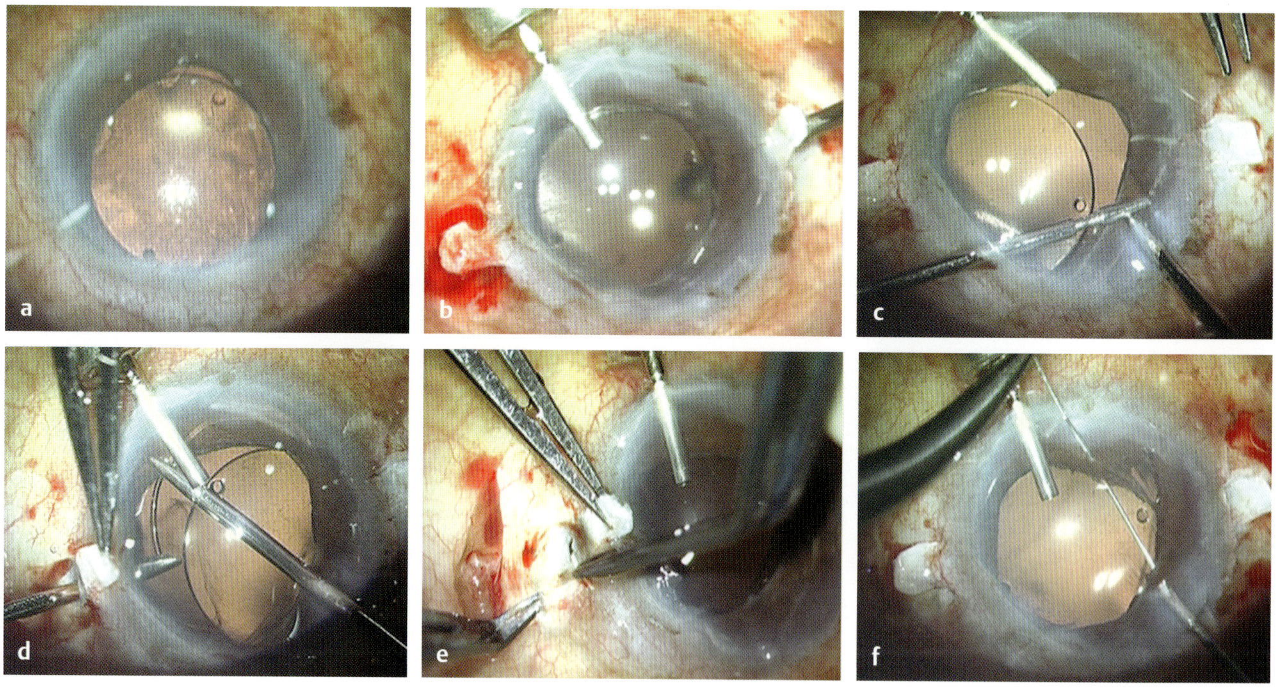

图 15.1　带有胶合人工晶状体(IOL)的后弹力层前膜角膜内皮移植术(PDEK)(第 1 部分)。(a)假晶状体大泡性角膜病变。注意前房(AC)中的角膜混浊、单片式晶状体,以及前房内不可折叠的后房 IOL。(b)AC 保持器固定。还可以在睫状环平坦部固定套管针 AC 保持器或套管针套管。两个巩膜瓣分开 180°,并用距离角膜缘 1mm 的针头进行 20/22G 的巩膜切开术。(c)玻璃体切割术后,用胶合的 IOL 钳夹襻,并使用握手技术进行外接。(d)在对触觉进行外接时,应该小心,因为这是一个单件式、不可折叠的 IOL。如果襻断裂,可以将 IOL 移出并用三件式 IOL 替换。(e)用 26 号针头将襻隐藏在 Scharioth 袋中。(f)完成瞳孔成形术。

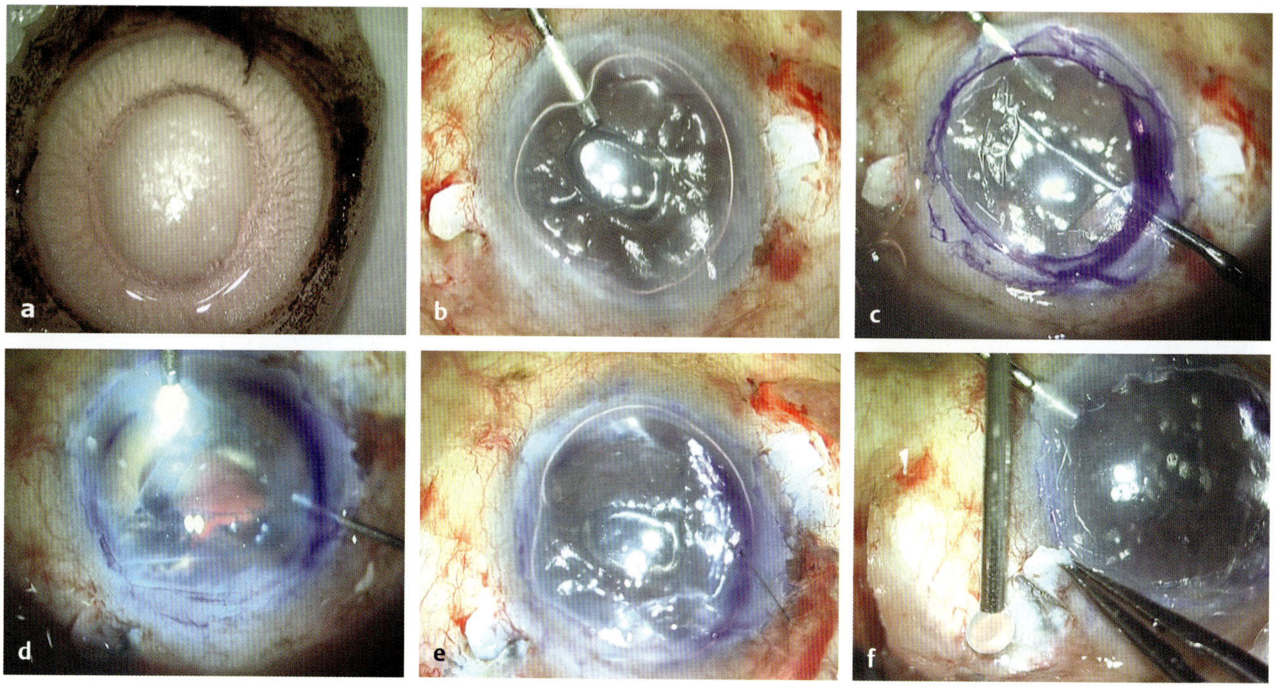

图 15.2　带有胶合人工晶状体(IOL)的后弹力层前膜角膜内皮移植术(PDEK)(第 2 部分)。(a)制造 1 型大泡。PDEK 可以与胶合 IOL 一起进行。最好分两步进行,以便胶合 IOL 愈合良好,1 个月后进行 PDEK。另一个优点是,供体角膜不容易获得,可以进行胶合 IOL 并等待良好的供体角膜来进行 PDEK。(b)空气泵-辅助 PDEK。空气泵连接到套管针前房(AC)保持器或 AC 保持器,以便空气在 AC 内部连续流动。如果一次性使用胶合 IOL 联合 PDEK,最好在睫状体平坦部使用套管针套管,其中流体通过内部,并且在交流通道中使用 AC 保持器或套管针 AC 保持器输送空气。这种方式不会有任何低眼压,人们可以控制流入眼内的液体量。(c)后弹力层剥除角膜内皮移植术。(d)将 PDEK 移植物注射到 AC 内,并在内照射辅助 PDEK 的帮助下展开。(e)附着移植物。(f)涂胶。

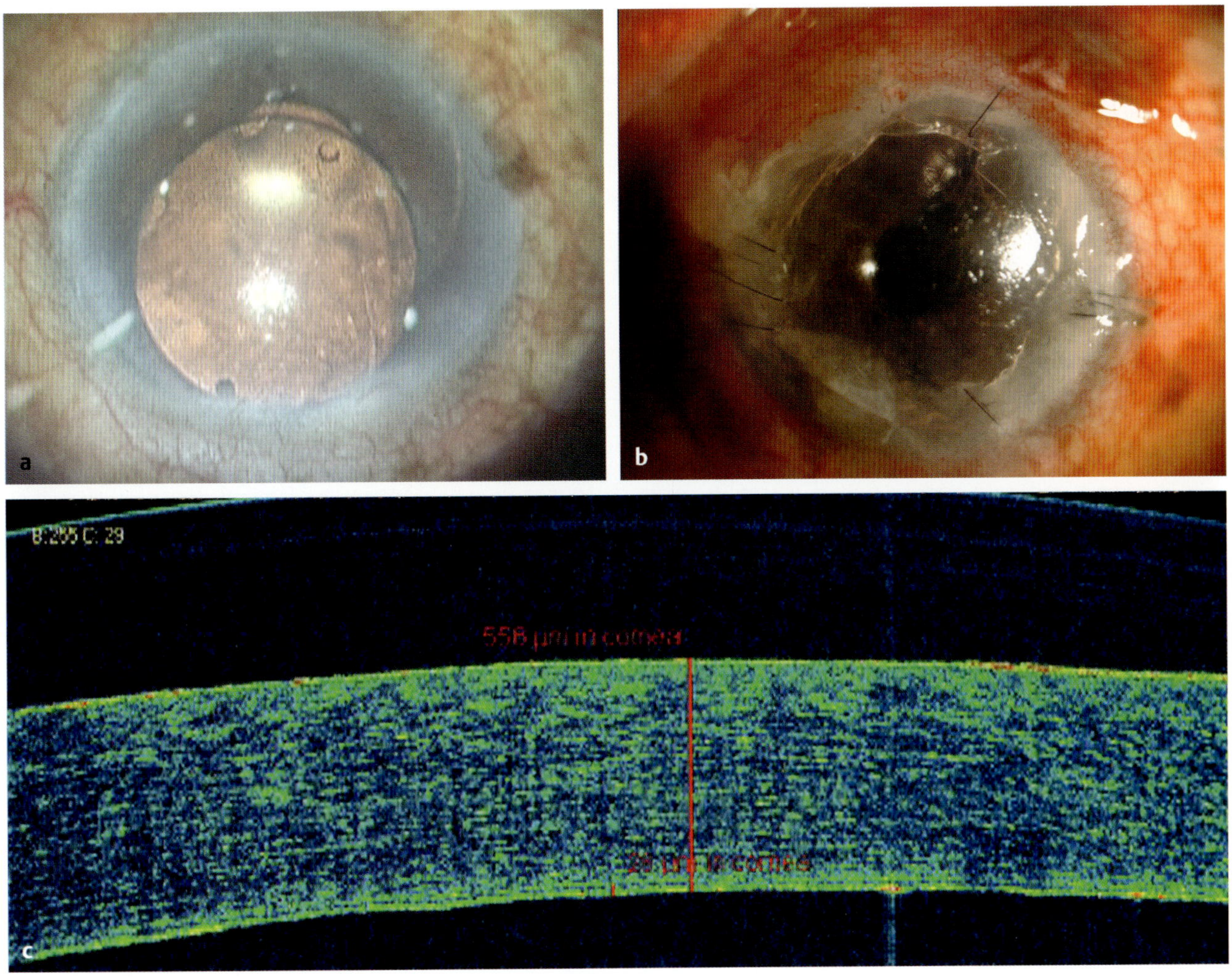

图 15.3　后弹力层前膜角膜内皮移植术(PDEK)联合胶合 IOL(第 3 部分)。(a)术前。(b)术后一天。(c)前段 OCT 显示附着的移植物。

璃体切割术,然后可进行胶合 IOL 植入。襻部分隐藏在 Scharioth 袋中,可以将皮瓣粘在一起。由于后囊不太可能是完整的,因此注入 AC 来支撑移植物的气体仍有可能向后移。IOL 后面的空气迁移导致对移植物的不充分支持,从而导致移植物脱离。因此,必须有一个良好的虹膜-IOL 隔膜,将前房从玻璃体腔分开。因此,当将胶合 IOL 与 EK 联合时,为了减少虹膜和 IOL 之间的潜在间隙,应该让巩膜切开术比通常更接近角膜缘。同时,应进行虹膜成形术以获得与 IOL 光学系统重叠的圆形瞳孔。一旦完成,通过关闭注入物并检查填充的空气来检查空气填充的充分性。如果不充足,可能需要缩瞳或使 IOL 更靠近虹膜。良好形成的虹膜-IOL 隔膜可防止空气回到玻璃体腔内,并为移植物提供良好的术后支撑。一旦发现空气填充足够,空气通过空气泵连接到 AC 保持器(ACM),并进行后弹力层剥除角膜内皮移植术。然后将 EK 移植物注射到 AC 中,展开并利用空气漂浮。在需要 EK 的半脱位或全脱位的三片式 IOL 的情况下,可以使用握手技术将半脱位 IOL 的闭合腔室移位到胶合 IOL 中。接着进行虹膜成形术,如果需要,再进行 EK。

具有错位的单片 IOL 需要外植或 AC IOL 的病例需要扩大伤口,然后移出 IOL。接下来是进行前面已经描述的技术。用于 IOL 移植的巩膜隧道或 3mm L 形巩膜隧道切口的构造,使伤口愈合良好、AC 稳定性更好。

将胶合 IOL 与 EK 结合可能发生的潜在并发症

是术后期间出现低眼压和随后移植物脱离的风险。低眼压可导致EK移植物从眼睑脱离，通过正常的眼睑运动推动角膜。这种风险可以通过确保在手术结束时球体被充分加压来降低。如前所述，这是通过在AC中产生足够紧密的气泡来完成的。如果眼球仍然感觉到低压，在直接观察玻璃体腔中的针尖的情况下，用30号针将空气通过睫状体冠注入玻璃体腔。在手术结束时，还应该确保使用纤维蛋白胶通过巩膜瓣将巩膜切开术处密封良好。所有角膜切口都应该是防漏的，也可以用纤维蛋白胶密封，以避免术后任何水分泄漏或空气逸出，否则这可能增加脱落的风险。因此，在手术后需要更密切地观察接受该手术的患者，以寻找任何部分或全部移植物脱离的证据，并在需要时采取再鼓泡。

正确的IOL定位和良好的虹膜成形术减少了移植物在手术期间滑入玻璃体腔的机会。但是，应该牢记这种可能性，并且应该注意避免任何不适当的流体，这可能导致移植物掉落。

15.5 胶合IOL联合角膜后弹力层剥除自动板层刀角膜内皮移植术

角膜后弹力层剥除自动板层刀角膜内皮移植术(DSEK)可与胶合IOL有效结合。将胶合IOL放置在位，然后进行虹膜成形术、角膜后弹力层剥除角膜内皮移植术、插入和DSEK移植物的漂浮。与DMEK和PDEK相比，DSEK具有引起更多诱导远视的缺点，但在虹膜-IOL隔膜则不完全，尤其是在大扇形虹膜切除术或创伤或先天性无虹膜的情况下，其可能是优选的。可以使用标准DSAEK移植物或超薄DSEK移植物。DSEK移植物可使用taco折叠技术借助镊子插入，也可使用Busin滑行器、Tan EndoGlide(Angiotech)或缝线穿透技术。

DSEK是部分厚度的角膜移植手术，其中内部内皮层被替换。

两个为2.5mm×2.5mm的部分巩膜厚度的皮瓣彼此相对180°。在下象限中引入ACM。在患者的角膜表面上放置圆形标志，并且将其用作移除受体后弹力层的指南。前房通过外周刺入切口进入，并且将后弹力层刮开并作为单个圆盘被分离。重要的是，在后弹力层去除的步骤中不能损伤患者的角膜内皮层，因为内部角膜基质将形成供体-受体界面的一半。在距离巩膜瓣下用距角膜缘约为1mm的20号针头创建巩膜切开术切口，并且执行整个胶合IOL手术直到襻部分塞入巩膜袋中。进行下周边虹膜切除术以防止术后气泡相关的瞳孔阻滞性青光眼发作。ACM有助于在整个手术过程中维持AC。黏性使用受阻，这是因为在AC中留下残留的黏性缘故；其被认为可能妨碍供体角膜盘和受体角膜基质之间的良好黏附。

接下来，将供体角膜安装在人工AC中并加压。采用手动解剖方式去除角膜前基质。然后将切开的供体角膜组织向下放置在上皮侧，并使用一次性环钻从内皮侧进行环钻。环钻的直径与手术开始时放置在受体角膜上皮上的圆形标志的直径相匹配。供体盘厚约150μm。

将少量黏性物置于供体角膜盘的内皮表面上。然后使用镊子以taco折叠技术将供体角膜盘引入AC，或者使用外科滑动器或插入器以其展开或部分折叠状态插入供体角膜盘。一旦在AC内，就使用大气泡将供体角膜攀附到受体的内部角膜基质上。供体-受体界面在供体和受体角膜基质之间形成。然后，使用预先放置的有上皮圆形标志的供体角膜盘置于受体角膜的中心。等待约10分钟有助于初始供受体角膜盘黏附。术后，患者被要求在恢复室中平躺约1小时，并且在术后第1天也要大部分时间平躺。

15.6 胶合人工晶状体与后弹力层角膜内皮移植术

Gerritt Melles描述了DMEK，它指的是后弹力层角膜内皮移植术[14,15]。它具有优于DSAEK的优点，包括视觉质量，不存在过度增殖和较低的移植物排斥率。DMEK移植物可以由手术医生直接获得，或者可以从眼库订购。如Art Giebel所述，使用SCUBA(backgrounds away)技术用于收获DMEK移植物[16]。由于在后弹力层和上层基质之间的较老的角膜附着较弱，因此较容易从较老的供体角膜获得。因此，40岁以下的角膜通常不适合DMEK。DMEK移植物比DSAEK和PDEK移植物更脆弱，并且如果处理不当，在移植物制备和操作期间更可能撕裂。因此，应谨慎处理。

胶合 IOL 植入和空气填充检查之后是角膜后弹力层剥除角膜内皮移植术和 DMEK 移植物植入。检查光感和眼压,患者保持仰卧位 24 小时(图 15.4)。

对于内皮功能受损的患者(图 15.4a),其具有很快恢复的巨大潜力。DMEK 中的受体角膜剥除术与上述两种手术类似,导致患者未切割的内部角膜基质暴露。如 DSEK 和 DSAEK 中那样进行下周边虹膜切除术。对供体后弹力层进行刮划,在流体下部分进行分离,并从内皮侧环钻。用 Sinskey 钩提起切割后的后弹力层边缘。一旦提起足够的边缘,使用无齿镊在其最边缘轻轻抓取后弹力层,并且将移植物(图 15.7b)以类似撕囊的圆周方式与下面的基质分离。具有健康供体角膜内皮后弹力层作为单个供体盘被移除而没有任何供体角膜基质。因此,在供体组织制备中不需要人工 AC 或微型角膜刀。该供体后弹力层/内皮复合物用活体染料(如台盼蓝)染色以用于可视化。

引入 ACM,并且连续地进行胶合 IOL 手术的所有步骤,从 180°相反的巩膜标志开始到襻的外周并折叠(图 15.4c,d)。

然后将移植物小心地装入 Visian ICL 注射器(Staar 外科手术用)(图 15.4e),药筒顶端用手指遮住。然后通过插入软尖注射器将其轻轻注入 AC,注意不要折叠移植物。其避免了创口辅助植入,并且能仔细滴定 ACM 流,以防止移植物通过切口回流和挤出。供体盘的默认形状是盘绕的圆管。然后使用流体将该供体盘展开,而且外科医生在大多数情况下必须避免

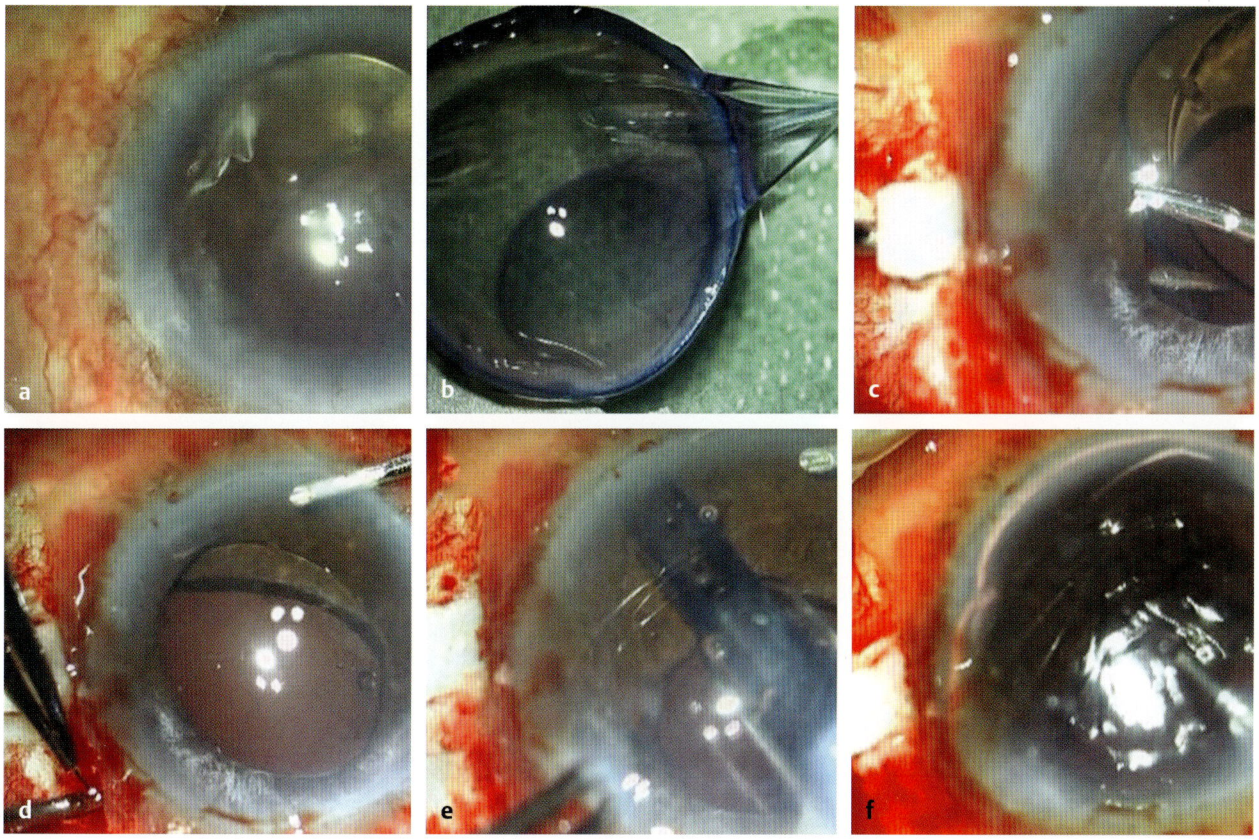

图 15.4　带有胶合人工晶状体(IOL)的后弹力层角膜内皮移植术(DMEK)。(a)术前假晶状体大泡性角膜病变。后房(PC)IOL 植入前房(AC)。(b)准备好 DMEK 移植物。(c)植入 AC 的 PC IOL 导致角膜失代偿。使用闭式胶合 IOL 植入术将相同的后房 IOL 重新定位到 PC 中。使用胶合的 IOL 镊子从虹膜上抓取襻,并且握手技术在两只手之间转移,直到握持襻的尖端。(d)通过在巩膜瓣下制作的巩膜切口将襻部分外置。对于第二次襻采用相同的程序,其通过在距离第一次 180°创建的第二个巩膜瓣下进行巩膜切开术并成型。然后将每个襻部分塞入在巩膜瓣边缘处创建的巩膜隧道中。(e)将 DMEK 移植物装入 Visian ICL 注射器中并注射到 AC。(f)展开 DMEK 移植物并使用气泡将其覆盖在上层基质上。

任何直接的器械接触供体内皮。在将供体后弹力层附着到暴露的受体角膜基质之前，适当定位是必要的。然后检查移植物方向，并使用 Melles 所述的小气泡轻轻展开。一旦展开，在移植物下方注入足够紧密的气泡，使其向上漂浮在基质上（图 15.4f）。纤维蛋白胶最终用于密封板层巩膜瓣、结膜和透明角膜切口。

15.7 采用胶合 IOL 进行 Tango–后弹力层前膜角膜内皮移植术

Amar Agarwal 和 Harminder Dua 描述了 PDEK，其中新描述的后弹力层前膜、后弹力层和角膜内皮，在受体后弹力层剥除后被移植。PDEK 联合胶合 IOL（图 15.5 至图 15.7）用于同时处理角膜内皮功能障碍和继发性 IOL 固定[6]。

15.8 技术

使用适当直径的环钻来标志角膜前表面以进行后弹力层剥除。所需的移植物直径应比受体眼睛小约为 0.5mm。然后制备 PDEK 移植物。将一根 30 号针头固定在充有空气的 5mL 注射器上，以斜面位置插入供体角巩膜缘，将内皮侧向上放置。然后注入空气以形成所需直径的 1 型气泡。1 型气泡由后弹力层前膜、后弹力层和内皮组成，呈穹顶状，直径为 7~8mm。它通常从中心扩大到周边，并且周围具有明显的边缘。然后用台盼蓝染色移植物，用 26 号针头引入气泡边缘。使用 Vannas 剪刀在气泡的边缘周围切割移植物，收获移植物并将其置于含有存储介质的碗中。如果形成由后弹力层和内皮组成的 2 型气泡，则可以继续行 DMEK。2 型气泡较大，从周边向中心扩大。它没

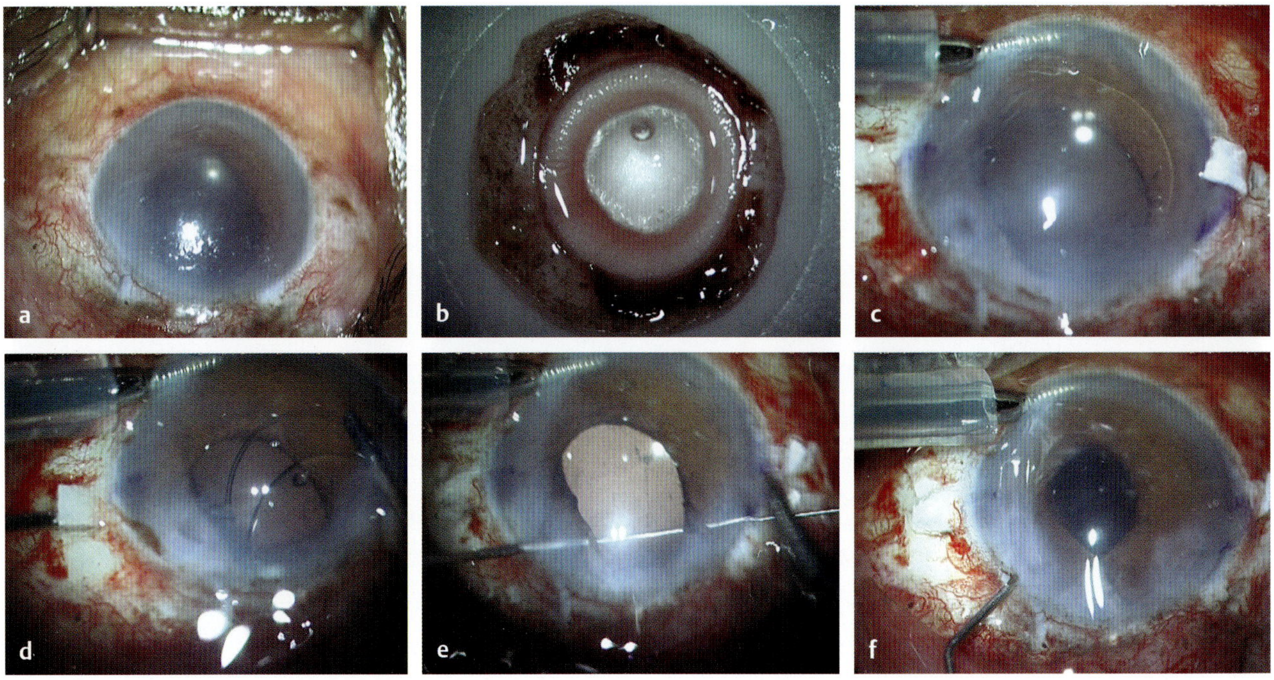

图 15.5 后弹力层前膜角膜内皮移植术（PDEK）联合胶合人工晶状体（IOL）术（第 1 部分）。(a)患有假晶状体大泡性角膜病变患者的术前角膜照片。在前房（AC）的后房（PC）IOL。(b)在后弹力层前膜（Dua 层）和基质之间形成 1 型大气泡（bb）。注意 bb 没有到达角膜的周边，因为后弹力层前膜和周边的基质之间存在牢固的粘连。如果产生延伸到角巩膜缘的气泡，则它是 2 型（后弹力层前膜）bb。这意味着在后弹力层和后弹力层前膜之间形成了空气。(c)固定 AC 保持器并创建巩膜瓣。(d)进行胶合 IOL 手术并将襻成形。(e)瞳孔成形术。(f)用适当的胶合 IOL 完成瞳孔成形术。现在可以进行眼睛的 PDEK 手术了。

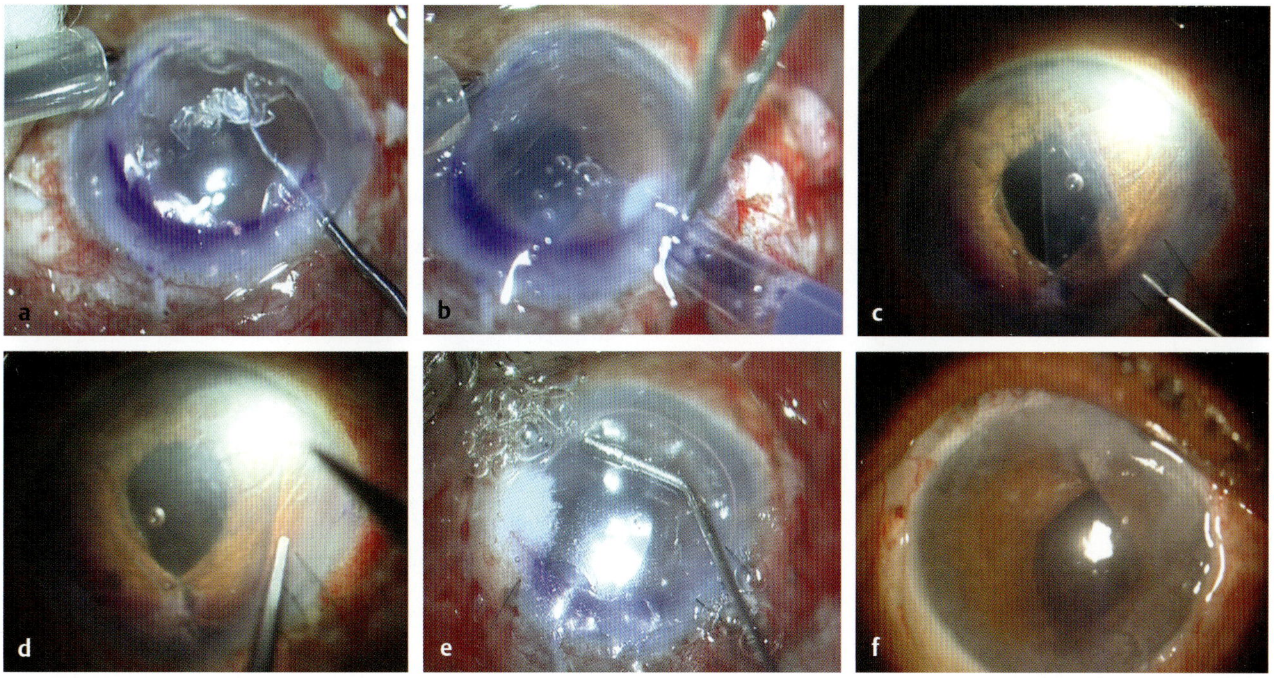

图 15.6　后弹力层前膜角膜内皮移植术(PDEK)联合胶合人工晶状体(IOL)术(第 2 部分)。(a)进行角膜后弹力层剥除术。(b)在注射器的帮助下,将 PDEK 移植物注射到 AC 中。(c)随后利用空气和液体展开移植物。内照明器用于帮助确定方向和检查移植物是否展开(E-PDEK)。(d)在检查正确的方向后展开移植物。(e)在移植物下方注入空气,并把移植物放在角膜上。PDEK 移植物附着在角膜上,AC 充满空气。然后将胶涂抹到巩膜瓣上。(f)术后 1 周。

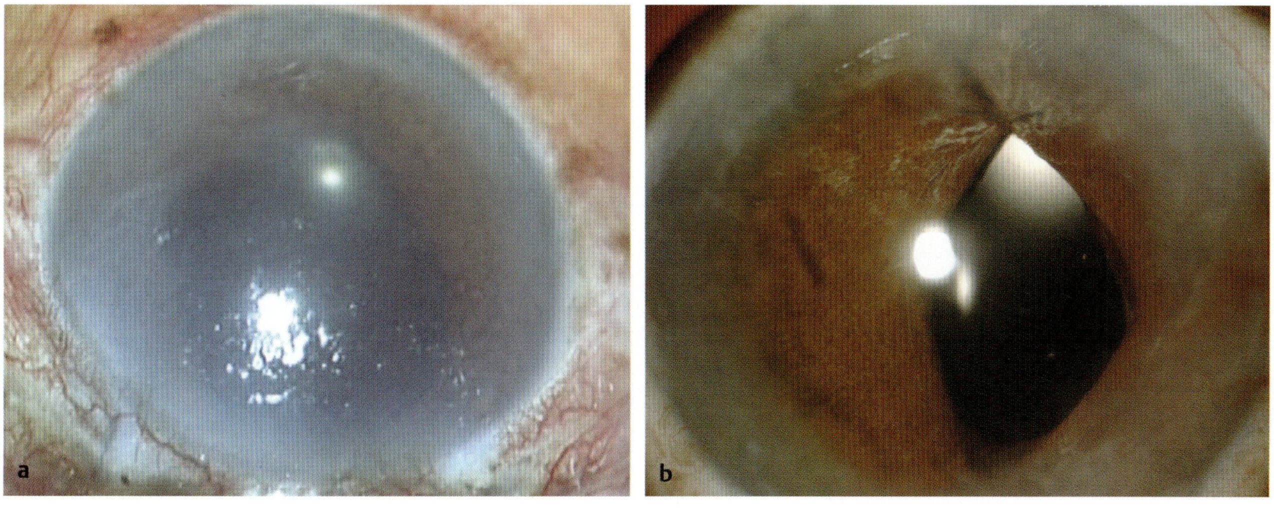

图 15.7　后弹力层前膜角膜内皮移植术(PDEK)联合胶合人工晶状体(IOL)术(第 3 部分)。(a)术前假晶状体大泡性角膜病变的病例合并 PC 型 IOL 置于 AC 中。(b)术后 1 年,视力为 20/30。

有明确的边缘,并且比 1 型气泡更容易破裂;因此,在扩大它时,应当小心。

如前所述,通过剥离后弹力层制备受体眼。当与胶合 IOL 组合时,完成 IOL 植入,然后进行虹膜成形术和 PDEK 移植物植入。如 Francis Price 所述,将移植物装入 IOL 注射器中并注射到 AC 中。确认移植方向,然后使用气泡进行移植物展开和浮动[11]。

PDEK 移植物比 DMEK 移植物具有更坚固、更强和更不易撕裂的优点。它还允许使用任何年龄的年轻供体移植物，从而允许转移更大量的内皮细胞。与DMEK移植物相比，反过来，这允许使用质量更好的供体移植物。

应该移植AC IOL(如果存在的话)，然后进行玻璃体切割术联合胶合IOL植入术。必要时，应进行瞳孔成形术，再进行PDEK(图15.8至图15.10)。

15.9 优势

与其他二次IOL固定技术相比，胶合IOL可以在更少的开放空间内完成。一旦将襻成型，晶状体便会像填塞物一样，有助于预防出血。它也可以使用任何可用的三片式IOL完成，而无须在襻上使用带孔眼的特殊IOL。胶合的IOL甚至可以在低眼压眼中进行，并且一旦缝合移植物并形成球体，就可以调节中心位置。与其他二次IOL固定技术相比，无假性晶状体震颤(pseudophacodonesis)是胶合IOL的另一个优势。

在用缝合线进行巩膜固定时，外科医生必须重新调整线结以保持IOL的中心位置。在我们的手术中，多次简单熟练的操纵外形可导致IOL的正确对中。襻的最终折叠提供了进一步的稳定性。缝合巩膜固定的IOL悬挂在PO中，缝线穿过襻的孔眼，类似于吊床，引起动态扭转和前后振荡。这种假性晶状体震颤可导致进行性内皮细胞的损失。然而，在该技术中，襻用于固定在巩膜侧，稳定的晶状体-襻的连接，可防止扭转和前后不稳定。因此，假性晶状体震颤要少得多(图15.8)。襻覆盖在巩膜瓣上，并且很好地塞进巩膜袋内。巩膜上还有一层附着良好的结膜。这进一步降低了襻挤压的机会。胶合IOL的更好的动态稳定性可防止假性晶状体震颤，并可减少内皮细胞损失和重新定位手术。结合起来，这两种手术方式可以改善手术效果。

15.10 用于理解胶合IOL的iPhone-辅助高速摄影

高速摄影是拍摄快速发生事件的艺术，通过使用

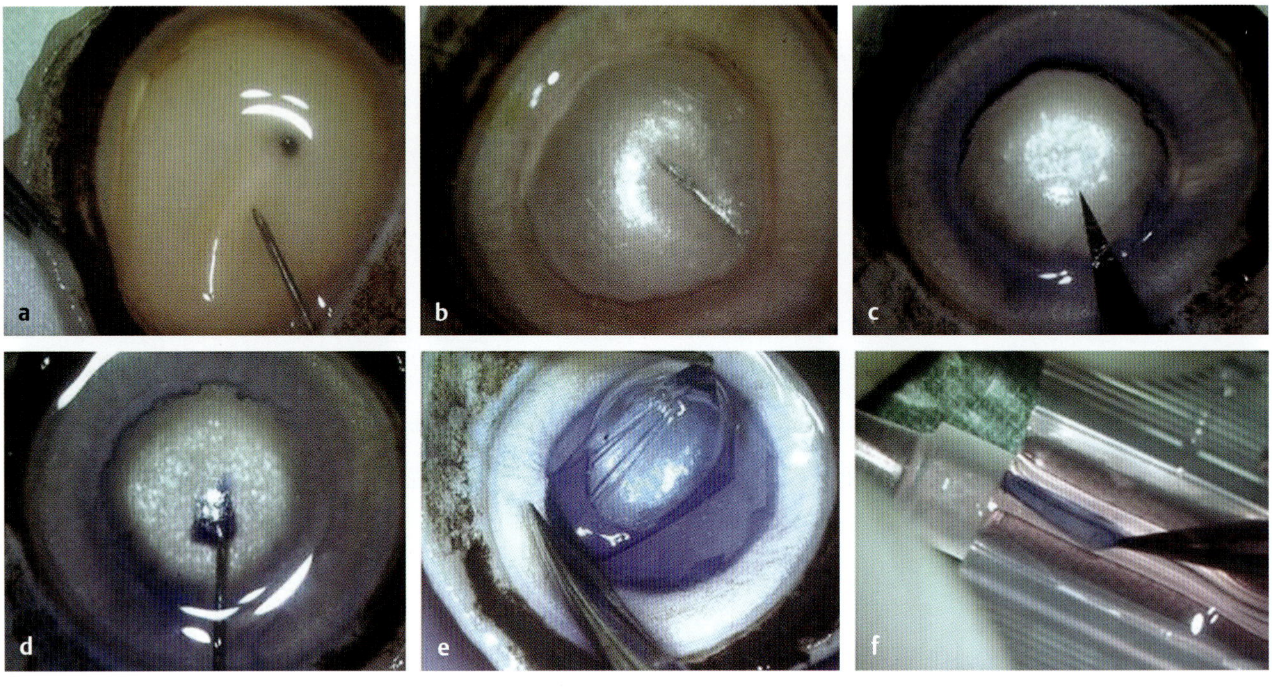

图15.8　AC型人工晶状体(IOL)外植，胶合IOL和后弹力层前膜角膜内皮移植术(PDEK)(第1部分)——PDEK移植物的制备。(a)30号针头在供体角膜基质内注入空气，针尖斜面朝上。供体角膜内皮层向上。(b)创造1型大气泡。请注意，气泡不能到达外周。如果气泡到达外周，那将是一个2型大气泡，这意味着我们将创造一个后弹力层角膜内皮移植术(DMEK)移植物。(c)刀片进入大气泡。(d)将台盼蓝染料注入大泡中。(e)Vannas剪刀分离PDEK移植物。(f)PDEK移植物加载在IOL盒上。

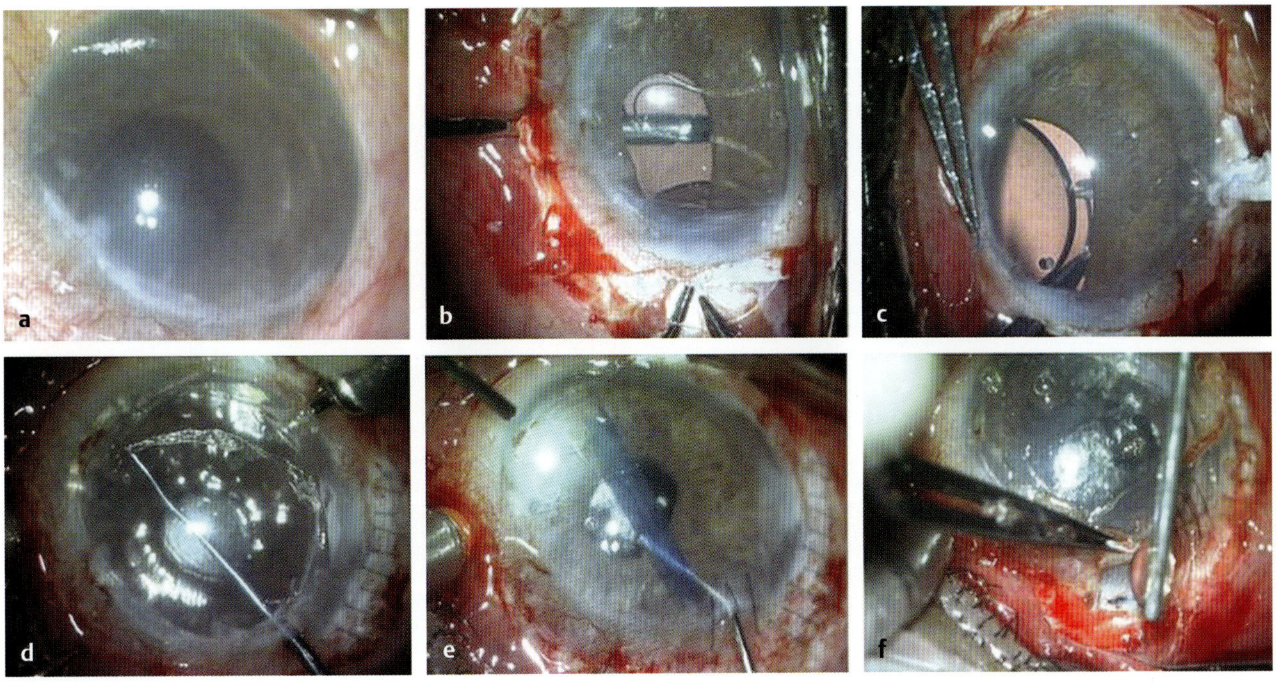

图 15.9　前房(AC)型人工晶状体(IOL)外植、胶合 IOL 和后弹力层前膜角膜内皮移植术(PDEK)(第 2 部分)——胶合 IOL。(a)AC 型 IOL 的假性大泡性角膜病变。(b)玻璃体切割术后,将 AC 型 IOL 植入。(c)胶合 IOL。(d)角膜后弹力层剥除术。(e)注射 PDEK 移植物。(f)移植物黏附于巩膜瓣上。

高速快门来捕捉肉眼无法欣赏的瞬间。科学家们利用高速摄影来研究物理运动,测量表面张力和重力效应等现象。它还用于跟踪导弹和火箭的准确性,并记录核爆炸核心事件的顺序。体育摄影师使用高速摄影技术记录快速移动的体育赛事,分析运动员的速度和运动。

人眼习惯于以每秒 24~25 帧(fps)观看视频,并且人们相信 30 fps 是人眼欣赏运动序列的最终极限。通常使用具有更快的快门速度的高速相机来录制视频以评估任何特殊事件的精细细节。iPhone 5S 及其后的新机型具有内置的本机特性, 可以 120 fps(iPhone 5S)和 240 fps(iPhone 6)录制视频。借助适配器将 iPhone 连接到裂隙灯或显微镜, 可以录像机的“SLO-MO” 模式以更高的 fps 来帮助录制视频。这些视频在 1 秒内捕获 120 帧,这提供了对正常人眼无法欣赏的事件序列的详细分析。临床上,外科医生打开“摄像机”,在与“视频”录像相邻处进入“SLO-MO”写入模式。通过按下适当的按钮,以正常视频录制的方式记录 SLO-MO 模式下的视频。当此视频以高 fps 录制并稍后播放时,它以 25~30 fps 的眼睛速率运行。因此,外科医生可以欣赏到正常眼睛无法欣赏的每一分钟细节。

眼内结构(如虹膜、晶状体和囊袋-人工晶状体复合体)的微妙运动具有重要的临床意义。术前检测这些微妙的眼内运动往往被忽视,并且外科医生在手术中面临手术挑战。在我们的实践中,我们使用并利用这种情况来检测细微的眼内运动, 例如虹膜震颤、晶状体震颤和假性晶状体震颤。在正常外观的眼睛中存在虹膜震颤,应该提高对睫状小带受损和晶状体不稳定的怀疑,并且外科医生可以获知即将发生的术中并发症。我们建议使用高 fps 记录评估所有创伤性白内障以及与假鳞片样脱皮、结缔组织疾病相关的病例,以检测细微的眼内运动,因为这样,外科医生可以根据需要准备好应急计划。检测假性晶状体震颤是 SLO-MO 记录的另一个重要方面,因为它在解释继发 IOL 植入后眼内玻璃体结构紊乱的过程方面有很长的路要走, 最终导致黄斑囊样水肿。更高的 fps 记录允许预检测并且警告外科医生在这种情况下固有的可能性挑战。了解并预测临床实体及其后续影响可以更好地处理病例,并允许在术前充分的准备和考虑辅

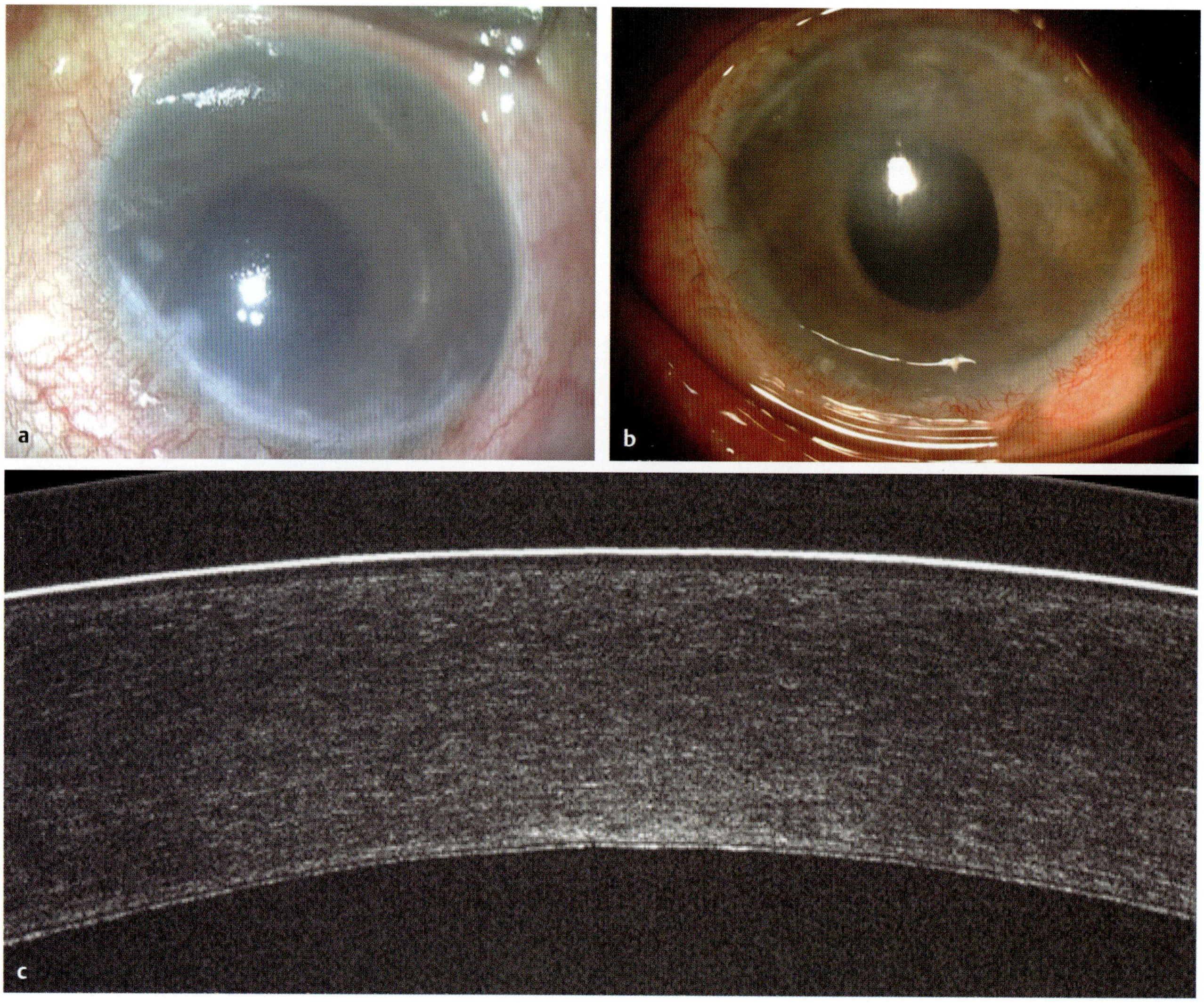

图 15.10 前房(AC)型人工晶状体(IOL)外植，胶合 IOL 和后弹力层前膜角膜内皮移植术(PDEK)(第 3 部分)。(a)术前。(b)术后1个月。注意角膜变透明了。(c)眼前段光学相干断层扫描(OCT)显示移植物附着。

助手术装置，同时控制术中意外并使手术更易被预测。

拥有旧款 iPhone 的外科医生可以使用第三方应用程序(例如，SLO-PRO 是一款可以下载的、可以在其帮助下记录高 fps 视频的应用程序)。Android 手机用户也可以使用各种应用程序。智能手机的使用消除了购买高速摄像机的需要，并且相对成本较低。胶合 IOL 固定显示虹膜震颤，但由于巩膜内襻褶皱没有看到假性晶状体震颤。AC 型 IOL 或缝合的 IOL 显示假性晶状体震颤。

15.11 结论

因此，我们知道胶合 IOL 可以安全有效的方式与 DSAEK、DMEK 和 PDEK 联合使用。必要时，应进行虹膜成形术。在完全无虹膜中，可能需要与无虹膜 IOL 或人工虹膜相结合。

(叶曹 译)

参考文献

[1] Agarwal A, Kumar DA, Jacob S, Baid C, Agarwal A, Srinivasan S. Fibrin glue-assisted sutureless posterior chamber intraocular lens implantation in eyes with deficient posterior capsules. J Cataract Refract Surg. 2008; 34(9):1433-1438

[2] Prakash G, Jacob S, Ashok Kumar D, Narsimhan S, Agarwal A, Agarwal A. Femtosecond-assisted keratoplasty with fibrin glue-assisted sutureless posterior chamber lens implantation: new triple procedure. J Cataract Refract Surg. 2009; 35(6):973-979

[3] Prakash G, Agarwal A, Jacob S, Kumar DA, Chaudhary P, Agarwal A. Femtosecond-assisted descemet stripping automated endothelial keratoplasty with fibrin glue-assisted sutureless posterior chamber lens implantation. Cornea. 2010; 29(11):1315-1319

[4] Jacob S, Agarwal A, Kumar DA, Agarwal A, Agarwal A, Satish K. Modified technique for combining DMEK with glued intrascleral haptic fixation of a posterior chamber IOL as a single-stage procedure. J Refract Surg. 2014; 30 (7):492-496

[5] McKee Y, Price FW, Jr, Feng MT, Price MO. Implementation of the posterior chamber intraocular lens intrascleral haptic fixation technique (glued intraocular lens) in a United States practice: Outcomes and insights. J Cataract Refract Surg. 2014; 40(12):2099-2105

[6] Agarwal A, Dua HS, Narang P, et al. Pre-Descemet's endothelial keratoplasty (PDEK). Br J Ophthalmol. 2014; 98(9):1181-1185

[7] Osher RH, Snyder ME, Cionni RJ. Modification of the Siepser slip-knot technique. J Cataract Refract Surg. 2005; 31(6):1098-1100

[8] Dua HS, Faraj LA, Said DG, Gray T, Lowe J. Human corneal anatomy redefined: a novel pre-Descemet's layer (Dua's layer). Ophthalmology. 2013; 120 (9):1778-1785

[9] Agarwal A, Jacob S, Kumar DA, Agarwal A, Narasimhan S, Agarwal A. Handshake technique for glued intrascleral haptic fixation of a posterior chamber intraocular lens. J Cataract Refract Surg. 2013; 39(3):317-322

[10] Gabor SGB, Pavlidis MM. Sutureless intrascleral posterior chamber intraocular lens fixation. J Cataract Refract Surg. 2007; 33(11):1851-1854

[11] Price FW, Jr, Price MO. Descemet's stripping with endothelial keratoplasty in 200 eyes: Early challenges and techniques to enhance donor adherence. J Cataract Refract Surg. 2006; 32(3):411-418

[12] Jacob S, Agarwal A, Agarwal A, Narasimhan S, Kumar DA, Sivagnanam S. Endoilluminator-assisted transcorneal illumination for Descemet membrane endothelial keratoplasty: enhanced intraoperative visualization of the graft in corneal decompensation secondary to pseudophakic bullous keratopathy. J Cataract Refract Surg. 2014; 40(8):1332-1336

[13] Schoenberg ED, Price FW, Jr. Modification of Siepser sliding suture technique for iris repair and endothelial keratoplasty. J Cataract Refract Surg. 2014; 40 (5):705-708

[14] Melles GR, Eggink FA, Lander F, et al. A surgical technique for posterior lamellar keratoplasty. Cornea. 1998;17:618-626.

[15] Melles GR, Ong TS, Ververs B, van der Wees J. Descemet membrane endothelial keratoplasty (DMEK). Cornea. 2006;25:987-990.

[16] Giebel AW, Grandin JC, Price FW. SCUBA technique for DMEK donor preparation [video]. YouTube. http://www.youtube. com/watch?v=vpToO8PFsvI.

第 16 章 青光眼的角膜内皮移植术

Francis W. Price，Jr.，Marianne O. Price

16.1 背景

角膜内皮移植术(EK)已成为美国最常用的角膜移植手术，最常见的 EK 技术是后弹力层剥除角膜内皮移植术(DSEK)[1]。EK 现用于超过 90%的内皮功能衰竭病例，因此，在先前患有青光眼的情况下进行 EK 手术并不奇怪。此外，我们知道长期使用外用皮质类固醇来预防角膜移植排斥通常会导致青光眼的发展。我们发现，在 DSEK 治疗后的第一年内，大约 1/3 没有青光眼史的患者会出现眼压升高(IOP)，醋酸泼尼松龙 1%给药方案：每天 4 次，持续 4 个月，然后每天逐渐减量至 3 次，持续 1 个月，再减量至每天 2 次，持续 1 个月，再减量至每天 1 次，持续 1 年[2]。随着类固醇剂量的增加，IOP 增加的比率会更高，或者如果剂量减少则 IOP 可以更低。无论哪种方式，青光眼和角膜移植术都是不可避免地交织在一起的。

在检查 5 年 DSEK 移植物存活率时，我们以及其他人发现，移植失败的最重要危险因素是先前的青光眼滤过术，其中与小梁切除术相比，引流管与移植物失败的发生率有关[3-5]。这些发现，在确定适当的患者对手术的期望时具有重要意义。应提醒有引流管的患者，移植物可能需要在 5 年内更换。与穿透性角膜移植术(PK)相比，EK 移植更换时更容易且创伤更小。EK 还比全层角膜移植术的视力恢复更快速，且全层角膜移植术需要多次缝合，每次缝合都会对受体角膜造成瘢痕。

为什么在先前的青光眼滤过术眼中，移植物会很快失活？每当用引流管进行角膜移植术时，我们在移植手术时修剪引流管，或者我们提前一个月重新定位引流管，以使没有引流管接触到角膜。因此，这些眼中移植物失败的风险增加不是由于引流管接触角膜。我们用引流管和小梁切除术从眼睛里采集了 AC 液，发现与没有青光眼手术的情况下进行常规白内障手术时相比，带有引流管(有瓣膜和非瓣膜)的眼睛房水的平均蛋白质浓度水平高 10 倍，小梁切除术的眼睛高 5 倍(图 16.1)[6]。我们认为，青光眼滤过术会为角膜内皮产生不健康的水环境。

引流管和小梁切除术后早期移植失败是一个重要的社会问题。回顾我们在 1982—1996 年进行的 PK 病例时，我们发现有前期青光眼手术史的眼睛仅占假性晶状体角膜水肿病例的 3%，而在我们的 2003—2005 年的 DSEK 系列病例中，有前期青光眼手术史的眼睛占假性晶状体角膜水肿病例的 33%[3,7]。因此，假性晶状体角膜水肿与前期的青光眼手术有着越来越高的相关性。如果这些眼内的移植物平均只持续约 5 年，那么我们将看到因为这些问题会进行大量的再次移植。在美国，将引流管作为青光眼的主要外科手术而不是小梁切除术的这种转变将加剧这种情况。

为了预测这一切，我们对 DSEK 移植物存活率的分析表明，在没有青光眼史的眼睛中，5 年存活率为 95%，在医学治疗的青光眼中，存活率为 90%，这些没有显著差异。然而，前期行小梁切除术的患者 5 年生存率降至 59%，而前期行房水引流术患者仅为 25%(图 16.2)[3]。当我们分析先前失败的 PK 患者的移植物存活率时，用 DSEK 治疗后，我们惊讶地发现先前失败的 PK 和角膜新生血管形成的数量不是移植失败的危险因素——唯一的重要危险因素是先前的引流管[8]。在没有青光眼滤过器的眼睛中，在 PK 失败的情况下，EK 的 4 年生存率有 96%，但在有滤过器的眼睛中仅有 22%[8]。过滤器将导致多次再移植。它们还会导致原始角膜中的大量继发性角膜失代偿。引流管可能成为角膜移植最常见的原因。

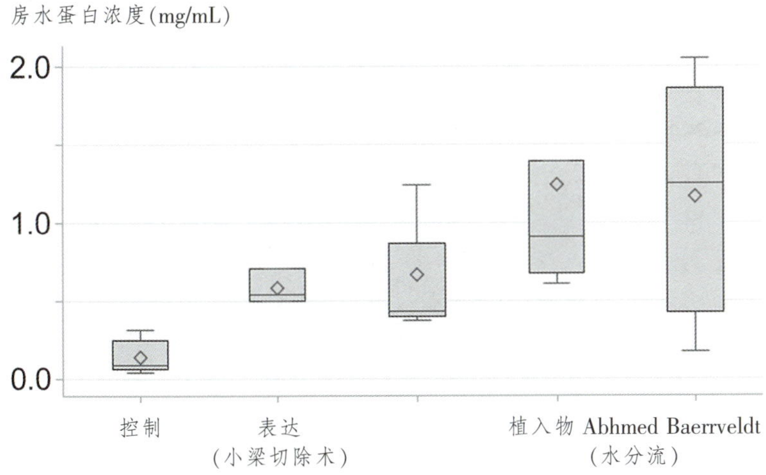

图 16.1 与前期未行手术的眼睛(对照组)相比,接受过青光眼滤过术(如快速或标准小梁切除术,植入物 Ahmed 或 Baerveldt 房水引流术)的眼睛,房水中的蛋白质浓度显著升高。在箱式图中,菱形表示平均值,水平线表示中位数,箱子的底部和顶部分别代表第 25 和第 75 百分位数,垂直线延伸到最小和最大采样值。

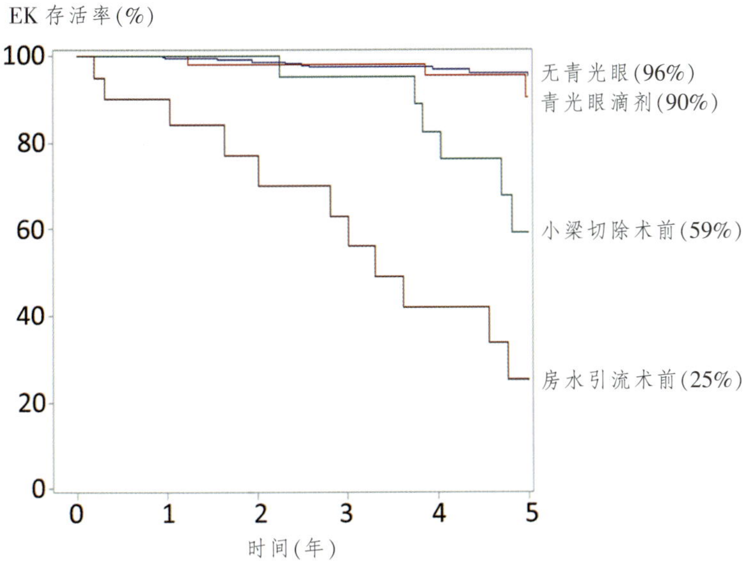

图 16.2 后弹力层剥除角膜内皮移植术(DSEK)的 Kaplan-Meier 生存曲线,在无任何先前诊断为青光眼的眼睛中进行、用滴眼液治疗青光眼、前期小梁切除术的眼睛和先前的房水水引流术的眼睛。EK,角膜内皮移植术;trab,小梁切除术。

16.2 手术注意事项

16.2.1 医学治疗的青光眼

外科医生对患者进行手术取决于外科医生的技能和经验。对于那些掌握后弹力层角膜内皮移植术(DMEK)技能的人来说,DMEK 是医学上治疗青光眼的无并发症眼的首选手术[实际上,后弹力层前膜角膜内皮移植术(PDEK)与 DMEK 相似]。使用 DMEK,仅移植健康供体的角膜内皮和后弹力层。我们已经证明,与 PK 或 DSEK 相比,使用类似的皮质类固醇给药方案,DMEK 的免疫排斥反应发生率要低得多[9]。这对青光眼患者非常重要,因为它可以显著降低术后局部使用皮质类固醇的强度,而不会增加免疫移植物排斥反应发生的风险[10,11]。此外,我们评估了 DMEK 后 1 年内停用皮质类固醇的免疫移植物排斥风险,随后 12 个月内排斥反应的风险为 6%,而当停用类固醇时,移植物失败的风险为 0.4%,如果每天继续使用一次弱的局部类固醇,则失败率为 0[12]。总体而言,停用类固醇后的免疫移植物排斥的风险对于 DMEK 而言，远低于 PK[9]。

值得注意的是，医学上治疗的青光眼显著增加了 PK 失败的风险，但它并没有显著影响 EK 失败的风险[3,13]。用 PK 可以切断角膜神经，使患者免于麻醉角膜。青光眼滴眼液中的有毒防腐剂与 PK 眼中眼表疾病的风险增加和眼表疾病的移植失败有关[7]。相比之下，EK 眼有正常的眼表并保留角膜感，因此长期使用青光眼滴眼液不会显著增加 EK 失败的风险[3]。

16.2.2 小梁切除术后

小梁切除术是一项挑战，因为任何眼内手术都有导致滤过器因滤过泡结瘢而失效的风险。EK 手术使用气泡而不是用缝线，以将移植物固定在位。我们认为，气泡在眼睛中的时间越长，滤过器失效的可能性就越大。空气通常可以堵塞过滤器或上升到水泡。我们建议，如果有瘢气泡瘢痕，应立即针刺并进行治疗，以尝试恢复功能。眼压(IOP)低(<8mmHg)的眼睛和非常大而薄的气泡可能会引起问题，因为低眼压难以获得坚固的气泡以将移植物保持在适当位置。眼睑挤压或强制眨眼可使角膜凹陷并排出移植物。在低 IOP 伴滤过器的眼睛中，EK 后经常需要重新注入空气。

16.2.3 植入引流管

引流管一般存在移植物和角膜的机械问题。因为进行植入的外科医生经常会在眼睛打开和部分放气后判断引流管的长度，所以存在使用的引流管太长的趋势。在打开眼睛之前应确定管的长度，并且进行规划，使引流管插入前房中仅 1.5~2mm。该引流管应远离角膜来定位，否则任何眨眼或摩擦产生的眼压都会将管子推向角膜。

在 EK 手术时，应修剪过长的引流管。如果引流管靠在角膜上，那么，在 EK 手术前 1 个月，应将管子重新定位在远离角膜的位置(图 16.3)。我们首选的方法是放置引流管或重新定位引流管，这是 Alvarado 等描述的技术[14]。不需要移植物，将引流管放置在巩膜组织深部，在虹膜后面的后房中退出。这导致在角膜缘附近没有管伸出，因此它减少了从引流管中侵蚀或刺激的机会[14]。我们宁愿在 EK 手术前 1 个月重新定位引流管，因为移除引流管的旧管道经常会在术后即刻泄漏，引起低眼压。伤口渗漏和低眼压是 EK 移植物脱离的常见原因。将引流管放置在睫状体平坦部肯定会将其从角膜附近移除，但它需要经睫状体平坦部行玻璃体切割术，并且它不能真正帮助长期移植物存活，因为前房中的单腔眼中的蛋白质含量仍然升高[6,15]。

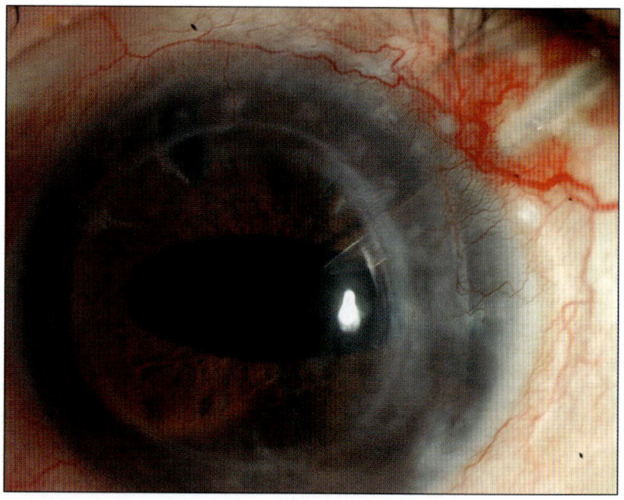

图 16.3 裂隙灯图像显示带有失代偿穿透性角膜移植术(PK)的眼睛和需要重新定位的侵蚀及暴露的引流管。我们的治疗是分成两个阶段的手术。首先，我们进入 AC，通过周边虹膜切除术将引流管重新定位到 PC。1 个月后，我们在 PK 失败的情况下进行后弹力层角膜内皮移植术。

应注意，不要让移植物的内皮与引流管接触，因为它会明显损伤内皮细胞。这对于 DMEK 来说，更具挑战性，并且内皮面向内而不是向外的插入技术可以有助于防止内皮-引流管接触[16]。

16.3 控制眼压

16.3.1 选择合适的青光眼滴眼液

不同的青光眼滴眼液对角膜和前房的影响不同。我们通常喜欢从选择 β-受体阻滞剂开始，如果有人没有禁忌证，然后选择的是溴莫尼定，因为这两种药物都对角膜没有显著有害的影响，尽管它们不像前列腺素类似物那样有效。前列腺素类似物是我们的第三选择，因为其可以引起眼内和眼周炎症的增加。最后，我们的一个选择是碳酸酐酶抑制剂，因为它可能会对角膜内皮泵机制产生负面影响，特别是在受损的角膜中[17]。

16.3.2 当滴眼药治疗无效时

我们经常在试图逐渐减少皮质类固醇以控制眼压，同时仍然需要与防止移植物排斥或眼内炎症之间达成平衡（这种平衡行为对于 DMEK 来说更容易，因为它比 DSEK 或 PK 具有更低的排斥风险）。当我们达到无法医学控制 IOP 并且不能进一步减量皮质类固醇的程度时，我们需要采取手术治疗。引流管和小梁切除术总是可选择的，但正如已经指出的那样，每种手术都可能导致角膜内皮的长期损害以及浅前房或手术不良事件的短期并发症。在过去，睫状体破坏性手术具有显著的低眼压、疼痛、出血和炎症的风险。使用 MP3 激光器（Iridex 公司）进行的新型脉冲式激光睫状体破坏性手术在控制 IOP 时似乎没有明显引起这 4 个问题中的任何一个。然而，这种治疗方法相对较新，需要更长时间的随访才能看出它是如何长期治疗的。也可以尝试使用选择性激光小梁成形术（SLT），但是通常与 EK 手术，尤其是 DSEK 一起进行，很难找到合适的角度来进行适当的治疗。

（裴重刚　译）

参考文献

[1] Park CY, Lee JK, Gore PK, Lim CY, Chuck RS. Keratoplasty in the United States: a 10-year review from 2005 through 2014. Ophthalmology. 2015; 122 (12):2432–2442

[2] Vajaranant TS, Price MO, Price FW, Gao W, Wilensky JT, Edward DP. Visual acuity and intraocular pressure after Descemet's stripping endothelial keratoplasty in eyes with and without preexisting glaucoma. Ophthalmology. 2009; 116(9):1644–1650

[3] Anshu A, Price MO, Price FW. Descemet's stripping endothelial keratoplasty: long-term graft survival and risk factors for failure in eyes with preexisting glaucoma. Ophthalmology. 2012; 119(10):1982–1987

[4] Aldave AJ, Chen JL, Zaman AS, Deng SX, Yu F. Outcomes after DSEK in 101 eyes with previous trabeculectomy and tube shunt implantation. Cornea. 2014; 33 (3):223–229

[5] Nahum Y, Mimouni M, Busin M. Risk factors predicting the need for graft exchange after Descemet stripping automated endothelial keratoplasty. Cornea. 2015; 34(8):876–879

[6] Rosenfeld C, Price MO, Lai X, Witzmann FA, Price FW, Jr. Distinctive and pervasive alterations in aqueous humor protein composition following different types of glaucoma surgery. Mol Vis. 2015; 21:911–918

[7] Price MO, Thompson RW, Jr, Price FW, Jr. Risk factors for various causes of failure in initial corneal grafts. Arch Ophthalmol. 2003; 121(8):1087–1092

[8] Anshu A, Price MO, Price FW, Jr. Descemet's stripping endothelial keratoplasty under failed penetrating keratoplasty: visual rehabilitation and graft survival rate. Ophthalmology. 2011; 118(11):2155–2160

[9] Anshu A, Price MO, Price FW, Jr. Risk of corneal transplant rejection significantly reduced with Descemet's membrane endothelial keratoplasty. Ophthalmology. 2012; 119(3):536–540

[10] Price MO, Price FW, Jr, Kruse FE, Bachmann BO, Tourtas T. Randomized comparison of topical prednisolone acetate 1% versus fluorometholone 0.1% in the first year after descemet membrane endothelial keratoplasty. Cornea. 2014; 33(9):880–886

[11] Price MO, Feng MT, Scanameo A, Price FW, Jr. Loteprednol etabonate 0.5% gel vs. prednisolone acetate 1% solution after Descemet membrane endothelial keratoplasty. Prospective randomized trial. Cornea. 2015; 34(8):853–858

[12] Price MO, Scanameo A, Feng MT, Price FW, Jr. Descemet membrane endothelial keratoplasty: risk of immunologic rejection episodes after discontinuing topical corticosteroids. Ophthalmology. 2016; 123(6):1232–1236

[13] Sugar A, Tanner JP, Dontchev M, et al. Cornea Donor Study Investigator Group. Recipient risk factors for graft failure in the cornea donor study. Ophthalmology. 2009; 116(6):1023–1028

[14] Alvarado JA, Hollander DA, Juster RP, Lee LC. Ahmed valve implantation with adjunctive mitomycin C and 5-fluorouracil: long-term outcomes. Am J Ophthalmol. 2008; 146(2):276–284

[15] Anshu A, Price MO, Richardson MR, et al. Alterations in the aqueous humor proteome in patients with a glaucoma shunt device. Mol Vis. 2011; 17:1891–1900

[16] Busin M, Leon P, Scorcia V, Ponzin D. Contact lens-assisted pull-through technique for delivery of tri-folded (endothelium in) DMEK grafts minimizes surgical time and cell loss. Ophthalmology. 2016; 123(3):476–483

[17] Konowal A, Morrison JC, Brown SVL, et al. Irreversible corneal decompensation in patients treated with topical dorzolamide. Am J Ophthalmol. 1999; 127(4):403–406

第 17 章

对移植失败者进行后弹力层前膜角膜内皮移植术

Athiya Agarwal, Dhivya Ashok Kumar, Amar Agarwal

17.1 背景

移植失败在任何情况下都可能发生,可能原因有移植体的内在缺陷或接受者的先前存在的异常状态。内在的移植问题,如内皮细胞数量低、手术创伤和供体内皮性的疾病,都可能导致早期的移植失败。移植排斥是继发性移植失败的常见病因之一,特别是在全层或穿透性角膜移植术(PK)[1,2]中。板层角膜移植术也显示出较少的发病率,但在深层层状角膜移植或内皮角膜移植后,仍可观察到排斥反应[5]。角膜基质由于其抗原性常被认为是排斥反应的罪魁祸首。失败的穿透性移植物可由另一穿透性全层移植物或内皮移植物代替。随后的 PK 具有更高的失败率,同时使患者再次暴露于长时间的视力恢复、产生不稳定的伤口以及进一步的眼部表面破坏的危险中。另一方面,二次角膜内皮细胞移植术(EK)具有手术操作少、无缝线相关炎症或散光、早期视力恢复等优点[12-16]。我们将讨论我们对移植失败后进行后弹力层前膜角膜内皮移植术(PDEK)的经验。

17.2 移植失败

移植失败可分为原发性或继发性。原发性移植物失败被定义为移植物在术后由于内皮功能障碍且未能恢复功能并呈现持续、不缓解的角膜水肿。原发性移植物失败表现为在首次手术后未能出现视力改善。对内皮损伤、老年捐赠者和捐赠者组织疾病被假定为原发性失败的主要原因。继发性移植失败指的是在最初的间隔期或正常功能后移植失败。高危角膜移植、重复 PK、青光眼相关术后情况、视网膜手术、缝合问题、持续性上皮缺损、感染性角膜炎和移植排斥反应可能是继发性移植失败的重要原因[1,2]。在某些情况下,持续性的眼表面问题和受体病的复发也会导致继发性移植物失败。尽管内皮排斥的发生率较低,但已报道有 EK 移植排斥反应。穿透性角膜移植术与角膜基质排斥反应有关,需要采取措施降低 PK 术后的角膜基质排斥反应的发生率。然而,长期使用类固醇会使患者面临眼压升高的危险,有时还会发生类固醇诱导的青光眼和继发性白内障,从而威胁到最佳矫正视力。

17.3 移植失败后的二次手术

在移植失败且具有手术风险的情况下,眼科医生必须决定是否进行二次手术。失败的 PK 可通过二次 PK 或原发性内皮角膜移植来矫正。在 PK 失败的情况下,内皮角膜移植的优点是:①闭球手术;②降低移植排斥反应的风险;③手术操作少;④没有 PK 固有的并发症(如缝线感染、青光眼、散光)。然而,进行角膜内皮移植术需要适当的训练技巧、足够的知识储备和术者的自信心。

17.4 对移植失败者进行后弹力层前膜角膜内皮移植术

17.4.1 供体选择

在失败的移植手术中,使用内皮细胞计数>2800 细胞/mm^2、六边形>40%的年轻人的角膜能获得更好的效果。应该避免选择低细胞计数、老年捐赠者和长时间储存的供体。

17.4.2 供体移植抑制准备

供体的制备与其他 PDEK 程序相同，在前文已详述[17,18]。将一个连接有 5mL 注射器的 30 号针从角膜缘插入中间周边基质(图 17.1)，缓慢将空气注入供体基质直到形成 1 型大气泡。在气动解剖困难的角膜也可用黏弹剂帮助大气泡形成。在极外围穿透泡壁，注射台盼蓝染色移植物，然后用一对角巩膜剪刀切开并用组织培养基覆盖。

17.4.3 受体术前准备

在球周麻醉下，将套管针前房保持器(TACM)放置在角膜缘处，在角膜后弹力层(DM)画一个圈，直径小于 PK 移植体的直径(图 17.2)。不应以不适当的力或操作干扰移植物受体交界处。然后将 DM 剥离，并通过主切口轻轻去除。供体 PDEK 透镜用定制注射器插入前房(AC)，使其附着到移植床上用气泡小心地展开并使其附着在覆盖的受体基质上。在空气中用反

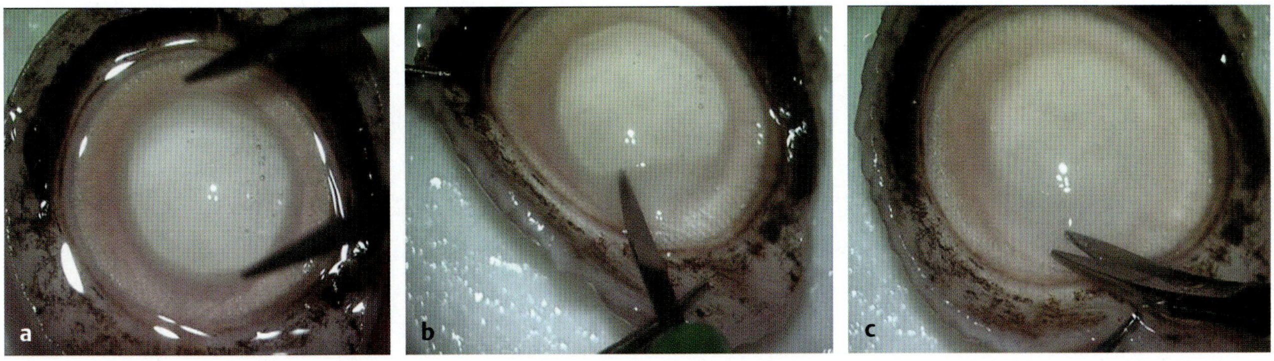

图 17.1　(a)用黏弹剂在供体角膜形成的 1 型大气泡。(b)用刀划开边缘。(c)用弯曲的 Vannas 剪轻轻地剪开组织。

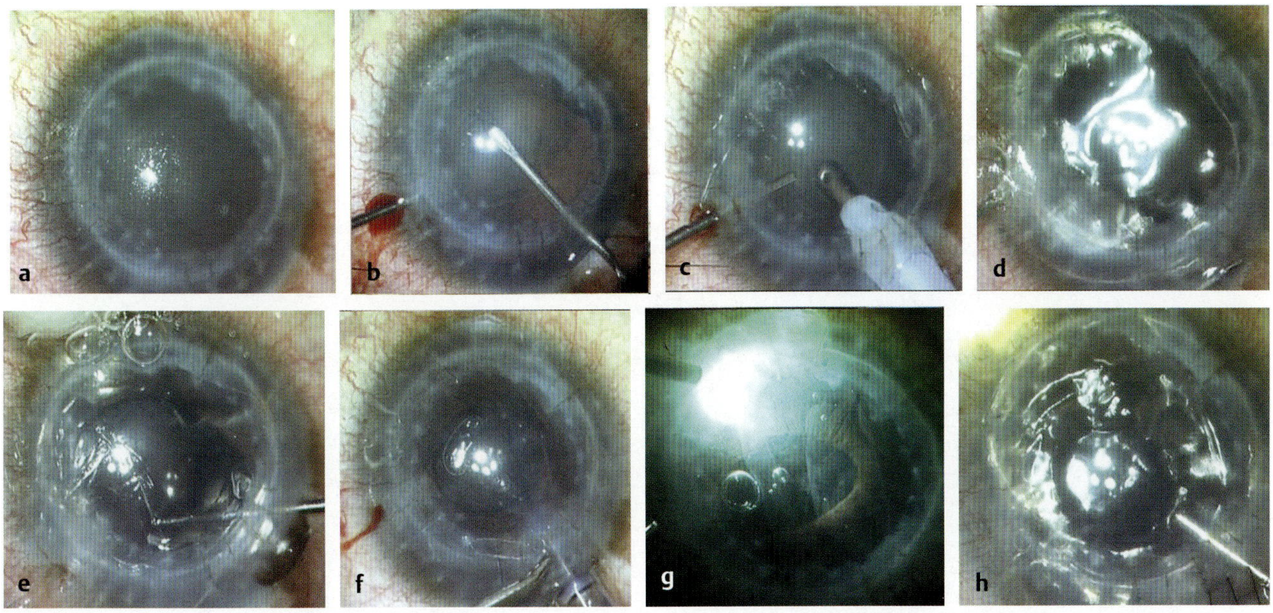

图 17.2　(a)手术前的手术前影像，在与现有的白内障(b)晶体囊撕裂术(c)超声乳化作用下，切除晶状体。(d)在人工晶状体植入术结束时，注入空气以填充前房。(e)插入前室保持器，并在接受床周围的所有地方都去掉后弹力层。(f)在 1 个定制的注射器内装入的移植物并注入前腔室。(g)内视器用于观察角膜水肿和移植的移植物。(h)空气被注入人工晶状体下，使其与上面的基质隔绝。

向 SinsKey 钩于内皮侧紧贴边缘扫过。此后，通过连接到 TACM 的气泵短时间内维持腔内正压。主创口用 10-0 是单丝尼龙线间断缝合关闭，再次检查先前的移植物受体接触面是否有任何渗漏。患者在手术室仰卧 30 分钟，然后转移。

17.5 结果和效果

在我们移植失败后行 PDEK 手术的经验中，有 13 只眼已经手术。其中包括早期原发性 PK(n=7,53.8%)、后弹力层自动剥除角膜内皮移植术（DSAEK)(n=2,15.4%)、后弹力层角膜内皮移植术(DMEK)(n=4,30.7%)。13 只眼中有 7 只眼(53.8%)表现为继发性移植物失败(PK 后移植物排斥反应较常见)，其余 6 只眼(46.1%)术后无明显移植物反应。6 只初次手术后最佳矫正视力(BCVA)无明显改善的眼的供体均为老年供体(>50 岁)。这些眼在二次术后 BCVA 均有显著改善(图 17.3)(P=0.003)。Snelern 十进制量表中术前和术后 BCVA 平均分别为 0.02±0.1 和 0.23±0.2。术前角膜中央厚度为(758.3±75.8)μm，术后为(594.2±52.6)μm，所有的眼睛术后均立即有明显的角膜中央厚度下降(P=0.001)(图 17.4)。有 1 只眼睛发生了移植物脱离，我们进行了空气注射处理(图 17.5)。所有的眼均由术中移植困难和以前的 PK 移植物的裂开，在 1 名患者中发现了术后 4 级 AC 反应，并接受了类固醇治疗。有 1 名患者的移植物尺寸比先前的 PK 移植物大，在前段光学相干断层摄影术(OCT)中显示为术后移植物折叠(图 17.6)。13 只眼中的 2 只眼视力无改善(15.4%)。原发性移植物无功能见于 PK 术后(n=2)和 DMEK 术后(n=1)。2 只眼需要重复 PK，1 只眼睛需要重复 PDEK，1 只眼睛需要人工角膜，另有原发性角膜疾病(营养不良)复发 1 只眼。13 只眼中有 3 只眼供者年龄<20 岁。对 13 只眼晶状体状态和其他手术情况进行分析，其中 1 只眼行白内障联合手术，2 只眼在继发性 PDEK 术前(3 个月前)行粘连性人工晶状体(IOL)，1 只眼行青光眼瓣膜植入术(图 17.7)，9 只眼有原位后房型人工晶状体。

17.6 移植失败的预防

DSAEK 术后的眼球行 DM 剥离可以解除之前 DSAEK 移植物的固定，因此注意不要施加额外压力。粘连减弱和术后早期 PDEK 也可导致这种情况。DSAEK 可能会改变基质蛋白，从而损害 PDEK 移植的黏附性。良好的术中空气压力和适当的术后定位将有助于加强固定。当 PDEK 移植物的大小小于 DSAEK 移植物时，术后迁移和内皮细胞的形态学改变通常可以补偿角膜的恢复。PDEK 移植物在移植物厚度(图 17.8)和术后粘连性方面与 DSAEK 移植物有显著性差异(图 17.9)。

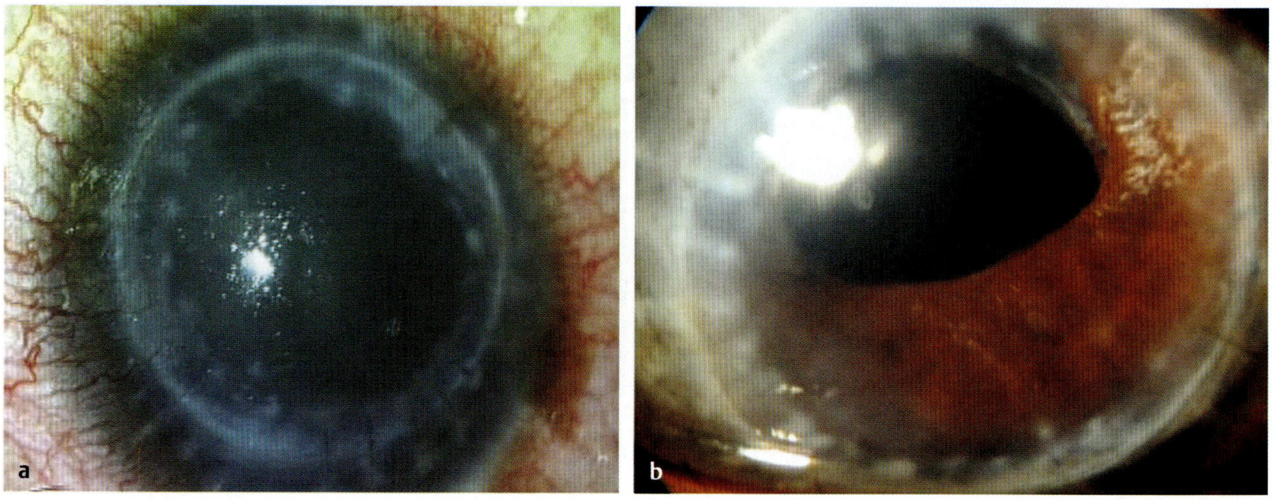

图 17.3 (a)在黄斑营养不良的情况下，术后角膜清晰(b)术后 PDEK 在失败的初次穿刺性角膜成形术中表现出良好的移植附着力。

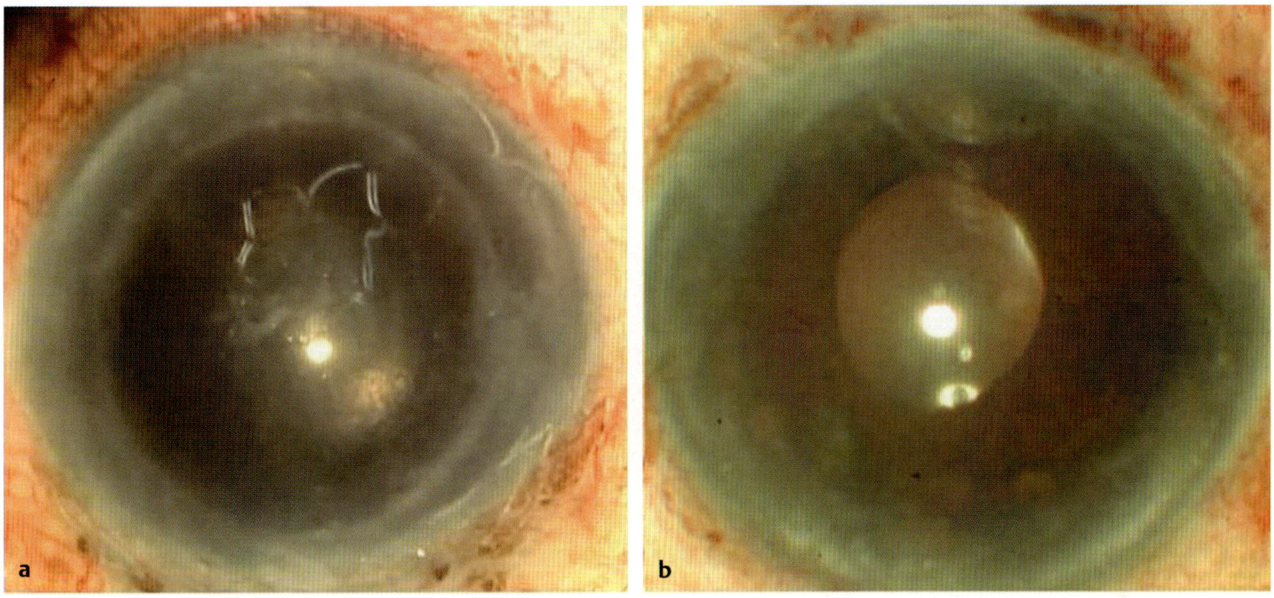

图 17.4　(a)术后后弹力层剥除角膜内皮移植术失败。(b)在同一眼内进行后弹力层前膜角膜内皮移植术。

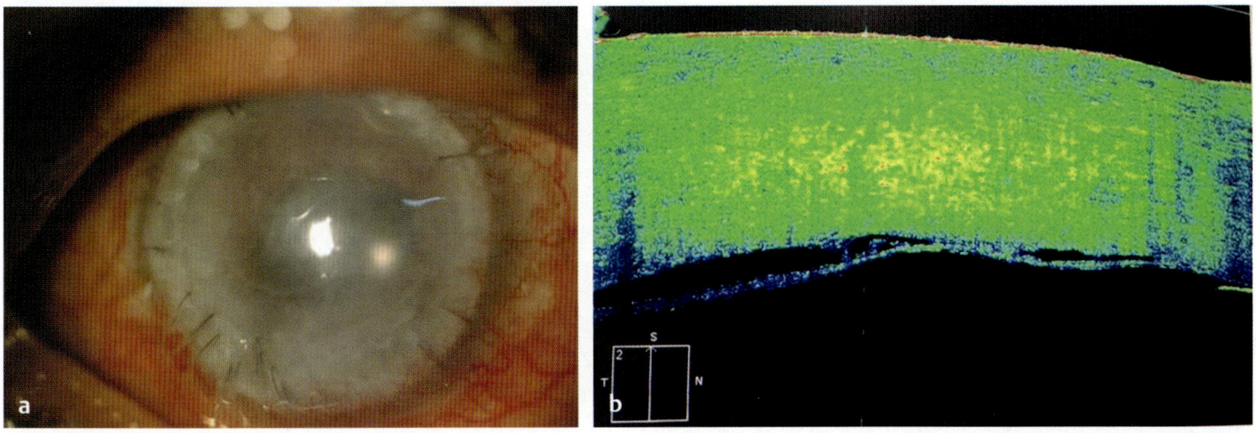

图 17.5　(a)在初次穿刺性角膜成形术中,在术后的第一次手术后,眼睛接受了二次术后后弹力层角膜内皮移植术。(b)在光学相干断层扫描成像中看到的移植物分离。

在 PK 术后眼中,移植物与受体的连接通常在术中不会中断。PDEK 移植物最好小于 PK 移植物,因为大的移植物中可能出现卷边或折叠，这些卷边或折叠可能与原始基质的曲率不匹配。如果原发性 PK 移植物在手术中崩溃,伤口必须缝合以保持稳定性(图 17.5)。其他术后并发症(如移植物脱离、脱位和逆行皮瓣)也可能发生在对失败的移植物进行手术时。供体移植物小于有受体 PK 和现有青光眼引流装置的存在是移植物脱位率较高的危险因素。手术中的非可视化,一直是外科医生在治疗移植失败时,所面临的挑战之一;然而,具有内镜的 PDEK 即使在角膜水肿的情况下,也可以使移植可视化(图 17.2)[19]。

二期手术时机一直是移植失败的诊断难题。对于 DMEK,如果在术后至少 3 个月,移植物没有附着或清除,则可以进行二次 PDEK。在长期角膜水肿中,可能出现基质纤维化和前表面不规则,从而限制了二次手术对视力的提高,这在二次 PDEK 中,也是类似的。内皮细胞的缺失、基质表面纤维细胞组织的存在、基质表面 DM 的滞留和上皮的向内生长可能是原发性内皮移植失败的原因，移植物的不黏附是 DMEK 后

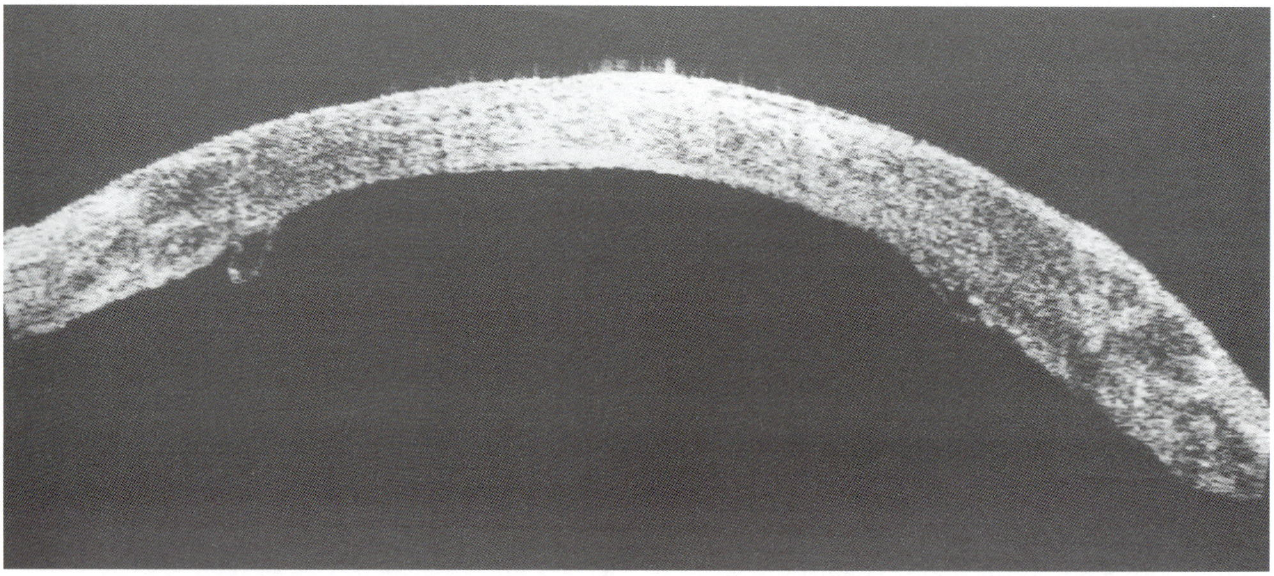

图 17.6　术后即刻前段光学相干断层扫描显示在眼睛的眼球内折叠的移植物，以及之前的穿透性角膜移植术。

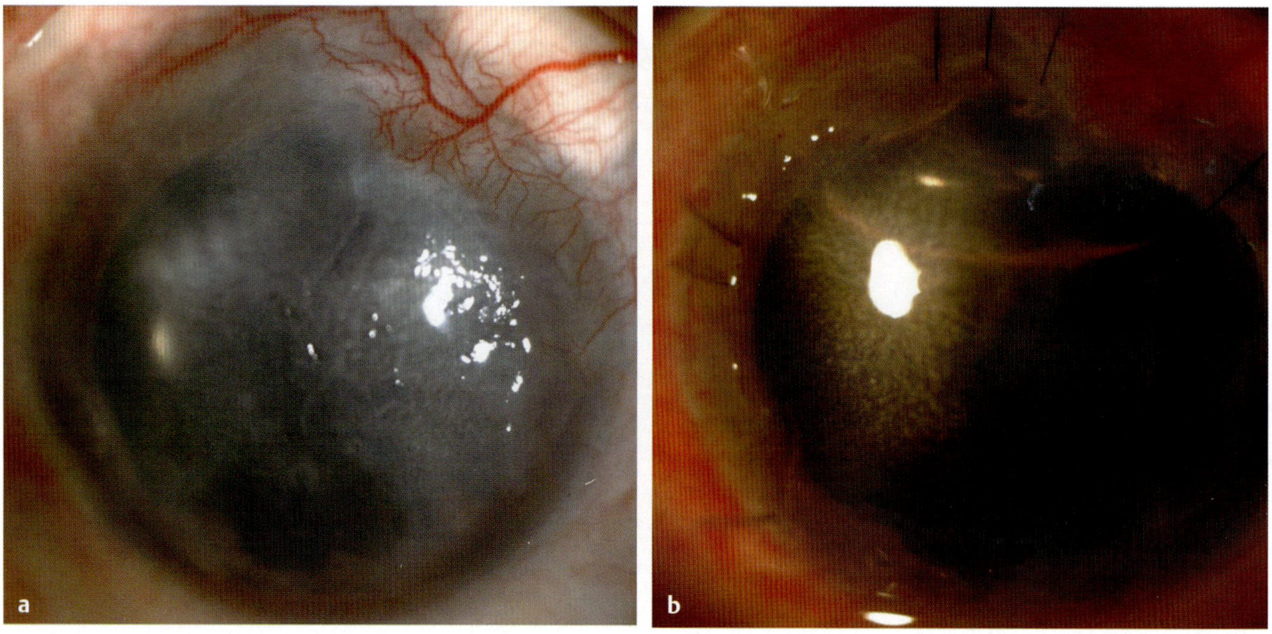

图 17.7　(a)手术前的全层移植手术的术前图像，伴有青光眼瓣膜植入物。(b)继发性后弹力层前膜角膜内皮细胞移植术术后的影像。

期的主要问题，这可能是由于 DM 和基质(失败的移植物)之间的黏附困难而导致的。这个问题已经通过使用一种包含附加层的 PDEK 移植体来解决，这种移植体在 DM 前有额外的一层结构(即后弹力层前层)，这有助于黏合。与 DSAEK 相比，超薄 DSAEK 在减少各种术后并发症的同时，具有改善视力和降低 DMEK 免疫排斥反应率的优点，但 PDEK 不需要先进的 DSAEK 器械[15]。

17.7 结论

用眼部手术来逆转移植失败的角膜基质的改变

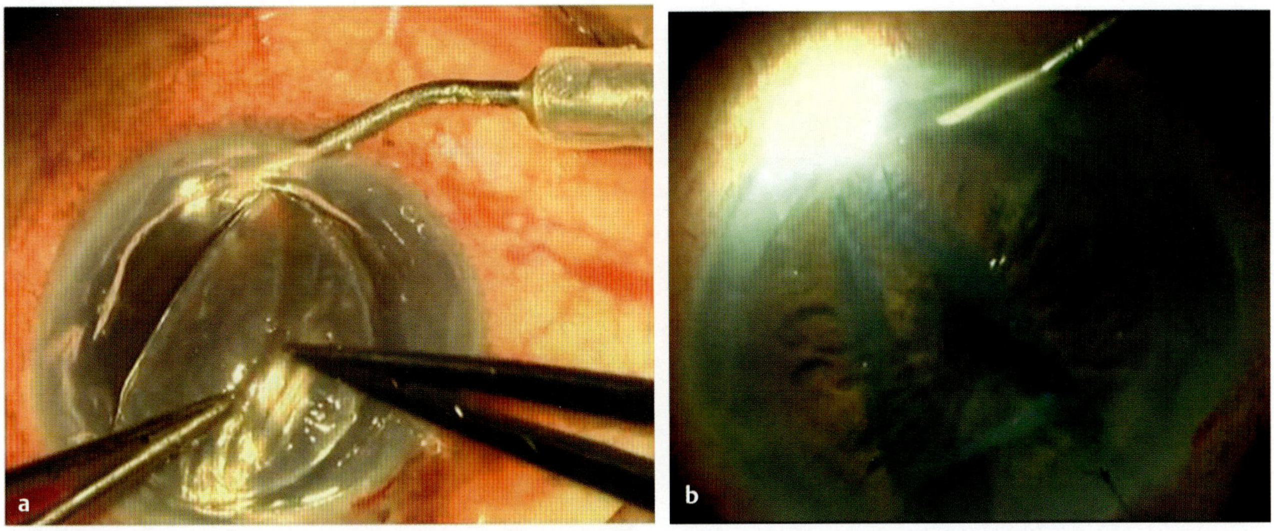

图 17.8　术中图像展示：(a)后弹力层自动剥除角膜内皮移植术。(b)术前的角膜内皮移植术的不同手术深度。

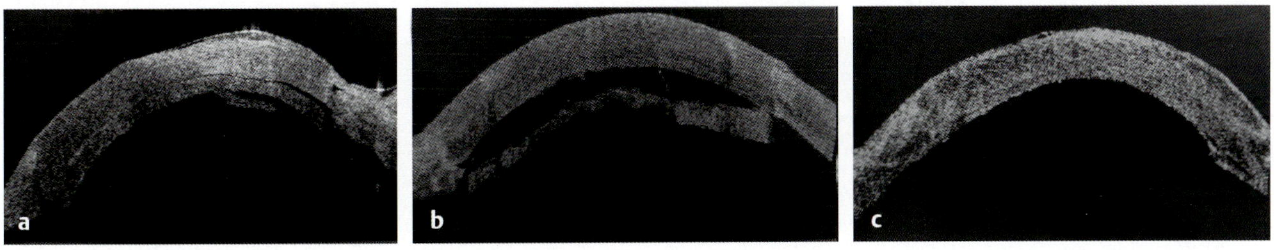

图 17.9　(a,b)最初的后弹力层自动剥除角膜内皮移植术(DSAEK)术后前段光学相干断层成像。(c)与同一眼的二次角膜内皮移植术(PDEK)的比较。注：较早的 DSAEK 移植物粘连和大块移植物与薄 PDEK 移植物的良好嫁接相比较。

与用原始角膜手术有很大不同(图 17.10)。手术技巧和患者选择以及选择最适合特定眼睛的手术方式以减少并发症是至关重要的。PDEK 具有移植物更薄(不同于 DSAEK)的优点，并且由于术中组织创伤较轻(不同于 DMEK)而减少了内皮损失，因此，在首次角膜移植失败的情况下是一种有前途的手术。

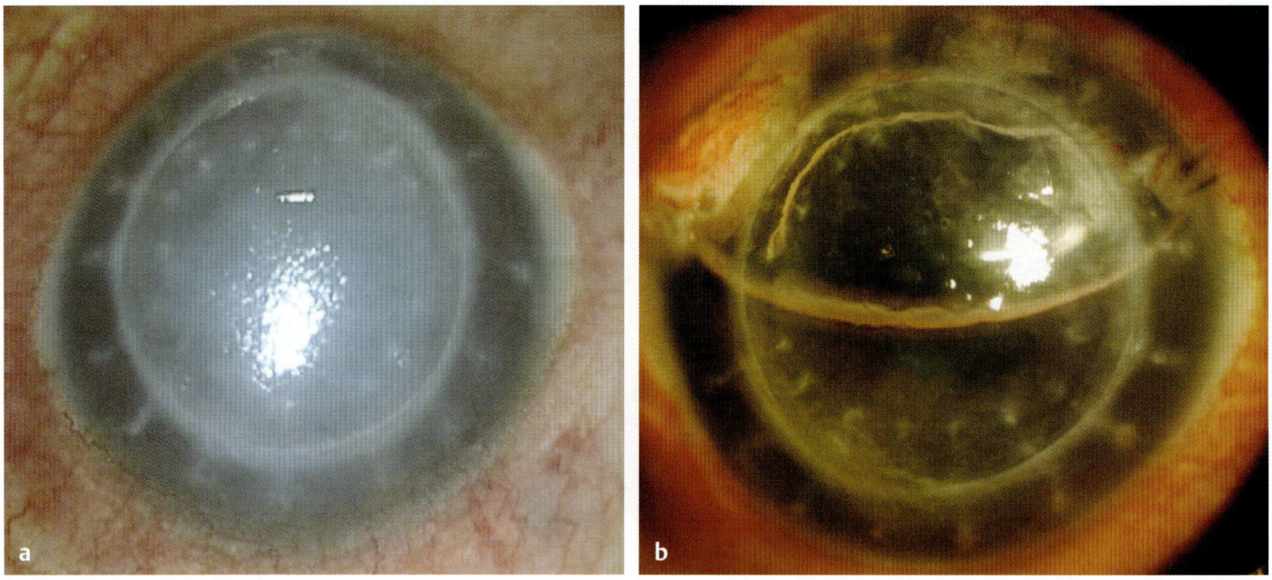

图 17.10 后弹力层前膜角膜内皮细胞移植术(PDEK)与年轻供体在穿透性角膜移植失败病例中的应用:(a)术前图像。注意白色角膜。(b)PDEK 术后第 3 天。捐赠者是一个年轻人。这只眼睛来自 Miracle in Sight 并与杜克大学进行了合作。

(朱佩文 译)

参考文献

[1] Hjortdal J, Pedersen IB, Bak-Nielsen S, Ivarsen A. Graft rejection and graft failure after penetrating keratoplasty or posterior lamellar keratoplasty for fuchs endothelial dystrophy. Cornea. 2013; 32(5):e60–e63

[2] Yu AL, Kaiser M, Schaumberger M, Messmer E, Kook D, Welge-Lussen U. Perioperative and postoperative risk factors for corneal graft failure. Clin Ophthalmol. 2014; 8:1641–1647

[3] Ang M, Htoon HM, Cajucom-Uy HY, Tan D, Mehta JS. Donor and surgical risk factors for primary graft failure following Descemet's stripping automated endothelial keratoplasty in Asian eyes. Clin Ophthalmol. 2011; 5:1503–1508

[4] Ćirković A, Schlötzer-Schrehardt U, Weller JM, Kruse FE, Tourtas T. Clinical and ultrastructural characteristics of graft failure in DMEK: 1-year results after repeat DMEK. Cornea. 2015; 34(1):11–17

[5] Ezon I, Shih CY, Rosen LM, Suthar T, Udell IJ. Immunologic graft rejection in descemet's stripping endothelial keratoplasty and penetrating keratoplasty for endothelial disease. Ophthalmology. 2013; 120(7):1360–1365

[6] Nahum Y, Mimouni M, Busin M. Risk Factors Predicting the Need for Graft Exchange After Descemet Stripping Automated Endothelial Keratoplasty. Cornea. 2015; 34(8):876–879

[7] Patel NP, Kim T, Rapuano CJ, Cohen EJ, Laibson PR. Indications for and outcomes of repeat penetrating keratoplasty, 1989–1995. Ophthalmology. 2000; 107(4):719–724

[8] Ang M, Ho H, Wong C, Htoon HM, Mehta JS, Tan D. Endothelial keratoplasty after failed penetrating keratoplasty: an alternative to repeat penetrating keratoplasty. Am J Ophthalmol. 2014; 158(6):1221–1227.e1

[9] Rapuano CJ, Cohen EJ, Brady SE, Arentsen JJ, Laibson PR. Indications for and outcomes of repeat penetrating keratoplasty. Am J Ophthalmol. 1990; 109(6):689–695

[10] Al-Mezaine H, Wagoner MD, King Khaled Eye Specialist Hospital Cornea Transplant Study Group. Repeat penetrating keratoplasty: indications, graft survival, and visual outcome. Br J Ophthalmol. 2006; 90(3):324–327

[11] Ghosheh FR, Cremona FA, Rapuano CJ, et al. Trends in penetrating keratoplasty in the United States 1980–2005. Int Ophthalmol. 2008; 28(3):147–153

[12] Weller JM, Tourtas T, Kruse FE, Schlötzer-Schrehardt U, Fuchsluger T, Bachmann BO. Descemet membrane endothelial keratoplasty as treatment for graft failure after descemet stripping automated endothelial keratoplasty. Am J Ophthalmol. 2015; 159(6):1050–1057.e2

[13] Kymionis GD, Kankariya VP, Diakonis VF, Karavitaki AE, Siganos CS, Pallikaris IG. Descemet stripping automated endothelial keratoplasty in a child after failed penetrating keratoplasty. J AAPOS. 2012; 16(1):95–96

[14] Yoeruek E, Bartz-Schmidt KU. Secondary descemet membrane endothelial keratoplasty after failed primary descemet membrane endothelial keratoplasty: clinical results. Cornea. 2013; 32(11):1414–1417

[15] Busin M, Albé E. Does thickness matter: ultrathin Descemet stripping automated endothelial keratoplasty. Curr Opin Ophthalmol. 2014; 25(4):312–318

[16] Clements JL, Bouchard CS, Lee WB, et al. Retrospective review of graft dislocation rate associated with descemet stripping automated endothelial keratoplasty after primary failed penetrating keratoplasty. Cornea. 2011; 30(4):414–418

[17] Agarwal A, Dua HS, Narang P, et al. Pre-Descemet's endothelial keratoplasty (PDEK). Br J Ophthalmol. 2014; 98(9):1181–1185

[18] Kumar DA, Dua HS, Agarwal A, Jacob S. Postoperative spectral-domain optical coherence tomography evaluation of pre-Descemet endothelial keratoplasty grafts. J Cataract Refract Surg. 2015; 41(7):1535–1536

[19] Jacob S, Agarwal A, Kumar DA. Endoilluminator-assisted Descemet membrane endothelial keratoplasty and endoilluminator-assisted pre-Descemet endothelial keratoplasty. Clin Ophthalmol. 2015; 9:2123–2125

第 18 章

对瘢痕角膜进行后弹力层前膜角膜内皮移植术

Priya Narang，Amar Agarwal

18.1 引言

角膜是一种透明的结构，它允许光线进入眼睛，并在光线到达晶状体和视网膜之前形成第一种折射介质。任何角膜板层正常结构的破坏都会导致角膜基质瘢痕形成，可能由手术、创伤、病毒性或细菌性角膜炎导致。透明角膜的创伤常常导致混浊和瘢痕形成，其强度取决于损伤的类型和持续时间。导致瘢痕沉积的细胞是基质角膜细胞来源的成纤维细胞[1]。形成创伤后，其近端角膜基质细胞发生凋亡，而伤口远端的角膜基质细胞成为活跃的成纤维细胞[1,2]。对全世界数以百万计的患者来说，愈合的角膜瘢痕通常是永久的，并且会影响视力。

目前，手术置换基质是修复瘢痕角膜视力的唯一的成功方法。角膜瘢痕的治疗取决于瘢痕的深度和纤维化程度。角膜表层切除术是对靠近上皮的且非常浅表瘢痕组织进行的一种手术方式。首先切除角膜上皮细胞，然后在角膜前部剥离瘢痕组织。随后上皮细胞在伤口上愈合，这通常需要一周的时间。当角膜瘢痕组织延伸到角膜基质的上部或性质非常不规则时，通常采用光疗性角膜切除术。前板层角膜移植术是对涉及基质并有健康的内皮的角膜瘢痕进行的。当角膜基质瘢痕累及内皮，需要进行角膜内皮移植术(EK)，同时去除有瘢痕的角膜组织。在这种情况下进行的手术程序取决于角膜受累的程度，其范围从穿透性角膜移植术(PK)到后弹力层剥除角膜内皮移植术(DSEK)、后弹力层角膜内皮移植术(DMEK)、后弹力层自动剥除角膜内皮移植术(DSAEK)，或后弹力层自动化角膜内皮移植术(DMAEK)。后弹力层前膜角膜内皮移植术 (PDEK)[3,4] 是 EK 手术的一个新变种，不同于其他的 EK 手术，它促进了婴儿、年轻人和成人供体组织的使用。

PK 作为一种手术，面临着包括供体组织缺乏，与使用药物预防免疫排斥反应有关的术后并发症，以及手术导致青光眼的发生率明显增加等一些困难。另一方面，EK 手术侧重于角膜内皮的移植，在获得更好的视觉效果的同时，仍然面临着对捐赠组织的需求。因为 PDEK 允许使用婴儿和年轻的供体组织[4]，所以增加了供体组织池，这被认为是有利的。

18.2 我们的手术经验

婴儿供体组织在治疗角膜瘢痕病例中的应用有助于清除因大泡性角膜病变引起的角膜瘢痕。婴儿供体组织实际上富含内皮细胞(以密度计数)，这可能使患者的视觉恢复更快更好(图 18.1 至图 18.4)。

在复杂的瘢痕性角膜情况下，眼内结构的充分可视化至关重要。内照射器有助于手术，因为在倾斜下降的光线照射角膜瘢痕时，可以更好地观察和理解移植物的方向和定位[5]。

任何其他相关的眼内疾病，如晶状体摘除和人工晶状体(IOL)植入，都应在 PDEK 手术前进行矫正，以增加移植物存活的机会并缓解持续刺激的问题，这可能在后期阶段引起关注。在与 IOL 分散、半脱位或需要二次人工晶状体固定有关的情况下，所有病例均行胶合人工晶状体固定术，然后进行瞳孔成形术，有助于缩小瞳孔[6]。这有利于前房的充分形成，并防止玻璃体腔中的空气流通。

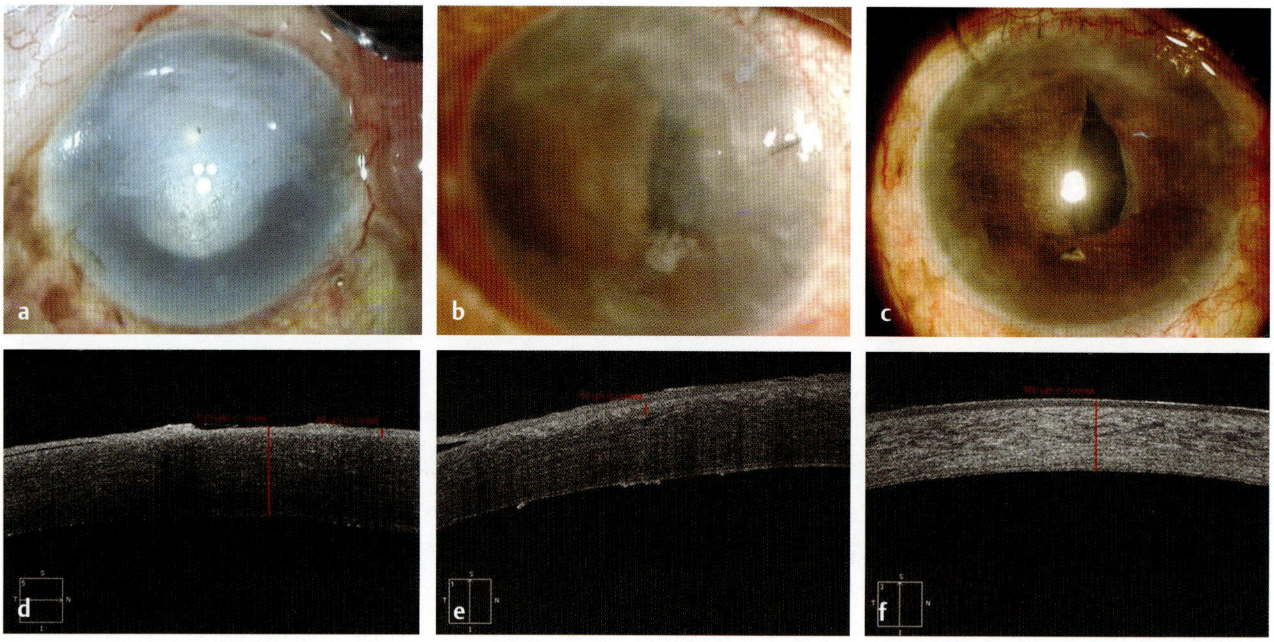

图 18.1 假性大泡性角膜病变导致瘢痕角膜的一系列临床裂隙灯摄影和眼前段光学相干断层扫描成像图像。(a,d)术前图像显示粘连式人工晶状体(IOL)固定术前表现为角膜水肿和上皮下混浊。(b,e)粘连式人工晶状体固定后和角膜内皮移植术前的图像,显示持续性角膜水肿和上皮下混浊并大气泡。(c,f)后弹力层前膜角膜内皮移植术后,角膜水肿和混浊消失。视力为 20/20。

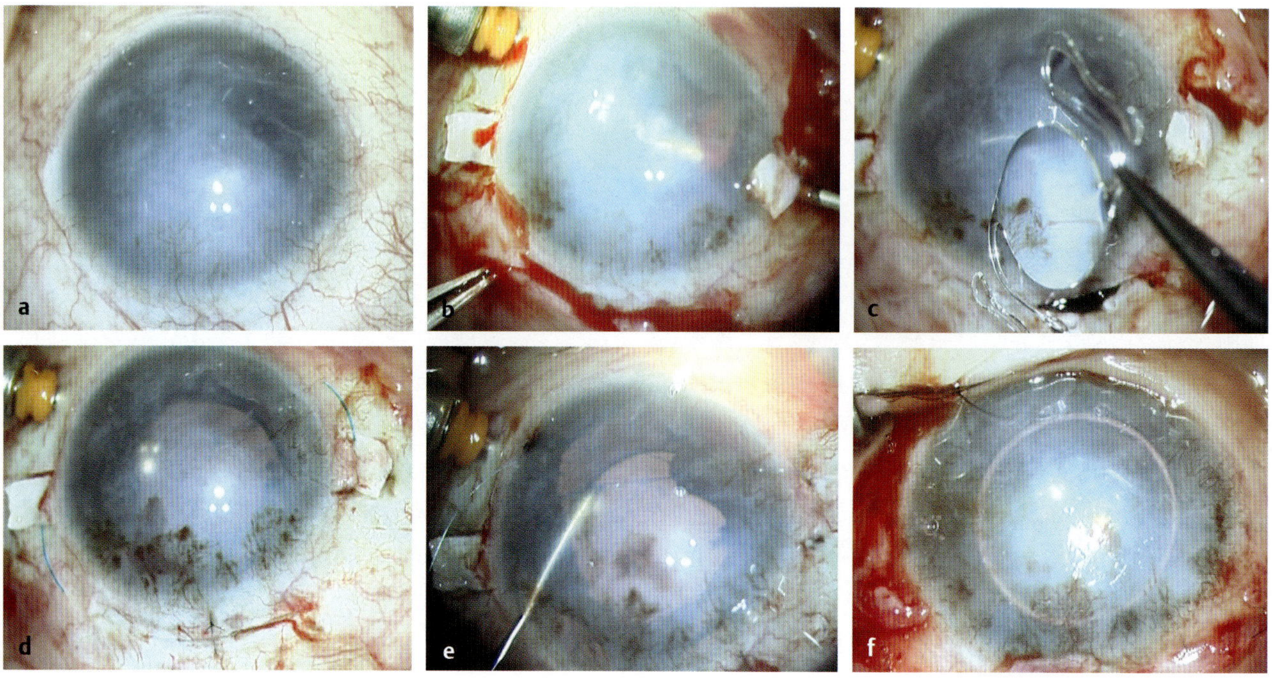

图 18.2 假晶状体大泡性角膜病变伴瘢痕角膜(第 1 部分)。(a)假角膜大泡性角膜病变伴瘢痕角膜。(b)进行玻璃体切割术。注意巩膜瓣用于人工晶状体固定术。还要注意套管针输液套管。(c)前房人工晶状体取出。使用内部照明辅助可视化。(d)粘连式人工晶状体。注意三片式 IOL 外形的触觉反馈。(e)瞳孔成形术。(f)应用纤维蛋白胶对巩膜瓣密封。

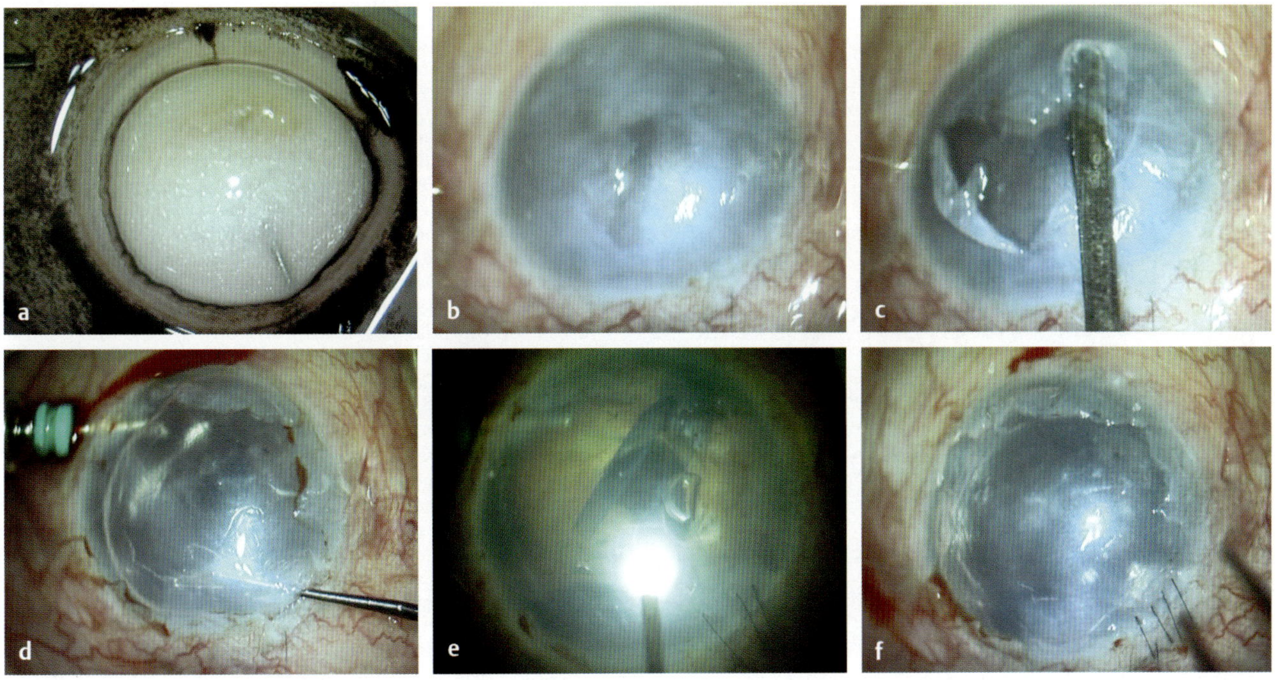

图 18.3　瘢痕性角膜与假晶状体大泡性角膜病变(第 2 部分)。(a)制备 2 型大气泡，制备后弹力层角膜内皮移植术移植片(来自年轻供体)。(b)人工晶状体固定术后 1 个月的瘢痕角膜。(c)去除上皮。(d)固定套管针前房保持器。已经降眼压。(e)移植物插入前房内。(f)移植物已经附着。

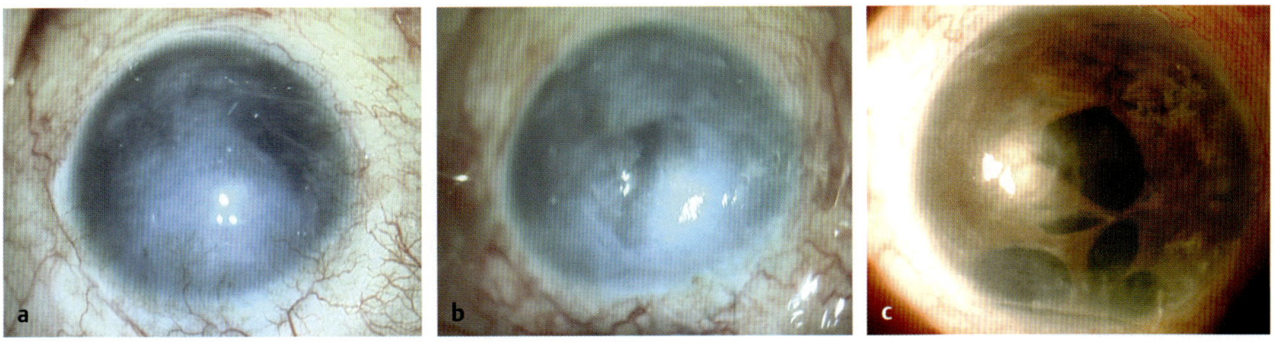

图 18.4　瘢痕角膜病例(第 3 部分)的临床随访时间模式。(a)术前图像显示严重角膜水肿和角膜血管形成瘢痕。(b)同一患者在用眼内固定和玻璃体切割术后的影像。(c)后弹力层角膜内皮移植术术后影像，采用年轻的供体进行移植手术。在 6 个月的随访中，观察到只有最轻的雾状角膜水肿出现。

18.3 讨论

无晶状体和假性大泡性角膜病是许多发展中国家角膜移植的主要适应证之一[7-9]，而发展中国家(如印度)的许多患者直到大泡性病变严重且病情进展时，才寻求外科治疗。

在复杂的大泡性角膜病例中进行 PDEK 的优点是，PDEK 需要较小的切口而不是开放的空气条件，而且眼的角膜表面完整不需要角膜切口或缝线，消除了传统 PK 的上皮相关并发症（如上皮缺损和溃疡）和缝合相关的并发症(如松散的缝合、感染和新生血管)。

然而，对于大泡性角膜病变伴严重的上皮下混浊和(或)间质瘢痕的病例，我们通常会刮掉上皮，以增强术中眼内结构的可视化。这通常可以作为浅层角膜切除术。角膜表面可在3~4天内再上皮化。

尽管PDEK具有独特的优点，但在复杂大泡性角膜病变的治疗中，它是更具技术挑战性的手术，因为联合手术（如前部玻璃体切割术、人工晶状体摘除等）对于眼内并发症患者是必要的。由于PDEK比PK更难执行，联合手术肯定会对外科医生的技能提出挑战。

PDEK外科医生面临的另一个难题是PDEK手术前对术后功能视力的评估。由于复杂的眼内并发症伴随大泡性角膜病变，清晰的角膜不能保证术后视力良好。对于外科医生来说，选择合适的人工晶状体植入术时间是很困难的。

在我们一系列手术中，采用黏合式人工晶状体技术的二期人工晶体植入术与瞳孔成形术一起进行，以缩小虹膜膈。这间接地维持了前房的完整性，并确保术后充满空气。在存在其他并发症的情况下，PDEK通常作为第二阶段的手术来进行。PDEK联合其他眼内手术是治疗复杂性大泡性角膜病变并严重视力丧失的有效方法。

（梁荣斌 译）

参考文献

[1] Funderburgh JL, Mann MM, Funderburgh ML. Keratocyte phenotype mediates proteoglycan structure: a role for fibroblasts in corneal fibrosis. J Biol Chem. 2003; 278(46):45629-45637
[2] Wilson SE. Analysis of the keratocyte apoptosis, keratocyte proliferation, and myofibroblast transformation responses after photorefractive keratectomy and laser in situ keratomileusis. Trans Am Ophthalmol Soc. 2002; 100:411-433
[3] Agarwal A, Dua HS, Narang P, et al. Pre-Descemet's endothelial keratoplasty (PDEK). Br J Ophthalmol. 2014; 98(9):1181-1185
[4] Agarwal A, Agarwal A, Narang P, Kumar DA, Jacob S. Pre-Descemet Endothelial Keratoplasty With Infant Donor Corneas: A Prospective Analysis. Cornea. 2015; 34(8):859-865
[5] Jacob S, Agarwal A, Agarwal A, Narasimhan S, Kumar DA, Sivagnanam S. Endoilluminator-assisted transcorneal illumination for Descemet membrane endothelial keratoplasty: enhanced intraoperative visualization of the graft in corneal decompensation secondary to pseudophakic bullous keratopathy. J Cataract Refract Surg. 2014; 40(8):1332-1336
[6] Narang P, Agarwal A, Dua HS, Kumar DA, Jacob S, Agarwal A. Glued intrascleral fixation of intraocular lens with pupilloplasty and pre-Descemet endothelial keratoplasty: a triple procedure. Cornea. 2015; 34(12):1627-1631
[7] Maeno A, Naor J, Lee HM, Hunter WS, Rootman DS. Three decades of corneal transplantation: indications and patient characteristics. Cornea. 2000; 19(1):7-11
[8] Xie LX, Wang FH, Shi WY. Analysis of causes for penetrating keratoplasty at Shandong Eye Institute from 1997 to 2002 in Chinese]. Zhonghua Yan Ke Za Zhi. 2006; 42(8):704-708
[9] Chu W. The past twenty-five years in eye banking. Cornea. 2000; 19(5):754-765

第 4 部分

手术结果、并发症和未来趋势

光学相干断层扫描在角膜内皮移植术中的应用

第 19 章

Yuri McKee, Evan D. Schoenberg, Francis W. Price, Jr.

19.1 引言

由 Huang 等[1]在 1991 年首次提出的光学相干断层扫描(OCT)对眼科测量及成像的应用已经彻底改变了我们对眼部疾病的诸多认识。作为一种非接触式成像设备,OCT 比超声和共聚焦生物显微镜具有明显的优势。现代 OCT 具有快速、无创以及高分辨率的特征,这使得 OCT 成为一种现代角膜外科医生诊断能采用的优秀辅助手段。本章结合病例来展示 OCT 在角膜内皮移植术(EK)中的实用性。

前段 OCT (AS-OCT) 的初始迭代是时域 OCT (TD-OCT)。Carl Zeiss Meditec 于 2005 年推出了 Visante TD-OCT 作为眼前段精确成像的工具。Visante 使用波长为 1310nm,可以穿透角膜以及一些角膜缘结构,构建一个从角膜缘到角膜缘的前房结构,空间分辨率可达 15μm。Visante 可以展示角膜二维形状、角膜透明度、角膜厚度、前房深度、虹膜角膜夹角、虹膜以及晶状体囊的前部(如人工晶状体 IOL)等结构。较新的傅氏域 OCT(FD-OCT)设备(如 Avanti,OptoVue;Cirrus,Carl Zeiss Meditec),使用波长为 830μm,这常用于视网膜成像。虽然分辨率提高到 5μm,但是扫描长度受到了限制。FD-OCT 需要使用额外的特殊镜片来进行眼前段成像。虽然目前的技术无法让 FD-OCT 跨整个角膜直径来成像,但可以用于改善对角膜和角膜结构的成像。

在过去几年中,EK 在全球广泛地用于治疗角膜内皮功能障碍。由 Melles 等[2]提出 EK 比全层角膜移植术(PK)具有明显的优势,如术后眼球完整性更好,较少的诱发散光,能更快地恢复视力以及免疫排斥发生的可能性更低[3]。随着 EK 技术的提高,出现的挑战是如何将角膜后面的植片固定到受体角膜上。在许多病例中,OCT 对眼前段的成像无论是术前、术中和术后都是至关重要的。目前,有两种最常用的术式,一种是后弹力层角膜内皮移植术(DMEK)和后弹力层剥除自动板层刀角膜内皮移植术(DSAEK)。根据我们的经验,DMEK 是 EK 首选术式,因为它排斥率很低,切口尺寸较小,能够快速的回复视力。但这种术式不适用于具有不连续的虹膜-晶状体隔膜、无晶状体眼、无虹膜或角膜后大面积不规则的眼睛,因为这些可能妨碍 DMEK 植片的黏附。除非外科医生有丰富的 DMEK 手术经验,否则,在有青光眼手术史、全层角膜移植术、玻璃体切割术以及严重角膜水肿限制前房视野的病例中,DSAEK 可能是首选。

19.2 EK 术前 OCT 成像

如果存在明显的角膜水肿,AS-OCT 可以显示前段解剖结构以及测量适用于 EK 手术的一些关键数值。显著的外周前粘连,浅前房、大面积虹膜缺损和角膜后部不规则都可能增加 EK 手术的复杂性。对于裂隙灯检查受限的眼,AS-OCT 可以在术前发现潜在问题并帮助制订合适的手术计划。如果原先的 PK 植片出现内皮功能衰竭时,AS-OCT 可以提供有关植片后部的信息,以及评估受者再次手术的可能性,并且指导手术计划的制订以及预测术后粘连等情况。一些作者提出了还可以用 AS-OCT 确定 DSAEK 植片直径[4]。我们在大多数情况下更倾向于 DMEK,但如果 AS-OCT 上出现明显的植片-受体错配,则会选择 DSAEK。

19.3 EK 术中 OCT 成像

有报道，可以在眼科手术期间通过使用手提式 OCT 或者将 OCT 连接到手术室 C 臂上来使用 OCT。如果采用这种方式使用 OCT，则需要暂停手术并且调整手术显微镜的位置来使 OCT 成像[5,6]。Geerling 等报道了另一种术中 OCT 的方法[7]。将 TD-OCT 与介质镜连接到手术显微镜。这样形成的图像有许多局限性，包括难以通过图像定位以及光线穿透力差。但是它提出了一个观念。最近市售手术显微镜已经将 OCT 整合其中，即 Haag-Streit 术中 OCT 系统(iOCT)。该设备可以在外科手术进行中对前段或后段的实时图像进行采集。因为 OCT 扫描的光束整合到显微镜中并通过显微镜的物镜来投射。在外科医生旁边的小型 LCD 屏幕，可以让医生在手术过程中轻松查看 OCT 图像。术中 OCT 在眼科手术具有优势。尤其对于 EK 来说，在 DSAEK 术中，可以观察到流动液体。对于 DMEK 术中，可以确定植片合适位置。了解角膜后部畸形可以让 EK 植片正确的定位及黏附[8]。

19.4 EK 术后 OCT 成像

OCT 在 EK 中最常见的应用是术后对植片的评估。角膜水肿可能妨碍用裂隙灯检查植片的位置或贴附情况。OCT 通常用于评估植片脱离的原因[9]，确认植片合适的位置[10]，以及在植片功能障碍后指导后期治疗。OCT 还可以准确的追踪评估植片和受体角膜厚度[11,12]或是评估植片出现排斥或移植失败。其他潜在并发症，包括上皮内生长[13]、界面混浊[14]，以及残留的后弹力层[15]都可以通过 AS-OCT 来发现。

Gerrit Melles 博士队伍(Yeh 等)最近的一项研究评估了 AS-OCT 对预测 DMEK 植片黏附的价值。他们比较了 AS-OCT 在术后 1 小时、1 周及 1 个月到 6 个月的植片附着情况。这项调查中排除了空气注射的情况。他们得到的结论是在 1 周时对 DMEK 植片附着有良好的预测价值。通常 1 周时植片良好附着，6 个月仍持续附着。在 1 小时之时植片附着，但在 1 周时，植片却明显脱落，则需要自发黏附。如果在这两个时间点都脱离的植片不可能会出现自发再附着[16]。这一研究结果可以对植片黏附性进行观察，并在某些情况下指导治疗方案的制订。

但是根据之前治疗经验，我们认为出现植片脱离时，重新注入空气比其自发黏附的治疗效果好。我们对 673 只眼睛进行了至少 6 个月的随访中发现，这样做可以更快地改善视力，这同内皮细胞计数减少无关，同时也不会增加并发症的发生率[17]。

19.5 EK 的 OCT 病例研究

19.5.1 病例 1：普通 DSEK

这个病例是一个普通 DSEK 术后(图 19.1)。中央角膜透明，有一个薄的居中的植片，没有折叠或脱离。通过裂隙灯和 OCT 可以清楚地看到植片的边缘。超声波角膜厚度测量的是植片-受体角膜的总厚度。Visante TD-OCT 显示了植片的整个宽度，并且使用 1310nm 波长可以穿透进入前房。较低的分辨率和较长的波长会损失一些细节。使用“Flap Tool”功能可以随时测量植片和受体的厚度。这一功能最初用于测量 LASIK 瓣的厚度。

19.5.2 病例 2：简单 DMEK

术后第 1 天的 DMEK(图 19.2)。通过 Avanti FD-OCT(Optovue)可以看到植片完全黏附。需要注意的是，最大扫描直径是 8mm 而不是 12mm，因为在 Visante 扫描中，扫描深度会相应减小。FD-OCT 有更高的分辨率，因为其扫描波长较短，为 830nm。DMEK 植片的无缝黏附方式，几乎不可能观察到植片和原始角膜之间的空隙。

这种 Visante TD-OCT 显示了 DMEK 术后植片的正常外观。植片能良好地黏附，居中并且功能良好。该患者前房中没有空气，角膜接触镜仍存在，与术后第 5 天 OCT 一致。植片边缘的不连续可能提示有轻微翻起，这可以在术后随访过程中观察到。AS-OCT 中角膜表面高反射率是由于术后放置的角膜接触镜(BCL)，因为该患者同时进行了浅表角膜切除术。

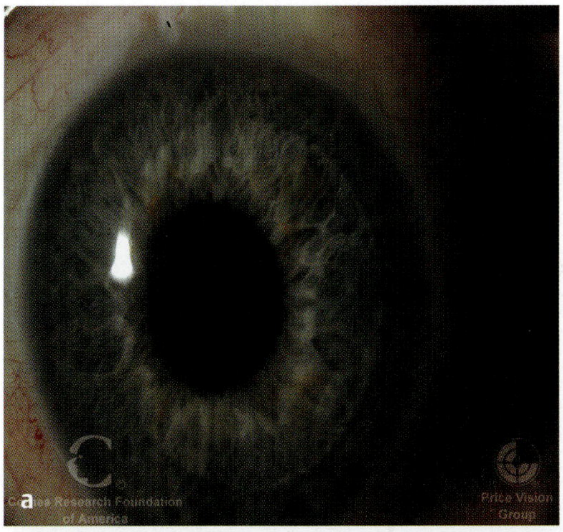

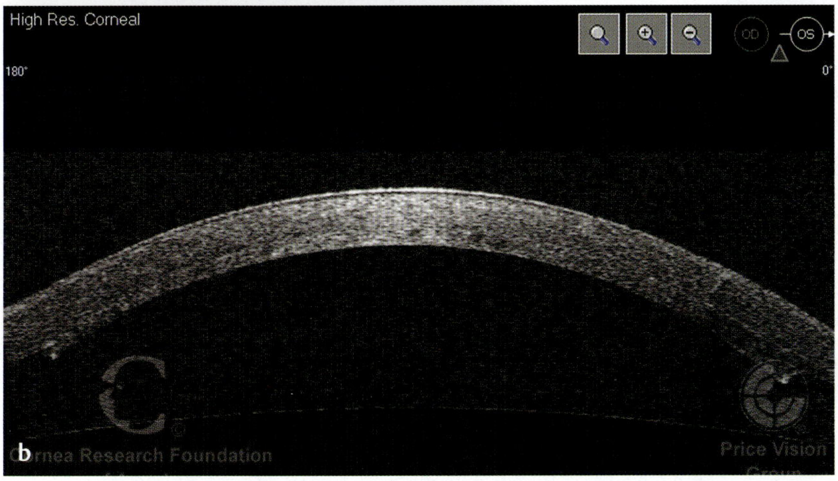

图 19.1　(a)后弹力层剥除自动板层刀角膜内皮移植术(DSAEK)后，愈合正常。(b)正常 DSAEK 的光学相干断层扫描。

19.5.3 病例 3:DMEK 术后轻微脱离只需要观察

普通 DMEK 术后 2 天，发现该患者植片局部脱位(图 19.3)。像这样小面积分离是常见的,并且通常发现于气泡停留时间较少的地方。即使保持仰卧位也会出现。术后第 5 天脱离现象消失。TD-OCT 可以观察到轻微脱离的现象,同时可以监测脱离程度。需要注意的是,DMEK 植片分离处是朝向基质的平缓曲线,这表示植片处于正确的方向。

19.5.4 病例 4:DMEK 脱离需要空气治疗

在该病例中,DMEK 术后 3 天，在水肿角膜区域下出现较大的 DMEK 植片脱离现象(图 19.4a)。对该患者采取了额外的空气注射和保持仰卧位,然后发现分离的植片边缘显示出朝向角膜基质的轻微向上卷曲。这一现象表明植片处于正确位置,内皮朝向虹膜。通常，我们对 DMEK 进行额外空气注入的治疗标准如下:

1.没有足够的前房气泡来覆盖脱离(通常<30%~40%的气泡)。

2.植片脱离>2 小时或不断扩大的分离。

3.明显的水肿伴植片脱离。

4.植片脱离影响视轴。

轻微的非进展性的外周脱离，没有基质水肿,不会影响视轴则可以先观察。

在另一个病例中,患者进行了 DMEK(图 19.4b)。患者有玻璃体切除和小梁切除术的病史。在没有晶状体的眼中进行 DMEK,由于不能使前房变浅,从而大大增加了 DMEK 手术的复杂性以及操作时间。此外,小梁切除会迅速使注入的空气消散。这让植片和空气接触的时间非常短，需要重复注入空气。可以使用

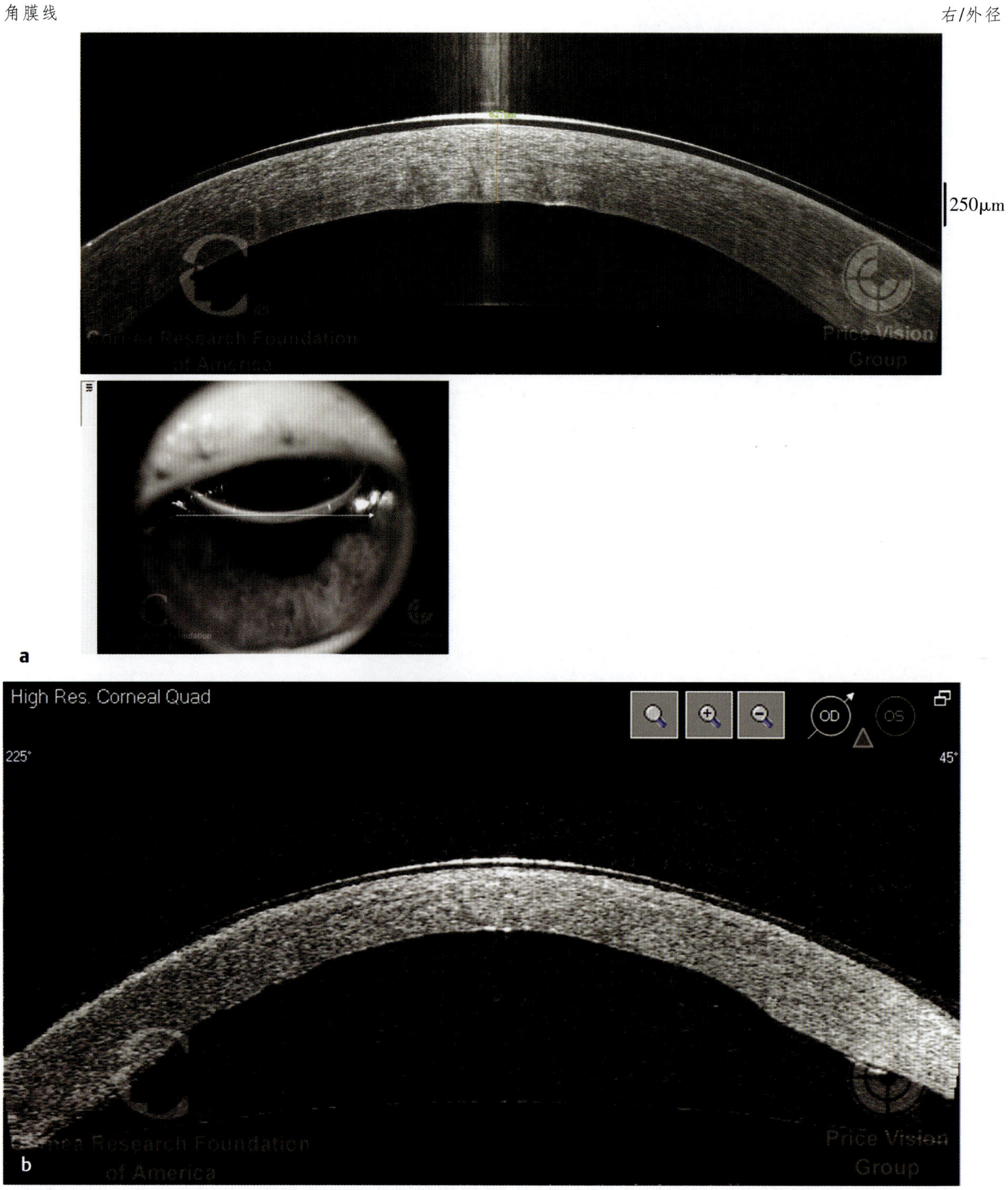

图 19.2 (a)光学相干断层扫描(OCT)显示的后弹力层角膜内皮移植术(DMEK)术后的第 1 天。在这张 OCT 上看不到气泡,但在某几帧中可以看到气泡的边缘。不要将气泡的边缘和倒置的植片或分离的植片混淆。(b)DMEK 术后的第 5 天,时域 OCT 图像。

16%的硫六氟甲烷(SF6),这是一种便宜的惰性气体,可以有助于增加植片与气体的接触时间。尽管如此,还是要对进行过小梁切除术的患者谨慎。因为惰性气体的吸收速度要慢得多,并且可能堵塞巩膜造口,使过滤口被气体填充,导致眼内压升高的危险。由于患者常常难以严格遵守仰卧位的体位,因此常见植片下

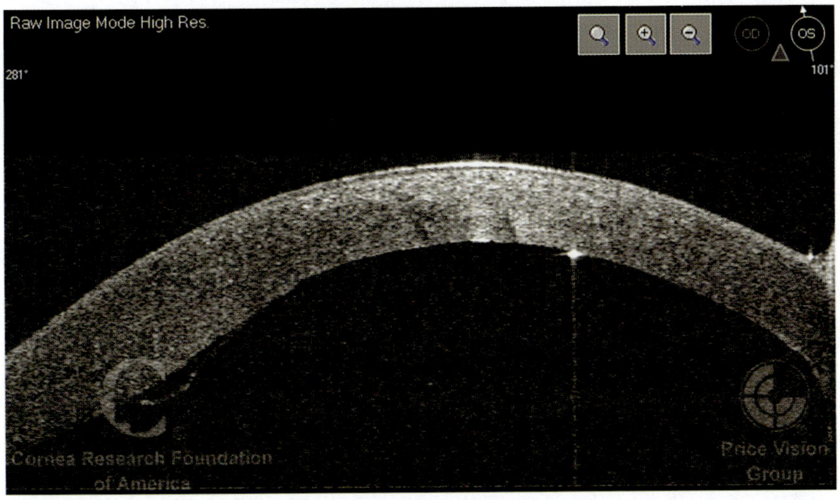

图 19.3　通过光学相干断层扫描显示后弹力层角膜内皮移植术后的外周小范围脱离，这在术后常规随访中可以观察到。

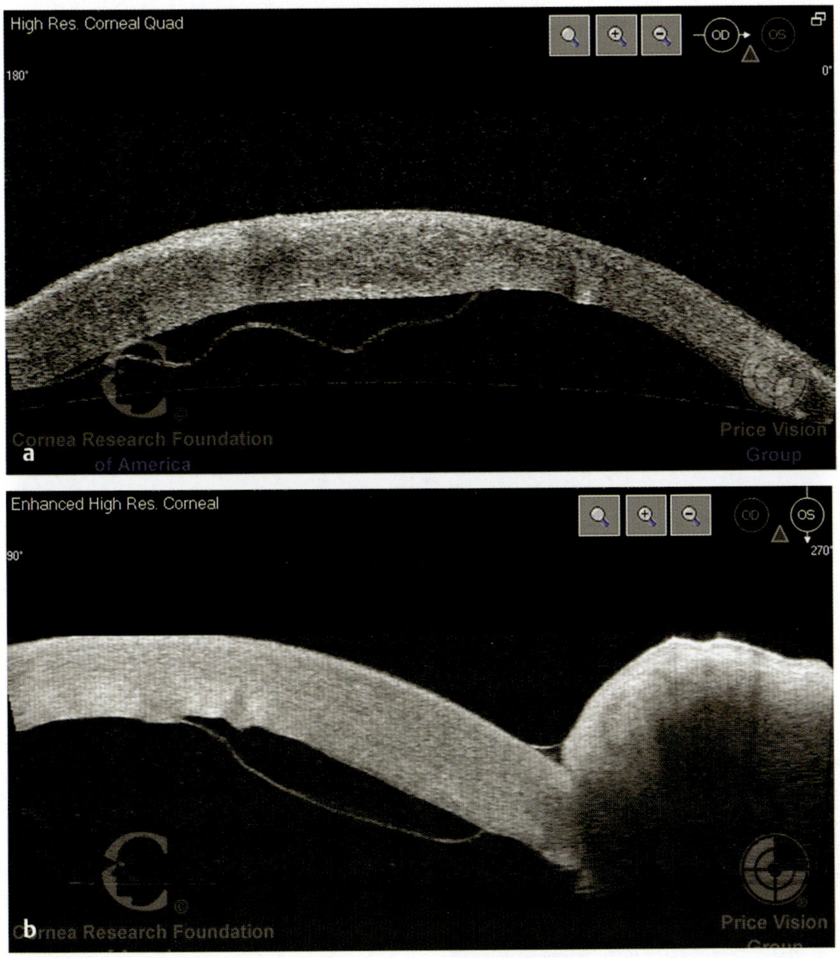

图 19.4　(a)后弹力层角膜内皮移植术术后的植片颞侧大面积脱离，需要重新注入空气。(b)DMEK 植片下部大面积脱离，患者曾行小梁网切除术，需要注入 SF6 惰性气体来堵住切口。

部脱离。因为当直立位时，气泡会支撑植片上部，仅在患者仰卧位时，才支撑下部植片。偶尔还需要采用翘起姿势进行仰卧位，来确保植片的下部完全由气泡支撑。应该避免面朝下的体位，因为这会导致空气在虹膜后面移动。

19.5.5 病例 5：DSAEK 术后大泡

大泡和基质水肿会增大对植片方位的判定困难，

尤其是在 DSAEK 或者 DMEK 术后。如果病变的区域有植片覆盖，则提示植片功能不良或者移植失败。另一方面，如果病变的区域在植片之外，则建议观察或采用一些临时治疗，如高渗盐水局部滴眼，因为内皮细胞可以随着时间的推移从植片中迁移出来。AS-OCT 可以穿透混浊的角膜显示植片的位置，同时也可以显示大泡位置(图 19.5)。在这个病例中，DSAEK 术后下部角膜水肿与植片上移有关，而不是植片脱离。观察及监测直到水肿消散。

19.5.6 病例 6：DSAEK 持续脱离

这位患者是白内障，Fuch 角膜内皮营养不良，进行了白内障超声乳化术连同人工晶状体植入以及 DSAEK。中央角膜水肿迅速消散，但是颞侧手术伤口处角膜持续水肿。一般情况下，大部分 DSAEK 脱离都会在术后几天或者最多几个星期内自行消失。尽管患者视力恢复良好，但是患者自诉出现视物变形及异物感。用 Cirrus FD-OCT(Carl Zeiss Meditec)对患者进行 AS-OCT 检查发现水肿没有消散。FD-OCT 的高分辨率可以发现 TD-OCT 忽略的一些细节。通过 FD-OCT 检查发现伤口变小。脱离的原因是因为受者后弹力层卷曲，一小部分后部基质与 DSAEK 植片边缘排斥(图 19.6a)。植片脱离部位的角膜水肿会隐藏发生的原因。OCT 图像表明再次的空气注入可以治疗脱离。所以患者重新进入手术室，在显微镜下移除卷曲不相容的组织，然后用空气气泡来促进植片边缘黏附(图 19.6b)。术后患者自诉不适感和视物变形症状消失。

19.5.7 病例 7 和 8：PK 后进行 DEMK

相比替换整个植片，将 DMEK 植片放在 PK 失败的部位有很多优势。包括再次注入率低，小切口，恢复快。因此，挽救 PK 术后失败的内皮是一个低风险但需要长期反复的手术。在 PK 术后进行 DMEK 需要丰富的外科经验以及术后密切监测随访。因为这类手术植片很容易脱离。使用 SF6 气体可以增加前房气泡与植片的接触时间，对 PK 后采用 DMEK 非常有用。尤其是当植片-受体接触面有轮廓差异时。术前评估植片-受体接触面，可以帮助制订手术计划。后部明显不连续的原因是因为使用的植片直径等于或小于原始 PK 植片。但是，我们观察到使用<8mm 的 EK 植片会有较高概率失败，可能是因为小植片重叠的内皮细胞少。所以，DMEK 植片需要在植片和受体接触面上构建桥梁，来促进植片边缘的黏附。在有些可疑病例中，外科医生可以在 PK 后选择 DSAEK 植片而不是 DMEK 植片，因为 DSAEK 需要较少的外科技巧，更容易获得持久的植片黏附。下面的病例展示了 PK 后进行 DMEK 的一些挑战，以及 AS-OCT 对于评估这些病例的重要性。然后成功放置 DMEK 植片。

19.5.8 病例 7

第一个患者在 20 年前曾行 PK，然后效果逐渐降低。植片内皮细胞减少以及植片厚度增加都表明移植手术的失败。虽然植片中央黏附良好，但是植片颞下部有一个小的脱离，这个脱离在原先 PK 植片内(图 19.7)。

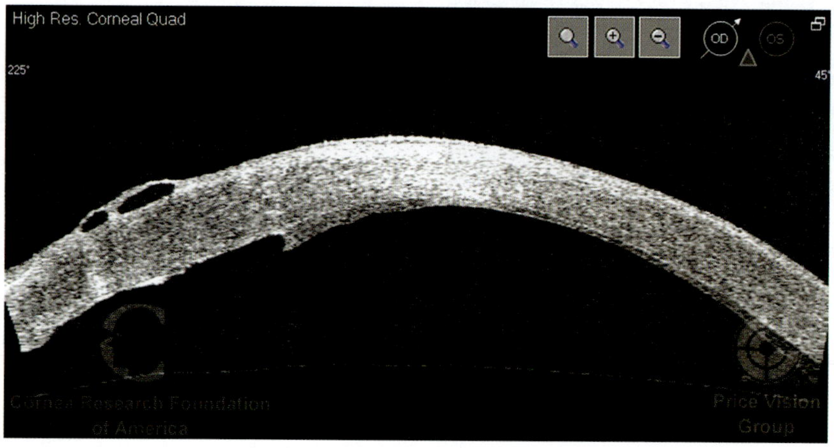

图 19.5 光学相干断层扫描显示，由于植片上部脱离导致角膜水肿和表皮大泡。

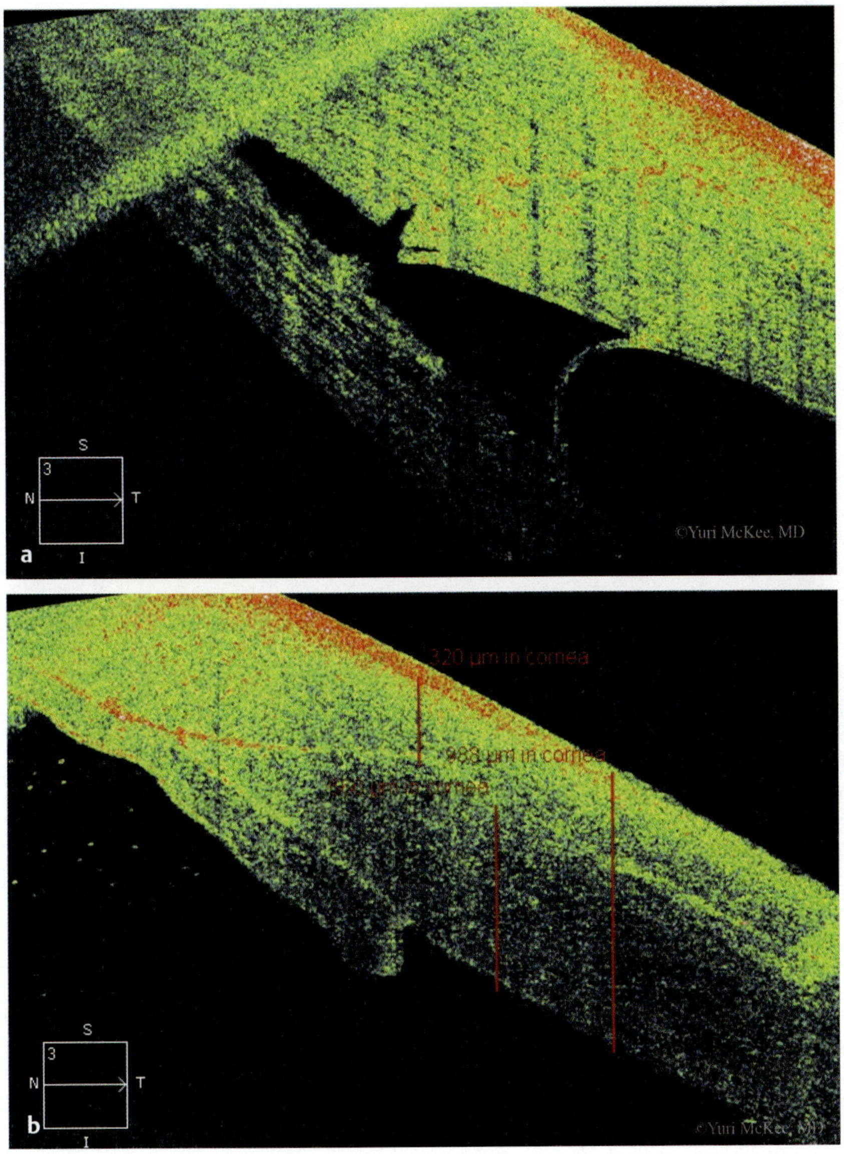

图 19.6　(a) 因为后部基质和后弹力层(DM)卷曲，在手术伤口附近的后弹力层剥除自动板层刀角膜内皮移植术(DSAEK)的植片脱离。(b)在切除受体 DM 组织后，注入空气使颞侧植片重新黏附在受体基质水肿处。光学相干断层扫描观察到 DSAEK 中一个短的三角平面角膜通道切口，以及与伤口内侧重叠的 DSAEK 植片。

由于在术后 2 周内这个脱离有扩大趋势，所以给患者注入了额外的空气并保持仰卧位 3 天。如果出现 DMEK 后脱离，一名外科医生应该决定是否需要额外注入空气或气体，因为脱离的植片过段时间可能纤维化。另外，需要注意的包括有受体后弹力层(DM)剥除区域。由于残留的 DM 对于 DMEK 植片不黏附是一个危险因素，所以 DM 应该沿着原先 PK 的切口剥离，因为这是植片和受体能强力黏附的地方。而且，这样可以使不规则的后部基质与 DMEK 植片贴合。

19.5.9 病例 8

第二例 PK 术后行 DMEK，一名男性在 PK 失败后进行了 DSAEK。几个月后，DSAEK 植片因为出现了免疫相关的症状而失败。DSAEK 范围超过了原有的 PK 边界。虽然 DSAEK 不需要完全剥除 DM，但是需要同时把 DSAEK 植片下的 DM 和超出原有 EK 边缘的部分剥除。此外，残留的 DM 对 DMEK 脱离是一个危险因素。这位患者原先还进行了睫状体玻璃体切割术和小梁网切除术，他的眼内压为 5~8mmHg。没有晶状体的眼在术中很难有浅前房，这增大了 DMEK 眼内操作的难度。低眼内压给术后 EK 植片的黏附带来了挑战。此外，进行了小梁网切除术患者眼内气泡会通过虹膜造瘘口迅速消散形成大泡(图 19.8)。如何选择空气还是惰性气体是个难题。惰性气体可以比普

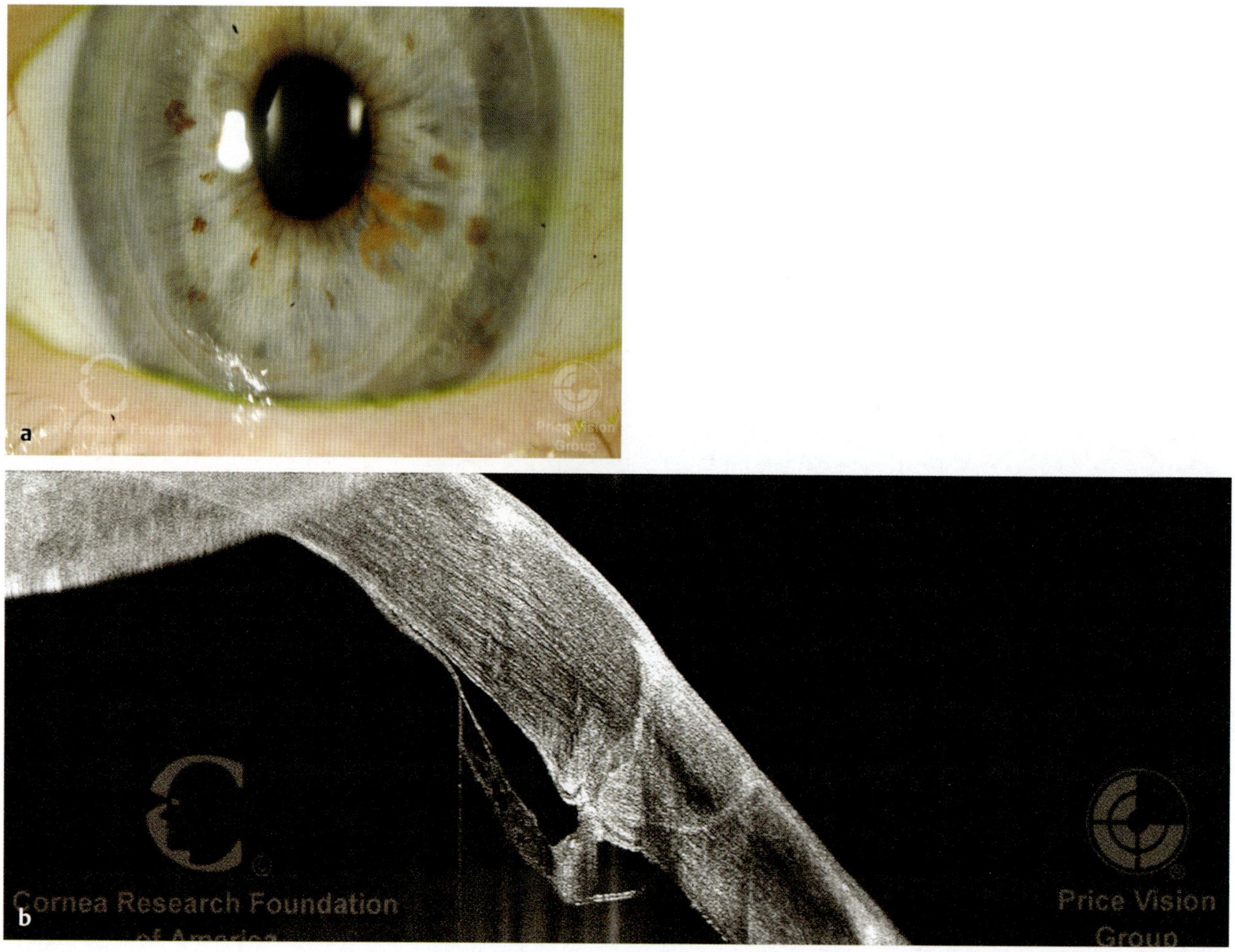

图 19.7 (a)术后图片显示中央角膜透明,后弹力层剥除自动板层刀角膜内皮移植术的植片功能良好。原先全层角膜移植术的颞下侧区域有一个小面积混浊,表明一个长期缓慢的植片脱离。在第二次空气注入后,症状消失。(b)Optovue 的光学相干断层扫描(OCT)显示,植片的一小部分组织在植片-受体界面造成脱离。OCT 还显示慢性脱离的原因是后弹力层和内皮分离后纤维化。这个脱离导致的潜在影响较小而且容易发现。再次空气注入无法治疗这种脱离。

通气体停留时间长 2 倍,促使植片黏附。但是可能堵塞小梁网切除的虹膜造瘘口,造成眼内压升高的危险。

19.5.10 病例 9:完全 DMEK 脱离

一名 38 岁男性患有白内障,PK 内皮植片失败。曾行超声乳化、人工晶状体植入以及 DMEK。术后第 1 天,角膜广泛水肿,眼内压为 4mmHg。裂隙灯无法观察植片黏附情况。AS-OCT 可以快速定位 DMEK 植片全层脱离,嵌顿在前房虹膜处(图 19.9a)。AS-OCT 可以观察到额外的空气注入无法治疗这种脱离情况。

第 2 天患者重新进入手术室进行 DMEK。尝试把存在的植片放到正确位置,但是考虑到因为操作损伤会使植片中内皮细胞数量减少,于是取出已经存在的植片,植入新的 DMEK 植片。再次 DMEK 后的第 1 天,植片出现分散的小面积脱离,尤其是鼻侧。患者保持仰卧位,术后第 2 天脱离没有消失。AS-OCT 显示存在的 PK 植片和受体角膜错配,这影响了 DMEK 的黏附,从而导致颞侧小面积、鼻侧较大面积的 DMEK 脱离(图 19.9b)。根据脱离程度,在手术室对患者注入 80%的气体。术后 2 天保持每天 10 小时仰卧位,左脸轻微转向左侧。3 天后,AS-OCT 显示植片完全黏附在 PK 片上(图 19.9c)。后部曲率的错配会持续影响植片的黏附。一旦观察到这种程度的脱离,应当重点充分

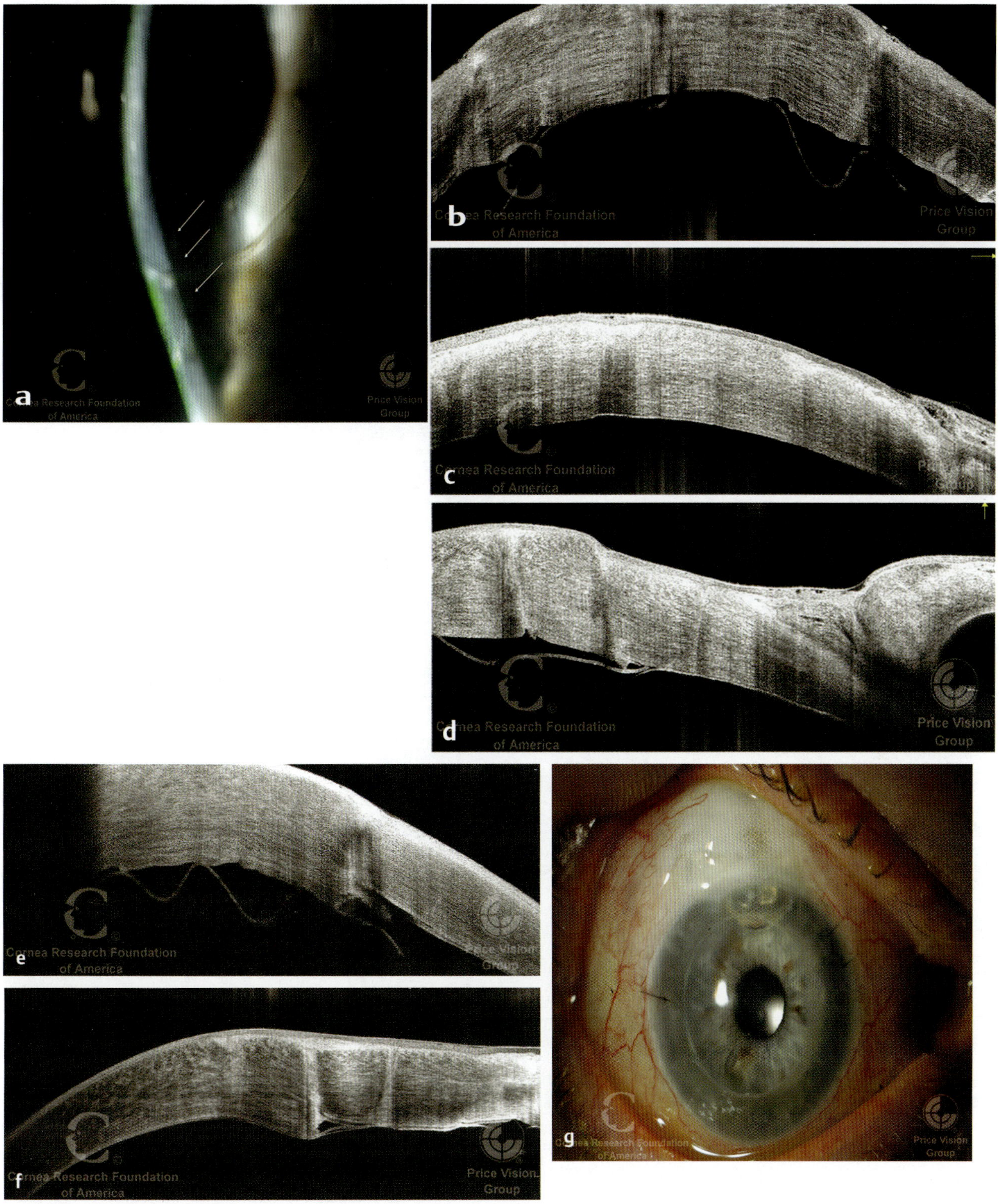

图 19.8 (a)裂隙灯观察到全层角膜移植术(PK)后行后弹力层角膜内皮移植术(DMEK)术后的早期植片下部脱离。小梁网切除术会使空气迅速被吸收。(b)Optovue 傅氏域光学相干断层扫描(FD-OCT),横截面展示术后早期由于空气气泡被吸收导致植片上部脱离。(c,d)注入 SF6 之后,Optovue FD-OCT 图像。(b)角膜上部横截面(d)角膜上部垂直面。在垂直面的图像中可以看见被气体填充的青光眼大泡。(e,f)SF6 注入前,颞侧植片呈波浪状脱离(e),SF6 注入后(f)。(g)PK 失败,DMEK 植片黏附。恢复时间为 2 周,植片排斥的风险< 1%。图片中前房还存在小的 SF6 气泡。

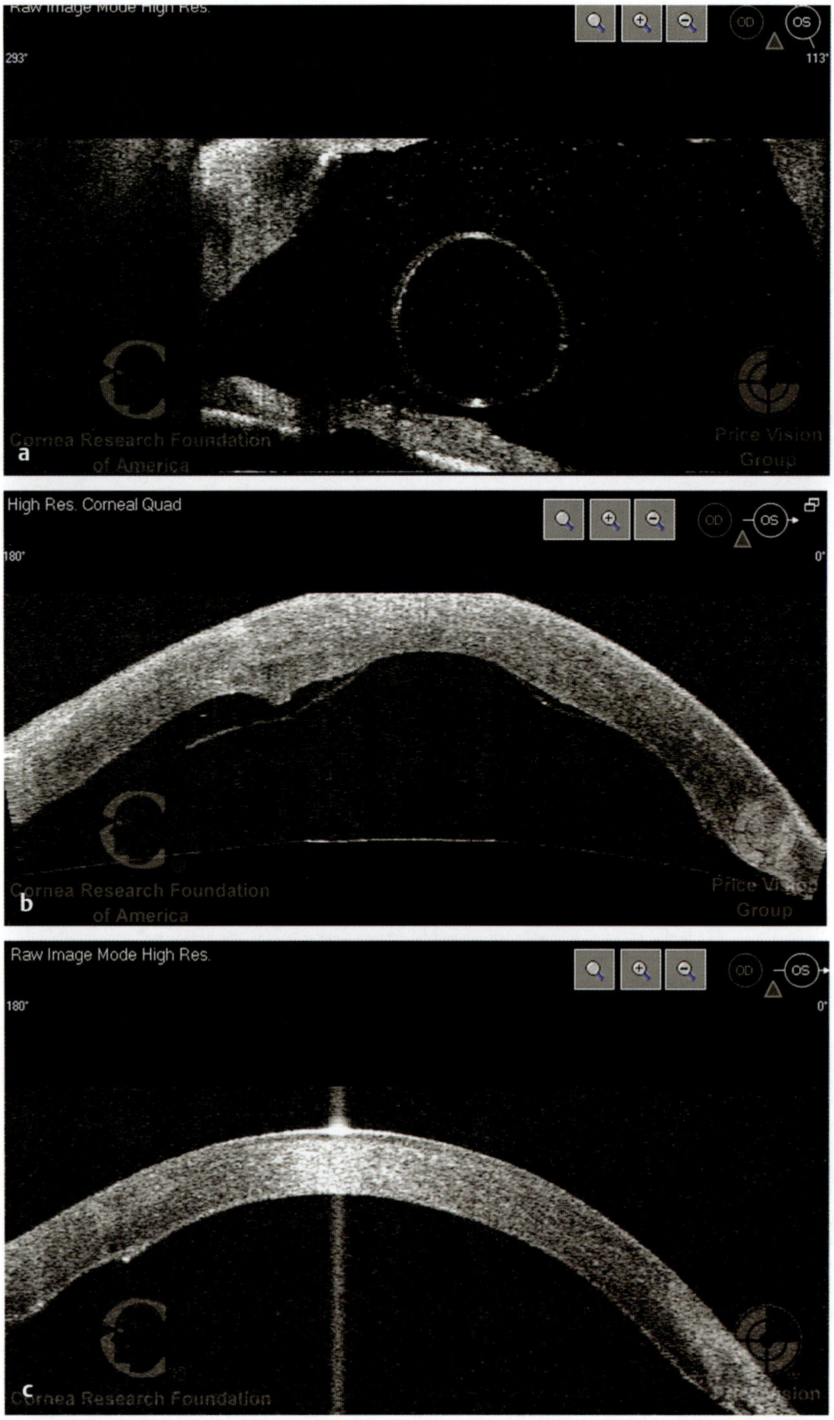

图 19.9 (a)光学相干断层扫面显示植片，在内皮外，卷曲抵着虹膜，在图像的左上侧可见外周角膜。(b)再次进行后弹力层角膜内皮移植术(DMEK)的植片从原全角膜移植术(PK)的植片上脱离。需要再次空气注入来治疗植片脱离。(c)PK 后，DMEK 植片在空气注入后完全黏附。

的观察。

19.5.11 病例 10：DMEK 植片翻转

患者有 Fuchs 角膜内皮营养不良，可进行 DMEK。在术后第 1 天发现患者后部卷曲植片且下部脱离。DMEK 植片通常随着内皮卷到外部。一个植片从受体角膜卷离表明植片翻转(图 19.10)。这需要在手术室里重新调整植片的位置。

19.5.12 病例 11：DSAEK 植片从原来角虹膜植片上脱离

这名患者有细菌性角膜炎，病变部位波及角膜、

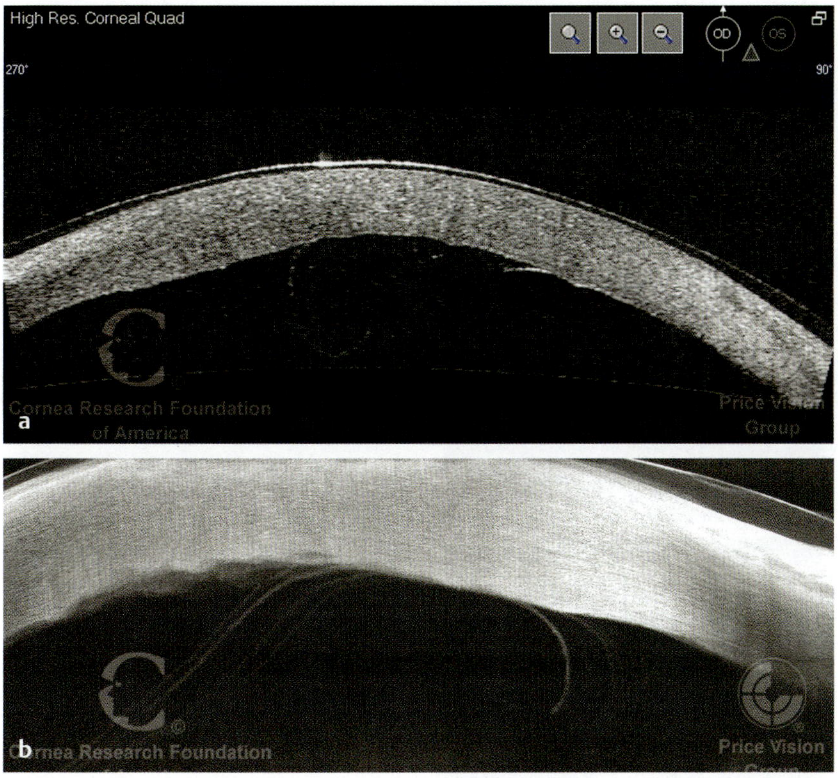

图 19.10 (a)光学相干断层扫描(OCT)显示植片从基质卷曲脱离。(b)OCT 显示植片翻转。虽然分辨率提高,但是采集图像的宽度变窄。在后弹力层角膜内皮移植术植片周围的伪影,是因为人为移动造成。

角膜缘和虹膜边缘,并且强力的抗菌治疗无效。植入一个 15mm 角虹膜板层植片。为了降低眼内炎症扩散,手术中保留了患者自身的 DM 和内皮。术后,感染症状消失,发现患者有严重的白内障和角膜后有膜。随后对患者进行超声乳化,人工晶状体植入,去除包裹在受体 DM 上的纤维膜,术后没有并发症。但是受体内皮失代偿。于是在患者角虹膜植片上进行 DSAEK。

术后 2 天裂隙灯显示不明原因的鼻上部植片脱离。传统治疗建议,再次空气注入让植片重新黏附。但是 AS-OCT 显示植片边缘嵌顿在角虹膜植片的残余虹膜根部(图 19.11a)。注入额外的空气无法解决植片脱离。第 2 天,患者重新送入手术室将植片复位。术后 1 周,复位后的 DSAEK 植片位置良好并且完全黏附(图 19.11b)。角巩膜植片基质仍然水肿。术后 1 年,植片基质透明且厚度正常(图 19.11c)。

19.5.13 病例 12:DSAEK 植片脱离伴后部角膜纤维化

一名 58 岁女性由于产钳损伤患有儿童慢性角膜混浊。患者因为大泡性角膜病变和带状角膜病变佩戴角膜绷带镜 3 年。曾行 DSAEK 联合钠-EDTA 螯合。因为视野受限没有进行后弹力层剥除。术后植片未折叠并且位置合适,当气泡减少 50%时,持续注入空气 8 分钟。术后第 1 天,角膜较术前透明,但是裂隙灯观察到鼻下侧植片大面积脱离以及一个不透明的斜面。可能是因为残留的角膜混浊,但是不清楚是因为患者本身病理原因还是因为植片的折叠(图 19.12a)。

AS-OCT 观察到一个较厚、不透明的突出物,与患者最初受损处 DM 纤维化相符(图 19.12b)。患者进行了激光下周边虹膜切除术,95%前房填充空气。通过裂隙灯和 AS-OCT 可以观察到气体下植片位置合适(图 19.12c,d)。

19.5.14 病例 13:术中 OCT 和 Haag-Streit IOCT

术中 OCT 是一项新技术,将 OCT 与手术显微镜整合。这个病例中,通过显微镜,DMEK 植片可以由 OCT 快速准确定位。这是实时的影像(图 19.13),不需要外科医生中断手术就可以获得。

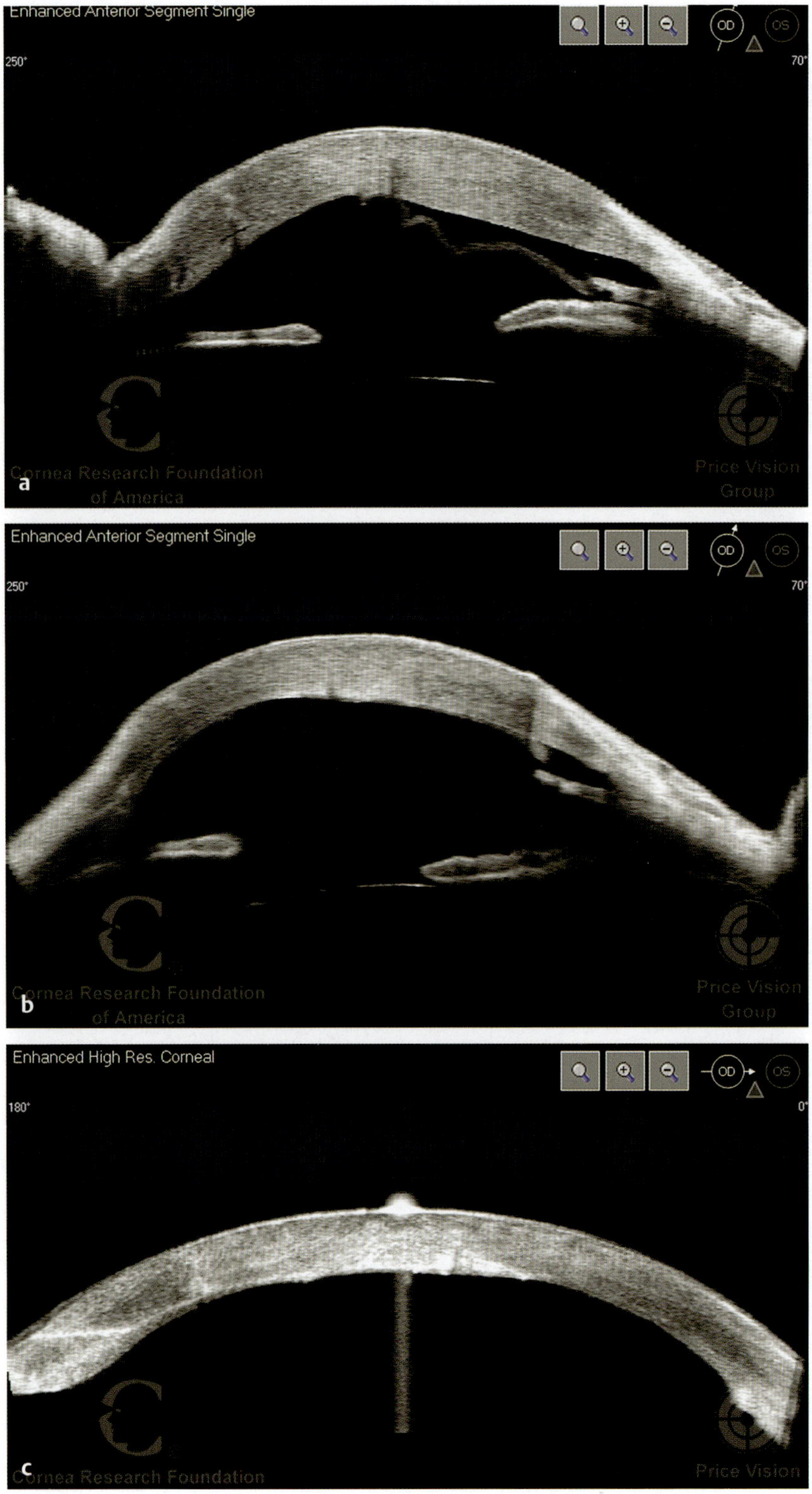

图 19.11 (a)后弹力层剥除自动板层刀角膜内皮移植术(DSAEK)植片边缘被原先的角虹膜植片根部固定。(b)DSAEK 植片重新复位术后的第 1 天。DSAEK 植片在合适的位置并且完全黏附。(c)DSAEK 术后 1 年,角膜透明,植片完全黏附。

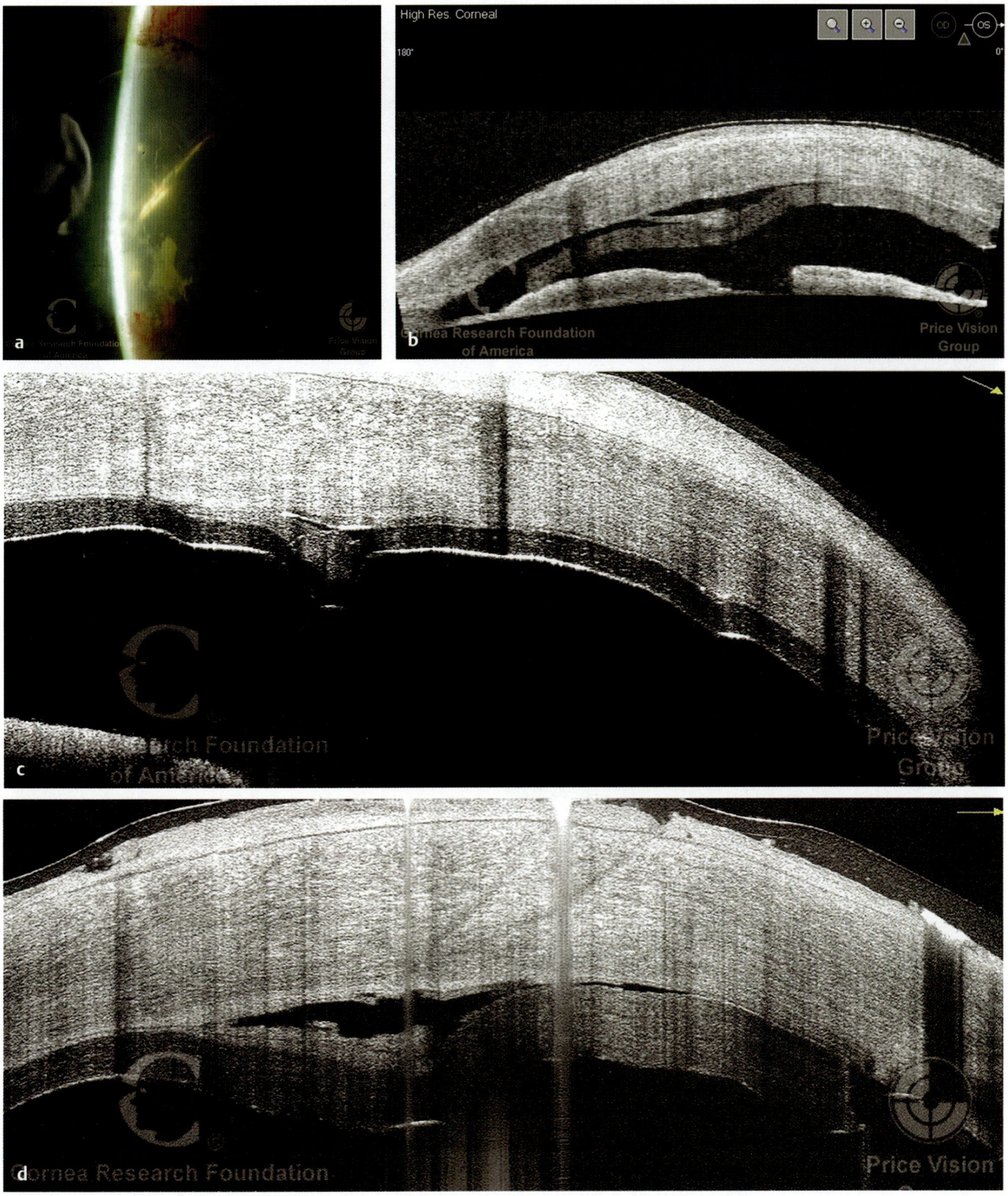

图 19.12　(a)旧的产钳损伤，后弹力层剥除自动板层刀角膜内皮移植术(DSAEK)后的裂隙灯照片。(b)术后 1 天植片与受体角膜对位不良，尤其是角膜后部纤维化。(c)注入 95%气体，DSAEK 植片与受体角膜黏附较好。(d)1 周之后，没有空气支撑，植片与受体纤维化的后弹力层贴合。

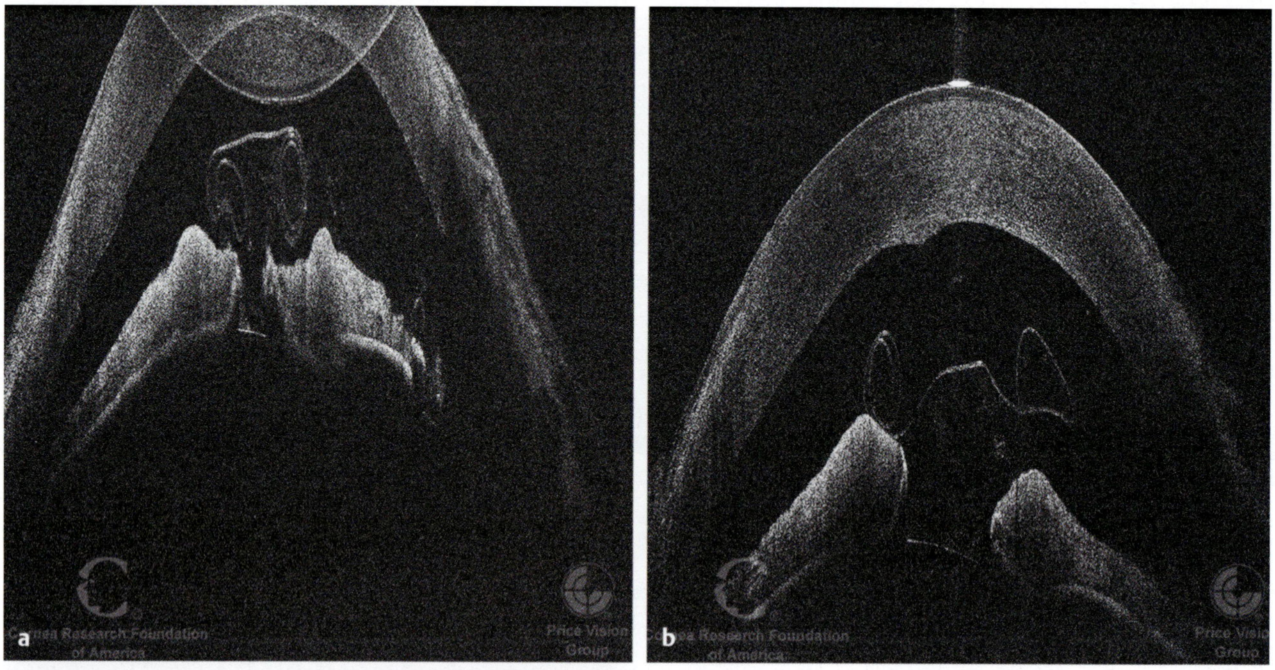

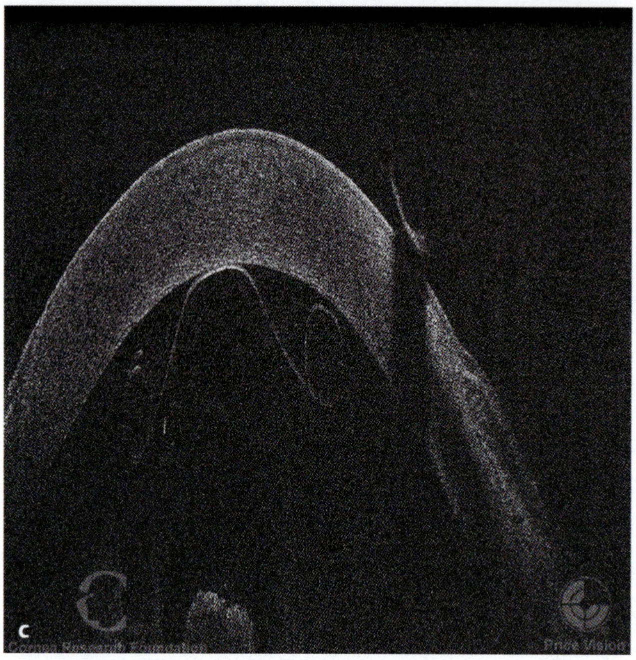

图 19.13 (a)术中光学相干断层扫描显示后弹力层角膜内皮移植术植片卷曲翻转。(b)植片用液体轻微展开并移到合适位置。(c)空气泡使植片与受体基质贴合,防止植片翻转并促进植片展开。

19.6 结论

AS-OCT 可以改变对进行内皮移植术的患者的评估及治疗方式。虽然术前评估对复杂病例能帮助制订手术计划。然而,术后使用 AS-OCT 对治疗植片脱离的患者至关重要。现如今可以实现术中 OCT,这可以使未来的手术过程更便利,尤其是对 DMEK。对外科医生而言,了解 OCT 的基本知识、应用以及限制是必须的。因为这项技术有许多优势,未来还会在扫描宽度、深度和分辨率上有所提高。应用这一技术可以帮助角膜外科医生对需要进行 EK 的患者做出正确的诊断,以及提出合适的治疗方案。

(杨启晨 葛倩敏 译)

参考文献

[1] Huang D, Swanson EA, Lin CP, et al. Optical coherence tomography. Science. 1991; 254(5035):1178–1181

[2] Melles GR, Eggink FA, Lander F, et al. A surgical technique for posterior lamellar keratoplasty. Cornea. 1998; 17(6):618–626

[3] Anshu A, Price MO, Price FW, Jr. Risk of corneal transplant rejection significantly reduced with Descemet's membrane endothelial keratoplasty. Ophthalmology. 2012; 119(3):536–540

[4] Straiko MD, Terry MA, Shamie N. Descemet stripping automated endothelial keratoplasty under failed penetrating keratoplasty: a surgical strategy to minimize complications. Am J Ophthalmol. 2011; 151(2):233–7.e2

[5] Knecht PB, Kaufmann C, Menke MN, Watson SL, Bosch MM. Use of intraoperative fourier-domain anterior segment optical coherence tomography during descemet stripping endothelial keratoplasty. Am J Ophthalmol. 2010; 150 (3):360–365.e2

[6] Ide T, Wang J, Tao A, et al. Intraoperative use of three-dimensional spectral-domain optical coherence tomography. Ophthalmic Surg Lasers Imaging. 2010; 41(2):250–254

[7] Geerling G, Müller M, Winter C, et al. Intraoperative 2-dimensional optical coherence tomography as a new tool for anterior segment surgery. Arch Ophthalmol. 2005; 123(2):253–257

[8] Steven P, Le Blanc C, Velten K, et al. Optimizing descemet membrane endothelial keratoplasty using intraoperative optical coherence tomography. JAMA Ophthalmol. 2013; 131(9):1135–1142

[9] Moutsouris K, Dapena I, Ham L, Balachandran C, Oellerich S, Melles GRJ. Optical coherence tomography, Scheimpflug imaging, and slit-lamp biomicroscopy in the early detection of graft detachment after Descemet membrane endothelial keratoplasty. Cornea. 2011; 30(12):1369–1375

[10] Saad A, Sabatier P, Gatinel D. Graft orientation, optical coherence tomography, and endothelial keratoplasty. Ophthalmology. 2013; 120(4):871–871.e3

[11] Di Pascuale MA, Prasher P, Schlecte C, et al. Corneal deturgescence after Descemet stripping automated endothelial keratoplasty evaluated by Visante anterior segment optical coherence tomography. Am J Ophthalmol. 2009; 148(1):32–7.e1

[12] Wong MHY, Chew A, Htoon HM, et al. Reproducibility of Corneal Graft Thickness measurements with COLGATE in patients who have undergone DSAEK (Descemet Stripping Automated Endothelial Keratoplasty). BMC Med Imaging. 2012; 12:25

[13] Suh LH, Shousha MA, Ventura RU, et al. Epithelial ingrowth after Descemet stripping automated endothelial keratoplasty: description of cases and assessment with anterior segment optical coherence tomography. Cornea. 2011; 30(5):528–534

[14] de Sanctis U, Brusasco L, Grignolo F. Wave-like opacities at the interface after descemet stripping automated endothelial keratoplasty. Cornea. 2012; 31 (11):1335–1338

[15] Suh LH, Yoo SH, Deobhakta A, et al. Complications of Descemet's stripping with automated endothelial keratoplasty: survey of 118 eyes at One Institute. Ophthalmology. 2008; 115(9):1517–1524

[16] Yeh R-Y, Quilendrino R, Musa FU, Liarakos VS, Dapena I, Melles GRJ. Predictive value of optical coherence tomography in graft attachment after Descemet's membrane endothelial keratoplasty. Ophthalmology. 2013; 120(2):240–245

[17] Feng MT, Price MO, Miller JM, Price FW, Jr. Air reinjection and endothelial cell density in Descemet membrane endothelial keratoplasty: five-year follow-up. J Cataract Refract Surg. 2014; 40(7):1116–1121

第 20 章

谱域光学相干断层扫描评估后弹力层前膜角膜内皮移植术

Dhivya Ashok Kumar, Amar Agarwal

20.1 引言

后弹力层前膜角膜内皮移植术(PDEK)是角膜内皮移植术的最新改良,涉及将前弹力层(Dua 层)、后弹力层(DM)与内皮一起移植。在该选择性组织移植中,后弹力层为薄 DM 提供额外的厚度。Dua 等[1]将后弹力层描述为(10.15±3.6)μm 的坚韧纤维层。该技术可以简化术中的组织处理,减少对供体采集移植物时造成的伤害。初步结果显示,其具有良好的术后效果和较少的手术并发症[2]。该技术继承了早期视觉重塑的基本优势,并降低了类似于后弹力层角膜内皮移植术(DMEK)的免疫排斥反应[3,4]。临床上通过裂隙灯观察术后移植物的位置,但高分辨率的谱域光学相干断层扫描(SD-OCT)在对内皮移植物构型扫描中提供了额外的信息。本章介绍了使用 SD-OCT 的术后移植物配置。

20.1.1 后弹力层前膜角膜内皮移植术

从全球解剖或从眼库获取约 2mm 巩膜边缘的角膜巩膜盘。将 30 号针头的注射器插入中间周围基质(图 20.1a)。再将空气缓慢注入供体基质中形成 1 型气泡(图 20.1a,b)。在气泡的边缘进行环化。穿透泡孔壁注入台盼蓝对移植物进行染色,然后用角巩膜剪切割,并用组织培养基覆盖(图 20.1c)。

球周麻醉下,在受体角膜上形成环形标志,标志分别对应于在内皮侧上 DM 的直径。在角膜缘附近的 10 点钟处做 2.8mm 隧道切口。形成前房(AC)后,注射或静滴盐水维持。用反向 Sinskey 钩移除接收者 DM 的边缘并剥离(图 20.1d,e)。将供体微透镜(内皮-DM-后弹力层前膜)卷插入定制注射器(图 20.1e,f),并以受控方式注入 AC(图 20.1g)。捐献者的移植物是面向内皮的一侧向下并放置在受体后基质上,通过间接操纵带有空气和液体的组织实现(图 20.1h)。一旦微透镜被展开,就会在透镜下注入一个气泡将其提升到受体后基质中(图 20.1i)。AC 在接下来的 30 分钟内完全充满空气,然后通过气液交换为眼睛加压。最后移除开睑器,并检查 AC 的空气位置。建议患者在接下来的 3 个小时内始终保持仰卧位。

20.1.2 谱域光学相干断层扫描

由经验丰富的检查员进行术后 SD-OCT 扫描,然后由专业眼科医生进行评估。使用 0~180°和 90°~270°的轴上的前段五线光栅图案。三维扫描有 5 条线(长度为 3mm)和线间距离 250μm。扫描以角膜顶点为中心进行 3mm 扫描,并对下部、上部、颞部、鼻部进行扫描。使用 SD-OCT 时,以微米测量移植物厚度(GT)。1 分:移植物脱离为完全附着移植物或最小边缘脱离;2 分:用于移植物分离,不到移植物表面积的 1/3,不影响视轴;3 分:移植物脱离超过移植物表面积的 1/3;4 分:移植物为完全分离。注意上皮厚度和大泡复发。观察移植物-受体界面混浊。移植物分裂被定义为后弹力层前膜和 DM 的分离。在所有随访中,也测量了术后中央角膜厚度(CCT)。评估 12 名患者的 12 只眼,平均年龄为(65±3.8)岁,由 9 名女性和 3 名男性组成。捐献者年龄为 1~56 岁。移植物范围为 7.5~8mm。所有眼睛都有术前假性大泡性角膜病变作为内皮移植的适应证。

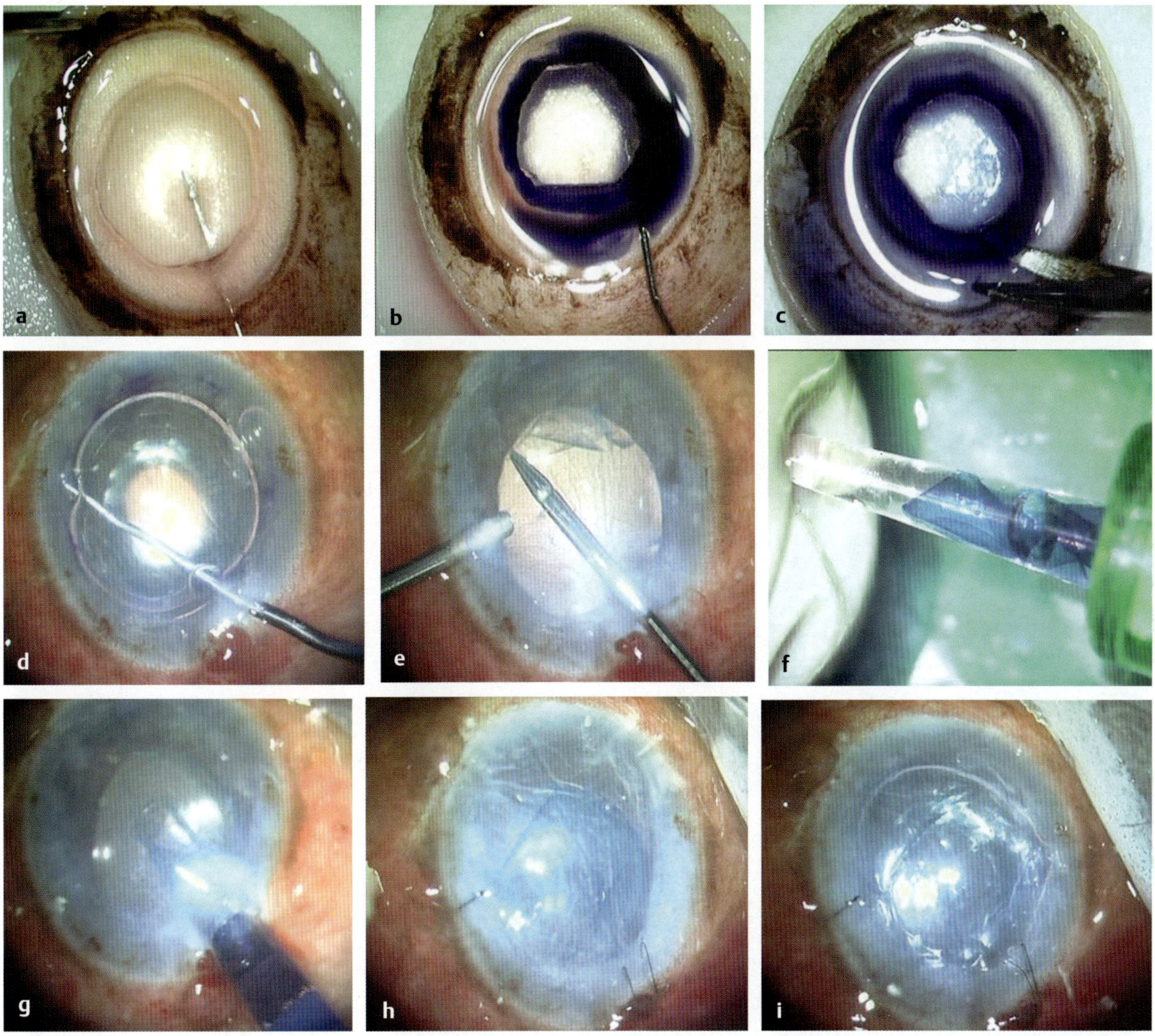

图 20.1　后弹力层前膜角膜内皮移植术。(a)通过 30 号针头注射空气，在供体角膜中形成 1 型气泡。(b)将台盼蓝注入气泡中。(c)进行环化，并用角膜剪切割移植物。(d,e)使用反 Sinskey 钩对除去受体后弹力层的边缘进行评分，然后剥离。(f)将供体微透镜插入定制的注射器中。(g)以受控的方式注射到前房中。(h)将供体微透镜定位在受体后基质上，并用空气和液体展开。(i)最后在微透镜下面注入气泡，将气泡提升至接收器后部基质，然后进行气液交换。

20.1.3 光学相干断层扫描中的后弹力层前膜角膜内皮移植术

PDEK 中的平均 GT 为 (37.3±3.5)μm（范围为 32~44μm）。移植物在术后期间经历最低程度的脱水。第 7 天、第 30 天和第 90 天的平均 GT 分别为 (35.5±3.4)μm（范围为 32~40μm）、(33±1.8)μm（范围为 32~36μm）和(30.3±2.6)μm（范围为 28~36μm）。GT 在这段时间内存在显著差异（Friedman 检验，P=0.000）（图 20.2）。中心（3mm）和外周（4~6mm）GT 之间没有显著差异（P=1.000）。第 1 天，12 只眼中的 9 只眼的移植物为很好地黏附（图 20.3），2 只眼脱离为 2 分（图 20.4），1 只眼脱离为 3 分（图 20.5）。3 分脱离的眼睛接受空气注射。在第 1 天空气注射后，移植物很好地贴合；然而，在第 12 天，又有了重新地分离，随后又重新开始了冒泡。在 1 分的眼中，有良好黏附的移植物，在下（2 只眼）和鼻象限（1 只眼）中，可见浅小的外周脱离。平均脱离深度为(24.6±8.3)μm。在第 1

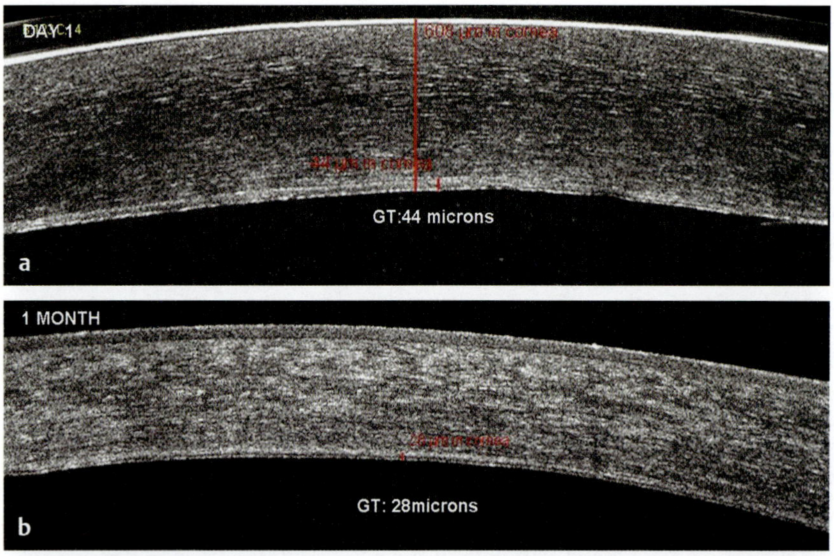

图 20.2 移植物厚度显示从术后(a)到1个月(b)的显著减少。

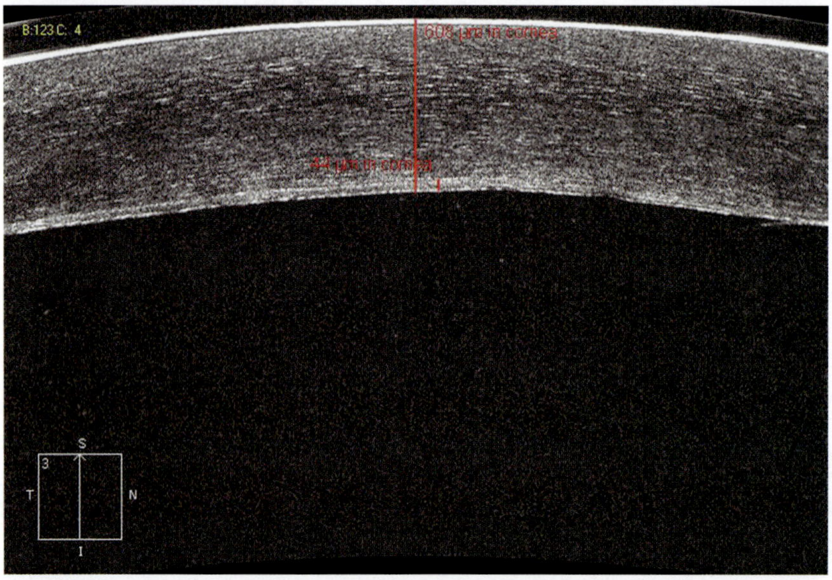

图 20.3 第1天在谱域光学相干断层扫描中看到黏附良好的移植物的术后图像。

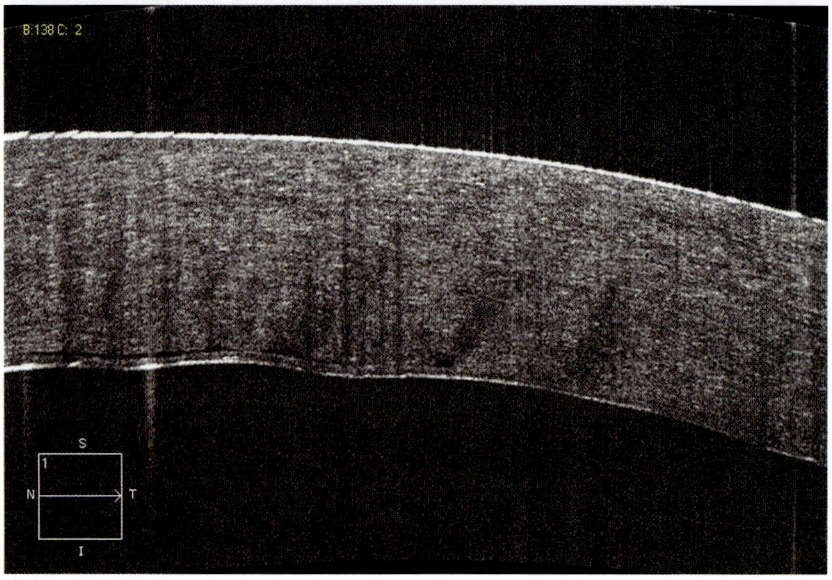

图 20.4 术后第1天图像显示谱域光学相干断层扫描中浅移植物脱离。

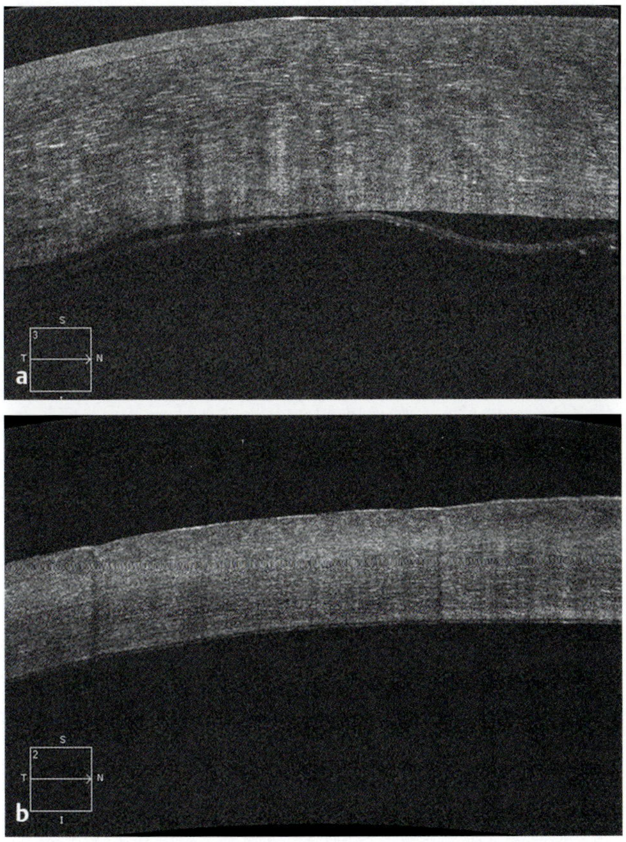

图 20.5　3 分移植物脱离。(a)后弹力层前膜角膜内皮移植术后。(b)空气注射后，再附着。

天的 2 只眼中观察到了下降的褶皱(图 20.6)，在第 7 天采取医疗管理和保持仰卧位的方式得以解决。所有眼睛均在 1 个月内获得了平滑、凹陷的角膜凹陷形状。没有 1 只眼睛移植物完全脱落或晶状体下降。

12 只眼睛中的 11 只眼睛具有平滑的移植物-受体界面。1 只眼在术后 1 个月具有最小的界面雾度。经过类固醇治疗后，1 只眼睛的移植物-受体界面雾度降低(图 20.7)。用 OCT 在 2 只眼中观察到移植物分离成两条高反射线。后层为 16μm，前层为 12μm。在第 1 天，两只眼都有轻微的角膜水肿，严格的仰卧位和医疗管理解决了这个问题。

所有眼睛在术后第 1 天都有中央上皮缺损。所有眼睛在 48 小时内完成上皮愈合。第一周平均上皮厚度为(44.4±9.8)μm，最后一次随访时降至(37.5±6.2)μm。在此期间，厚度显著减少(P=0.003)。11 只眼中央和外周上皮没有差异。平均第 1 天术后中央角膜厚度为(612±46.4)μm。到第 7 天，角膜水肿明显改善(P=0.001)。在 1 只眼中观察到 3 级细胞反应，1 只眼具有 4 级纤维蛋白反应。用纤维蛋白在眼睛中看到较浅的脱离(图 20.8)。类固醇治疗在 2 周内获得良好的移植物黏附。

20.1.4 相关性和联系

在第 1 天(P=0.409)和第 90 天(P=0.661)，GT 与最佳矫正视力之间没有显著相关性。平均中央角膜厚度减少与第 1 天至第 90 天的 GT 减少之间没有相关性(P=0.645，r=0.149)。在第 1 天，角膜水肿和 GT 之间没有相关性(P=0.374，r=0.282)。第 1 天角膜厚度与移

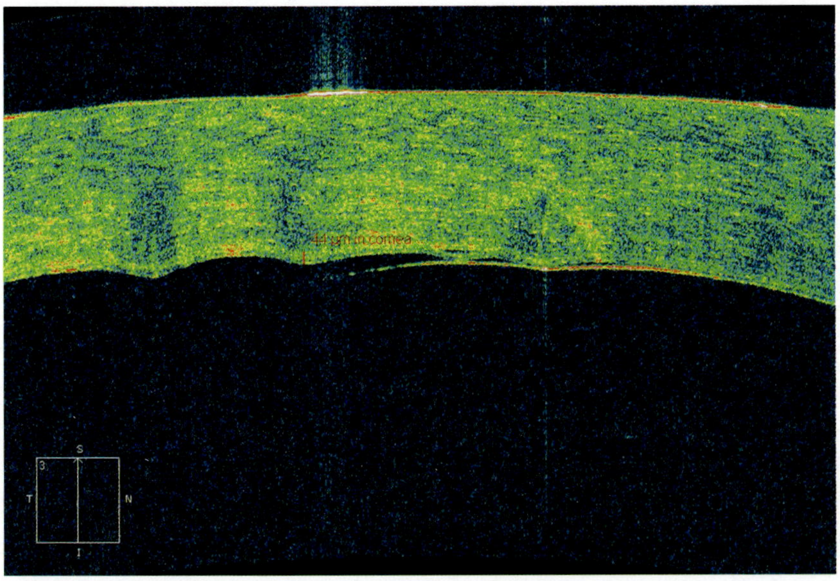

图 20.6　第 1 天术后图像显示谱域光学相干断层扫描中的后弹力层折叠。

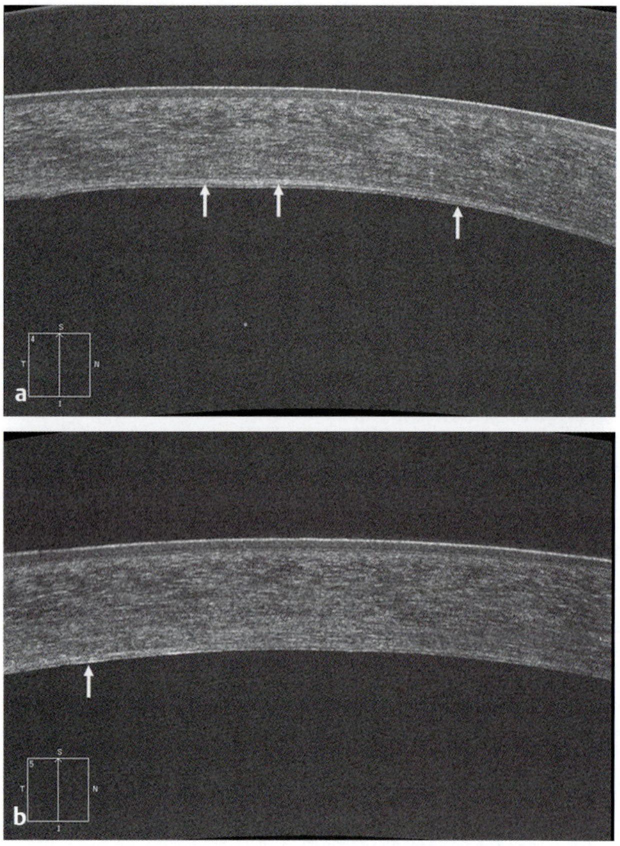

图 20.7 谱域光学相干断层扫描显示：(a) 移植物界面混浊(箭头)。(b)类固醇治疗后的分辨率(箭头)。

植物脱离之间无关联(卡方检验，P=0.285)。第 1 天 GT 与移植物脱离之间没有关联(卡方检验，P=0.167)。与移植物黏附和最佳矫正视力有很强的相关性(卡方检验，P=0.007)(图 20.9)。早期脱离的眼睛显示较差的视力结果。

20.1.5 角膜内皮移植术中的光学相干断层扫描

前节 OCT 已用于 DMEK 预测术后移植物黏附[5]，也被用于术中移植物定位[6]，在我们的研究中，我们已经显示了 PDEK 移植物在术后随访中的体内行为。Yeh 等研究了 OCT 扫描对 DMEK 中移植物附着的可预测性。他们注意到最初的 1 小时显示出 DMEK 移植物黏附的最佳预测价值。由于术后立刻出现移植物水肿和间质水肿，因此，在裂隙灯检查中临床定位分离可能是不利的。因此，在这种情况下，前节 OCT 已被用于可视化那些内皮移植物 [后弹力层自动剥除角膜内皮移植术 (DSAEK) 或 DMEK]。虽然前节 OCT[6-8]已被用于评估角膜内皮移植术，如 DSAEK 和 DMEK 后的移植物状态，但尚无关于通过谱域 OCT 评估移植物的研究。因为更高的分辨率(5μm)，使得临床上不可检测的分离也可以通过谱域 OCT 定位。

20.1.6 预先破坏的角膜内皮移植术与其他内皮移植物的比较

超薄 Busin DSAEK 移植物的平均中心 GT 在术后 3 个月时为(78.28±28.89)μm[9]。Shousha 等[10]报道，老年患者的正常 DM 厚度为(16±2)μm(范围为 13~20μm)。

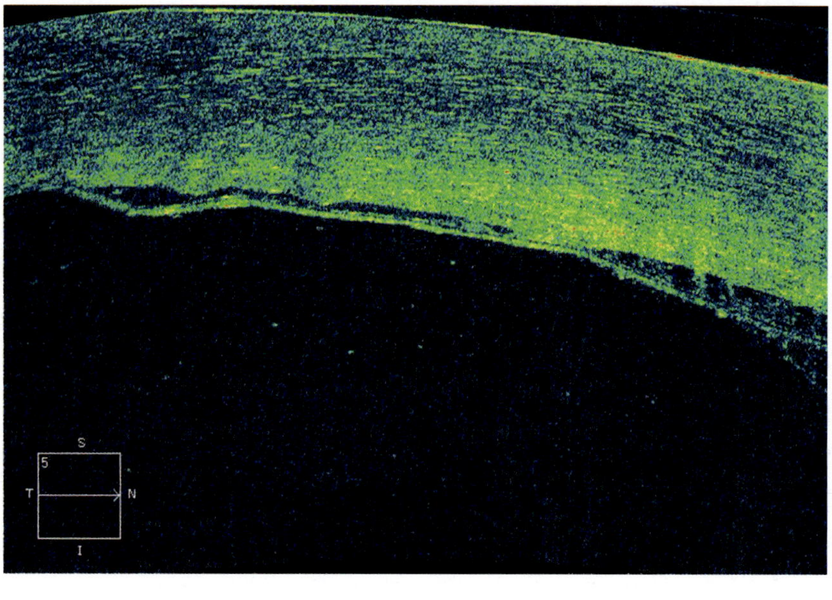

图 20.8 前节光学相干断层扫描显示纤维蛋白反应与后弹力层角膜内皮移植物的浅脱离。

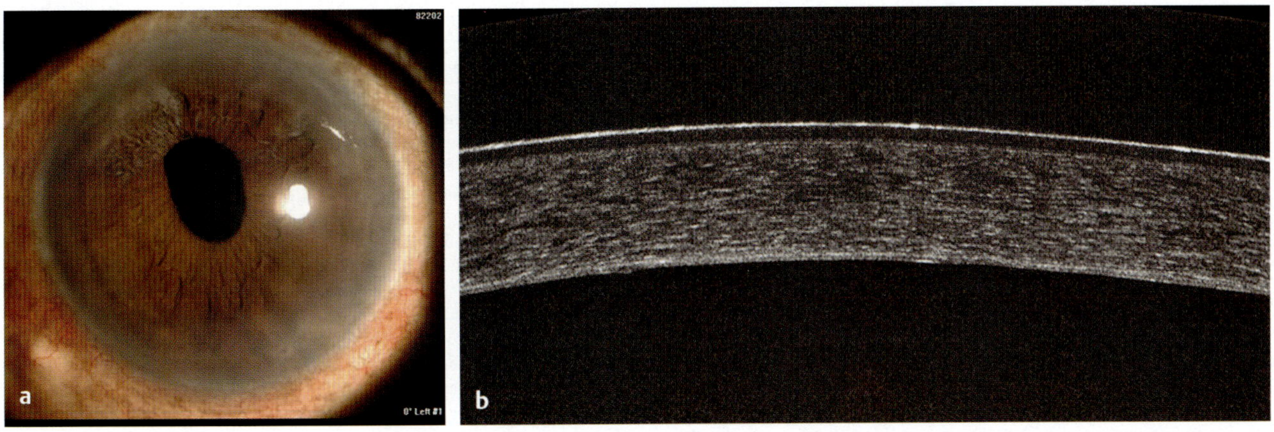

图 20.9 (a)临床照片。(b)谱域光学相干断层扫描术,在后弹力层前膜角膜骨皮移植术后 6 个月,没有界面混浊。

我们研究中稳定 3 个月的平均 GT 为(37.3±3.5)μm。我们注意到 PDEK 移植物比 DMEK 移植物更厚,并且比超薄 DSAEK 移植物更薄。如在 OCT 中所见,PDEK 移植物是均匀的,从中心到外周的厚度没有差异。成功的角膜内皮移植术后,移植物黏附是获得更好功能结果的一个重要因素[11,12]。移植物脱离被描述为角膜内皮移植术(如 DMEK 和 DSAEK)后常见的并发症[11-4]。虽然较薄的移植物在初次定位后更容易发生不完全的移植物粘连,但只有使用薄移植物才能进行早期视力恢复[15]。PDEK 移植物具有更薄的优点,类似于 DMEK 移植物,可以有助于简化术中操作并提供更好的术后医从性。

影响移植物附着的两个主要因素是角膜内压力和插入[9]。这些因素也是 PDEK 移植物所必需的。预切割供体组织过度水合,基质水肿(供体或受体)和不规则界面防止移植物黏附。在我们的研究中,移植物在 75%的眼睛中很好地黏附。在 AC 中没有全部移植物脱离或晶状体下降的眼睛。

已经证实,通过气动解剖分离角膜层的可能性,并且它在技术上更容易[16,17]。因此,PDEK 微透镜的制备在目前的临床设置中并不重要。DMEK 面临的最大挑战是准备和术后附着时的组织损失。有价值的报道表明, 最近仪器和技术的进步减少了 DMEK 的学习曲线[18]。但是,众所周知,DMEK 可以提供快速的视觉恢复,没有界面混浊[19]。与 DSAEK 移植物相比,DMEK 移植物没有界面反应是其中一个优点。同样,PDEK 移植物的 OCT 分析发现, 术后期间界面混浊较少或没有(图 20.10)。Dua 等报道,在前 Descemet 层的中心区域没有角膜细胞,并且该层可能是可能有助于降低雾度的因素,因为空气裂解产生平滑的平面并减少角膜细胞活动。在两只眼睛中看到的移植物中,以严格的仰卧位自发解决。然而,这两只移植物分裂的眼睛在术后期间没有移植物脱离或角膜水肿。然而, 附着在 DM 上的额外的前 Descemet 层预计会为

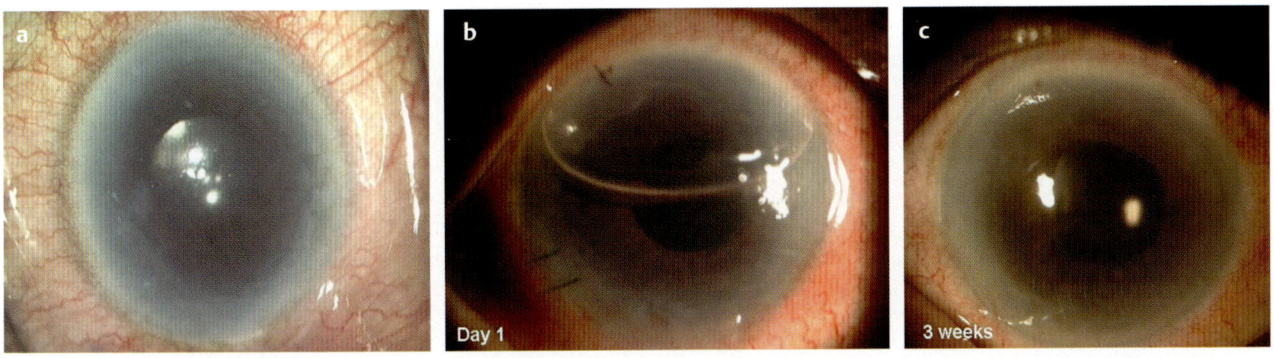

图 20.10 后弹力层前膜角膜内皮移植术后,可见良好的术后角膜清晰度。(a)术前图像。(b)术后的图像。(c)术后随访 3 周的图像。

移植物中的DM提供夹板效应，同时保持DMEK的早期视觉康复性质。

（刘康成 译）

参考文献

[1] Dua HS, Faraj LA, Said DG, Gray T, Lowe J. Human corneal anatomy redefined: a novel pre-Descemet's layer (Dua's layer). Ophthalmology. 2013; 120(9):1778–1785

[2] Agarwal A, Dua HS, Narang P, et al. Pre-Descemet's endothelial keratoplasty (PDEK). Br J Ophthalmol. 2014; 98(9):1181–1185

[3] Melles GR, Ong TS, Ververs B, van der Wees J. Descemet membrane endothelial keratoplasty (DMEK). Cornea. 2006; 25(8):987–990

[4] Tourtas T, Laaser K, Bachmann BO, Cursiefen C, Kruse FE. Descemet membrane endothelial keratoplasty versus descemet stripping automated endothelial keratoplasty. Am J Ophthalmol. 2012; 153(6):1082–90.e2

[5] Yeh RY, Quilendrino R, Musa FU, Liarakos VS, Dapena I, Melles GR. Predictive value of optical coherence tomography in graft attachment after Descemet's membrane endothelial keratoplasty. Ophthalmology. 2013; 120(2):240–245

[6] Steven P, Le Blanc C, Velten K, et al. Optimizing descemet membrane endothelial keratoplasty using intraoperative optical coherence tomography. JAMA Ophthalmol. 2013; 131(9):1135–1142

[7] Tan GS, He M, Tan DT, Mehta JS. Correlation of anterior segment optical coherence tomography measurements with graft trephine diameter following descemet stripping automated endothelial keratoplasty. BMC Med Imaging. 2012; 12:19

[8] Moutsouris K, Dapena I, Ham L, Balachandran C, Oellerich S, Melles GR. Optical coherence tomography, Scheimpflug imaging, and slit-lamp biomicroscopy in the early detection of graft detachment after Descemet membrane endothelial keratoplasty. Cornea. 2011; 30(12):1369–1375

[9] Busin M, Madi S, Santorum P, Scorcia V, Beltz J. Ultrathin descemet's stripping automated endothelial keratoplasty with the microkeratome double-pass technique: two-year outcomes. Ophthalmology. 2013; 120(6):1186–1194

[10] Shousha MA, Perez VL, Wang J, et al. Use of ultra-high resolution optical coherence tomography to detect in vivo characteristics of Descemet's membrane in Fuchs' dystrophy. Ophthalmology. 2010; 117(6):1220–1227

[11] Dirisamer M, van Dijk K, Dapena I, et al. Prevention and management of graft detachment in descemet membrane endothelial keratoplasty. Arch Ophthalmol. 2012; 130(3):280–291

[12] Guerra FP, Anshu A, Price MO, Giebel AW, Price FW. Descemet's membrane endothelial keratoplasty: prospective study of 1-year visual outcomes, graft survival, and endothelial cell loss. Ophthalmology. 2011; 118(12):2368–2373

[13] Shih CY, Ritterband DC, Rubino S, et al. Visually significant and nonsignificant complications arising from Descemet stripping automated endothelial keratoplasty. Am J Ophthalmol. 2009; 148(6):837–843

[14] Suh LH, Yoo SH, Deobhakta A, et al. Complications of Descemet's stripping with automated endothelial keratoplasty: survey of 118 eyes at One Institute. Ophthalmology. 2008; 115(9):1517–1524

[15] Dapena I, Ham L, Melles GR. Endothelial keratoplasty: DSEK/DSAEK or DMEK—the thinner the better? Curr Opin Ophthalmol. 2009; 20(4):299–307

[16] Anwar M, Teichmann KD. Big-bubble technique to bare Descemet's membrane in anterior lamellar keratoplasty. J Cataract Refract Surg. 2002; 28(3):398–403

[17] Busin M, Scorcia V, Patel AK, Salvalaio G, Ponzin D. Pneumatic dissection and storage of donor endothelial tissue for Descemet's membrane endothelialkeratoplasty: a novel technique. Ophthalmology. 2010; 117(8):1517–1520

[18] Price MO, Price FW, Jr. Descemet's membrane endothelial keratoplasty surgery: update on the evidence and hurdles to acceptance. Curr Opin Ophthalmol. 2013; 24(4):329–335

[19] Ham L, Balachandran C, Verschoor CA, van der Wees J, Melles GR. Visual rehabilitation rate after isolated descemet membrane transplantation: descemet membrane endothelial keratoplasty. Arch Ophthalmol. 2009; 127(3):252–255

第 21 章

自动化后弹力层剥除角膜内皮移植术的并发症

Matthew Shulman, W. Barry Lee, Bennie H. Jeng

21.1 引言

在过去的 10 年中，自动化后弹力层剥除角膜内皮移植术(DSAEK)已成为角膜内皮功能障碍治疗中最常用的全层穿透性角膜移植术(PK)的替代方法，包括 Fuchs 内皮营养不良和大泡性角膜病变[1]。因为只有病变的角膜组织被靶向去除，受体内皮和后弹力层(DM)才能被供体内皮、DM 和薄的后部基质层所取代。所有这些都通过一个小切口完成。DSAEK 可以帮助患者视力恢复更快，减少散光和降低伤口破裂的风险[2,3]。然而，与任何外科手术一样，可能会发生许多并发症。DSAEK 可能遇到的并发症类型不同于 PK 后出现的并发症，并且这些并发症可能具有显著的视觉发病率。应关注术前发现和避免的潜在危险因素，管理和治疗 DSAEK 主要并发症的方法和技术，这些都将在本章中被介绍。

21.2 捐助者错位

尽管文献报道有显著差异，但是供体移植物脱离或前房间脱位是 DSAEK 最常见的术后并发症[4]。可以注意到前房内自由浮动(图 21.1)、中心分离，具有一些残留的外周附着物到受体组织或分离到周边的不同程度。虽然可能是多因素的，但这种现象可能是由于液面的存在阻止了供体和受体基质之间生物化学粘连的发展[4]。有研究者提出，不完全 DM 剥离，保留 DM，术中机械损伤供体组织(尤其是在移植物插入期间对供体内皮及其泵机制的损害，或在去除气泡期间的虹膜-角膜接触)[5]，界面内黏弹性的保留，甚至术后眼摩擦都可能发挥一定的作用。虽然没有确切的研究结论，但术后眼压(IOP)变异性，特别是低眼压，被认为是导致移植物裂开的原因[4]。

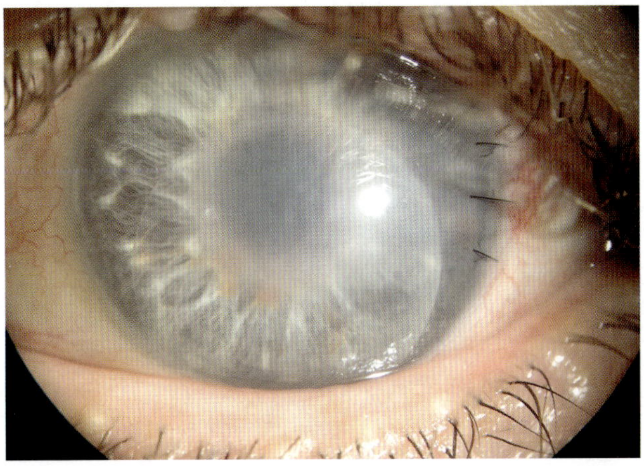

图 21.1 分离式后弹力层剥除自动角膜内皮移植术的移植物在前房中自由漂浮，并在下角处固定。

已经开发了许多方法和术中操作以降低移植物脱位的风险并促进供体和受体组织之间的黏附。受体周边基质床切削(通常称为基质粗糙化)已成功用于创建更稳定和安全的连接点，这不仅有助于防止脱离，甚至可能在某些脱位情况下促进自发附着[4]。使用角膜表面按摩套管尖端或其他器械将残留的移植物液面挤压到前房中。尽管不是所有都进行，通过斜面刺入切口向下界面的中间周边角膜中放置通气切口，然后使用 30 号注射器抽吸残余空气或流体也可以增加移植物的稳定性。通过有效降低，证明角膜刺切口与表面清扫相结合可以显著降低脱位率[6]，甚至可以通过基质粗糙技术进一步降低[7,8]。尽管相对于移植物分离的数量而言，这种情况并不常见。据报道，自发附着的发生率比以前认为的要高，并且这似乎是通过手术后的定位以及已经描述的基质刮除来促进的[4]。

如果在裂隙灯检查术后不易识别,使用前节光学相干断层扫描(OCT)[9]可以更好地观察移植物脱位(图 21.2)。在裂隙灯或手术显微镜下进行移植物重新定位和再次制动。再次出血期间,尝试去除任何残留的液面很重要,这可以通过角膜清扫或通过旁侧通气孔吸入液体(如果有的话)进行[10]。术前和术中识别眼部移植物脱离的高风险(如在有青光眼滤器或分流器的眼睛中),可能促使医生在手术期间放置保留缝合线,以便在需要时进行再次栓塞。

21.2.1 供体移植物后节脱位

移植物脱位到前节仍是 DSAEK 手术中最常见的术后并发症,后节脱位相对较少。在回顾性多中心病例系列中,Afshari 及其同事讨论了 1300 例病例中的 8 例后节脱位,其中大部分(8/6)在术中发生[11]。他们注意到先前玻璃体切割术的潜在危险因素以及无晶状体、假性晶状体或具有睫状体人工晶状体,并通过开放的后囊在前节和后节之间开放连通。与移植物前房脱位一样,可能会发生后节脱位的内皮损伤[5,11]。事实上,在 Afshari 及其同事观察的病例系列中,所有患有后脱位的晶状体的眼睛都需要在移植物替换后,才能取出并移除受损的移植物。

除了移植失败,供体移植物后节脱位的其他并发症,包括黄斑囊性水肿、孔源性视网膜脱离和视网膜前膜形成,这可能是由于炎症反应,类似于所见在白内障手术期间核碎片掉落的情况。鉴于牵引性视网膜脱离和增生性玻璃体视网膜病变在视网膜组织粘连的后移位移植物的报道,建议尽快通过经验丰富的玻璃体视网膜外科医生进行睫状体切除、玻璃体切割术[12]。在高风险的情况下,对于这种并发症,建议通过缝线牵引法插入供体移植物并立即放置保留缝合线。

21.2.2 瞳孔阻滞

由于前房气泡在填塞供体移植物中对受体基质的重要作用,外科医生必须密切注意其在手术结论中的大小和位置。漂移在虹膜后面会导致瞳孔阻滞[13](图 21.3)、在短期内导致虹膜角膜缘的闭合,以及后侧前神经(PAS)的发展。这两种情况也可能损伤移植物内皮并易导致移植失败[9,10]。眼压升高本身也会损伤内皮。

通过明显的术后疼痛,升高的 IOP 和浅、平坦的前房确定,使用针抽吸部分空气并用流体替换丢失的

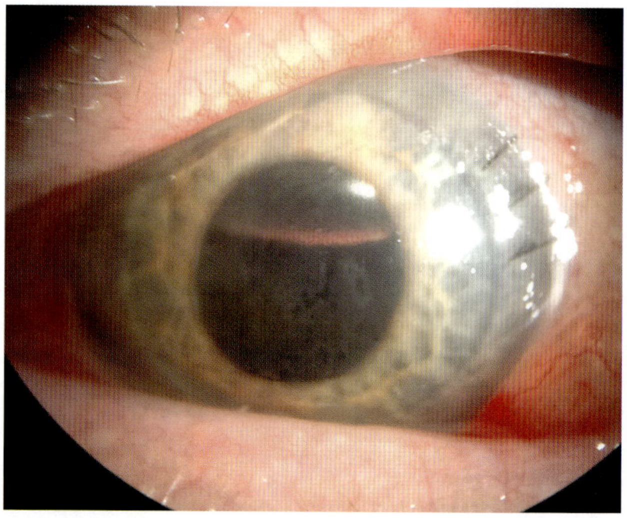

图 21.3 在虹膜后面看到气泡的瞳孔阻滞。

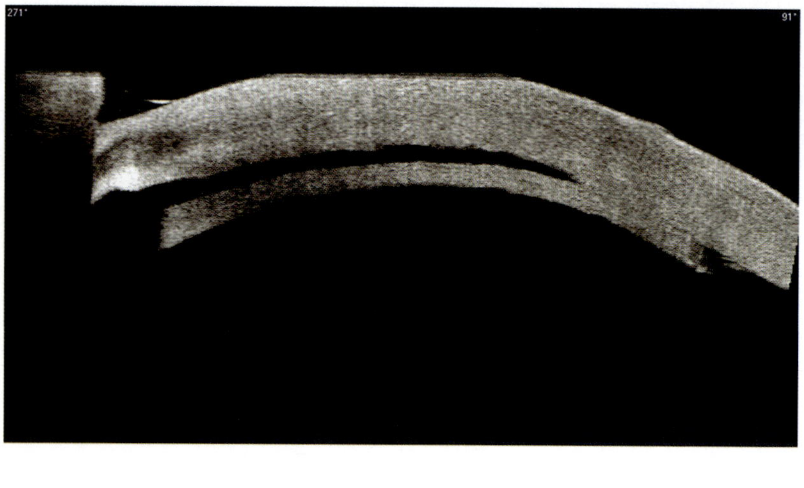

图 21.2 自动化后弹力层剥除角膜内皮移植术的光学相干断层扫描显示,仅中央分离和外周粘连。

体积来治疗瞳孔阻滞。通常只能通过穿过虹膜来吸气。

通过许多方法可以避免这种并发症。例如，在200 例未发生瞳孔阻滞的患者的前瞻性病例系列中，Terry 及其同事描述了一种方法，在这种技术中，在几乎全部被移除的情况下，包含≤50%前房的初始气泡被放置。在此之后，只需要足够的空气来覆盖移植物边缘，并确保足够的气泡移动，患者的头部从一侧移动到另一侧[13]。然后，通过放置 1%环丙酰基和 2.5%去氧肾上腺素实现瞳孔扩张。该方法不需要使用预防性激光周边虹膜切开术(PI)或虹膜切开术。或者 PI 可以在手术结束时进行。一些外科医生主张在术后 1 小时检查患者，以确保在出院前未发生瞳孔阻滞。

21.2.3 原发性移植失败

原发性移植物衰竭(PGF)通过 DSAEK 后最初几周内出现持续性角膜水肿而被发现，并且由于移植物内皮功能障碍(图 21.4)，可能是医源性的或是内在健康的功能引起[9,14]。移植组织中可能发生内皮损伤，但由于较少发生的 PGF 似乎与外科医生的经验增加有关。因此，手术过程中，内皮损伤更可能发生，如移植物插入、操纵和中心，是 PGF 的主要决定因素[10,13]。

在制备阶段，为了减轻这种内皮损伤的方法，包括在用微型角膜刀[9]切割组织后，在拆卸过程中防止人工前房塌陷，用前板层帽保存移植物[15]。在插入过程中，适当注意保护内皮并尽量减少仪器与移植物的接触，也可能降低 PGF 的发生率。当 PGF 发生时，去除失败的移植物并用新组织替换。

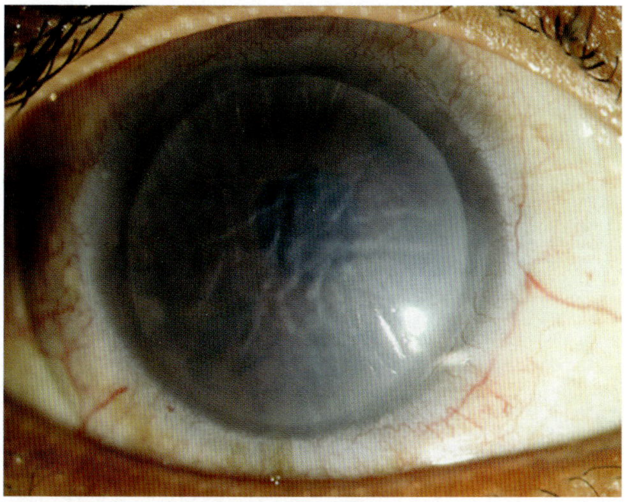

图 21.4 原发移植失败。

21.2.4 上皮生长

由 DSAEK 手术后上皮向内生长引起的界面混浊是一种罕见的并发症。它可以在裂隙灯检查中初步检测为朦胧的板层表面，在早期阶段具有明显的边界，或在后期界面处为均匀的白色，它甚至可以表现为虹膜的延伸表面导致睑外翻和青光眼[16,17]。上皮向内生长的病因可能是由于在移植物插入过程中松散的受体上皮细胞拖入供体和受体基质之间的界面，或者残留供体上皮细胞从偏心环化的移植物中迁移[16,18]。此外，上皮细胞通过切口也可以发生向内生长。

术后移植物脱位和随后的再次移位似乎增加了上皮向内生长的风险。此外，在手术伤口中保留的玻璃体、受体结膜上皮细胞可以作为移植上皮细胞的支架，也有文献记载[16]。如果不在视轴中并且没有进展，则上皮向内生长可能并不需要外科手术。然而，在视轴向内生长导致视觉损害的情况下，移植物移除和重复 DSAEK 可能是必要的。一些病例报道描述了使用前房内 5-氟尿嘧啶来抑制上皮细胞增殖，并且在极少数情况下，如果上皮向内生长不仅损害移植物界面，而且还损害受体基质，则可能需要 PK[16,19]。

21.2.5 移植物排斥

内皮细胞免疫移植物排斥的特征在于供体内皮或内皮排斥线上存在的角质沉淀物[20]。在角膜之外，其他移植物排斥反应的发现，包括前房细胞或眩光、结膜注射、畏光和角膜水肿[1](图 21.5)。虽然文献报道的排斥率差别很大，但 Anshu 及其同事进行的一项研究显示，与 PK 相比，DSAEK 的移植物排斥率较低，范围为 0.8%~18%[21-25]。排斥发作后，移植失败率仍然相对较低，为 6%[26]。

增加排斥反应概率的特定风险因素，包括预先存在的青光眼和类固醇反应性高眼压，两者几乎都是初始排斥相对风险的两倍，并且可能与术后期间降低皮质-类固醇剂量的需要有关，以改善眼压控制[23]。虽然 Ezon 及其同事没有发现青光眼的 DSAEK 眼的排斥率是否有统计学意义的增加，但他们确实注意到先前切口青光眼手术和有晶状体眼的眼睛的排斥率更

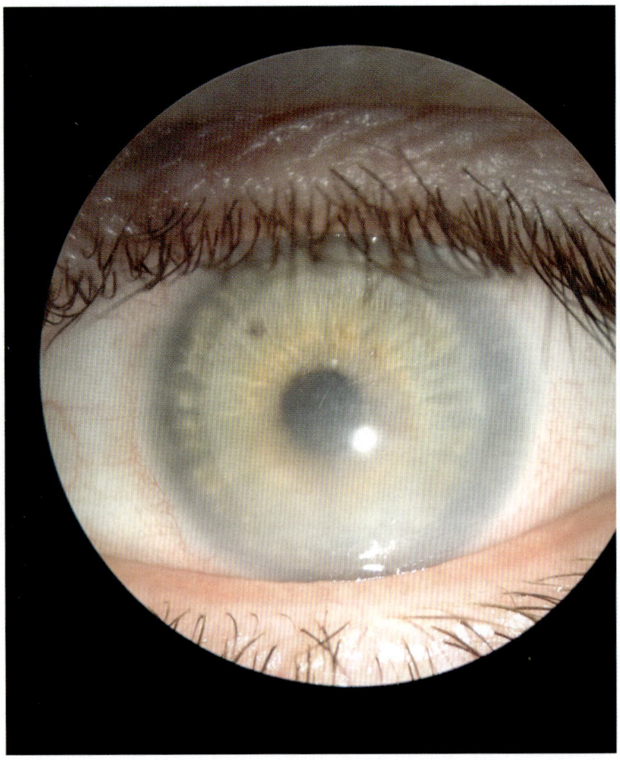

图 21.5　自动化后弹力层剥除角膜内皮移植术后，注意角膜水肿。

高[20]。而年龄和性别没有出现影响拒绝率，与 Caucasians 相比，接受者的非裔美国人种族的初始排斥风险增加了 4 倍，这可能需要更短的随访、更短的间隔时间，以及长时间的高剂量类固醇治疗这个患者队列[23]。

移植后的免疫抑制剂给药方案在 DSAEK 和 PK 患者中相似，并且通常包括每天 4 次联合抗生素–类固醇滴剂，持续 1 周，然后每天 4 次转换为醋酸泼尼松龙 1%，持续 1~4 个月，其中剂量可逐渐减少至每日醋酸泼尼松龙 1%[9,23]。在移植物排斥的情况下，建议将局部用药剂量增加至每小时，然后逐渐减少至排斥前滴剂方案。如果 1 周后排斥有所改善，则需要持续 6~12 个月[20]。使用全身性类固醇或 sub-Tenon's 曲安奈德并非普遍使用。

21.2.6 界面渗透和沉积

在供体–受体界面或供体透镜本身中浸润的发展是一个不良的预后指标，提示感染性角膜炎，在 DSAEK 病例中已被证明最常见的是真菌，白色念珠菌是最多的共同致病生物[27]（图 21.6）。在术后早期，最初感染可能发生在深基质内，具有弱黏附移植物的已经很薄的角膜可能易于穿孔[27,28]。供体对受体的传播被记录为潜在的感染源；因此，在疑似术后真菌性角膜炎的情况下，考虑供体角膜缘的培养以及共聚焦显微镜是很重要的[28]。值得注意的是，美国的供体角膜储存溶液通常不包括抗炎剂。尽管使用局部、前房内和（或）口服抗真菌剂进行侵袭性抗真菌治疗，改善仍极小甚至没有改善，这意味着在更严重的情况下，可能需要重复进行角膜内皮移植术或甚至 PK[29]。

在供体–受体界面内沉积血液或保留的黏弹性，其可表现为界面雾度（图 21.7）或患者的主观视觉投射，可导致视力下降。还有一些病例报道描述了界面中保留的金属颗粒，主要来自用于解剖的金属微型角膜刀[30]，以及钙质变性[31]。在界面沉积不能随时间自行分解的情况下，可能需要重复移植。

21.3 结论

随着包括 DSAEK 在内的后弹力层移植术的广泛应用，前节外科医生具有强大且高效的方法来解决内皮功能障碍，具有比 PK 更快的视力康复率和更少的屈光并发症。它的表面简洁性掩盖了潜在的复杂性，因为这种高度选择性和精细的手术伴随着挑战和危险。先前已经在传统 PK 中遇到一些并发症，包括 PGF、移植物排斥和上皮向内生长，而其他并发症似乎是选择性角膜内皮移植术中发现的特有的存在。尽管如此，对本章中提供的文献进行的回顾为我们提供

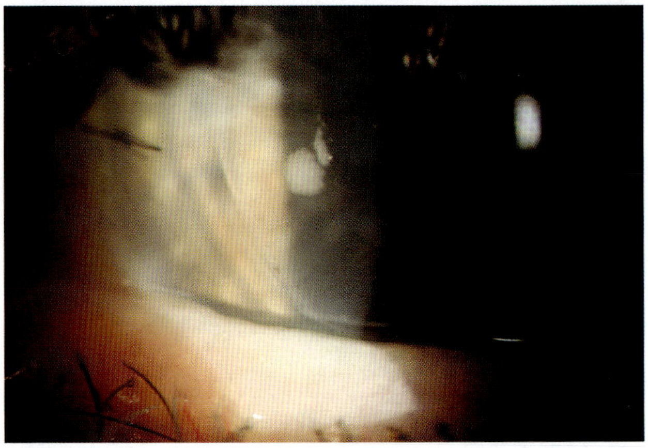

图 21.6　自动化后弹力层剥除角膜内皮移植术后界面浸润，后来发现为念珠菌属。

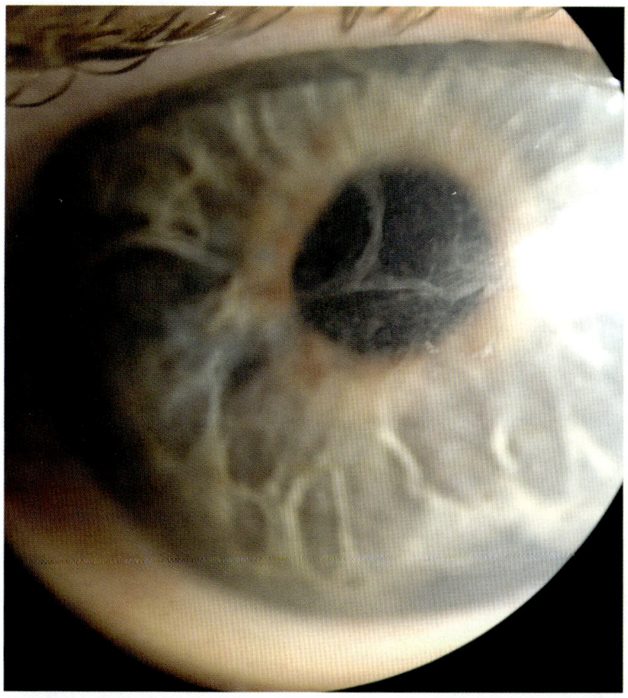

图 21.7 网状界面雾度可能是由于在自动剥离后弹力层角膜内皮移植术期间界面中保留的黏弹性物质。

了一个基础，可以更好地识别术中和术后并发症，应对分层风险和计划，预防和预测手术挑战的工具，以及在出现问题时进行纠正和处理的技术。

（林启 译）

参考文献

[1] Jordan CS, Price MO, Trespalacios R, Price FW, Jr. Graft rejection episodes after Descemet stripping with endothelial keratoplasty: part one: clinical signs and symptoms. Br J Ophthalmol. 2009; 93(3):387–390

[2] Price FW, Jr, Price MO. Descemet's stripping with endothelial keratoplasty in 50 eyes: a refractive neutral corneal transplant. J Refract Surg. 2005; 21 (4):339–345

[3] Koenig SB, Covert DJ. Early results of small-incision Descemet's stripping and automated endothelial keratoplasty. Ophthalmology. 2007; 114(2):221–226

[4] Hayes DD, Shih CY, Shamie N, et al. Spontaneous reattachment of Descemet stripping automated endothelial keratoplasty lenticles: a case series of 12 patients. Am J Ophthalmol. 2010; 150(6):790–797

[5] Shulman J, Kropinak M, Ritterband DC, et al. Failed descemet-stripping automated endothelial keratoplasty grafts: a clinicopathologic analysis. Am J Ophthalmol. 2009; 148(5):752–759.e2

[6] Price FW, Jr, Price MO. Descemet's stripping with endothelial keratoplasty in 200 eyes: Early challenges and techniques to enhance donor adherence. J Cataract Refract Surg. 2006; 32(3):411–418

[7] Terry MA, Hoar KL, Wall J, Ousley P. Histology of dislocations in endothelial keratoplasty (DSEK and DLEK): a laboratory-based, surgical solution to dislocation in 100 consecutive DSEK cases. Cornea. 2006; 25(8):926–932

[8] Terry MA, Shamie N, Chen ES, et al. Endothelial keratoplasty for Fuchs' dystrophy with cataract: complications and clinical results with the new triple procedure. Ophthalmology. 2009; 116(4):631–639

[9] Kymionis GD, Ide T, Donaldson K, Yoo SH. Diagnosis of donor graft partial dislocation behind the iris after DSAEK with anterior segment OCT. Ophthalmic Surg Lasers Imaging. 2010;9:1-2.

[10] Suh LH, Yoo SH, Deobhakta A, et al. Complications of Descemet's stripping with automated endothelial keratoplasty: survey of 118 eyes at One Institute. Ophthalmology. 2008; 115(9):1517–1524

[11] Afshari NA, Gorovoy MS, Yoo SH, et al. Dislocation of the donor graft to the posterior segment in descemet stripping automated endothelial keratoplasty. Am J Ophthalmol. 2012; 153(4):638–642, 642.e1–642.e2

[12] Singh A, Gupta A, Stewart JM. Posterior dislocation of descemet stripping automated endothelial keratoplasty graft can lead to retinal detachment. Cornea. 2010; 29(11):1284–1286

[13] Terry MA, Shamie N, Chen ES, Hoar KL, Friend DJ. Endothelial keratoplasty a simplified technique to minimize graft dislocation, iatrogenic graft failure, and pupillary block. Ophthalmology. 2008; 115(7):1179–1186

[14] Wilhelmus KR, Stulting RD, Sugar J, Khan MM, Medical Advisory Board of the Eye Bank Association of America. Primary corneal graft failure. A national reporting system. Arch Ophthalmol. 1995; 113(12):1497–1502

[15] Ide T, Yoo SH, Kymionis GD, Goldman JM, Perez VL, O'Brien TP. Descemet-stripping automated endothelial keratoplasty: effect of anterior lamellar corneal tissue-on/-off storage condition on Descemet-stripping automated endothelial keratoplasty donor tissue. Cornea. 2008; 27(7):754–757

[16] Semeraro F, Di Salvatore A, Bova A, Forbice E. Etiopathogenesis and therapy of epithelial ingrowth after Descemet's stripping automated endothelial keratoplasty. Biomed Res Int. 2014; 2014::906087

[17] Suh LH, Dawson DG, Mutapcic L, et al. Histopathologic examination of failed grafts in descemet's stripping with automated endothelial keratoplasty. Ophthalmology. 2009; 116(4):603–608

[18] Koenig SB, Covert DJ. Epithelial ingrowth after Descemet-stripping automated endothelial keratoplasty. Cornea. 2008; 27(6):727–729

[19] Lai MM, Haller JA. Resolution of epithelial ingrowth in a patient treated with 5-fluorouracil. Am J Ophthalmol. 2002; 133(4):562–564

[20] Ezon I, Shih CY, Rosen LM, Suthar T, Udell IJ. Immunologic graft rejection in descemet's stripping endothelial keratoplasty and penetrating keratoplasty for endothelial disease. Ophthalmology. 2013; 120(7):1360–1365

[21] Shih CY, Ritterband DC, Rubino S, et al. Visually significant and nonsignificant complications arising from Descemet stripping automated endothelial keratoplasty. Am J Ophthalmol. 2009; 148(6):837–843

[22] Lee WB, Jacobs DS, Musch DC, Kaufman SC, Reinhart WJ, Shtein RM. Descemet's stripping endothelial keratoplasty: safety and outcomes: a report by the American Academy of Ophthalmology. Ophthalmology. 2009; 116 (9):1818–1830

[23] Price MO, Jordan CS, Moore G, Price FW, Jr. Graft rejection episodes after Descemet stripping with endothelial keratoplasty: part two: the statistical analysis of probability and risk factors. Br J Ophthalmol. 2009; 93(3):391–395

[24] Li JY, Terry MA, Goshe J, Shamie N, Davis-Boozer D. Graft rejection after Descemet's stripping automated endothelial keratoplasty: graft survival and endothelial cell loss. Ophthalmology. 2012; 119(1):90–94

[25] Anshu A, Price MO, Price FW, Jr. Risk of corneal transplant rejection significantly reduced with Descemet's membrane endothelial keratoplasty. Ophthalmology. 2012; 119(3):536–540

[26] Allan BD, Terry MA, Price FW, Jr, Price MO, Griffin NB, Claesson M. Corneal transplant rejection rate and severity after endothelial keratoplasty. Cornea. 2007; 26(9):1039–1042

[27] Araki-Sasaki K, Fukumoto A, Osakabe Y, Kimura H, Kuroda S. The clinical characteristics of fungal keratitis in eyes after Descemet's stripping and automated endothelial keratoplasty. Clin Ophthalmol. 2014; 8:1757–1760

[28] Lee WB, Foster JB, Kozarsky AM, Zhang Q, Grossniklaus HE. Interface fungal keratitis after endothelial keratoplasty: a clinicopathological report. Ophthalmic Surg Lasers Imaging. 2011; 42 Online:e44–e48

[29] Tanaka TS, Mian S. Fungal keratitis after endothelial keratoplasty. Invest Ophthalmol Vis Sci. 1546; 2015(June):56

[30] Kymionis GD, Kankariya VP, Kontadakis GA. Long-term presence of metallic particles in the DSAEK interface. Eye (Lond). 2011; 25(10):1382–1383

[31] Ebrahimi KB, Oster SF, Green WR, Grebe R, Schein OD, Jun AS. Calcareous degeneration of host-donor interface after descemet membrane stripping with automated endothelial keratoplasty. Cornea. 2009; 28(3):342–344

第22章 后弹力层前膜角膜内皮移植术的并发症

Dhivya Ashok Kumar, Amar Agarwal

22.1 引言

角膜作为生理工程的一个典型的例子，具有其独特的结构特征，保持其角膜透明性必不可少的条件为正常的内皮细胞功能。在过去20年中，许多技术被用来通过内皮移植来提供视力恢复[1-4]。虽然角膜内皮移植术（EK）后可以防止缝合炎症、不规则散光和角膜炎等穿透性角膜移植术的主要并发症，但它们并非没有并发症[5]。后弹力层前膜角膜内皮移植术（PDEK）是近年来对角膜内皮移植术（EK）的一种最新改良，它包括角膜的后弹力层（DM），后弹力层前膜（PDL层或者dua层）和内皮细胞一起移植[6,7]。与后弹力层角膜内皮移植术（DMEK）或后弹力层剥除角膜内皮移植术（DSEK）相比，PDEK具有许多潜在优势；然而，在手术的学习曲线中，并发症是不可避免的。这些复杂的情况通常是可控的，随着外科医生获得新的外科技术的经验，风险趋于下降。本章讨论了与PDEK相关的学习曲线可能出现的几个并发症及其处理方法。

22.2 术中并发症

22.2.1 未能形成1型气泡

1型气泡的形成是PDEK手术中用于获得供体移植物的第一步，当未达到正确的解剖平面时，在手术中可能不能形成1型气泡。在这种情况下，外围形成小的2型气泡或小型1型气泡（图22.1）。当形成1型小气泡时，通过注射受控的空气或黏弹剂增强气泡（图22.2）。然而，当2型气泡形成时，手术转换成DMEK（图22.3）。有时也会注意到有双重气泡的形成。很少有气泡不会在空气中反复形成，在这种情况下，储存介质（Optisol或MK培养基）可用于气泡形成。为了防止2型气泡的形成，在空气注入前，可以在

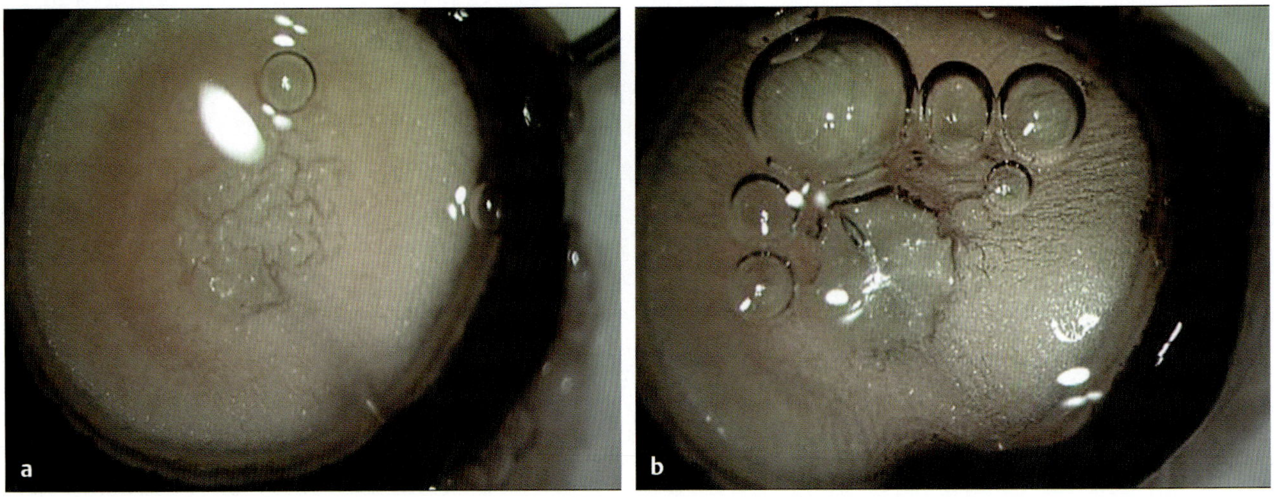

图22.1 供体移植物准备。(a)形成小的1型气泡。(b)1型气泡随空气增强。

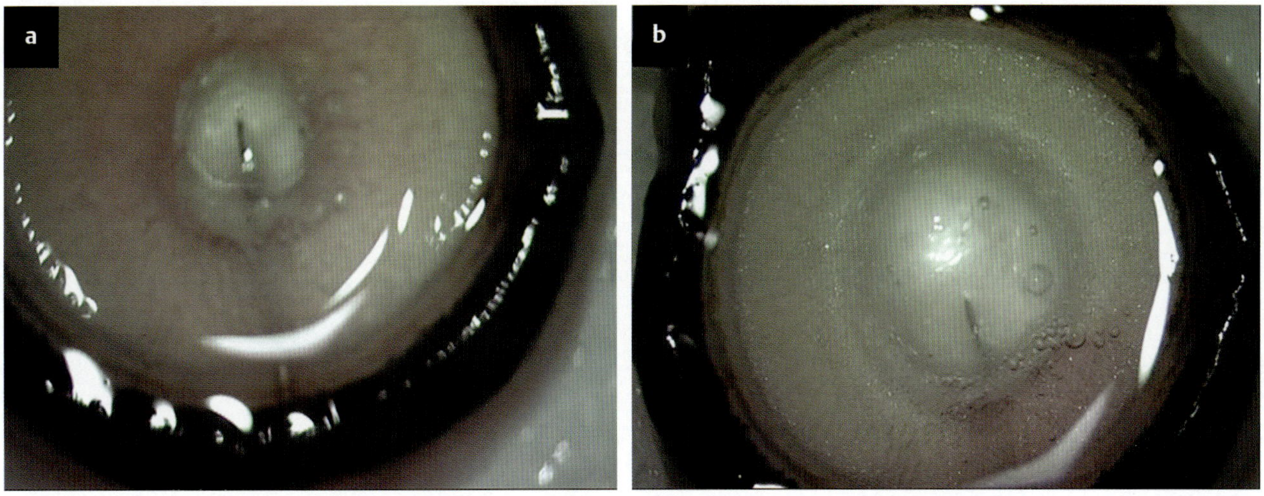

图 22.2　供体移植物制备。(a)形成 2 型气泡。(b)第 1 型大气泡随黏弹剂增强。

后弹力层膜上放置多个周边微穿孔。

22.2.2 气动解剖时的气泡破裂

当气泡在气动解剖时过早破裂,通过在术口缓慢地注射黏弹剂可以增强气泡的尺寸。当外科医生将过多的空气注入一个小空间并且气泡内的压力呈指数增加时,通常发生气泡破裂(图 22.5)。一旦气泡在达到最大尺寸后爆裂,Vannas 剪刀可用于沿其边缘均匀地切除移植物。如果气泡破裂在早期(即<6mm),在较小的移植物结果是不可预测的,因此,在角膜另一边重新形成气泡是首选策略。

22.2.3 小移植物

与任何角膜内皮移植术相似, 移植物的大小在 PDEK 中是至关重要的。由于形成小的 1 型气泡,因而获得了小的移植物。每当在气动解剖后看到<4mm 的气泡时,可以将黏弹剂注入气泡中以增加尺寸。但要避免气泡内压力过大, 再次导致气泡破裂,PDEK 的最佳移植物尺寸为 7.5~8mm,<6.5mm 的移植物在晚期有失败的危险。然而,6mm 的小移植物,具有良

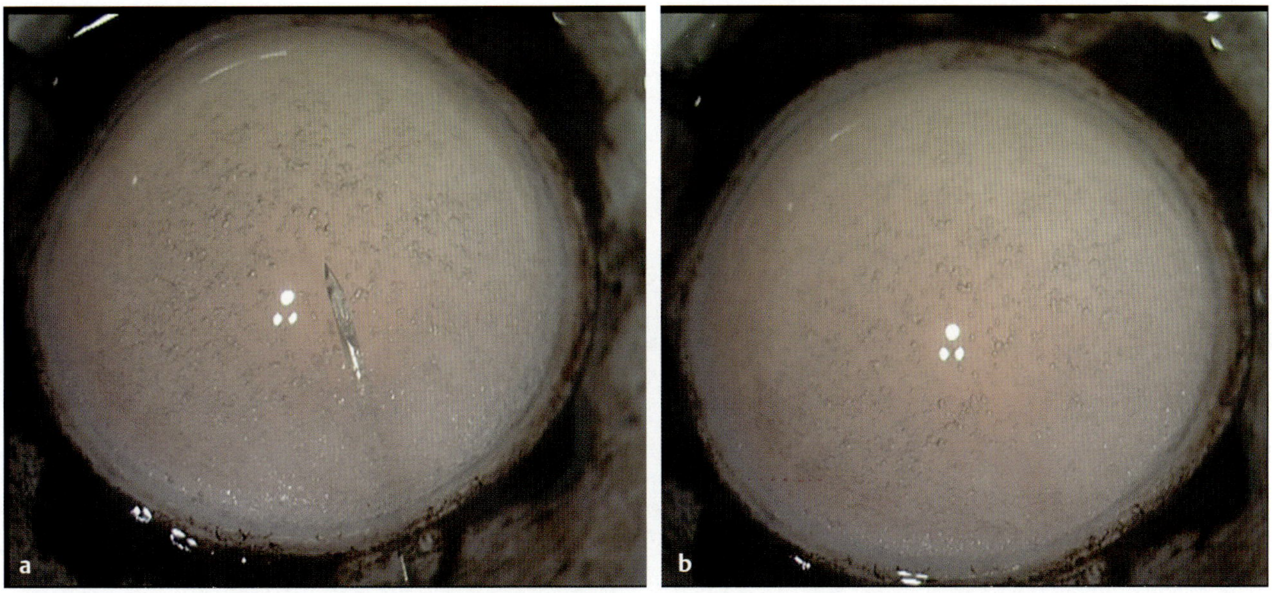

图 22.3　供体移植物的制备形成 2 型气泡。(a)气动清扫术期间。(b)大气泡形成后。

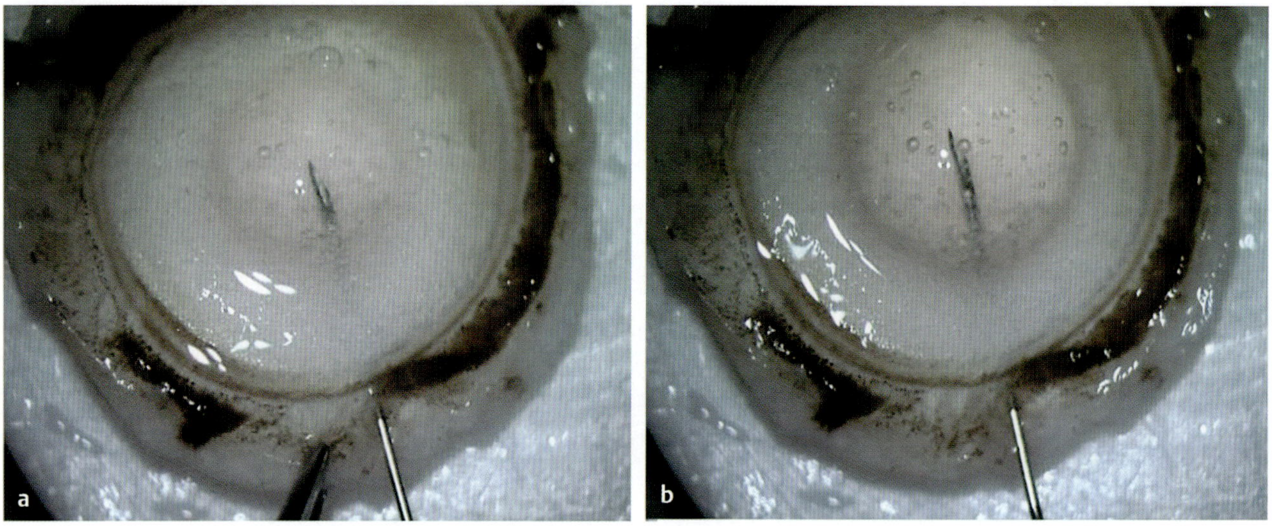

图 22.4 Mcarey-Kaufman(MK)培养基制备供体移植物。(a)形成小的 1 型气泡。(b)连续注入 MK 培养基后增强。

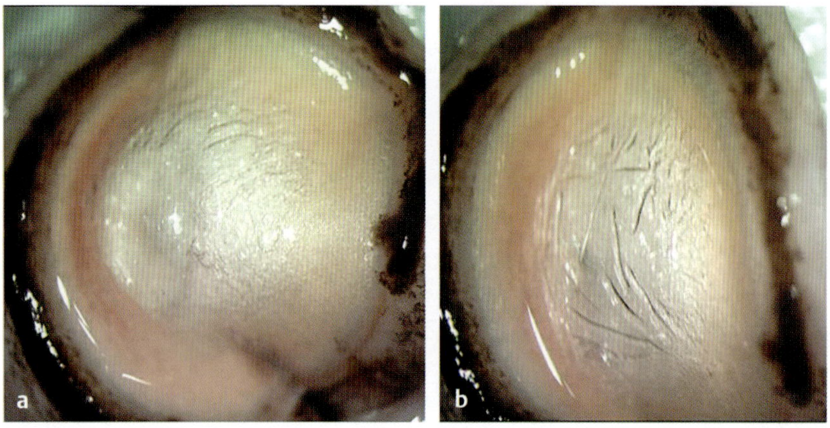

图 22.5 (a)形成小的 1 型气泡。(b)当外科医生把太多的空气挤进一个小空间时,气泡就会破裂。

好的内皮计数和形态,可以提供良好的效果(图 22.6)。

22.2.4 反向移植物展开

内皮移植物总是随着内皮向外卷动。移植物滚动

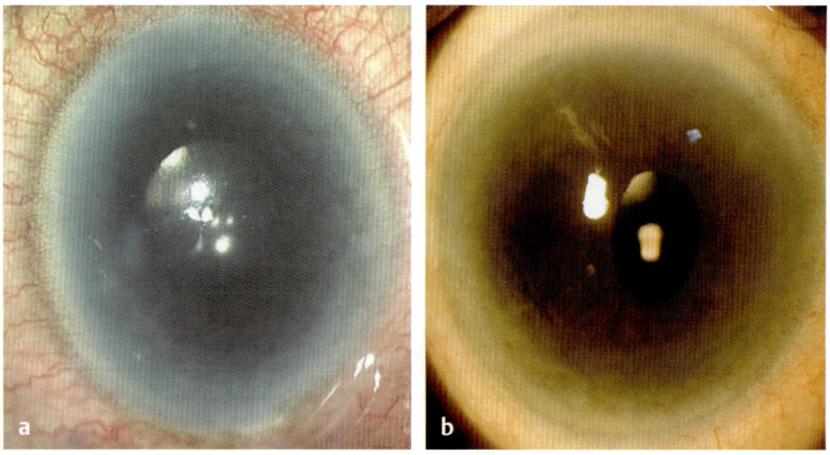

图 22.6 小供体移植物约为 6.5mm,角膜间隙良好。(a)术前 Fuch 营养不良。(b)术后 12 个月。

远离受体角膜，说明移植物是倒置的(图 22.7)。这通过在前房中用盐水重新转换来控制。术中光学相干断层扫描(OCT)也能指导移植物的定位(图 22.8)。应该注意在重新转换时内皮的过多操作。

22.2.5 前房坍塌

液体自过大的切口大量流出导致前房压力降低。套管针前房维持器(图 22.9)或空气泵辅助前房维持器可帮助控制前房内压力。移植物注射后，避免切口过大，及时缝合主伤口，可防止术中低眼压。

22.2.6 移植物可视化不良

慢性角膜失代偿和瘢痕形成可导致术中视力丧失。浅表角膜切除术或上皮清创术可在许多情况下进行。对于持续性角膜水肿的眼睛，用内照明器辅助 PDEK 手术可以增强术中的可视化(图 22.10)[8]。

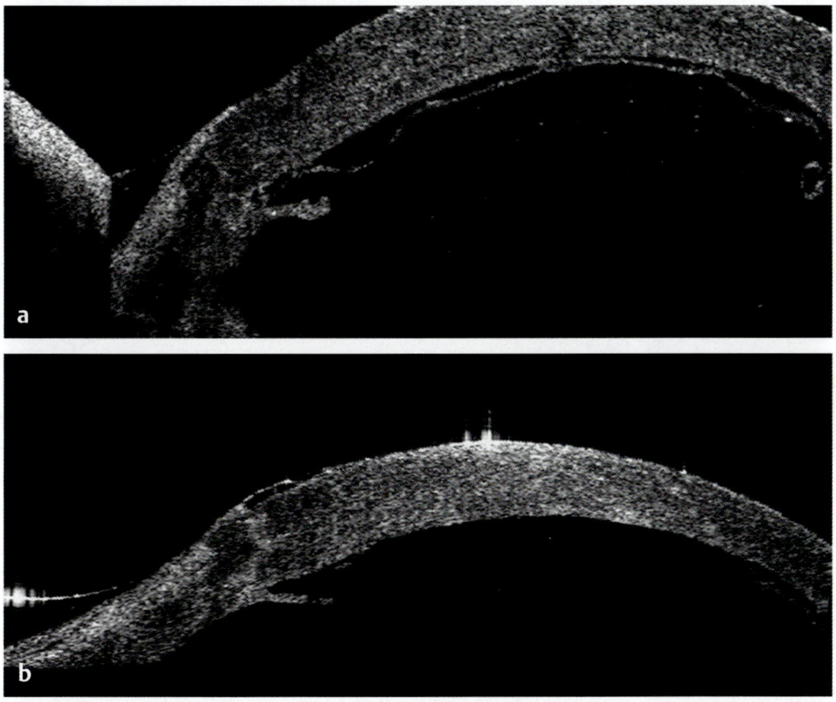

图 22.7　光学相干断层扫描中的倒置后弹力层前膜角膜内皮移植术。注意移植物的卷曲远离受体角膜(a)和再附着移植物(b)。

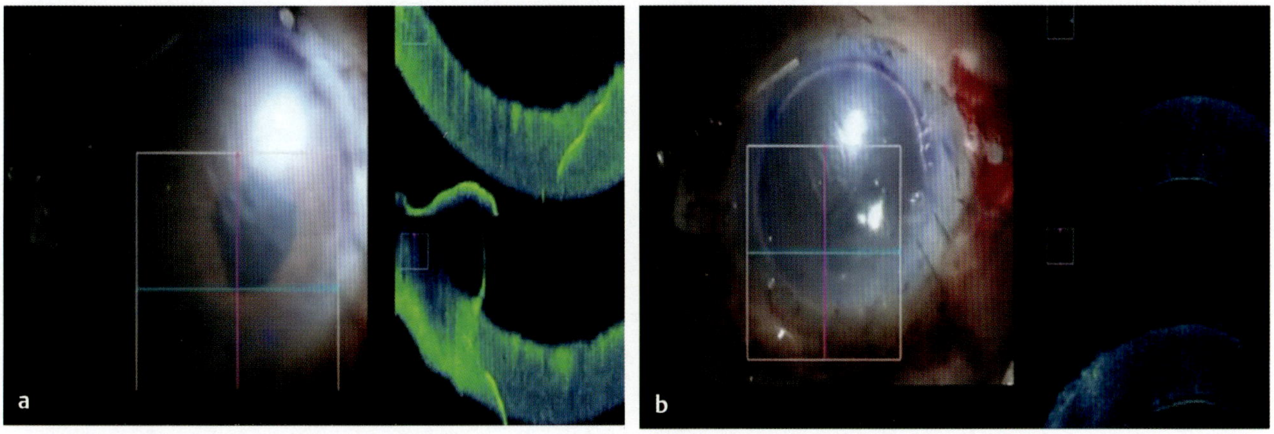

图 22.8　术中光学相干断层扫描辅助后弹力层前膜角膜内皮移植术。(a)空气注入前。(b)空气注入后。

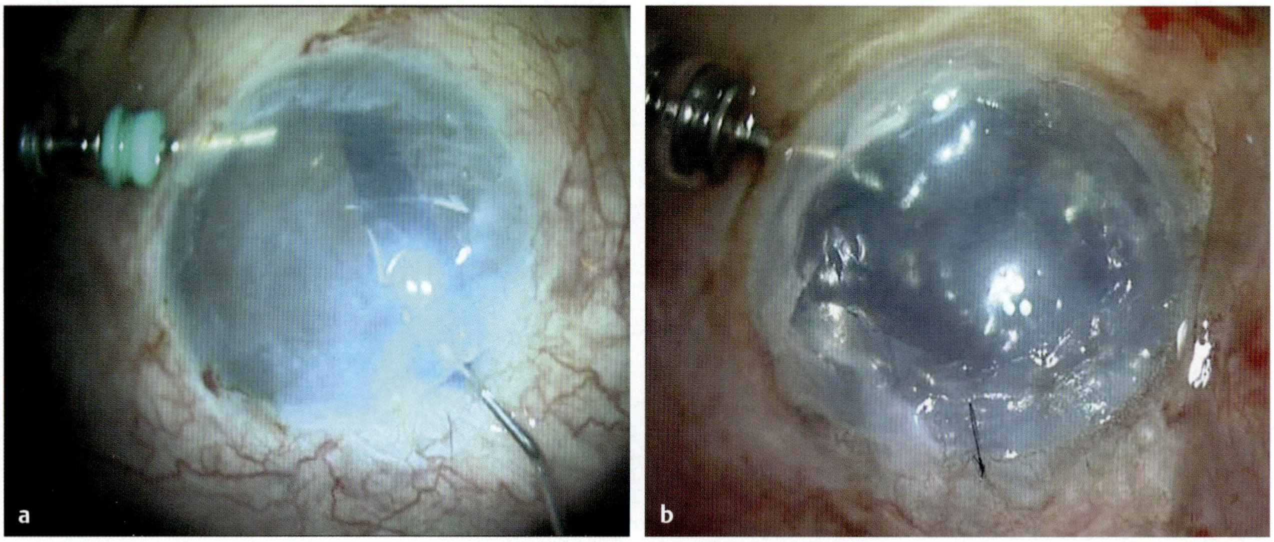

图 22.9　(a)套管针前房维持器辅助后弹力层前膜角膜内皮移植术(PDEK)。(b)气泵辅助的 PDEK。

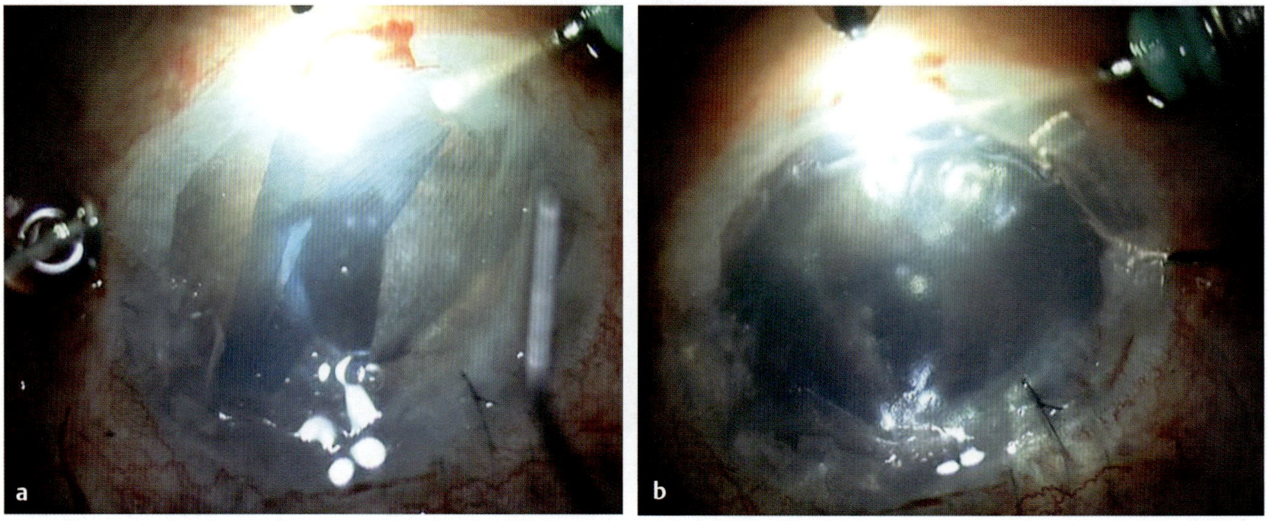

图 22.10　内皮素辅助的后弹力层前膜角膜内皮移植术。(a)空气注入前。(b)空气注入后。注意外部光源的照明器,提供良好的移植物可视化。

22.3 术后即刻并发症

22.3.1 移植物脱离

由于不适当的空气注入或伤口渗漏,前房压力可能不足以支撑移植物,已知延长的移植物水合作用会引起眼压的改变,从而影响移植物的立刻黏附。空气注入后最初 30 分钟是维持移植物附着的关键。在一系列的 PDEKS(n=12)中,我们发现 4 只眼的移植物脱离[9]。移植物脱离的分类类似于 DMEK 移植物[10],I 级:有一个极小的周边边缘脱离,移植物的其余部分很好地附着;Ⅱ级:当移植物脱离面积小于移植物表面积的 1/3 而不影响视轴;Ⅲ级:移植物脱离影响移植物表面积的大于 1/3;Ⅳ级:移植物完全脱离,在 4 只移植物脱离的眼中,Ⅰ级 2 只眼,Ⅱ级 1 只眼,Ⅲ级 1 只眼。Ⅰ级离体移植物下见浅周边脱离 1 例,鼻侧 1 例,Ⅰ、Ⅱ级均不需要进一步干预。Ⅰ级离体移植物下见浅周边脱离 1 例,鼻侧 1 例,Ⅰ、Ⅱ级均不需要进一步干预。1 只眼为Ⅲ级脱离患者术后第 1 天进行空气注射(图 22.11)。并且同时观察在注射空气后的移植物。第 12 天再次脱离,随后再次起泡,第 12 天成功。

22.3.2 微透镜下降

当移植物附着有障碍时,或当眼压不足以维持移植物的位置时,尤其是在复杂手术眼中,如后囊膜破裂或囊膜不足,总是难以保持前房中的空气。在这种眼睛中,如果瞳孔很大,可以植入经巩膜固定的 IOL 并进行瞳孔成形术。严格的仰卧位和遵循上述手术步骤可以防止微透镜下降。通过将胶合的 IOL 手术与具有缺陷囊的眼睛中的 PDEK 组合,后房 IOL 与无晶状体眼相比有助于保持空气注入(图 22.12)。

22.3.3 后弹力层褶皱

所有移植角膜贴壁良好的眼均应获得角膜后凹的光滑形态。当术中存在过度操作时,会发生后弹力层褶皱(图 22.13),避免过多的内皮细胞处理和遵循“无接触”技术将减少术后即刻的并发症。这通常通过医疗风险控制来解决，除了在接下来的 24 小时内保持仰卧位外,不需要额外的治疗。空气泵辅助手术有助于维持术中的腔内压力和辅助粘连。

22.3.4 移植物折叠

术中不适当清扫移植物可表现为术后的移植物折叠,临床上可视为划痕或纹状内皮线,在 OCT 上可清楚地勾画为折叠层。如果它在外围(图 22.14)有 80%的气体充满前房,不需要干预,只需仰卧位保持,并抑制任何降压药物都是有帮助的。当折叠区域较大且空气充盈量最小时,建议手术重新定位。

22.3.5 气泡损失

我们预计 80%的前房在术后即刻充满气泡,当外

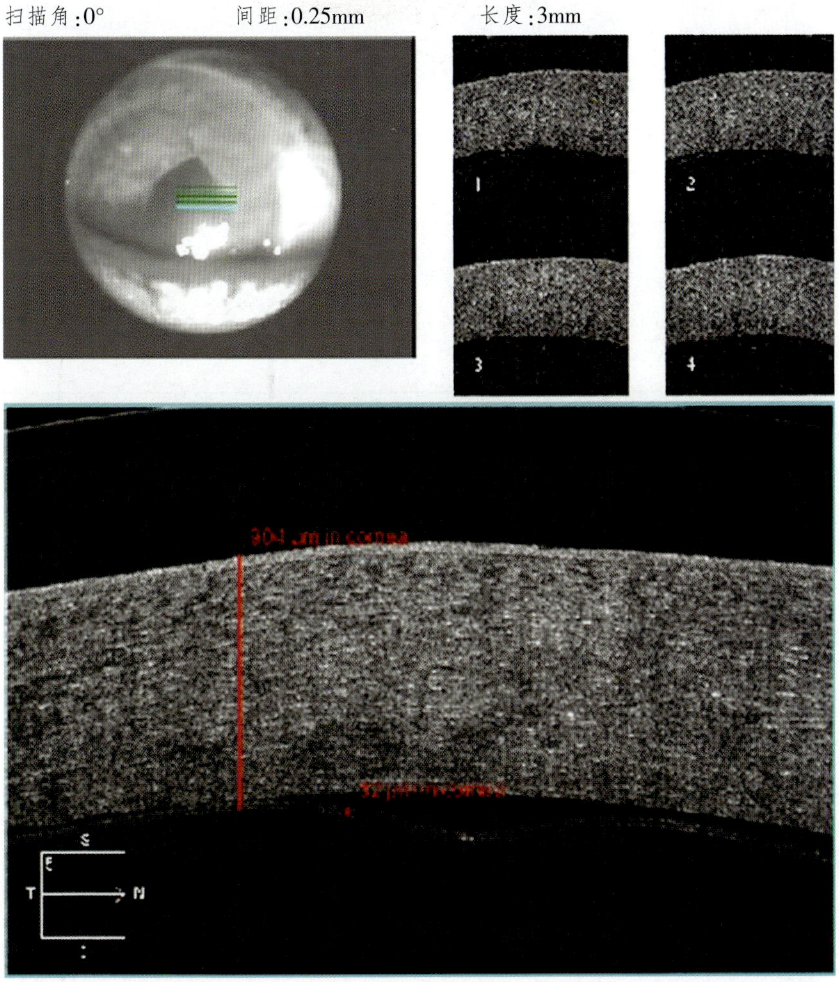

图 22.11　后弹力层前膜角膜内皮移植术后Ⅲ级移植物脱离。

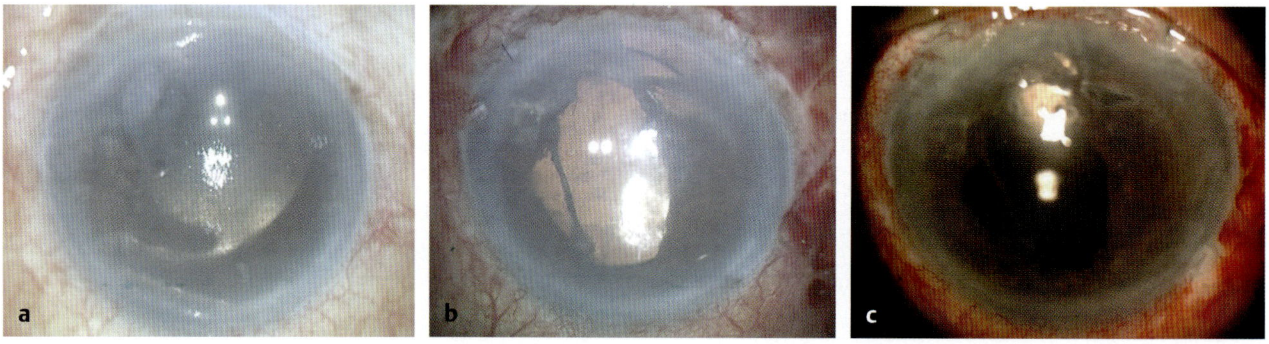

图 22.12 复杂手术。(a)术前房人工晶状体(IOL)缺乏胶囊的前房人工晶状体(IOL)失代偿性角膜。(b)黏合人工晶状体植入术后的图像。(c)第二次进行后弹力层前膜角膜内皮移植术。

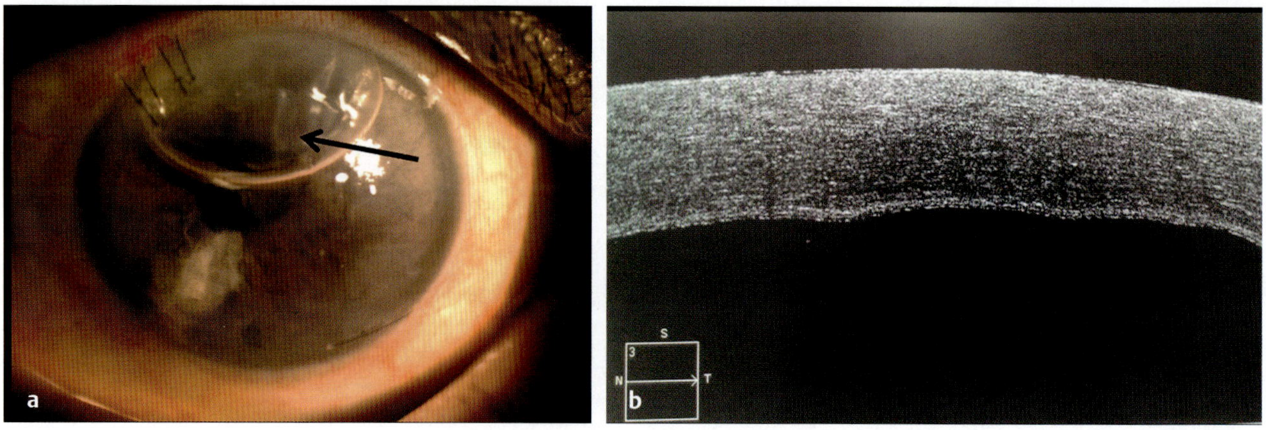

图 22.13 (a)术后第 1 天显示后弹力层前膜角膜内皮移植术前角膜和角膜内皮细胞皱褶清晰。(b)光谱域光学相干断层扫描显示内皮侧有褶皱。

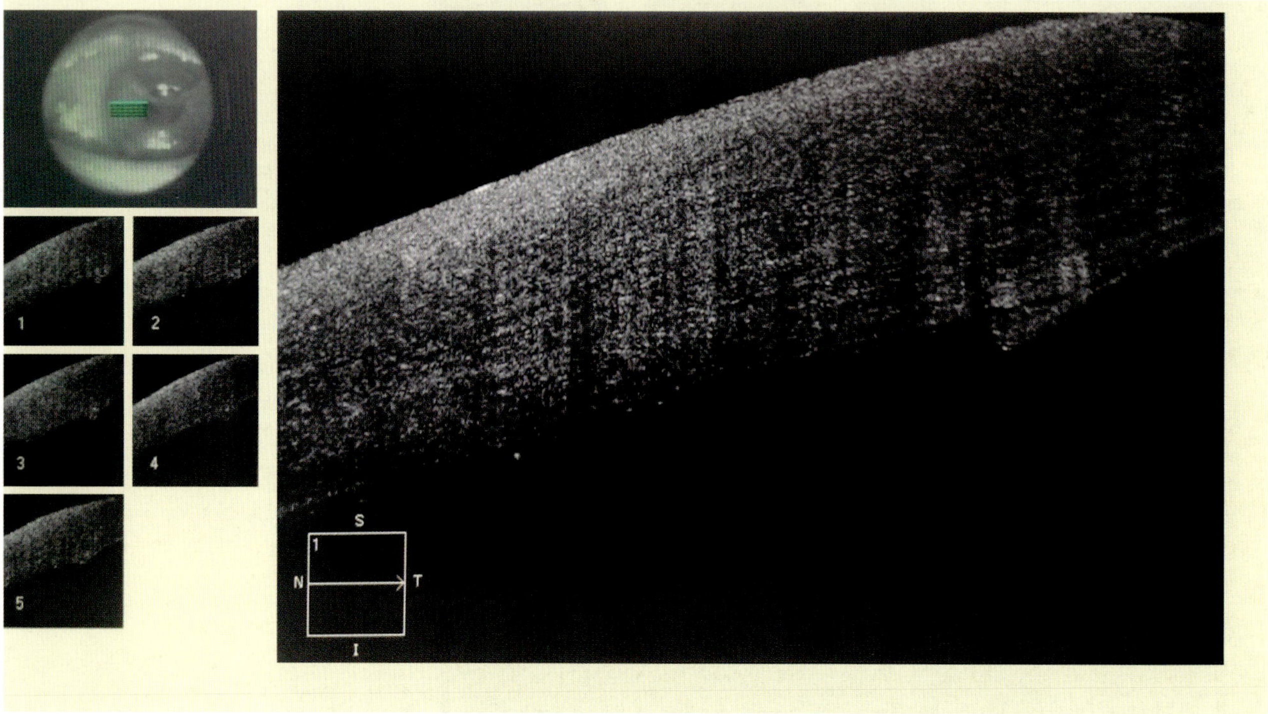

图 22.14 前段光学相干断层扫描显示后弹力层前膜角膜内皮移植术前移植物折叠。

科医生在手术结束时注射了足够的空气，但在第 1 天注意到空气较少时，可能有两个原因。根据压力梯度(眼睛或大气)，空气具有移动或移动的趋势。在眼部原因中(如大瞳孔、后囊破裂、偏心巩膜固定 IOL 或先前的虹膜切除术)，空气进入后房或玻璃体。在伤口渗漏或松散的缝合线中，空气会逸出到大气中(图 22.15)。在这两种情况下，前房空气较少，有助于移植物黏附。这可能导致自发性移植物脱离。因此，在术后第 1 天没有空气的情况下，并出现相关的脱离时，注入空气是可以修复的。

22.3.6 高眼压

在无青光眼临床征象的情况下，术后第 1 天首次记录眼压升高，称为手术后高眼压。常见原因是 100% 气泡填充前房而导致高气泡压力，如果眼压不受这些药物的控制，可以通过缩小气泡大小进行手术减压。

22.3.7 眼前房积血

术后前房积血多见于术中虹膜组织处理及联合手术，通常表现为轻度，并且自发消退，很少影响移植物附着。

22.3.8 无菌前房积脓或纤维蛋白

这种情况见于长时间手术的眼睛，尤其是合并手术的眼睛(如瞳孔成形术)或易患葡萄膜炎的眼睛。前房内不溶解的纤维蛋白可引起牵引，并可影响移植物的黏附。因此，快速治疗眼睛是至关重要。在某些情况下，结膜下注射类固醇和透明质酸酶有助于治疗，所有的眼睛都需要局部睫状肌麻痹。

22.4 术后晚期并发症

22.4.1 移植物排斥反应

移植物排斥反应是由急性内皮性角膜沉淀物(Khodadoust 线)的形成和角膜水肿引起的突然前房反应来识别的。PDEK 排斥反应的发生率预计与 DMEK 相似，因为两种移植物均未见间质[11]。然而，这还需要进一步的研究。当确诊内皮细胞排斥时，建议立即使用强效局部类固醇(每小时 1%醋酸泼尼松龙)和全身性类固醇(第一周口服泼尼松 1mg/kg，然后逐渐减少剂量)。在某些情况下，需要定期跟进并确保患者有良好的药物依从性，以预防排斥反应的发生。

22.4.2 移植物失败

这是 EK 术后罕见的并发症，见于供体内皮细胞<2500 细胞/mm^2 或>60 岁的眼睛。因为 PDEK 是由年轻和成人供体角膜一起进行的，所以供体年龄引起的原发性移植物失败的风险较小。EK 后角膜水肿未解决，并伴有大泡性角膜病变复发，这是移植失败的一个征兆(图 22.16)。移植物失败的发生率和决定移植失败的因素与其他内皮角膜移植相似。

22.4.3 移植物-宿主界面

移植物-宿主界面检查是否存在模糊或混浊。临床上可以用裂隙灯看到并通过 OCT 确认为高反射区(图 22.17)。在我们的系列中，12 只眼中有 11 只眼具有光滑的移植物-宿主界面[9]。术后 1 个月 1 只眼出现

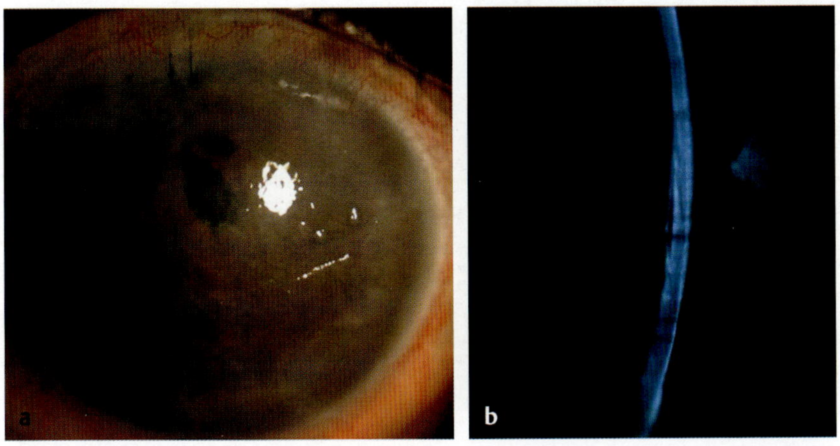

图 22.15 (a)后弹力层前膜角膜内皮移植术前患者，第 1 天因伤口渗漏而失去空气。(b)浅脱离。

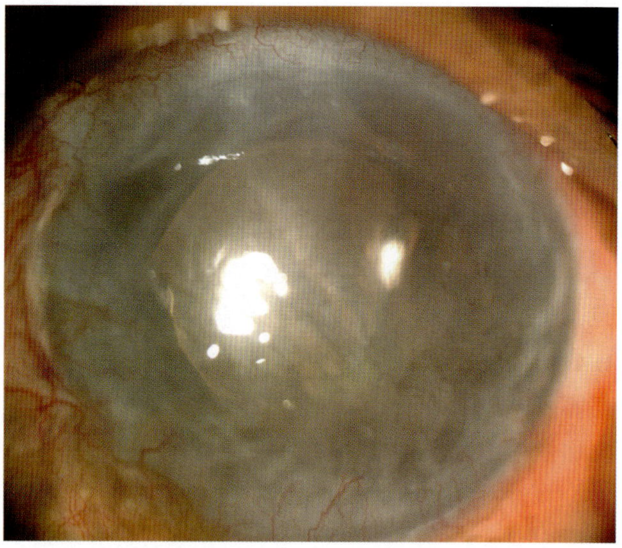

图 22.16 使用老年供体进行后弹力层前膜角膜内皮移植术后的一次移植失败(55 岁)。

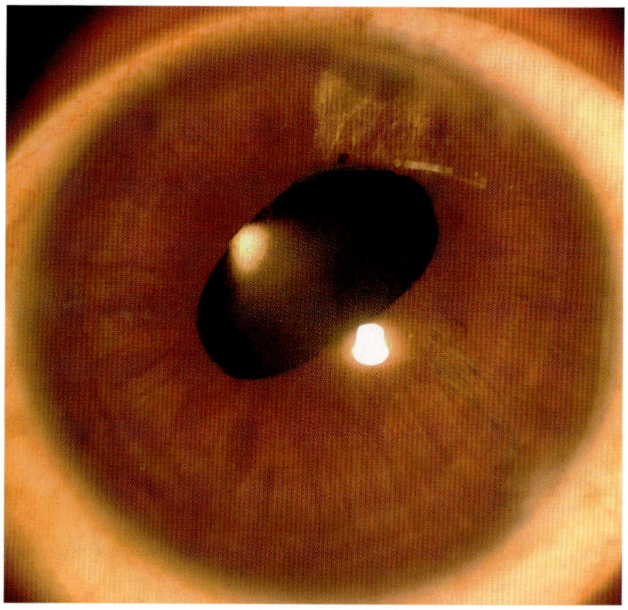

图 22.18 进行后弹力层前膜角膜内皮移植术(PDEK)后的人工晶状体混浊的临床照片。注意 PDEK 后的清晰的角膜,视力为 20/30。

极小的界面混浊，经过 1 个疗程的强化类固醇治疗后,移植物-宿主界面混浊在最终随访中减少。

22.4.4 上皮改变

第 1 天术后中央角膜上皮缺损常见于术中切除上皮。术后 48 小时内上皮全部愈合。在我们的短序列中,第 7 天平均上皮厚度为 (44.4±9.8)μm,90 天时降至(37.5±6.2)μm。在此期间,厚度无明显变化(P=0.060)[8]。中央上皮与周围上皮无明显差异。慢性上皮混浊可发生在使用太多局部药物和防腐剂的眼睛。在这种情况下,减少药物的使用频率或更换为不含防腐剂的替代药物。建议使用液体和凝胶形式的大量眼部润滑剂,以进一步预防症状。在某些情况下,可能需要短期内使用自体血清。

22.4.5 人工晶状体混浊

已报道 EK 后人工晶状体混浊。在一些病例中,其他可膨胀气体(如 c3f8 或 sf6)已被注意到是病因。尽管这是一个非常罕见的并发症(图 22.18)。但在需要重复注气的眼睛中,它可能发生在 PDEK 之后。

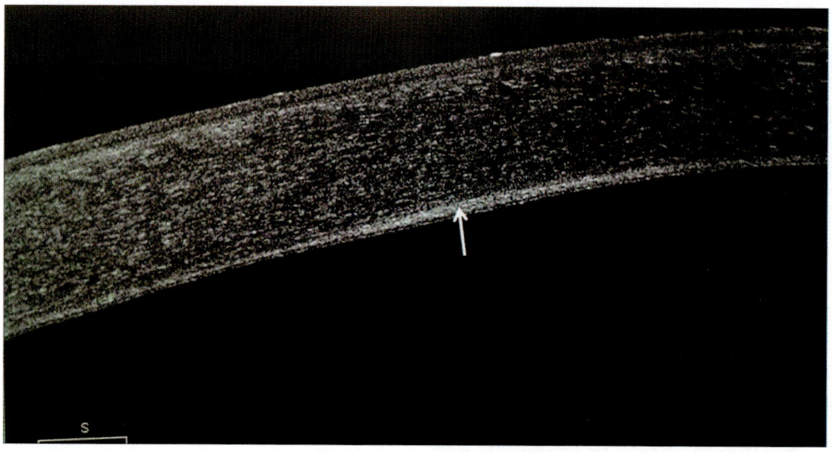

图 22.17 谱域光学相干断层扫描显示移植界面混浊(箭头)。

22.4.6 感染

EK 后的感染非常罕见，这是因为没有像传统角膜移植术那样的缝线或开放的操作。然而,这些患者需要接受长期类固醇治疗,并且不能排除角膜炎的风险。因此,有必要定期随访和监测使用含或不含抗生素类固醇患者的症状。

22.5 结论

移植物粘连已成为 EK 术后功能改善的一个重要因素，移植物脱离被认为是 EK （如 DMEK 和 DSAEK)后常见的并发症。虽然较薄的移植物在初次置换术后更容易受到不完全的移植物粘连的影响,但只有使用薄的移植物才能进行早期且可能更好的视力恢复。PDEK 具有与 DMEK 相似的较薄的移植物的优点,这有助于在术中容易操作,并加强术后粘连和更少的并发症。

(汪水凤 译)

参考文献

[1] Dirisamer M, van Dijk K, Dapena I, et al. Prevention and management of graft detachment in descemet membrane endothelial keratoplasty. Arch Ophthalmol. 2012; 130(3):280–291
[2] Guerra FP, Anshu A, Price MO, Giebel AW, Price FW. Descemet's membrane endothelial keratoplasty: prospective study of 1-year visual outcomes, graft survival, and endothelial cell loss. Ophthalmology. 2011; 118(12):2368–2373
[3] Shih CY, Ritterband DC, Rubino S, et al. Visually significant and nonsignificant complications arising from Descemet stripping automated endothelial keratoplasty. Am J Ophthalmol. 2009; 148(6):837–843
[4] Suh LH, Yoo SH, Deobhakta A, et al. Complications of Descemet's stripping with automated endothelial keratoplasty: survey of 118 eyes at One Institute. Ophthalmology. 2008; 115(9):1517–1524
[5] Nanavaty MA, Wang X, Shortt AJ. Endothelial keratoplasty versus penetrating keratoplasty for Fuchs endothelial dystrophy. Cochrane Database Syst Rev. 2014; 2:CD008420
[6] Agarwal A, Dua HS, Narang P, et al. Pre-Descemet's endothelial keratoplasty (PDEK). Br J Ophthalmol. 2014; 98(9):1181–1185
[7] Dua HS, Faraj LA, Said DG, Gray T, Lowe J. Human corneal anatomy redefined: a novel pre-Descemet's layer (Dua's layer). Ophthalmology. 2013; 120(9):1778–1785
[8] Jacob S, Agarwal A, Kumar DA. Endoilluminator-assisted Descemet membrane endothelial keratoplasty and endoilluminator-assisted pre-Descemet endothelial keratoplasty. Clin Ophthalmol. 2015; 9:2123–2125
[9] Kumar DA, Dua HS, Agarwal A, Jacob S. Postoperative spectral-domain optical coherence tomography evaluation of pre-Descemet endothelial keratoplasty grafts. J Cataract Refract Surg. 2015; 41(7):1535–1536
[10] Yeh RY, Quilendrino R, Musa FU, Liarakos VS, Dapena I, Melles GR. Predictive value of optical coherence tomography in graft attachment after Descemet's membrane endothelial keratoplasty. Ophthalmology. 2013; 120(2):240–245
[11] Anshu A, Price MO, Price FW, Jr. Risk of corneal transplant rejection significantly reduced with Descemet's membrane endothelial keratoplasty. Ophthalmology. 2012; 119(3):536–540

第23章 角膜内皮移植物的眼库制备

Michelle J. Kim Ashiyana Nariani

23.1 背景

23.1.1 眼库的演变

目前角膜移植的时代以巨大的手术创新、技术进步和眼库的作用增强为特征[1]。20 世纪，爱德华·齐尔姆博士于 1905 年[2]创立了全层穿透性角膜成形术(PK)，1944 年，R.汤利·帕顿博士建立了第一个眼库[3]。可以说，眼库的最大进步是菲拉托夫在 1937 年证明角膜组织可以在死后收集和使用[4]。美国眼库协会(EBAA)于 1961 年成立，旨在促进医疗标准[5]。McCarey-Kaufman(MK)培养基在 20 世纪 70 年代用于存储角膜组织，后来在 20 世纪 80 年代转变为 Optisol-GS 培养基(Bausch & Lomb)，证明了其在维持角膜消水肿、内皮细胞形态和整体组织保存方面的优势[6]。随后，在 21 世纪，格瑞特梅莱斯开始向部分厚度的角膜内皮移植术(EK)过渡，后者于 1998 年与后板层角膜移植(PLK)共同奠定了现代角膜移植术的基础[7]。紧随其后的是 2003 年做马克特里的深板层角膜内皮移植(DLEK)[8]。2005 年，rancis Price Jr.的后弹力层剥除角膜内皮移植术(DSEK)[9]。此后，在 2006 年，马克戈罗沃伊采用了角膜后弹力层剥除角膜内皮移植术(DSAEK)，并使用人工前房和刀片微型角膜刀切割供体移植物[10,11]。

在众多的手术进步中，眼库迅速取得了卓越的成绩。最初，外科医生犹豫着允许非外科医生准备角膜移植手术是多么困难，但在 2006 年，眼库开始为 DSEK 提供预切组织。早期研究进一步证实了眼库的进步，与外科医生准备的移植物相比，使用眼库准备的预切组织证明了组织质量和术后结果的微小差异[12-16]。

这一模式的转变导致了 DESK 的迅速普及。从 2005 年到 2014 年，EBAA 报道美国内皮移植数量从 1429 增加到 28 961，同时全层 PK 移植数量从 45 821 减少到 38 919[17,18]。随着手术时间的延长和移植准备的增加，视力恢复速度加快，并发症发生率降低[16,19]。

现在，眼库准备了后弹力层角膜内皮移植术(DMEK)，使其发展进入了下一个阶段[20-22]。最近，正在准备开创 Amar Agarwal 的 PDEK 技术[23-25]。由于全球眼科专家和医生的共同努力，眼库正处于历史上最快的发展之中，其统一的目标是实现安全有效的视力恢复组织，并减轻全球角膜失明的负担[1,26]。

23.1.2 眼库制备移植物的优点

随着眼库和角膜移植手术组织恢复的同步发展，角膜质量评估、预切割，有时甚至预加载到输送系统中，都在不停地为外科医生服务。其优点是多方面的。眼库可以进行切除后评估，并使用镜片显微镜和裂隙灯生物显微镜来评估内皮的健康状况。而当外科医生在手术室解剖供体组织时，这种评估并不容易进行。

此外，在选择让眼库准备 EK 移植时，外科医生将准备期间组织穿孔的风险转移到眼库，从而将组织损耗的固有风险降到最低，并可能需要取消手术。手术效率的提高证明了术后效果的改善，并显示了经济效益，消除了昂贵设备的需求[27]。值得注意的是，使用眼库准备的 EK 组织减少了外科医生在采用手术时需要学习的新技能量。目前，一些眼科技术人员对 EK 移植物制剂的经验远远超过许多眼科外科医生[16]。

23.1.3 供体移植物恢复

为了优化移植物的质量，许多眼库的目标是从供体中摘除角膜巩膜组织，并在死亡后 18~24 小时将其放入存储介质中。事实上，更长的死亡保存时间(DTP)，从角膜保存到随后的移植的以及捐赠者的死亡原因都被证明影响了移植的质量[28]。因此，眼库需要迅速获得组织恢复授权，与幸存的家属进行详细的医疗和社会访谈，审查捐赠者的病历，对身体进行彻底的身体评估，获得合格的血样，并恢复捐赠的眼部组织[13,18,29]。组织的恢复可以通过全眼摘除，更常见的是，通过角膜巩膜边缘的原位切除，通常在太平间、床边、殡仪馆或手术室进行。捐赠的角巩膜扣直径应>16mm，巩膜缘宽为 2~4mm 且均匀。在移植制备过程中，这些边缘有助于尽量减少组织被角膜刀切得太小或不对称的风险[13]。温和的组织操作是至关重要的，因为组织在恢复和准备过程中过度的机械创伤可能会降低移植物的生存能力[30]。

23.1.4 角膜储存介质

眼库的历史包括保存技术的发展。1944 年建立眼库后，最初用于保存的方法是在保湿室保存整个球体或切除角膜的 1~2 天。MK 培养基发展于后来的 1974 年，由标准培养基组织培养(Tc)199、抗生素和右旋糖酐组成抗溶剂，在 4℃下冷藏 3~4 天是可行的，是多年来的首选[31]，直到被器官培养方法所取代，这种方法不仅允许长期保存(约 48 天)，而且还可以模拟生理条件，贮藏温度为 31℃~37℃[32]。

同时，正在制订短期储存介质替代品，如 K-Sol、CSM 和 Dexsol，可以储存 7~10 天，在 MK 培养基中加入硫酸软骨素，有助于减少储存期间供体的膨胀[33,34]。Optisol(Bausch & Lomb，Irvine，CA)，一种 K-Sol 和Dexsol 的混合体[6]。后来在 1980 年被引入，以进一步延长内皮细胞在 4℃储存长达 2 周的存活时间[34]。Optisol GS(Bausch & Lomb，Irvine，CA)[35-37]，随着抗生素、庆大霉素和链霉素的加入，是目前应用最广泛的冷藏介质(图 23.1)。在美国[34]，虽然较新的产品，如 Eusol-C(Al.Chi.mia.，Padova，Italy)[38]、LIFE 4℃(Numendis，istantim，MM)和 Chen 介质(Chen 实验室，Baltimore，MD)[39-41]被证明是有效的替代品[13,34]。

研究人员评估了培养条件对 EK 视觉结果的影响。Laaser 等证明，在 4℃时，Optisol-GS 短期培养中的组织储存和 34°C DMEK 组织储存的器官培养显示出相当的最佳矫正视力 (BCVA)、术后内皮细胞密度(ECD)和中央角膜厚度[42,43]。进一步的证据表明，较长的保存时间在高风险移植可能有更好的结果，这是因为供体 T 细胞从供体角膜存储介质的耗尽。因此，需要对存储介质进行优化，以便更长时间地保存内皮[34]。目前正在研究加入成纤维细胞生长因子-2 和一氧化氮合酶抑制剂，以进一步提高其活力[34,44-46]。

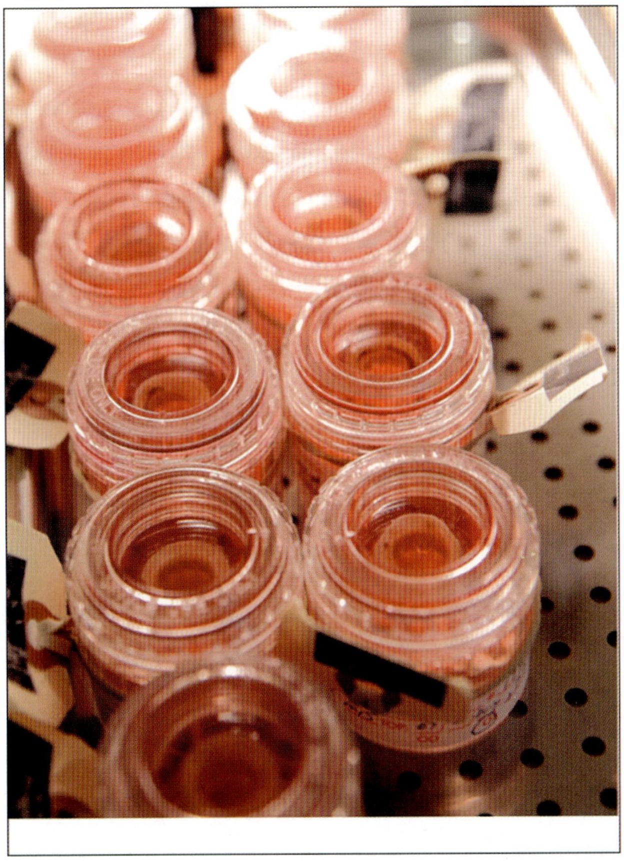

图 23.1 Optisol-GS(Optisol，加入抗生素、庆大霉素和链霉素)是目前美国使用最广泛的冷藏介质。

目前正在进行的研究领域，包括上皮和角膜缘干细胞保存、内皮保存和抗菌预防[47-49]。

23.1.5 合格的移植

EBAA 制订了每个供体和相关组织必须满足的广泛标准，以便安全有效地进行移植。内皮移植应符合与 PK 相同的标准，但仅限于前基质的非感染性病理组织也有资格在 EK 中使用，并通知外科医生。虽然这些标准是为了防止对受体的潜在伤害，但移植特定组织的最终责任和决定在于外科医生。PK 的内皮细胞计数的下限为 2000 个/mm²，外科医生通常要求的细胞密度至少为 2500 个/mm²，但对 EK 的最佳密度还没有很好的确定。

然而,术前内皮细胞计数似乎与术后 1 年移植物脱位率或细胞计数无关[50]。储存时间似乎也不影响术后 2 年细胞平均丢失率。甚至 14 天的组织储存时间也足够了。总之,这些研究可能允许外科医生进行不那么严格的供体移植物选择,从而增加可行移植物的可用性。这可能对捐助方移植物运往短缺地区的国际运输产生重大影响;已证明 DSAEK 的预切割和远距离海外运输可提供有效的组织来源,并保持适当水平的细胞计数[51]。

23.2 角膜内皮移植准备技术

23.2.1 自动化后弹力层剥除角膜内皮移植术(DSAEK)

DSAEK 是最常用的 EK 类型。DSAEK 手术提供了角膜供体在前房的可预见性。从人工解剖的 DSEK 移植物向角膜板层刀的自动解剖过渡,代表着外科医生和眼库的显著进步。然而,尽管与早期的角膜移植方法相比,DSAEK 术后的视力恢复有了很大的改善,但眼科界仍在寻找方法来克服 DSAEK 术后视力的主要缺点,即后基质移植组织与受体基质组织之间的界面和界面不规则引起的视力下降[51-53]。

微型角膜刀辅助 DSAEK

微型角膜刀系统由刀片和人工前房(AAC)组成。常用的微型角膜刀系统包括由 Moria,Horizon 和 Amadeus 生产的系统。在微型角膜刀辅助 DSAEK 技术中(图 23.2),供体角巩膜缘采用平衡盐溶液(BSS)、Optisol-GS 储存介质或黏弹性加压,然后使用适当大小的微型角膜刀头进行解剖,目标是留下 100~200μm 的后基质与后弹力膜和内皮[9-11,54-57]。

符合 EABB 医疗标准(图 23.3),在切割角膜移植物之前和之后评估中央内皮密度、移植物厚度测量和镜面显微镜检查[58]。角膜基质可在周边标志,以勾勒出环钻切割区域以及中央区域,以使组织适当地对中。一些外科医生还要求在移植物的前侧放置一个“S-标志”,以帮助他们在手术中进行眼内移植物定位(图 23.4)。这些标志可以用墨水笔或龙胆紫罗[13-15,55]。

然后释放微型角膜刀刀片/头部复合体,并将移植物与其前盖重新对准。前盖与移植物的正确对准将消除界面上的间隙,防止液体在运输过程中泄漏,然后,将前盖、移植物复合体安全地转移到装有新鲜角膜储存介质的容器中[15,55,59]。

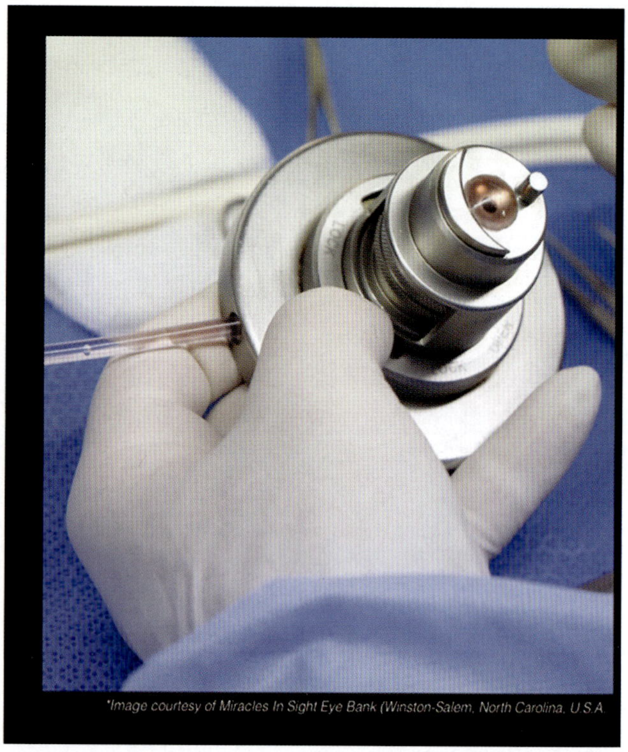

图 23.2 可重复使用的人工前房 (ALTK 系统,Moria)。2006 年,马克·戈罗沃伊引入了称为自动化后弹力层剥除角膜内皮移植术(DSAEK)的技术变体,使用人工前房和微型角膜刀来切割供体移植物,这对外科医生和眼科医生都是一个重大进步。

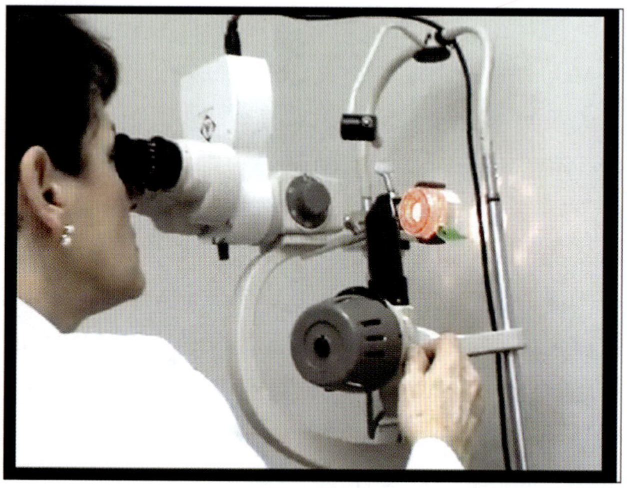

图 23.3 根据美国眼库协会(EBAA)医学标准,DSAEK 组织在裂隙灯显微镜下进行移植前和移植后准备。

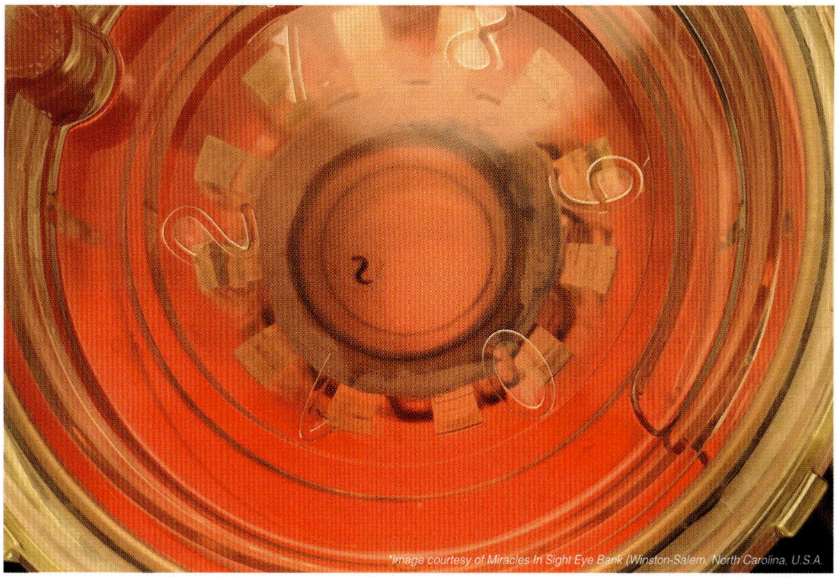

图 23.4　角膜内皮移植术上的"S"标志。

飞秒激光辅助 DSAEK

进一步减少 DSAEK 中的任何界面不规则性的努力，使飞秒激光技术在 DSEAK 移植物制备中发挥了作用[15,60]。与微型角膜刀制备组织相比，毫微微制备组织具有角膜后表面的更大的不规则性，基质较粗糙，厚度不均匀增加[61,62]。

两种技术在内皮细胞密度和存活率上无差异。不规则基质解剖的理论是在飞秒激光平锥应用时供体角膜轮廓的变形[61,62]。

有些人主张，同时使用显微角膜刀和飞秒激光进行连续切割以产生超薄的 DSAEK 移植物。结果表明，在组织制备过程中没有不规则的切口或穿孔，基质粗糙度和厚度减少，轮廓和对称性得到改善，准分子激光平滑后无内皮细胞损伤。然而，这些发现的临床意义尚未确定[59,63,64]。

23.2.2 超薄 DSAEK

双通显微角膜刀技术

超薄 DSAEK(UT-DSAEK)角膜供体组织厚度一般为<100μm。较薄的移植物可改善视力[65]，并可能减少术后观察到的远视变化[66-70]。双通显微角膜刀技术的基本原理是，它能产生更平坦，更薄接枝微透镜，尽管一些研究报道阐述，使用这种方法会造成较高的穿孔率和增加内皮细胞的损伤[71-73]。

为了减少角膜穿孔的风险，Busin 等在角膜基质内注射 BSS 并将组织浸泡在低渗组织培养基中 24 小时，将角膜基质切开后进行水合移植[72]。这两种方法均能增厚残余组织层，并在第二次显微角膜切开术中防止穿孔。而且特别是发现水合技术不具有临床实用性，因为其存在多个 Descemet 脱落区域[13-15]。

飞秒激光辅助 UT-DSAEK

超薄组织也可以用低脉冲能量，高频飞秒激光，不会增加内皮细胞损伤。由于飞秒激光的光破坏效应，这项技术目前面临的挑战是产生不规则的基质表面，认为通过改进激光设置或采用反向切割的方法可以改善这种情况[59,74,75]。

23.2.3 后弹力层角膜内皮移植术

在 DMEK 中，移植的微透镜仅包括后弹力层(DM)和无基质界面的角膜内皮，这可能是该技术所报道的提高视力的潜在原因。较薄、良好居中的平面组织可能与较少诱发高阶光学像差有关，尽管这仍然是一个未经证实的假设[21,76]。

DMEK 的挑战包括准备精细的移植物组织以及术中处理组织，而不造成撕裂或过度的内皮细胞损伤。因此，在目前的实践中，如果需要转换为 DSEK，许多钻研到 DMEK 的外科医生通常会提供 DSEK 角膜移植物[76,77,78,79]。

手动剥离

Melles 等描述了一种人工剥离方法，其中供体角膜巩膜边缘最初被安装在带有吸盘的定制支架上。在钻孔后，用单点、细、无齿镊从后基质剥离 DM，获得直径为 9mm 的具有单层内皮后部 DM 皮瓣。根据 DM 的性质，外侧的内皮自发地滚动[20,56,60,77,78]。

应用背景消失技术的浸没角膜

随后描述了使用背景的潜水角膜技术（SCUBA）（图 23.5），其中角膜浸没在角膜储存介质或 BSS 中以使表面张力最小化并允许 DM 沉淀回到基质上[20,77,79]。此后，还进行了其他各种重要的技术改进，包括剥皮时使用的第二副镊子[80,81]，使用带有半月形、无齿前段的曲线钳来平均分配 DM 分离所需的力[82]，以及微型角膜刀与 Barraquer 扫描结合使用以剖析 DM 的残留基质[83]。

DMEK-S

在 DMEK-S 中，中央移植物仅由 DM 和内皮细胞组成，而外周维持着另一层后基质[84]。在一些研究中发现，由于额外的组织边缘，组织损失率较低，而另一些研究表明，气泡破裂和气泡形成失败的继发率甚至更高[85]。

DMAEK

DMEK-S 和自动化后弹力层角膜内皮移植术（DMAEK）的转变与 DSEK 和 DSAEK 的差异是平行的。DMEAK 使用微型角膜刀[84]或者飞秒激光进行后板层解剖[22]。采用 AAC，并进行 DM 的机械分离。这可以通过 330°表面环钻进行，然后插入注射 BSS 的插管以分离 DM[86]或使用直角膜刀（Senturium；Norwood Abbey EyeCare）[87,88]。

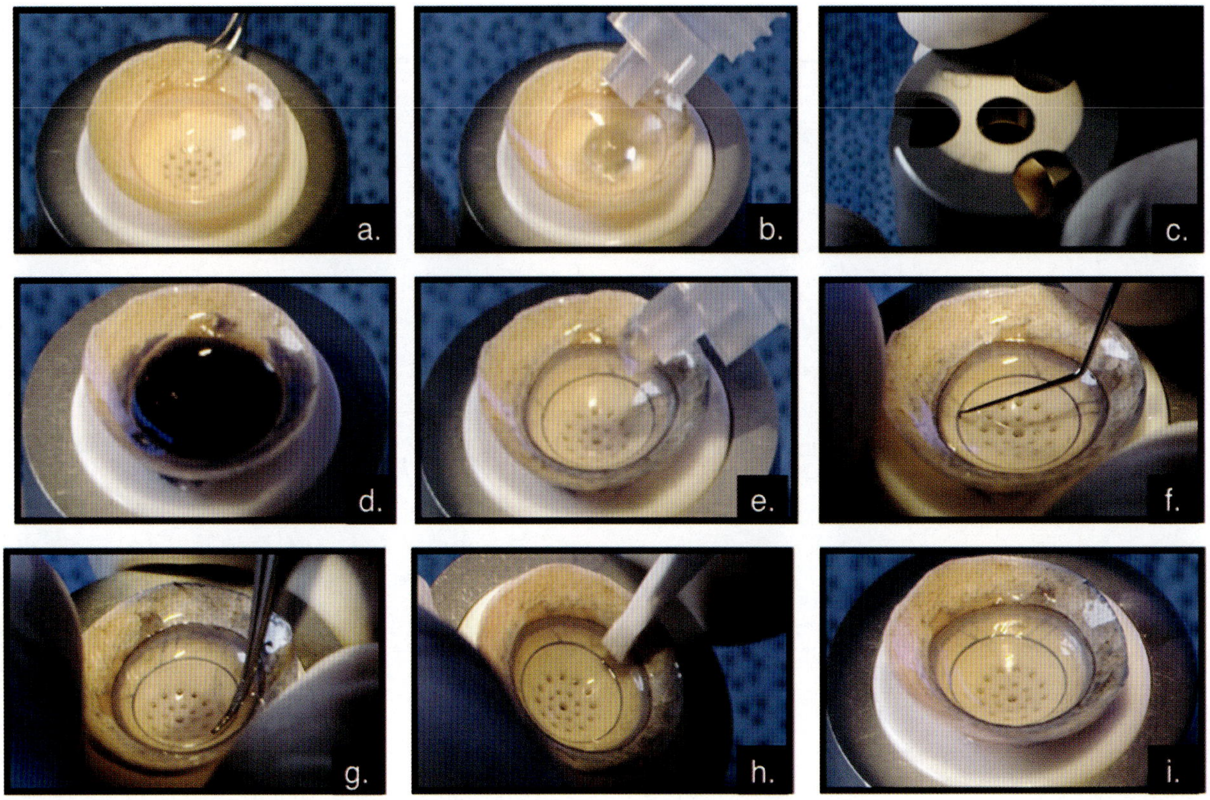

图 23.5 后弹力层角膜内皮移植术（DMEK）采用角膜植入技术。(a)供角膜组织安装在人工室内。(b)用平衡盐溶液（BSS）冲洗。(c)钻孔。(d)用台盼蓝染色。(e)用 BSS 再灌洗。(f)后弹力层沿着钻孔线划出 360°。(g)从后基质剥离。(h)向后倾斜。(i)界面用 Weck-cel(Beaver-Visitec)干燥，以尽量减少界面中的流体。

气动解剖

最初用于前板层角膜移植物，现在用于制备 DMEK 和 PDEK 移植物，其中空气被注入角膜，在供体基质和 DM 之间形成一个解剖平面[89]。本文还介绍了用 AAC 和台盼蓝染色角膜内皮观察针位的方法[90]。值得注意的是，当气泡在 DM 分离后立即消散时，内皮细胞损伤较小。正在进一步改进的技术包括反向大气泡技术[91]，以及在空气注入前增加浅表角膜切除术[59,92]。

23.2.4 后弹力层前膜角膜内皮移植

PDEK 作为现有 EK 技术的一种有效替代方法正在获得发展，该技术结合了 DSEK 的优点。允许使用较年轻的供体，并据报道更容易展开组织，其优点是跟 DMEK 一样有更薄的移植物[24,93,94]。

目前，已经建立的眼库正在尝试各种方法，将 PDEK 移植物制剂应用到眼库环境中，使用可重复的模式以及显微镜的替代品，来评估移植物的预后情况[23]。

通过 PDEK 移植物制备，一种创新方法用空气将后弹力层与 PDL 及内皮从后基质中分离出来(图 23.6)。30mm 针向深层基质注入空气可用于实现 1 型气泡，即将基质与 PDL(也称为 Dua 层)分离。如果形成了 1 型气泡，BSS 可以被注入气泡以提供额外的扩张，然后移植物被切断(图 23.7)[24,95]。

在特定情况下，存储介质或黏弹剂可用于供体移植物的制备。为了测量 PDEK 移植物厚度和内皮细胞丢失(ECL)，分别对光学相干断层成像(OCT)和 Fiji 成像软件进行了移植前和移植后的试验[23]。

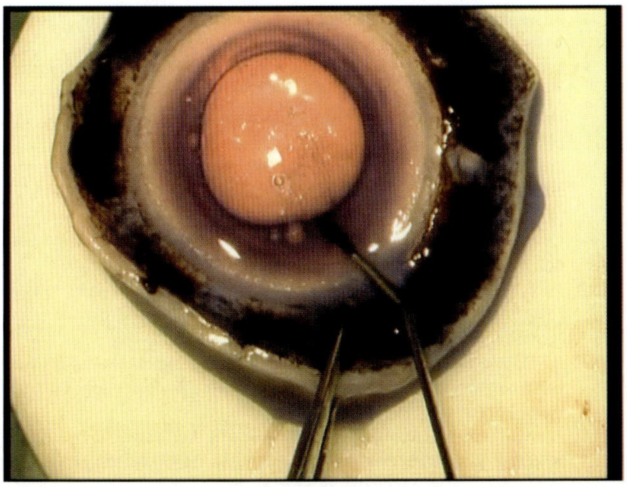

图 23.6 后弹力层前膜角膜内皮移植术前的气动解剖和台盼蓝染色。

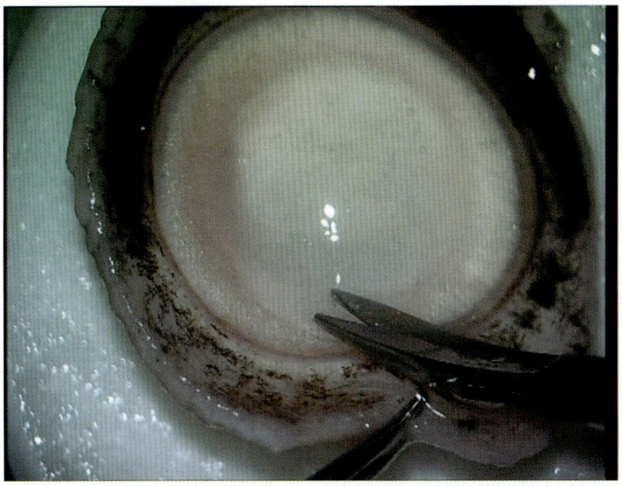

图 23.7 采用 McCarey-Kaufman(MK)保存培养基，对后弹力层前膜角膜内皮移植术过程中的 PDL 和 DM 进行解剖。

正在研究的技术以克服当前 DM 穿孔、在 BSS 扩张时气泡扩张，以及过多的 ECL 组织操作的风险。对于中央内皮穿孔，可以使用一种更黏稠的材料来防止穿孔渗漏。老年捐助者更可能形成 2 型气泡，位于 PDL 和 DM 之间分离。如果第 2 型气泡形成而不是第 1 型，则可以通过刺穿气泡和允许空气渗漏来防止气泡进一步膨胀。边缘的小 2 型气泡可以通过用薄器械在两者之间施加压力，从膨胀的中心 1 型气泡中分离出来，而不允许 1 型接触 2 型气泡[95,96]。

一个有争议的方面是 PDEK 的一个缺点，是由于 PDL 的生理直径，供体移植物的直径限制为 7~7.5mm。然而，在 PDEK 中可以使用年轻的供体组织，而在 DMEK 中是不可能的。角膜透明度和视敏度已被注意到的是有希望的术后结果，这一潜在的障碍已不再是问题。展望未来，外科医生和眼库将需要制订战略，从完全由外科医生准备的 PDEK 移植物过渡到由熟练的眼库技术人员进行的准备(图(23.8)[95,96]。

23.2.5 国际眼库和角膜内皮移植术

角膜疾病是大多数发展中国家的第 4 大致盲原因，特别是在非洲、亚洲、南美洲和中东的地理区域。由于缺少角膜组织、最佳运作的眼库机构、资金、角膜

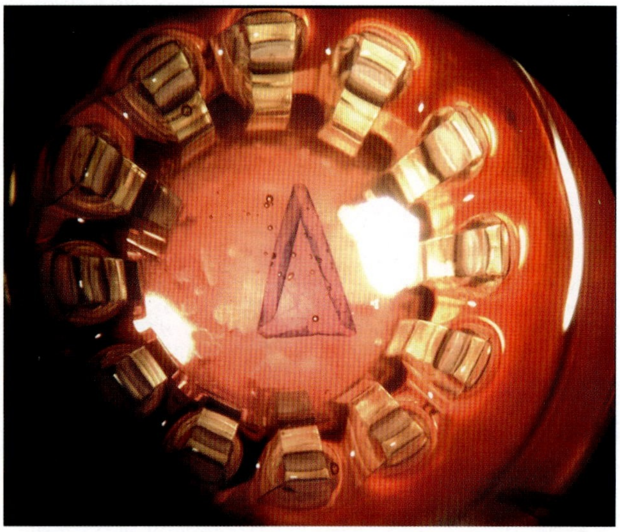

图 23.8 PDEK在眼库中经气动切割制备并保存于培养基中。

储存介质、充足的基础设施，再加上缺乏公众意识、宗教迷信和政府疏忽，其中一些地区的眼库收集到的组织中有50%以上被评为不适合移植或由于保存时间过长而被丢弃[26,97,98]。

外科医生和眼库可以利用EK为发展中国家的视力恢复引进独特的解决方案。与传统的全厚度PKS相比，EK技术的广泛应用有望提高角膜移植的成功率，提供更快的视力恢复，同时感染的风险最小化。此外，在角膜供体组织短缺的情况下，最大限度地提高角膜移植准备的效率至关重要，其中可以使用一个角膜供体组织，例如EK、前板层角膜移植和尸体角膜缘干细胞移植[99]。在PDEK的来源中，婴儿角膜移植被认为是pk在排斥反应风险下的次优移植，越来越显示出希望，因此有可能扩大角膜供体池[94]。然而，眼库基础设施的快速技术现代化和运行良好的眼库数量的指数增长将是必要的，必须尽快完善移植准备以达到这一技术水平。目前，几个亚洲和非洲国家的白内障手术率的上升和更强大的眼科护理基础设施为大幅提高角膜移植率提供了基础。专业眼科管理人员的发展和医院角膜康复计划的建立是两个关键因素。在印度，采用这些现代眼库模式导致了采购的相应的高增长率可移植组织、提高利用率、提高运营效率和提高财务可持续性。

虽然这些挑战仍在进行，但已建立的眼界的经验和成就表明，在适当调整现有方法和技术的情况下，全世界的合作努力可以扩大角膜移植的广泛范围，以满足数百万目前失明的人的需要[98,100]。

23.3 结论

自从EK诞生以来，在过去20年中，角膜移植和视力恢复的人要比过去进展很多。微型角膜刀正在被飞秒激光所取代，以制备角膜供体组织。面对DMEK和PDEK移植物制剂，DSEK移植物制剂正逐渐进入眼库视野。随着新技术的发展，需要移植更薄的角膜，眼库技术员需要继续完善自身的技术，并深入开展更复杂的创新。外科医生和眼库技术人员之间强有力的统一的合作，使他们能够更快地解决出现的新挑战，并有热情进入未知的领域，以便进一步优化提供视力恢复的人道主义努力[1,26]。

（袁晴 译）

参考文献

[1] Macsai MS, Nariani A, Reed C. Eye banking: What the eye bank can do for you. In: Jeng BH, ed. Advances in Medical and Surgical Cornea: From Diagnosis to Procedure. Berlin, Germany: Springer; 2015:133-143
[2] Bock J. The jubilee of the first successful optic keratoplasty by Eduard Zim [in German]. Wien Klin Wochenschr. 1958; 70(21):381-383
[3] Paton RT. History of corneal transplantation. Int Ophthalmol Clin. 1970; 10 (2):181-186
[4] Lee WB, Meinecke E, Varnum B. The evolution of eye banking and corneal transplantation: a symbiotic relationship. Int Ophthalmol Clin. 2013; 53 (2):115-129
[5] Franko-Gazzarari MD. Eye banking in America. J Ophthalmic Nurs Technol. 1991; 10(2):63-65
[6] Lindstrom RL, Kaufman HE, Skelnik DL, et al. Optisol corneal storage medium. Am J Ophthalmol. 1992; 114(3):345-356
[7] Melles GR, Eggink FA, Lander F, et al. A surgical technique for posterior lamellar keratoplasty. Cornea. 1998; 17(6):618-626
[8] Terry MA, Ousley PJ. Replacing the endothelium without corneal surface incisions or sutures: the first United States clinical series using the deep lamellar endothelial keratoplasty procedure. Ophthalmology. 2003; 110 (4):755-764, discussion 764
[9] Price FW, Jr, Price MO. Descemet's stripping with endothelial keratoplasty in 50 eyes: a refractive neutral corneal transplant. J Refract Surg. 2005; 21 (4):339-345
[10] Gorovoy MS. Descemet-stripping automated endothelial keratoplasty. Cornea. 2006; 25(8):886-889
[11] Price MO, Price FW, Jr. Descemet's stripping with endothelial keratoplasty: comparative outcomes with microkeratome-dissected and manually dissected donor tissue. Ophthalmology. 2006; 113(11):1936-1942
[12] Rose L, Briceño CA, Stark WJ, Gloria DG, Jun AS. Assessment of eye bank-prepared posterior lamellar corneal tissue for endothelial keratoplasty. Ophthalmology. 2008; 115(2):279-286
[13] Chen ES, Terry MA, Shamie N, Hoar KL, Friend DJ. Precut tissue in Descemet's stripping automated endothelial keratoplasty donor characteristics and early postoperative complications. Ophthalmology. 2008; 115(3):497-502
[14] Price MO, Baig KM, Brubaker JW, Price FW, Jr. Randomized, prospective comparison of precut vs surgeon-dissected grafts for descemet stripping automated endothelial keratoplasty. Am J Ophthalmol. 2008; 146(1):36-41

[15] Boynton GE, Woodward MA. Eye-bank preparation of endothelial tissue. Curr Opin Ophthalmol. 2014; 25(4):319–324
[16] Kitzmann AS, Goins KM, Reed C, Padnick-Silver L, Macsai MS, Sutphin JE. Eye bank survey of surgeons using precut donor tissue for descemet stripping automated endothelial keratoplasty. Cornea. 2008; 27(6):634–639
[17] 2009 Eye Banking Statistical Report. Eye Bank Association of America. www.restoresight.org
[18] 2014 Eye Banking Statistical Report. Eye Bank Association of America. www.restoresight.org
[19] Price MO, Gorovoy M, Price FW, Jr, Benetz BA, Menegay HJ, Lass JH. Descemet's stripping automated endothelial keratoplasty: three-year graft and endothelial cell survival compared with penetrating keratoplasty. Ophthalmology. 2013; 120(2):246–251
[20] Melles GR, Ong TS, Ververs B, van der Wees J. Descemet membrane endothelial keratoplasty (DMEK). Cornea. 2006; 25(8):987–990
[21] Tausif HN, Johnson L, Titus M, et al. Corneal donor tissue preparation for Descemet's membrane endothelial keratoplasty. J Vis Exp. 2014(91):51919
[22] Jardine GJ, Holiman JD, Galloway JD, Stoeger CG, Chamberlain WD. Eye Bank-Prepared Femtosecond Laser-Assisted Automated Descemet Membrane Endothelial Grafts. Cornea. 2015; 34(7):838–843
[23] Nariani A, Kumar D, Agarwal A, et al. Eye bank graft preparation for pre-Descemet's endothelial keratoplasty. Abstract in 2016 ARVO Annual Meeting. 2016 May 1–5; Seattle, Washington
[24] Agarwal A, Dua HS, Narang P, et al. Pre-Descemet's endothelial keratoplasty (PDEK). Br J Ophthalmol. 2014; 98(9):1181–1185
[25] Altaan SL, Gupta A, Sidney LE, Elalfy MS, Agarwal A, Dua HS. Endothelial cell loss following tissue harvesting by pneumodissection for endothelial keratoplasty: an ex vivo study. Br J Ophthalmol. 2015; 99(5):710–713
[26] Pineda R. Corneal Transplantation in the Developing World: Lessons Learned and Meeting the Challenge. Cornea. 2015; 34 Suppl 10:S35–S40
[27] Silvera D, Goins K, Sutphin JE, Goins ST. Comparison of visual outcomes, O.R. efficiency, and complication rates of eye bank pre-cut tissue versus intraoperatively cut tissue for DSEK. Federated Societies Scientific Session; 2006 December 12; Las Vegas, Nevada
[28] Grabska-Liberek I, Szaflik J, Brix-Warzecha M. The importance of various factors relating to the morphological quality of corneas used for PKP by the Warsaw Eye Bank from 1996 to 2002. Ann Transplant. 2003; 8(2):26–31
[29] Evaluation of Human Corneas for the North Carolina Eye Bank DSAEK Procedures. Cornea Numbers: 1123–05–01 and 1123–05–02. Protocol number 05PHCE-NCEB101. Report number 105. SOP Number 05SHCE-NCEB101. Winston-Salem, NC: North Carolina Eye Bank (Miracles In Sight Eye Bank); 2005
[30] Chang MA, Chuck RS. Total anterior corneal surface and epithelial stem cell harvesting: current microkeratomes and beyond. Expert Rev Med Devices. 2004; 1(2):251–258
[31] McCarey BE, Kaufman HE. Improved corneal storage. Invest Ophthalmol. 1974; 13(3):165–173
[32] Ehlers N, Hjortdal J, Nielsen K. Corneal grafting and banking. Dev Ophthalmol. 2009; 43:1–14
[33] Wilson SE, Bourne WM. Corneal preservation. Surv Ophthalmol. 1989; 33 (4):237–259
[34] Jeng BH. Preserving the cornea: corneal storage media. Curr Opin Ophthalmol. 2006; 17(4):332–337
[35] Lass JH, Gordon JF, Sugar A, et al. Optisol containing streptomycin. Am J Ophthalmol. 1993; 116(4):503–504
[36] Smith TM, Popplewell J, Nakamura T, Trousdale MD. Efficacy and safety of gentamicin and streptomycin in Optisol-GS, a preservation medium for donor corneas. Cornea. 1995; 14(1):49–55
[37] Hwang DG, Nakamura T, Trousdale MD, Smith TM. Combination antibiotic supplementation of corneal storage medium. Am J Ophthalmol. 1993; 115 (3):299–308
[38] Bryan GS, Abdullayev E, Wellemeyer M, et al. Eusol-C effectiveness as a corneal storage media. Abstract in 2005 Federated Societies Scientific Session. Eye Bank Association of America and the Cornea Society. 2005 October 15; Chicago, Illinois
[39] Nelson LR, Hodge DO, Bourne WM. In vitro comparison of Chen medium and Optisol-GS medium for human corneal storage. Cornea. 2000; 19 (6):782–787
[40] Naor J, Slomovic AR, Chipman M, Rootman DS. A randomized, double-masked clinical trial of Optisol-GS vs Chen Medium for human corneal storage. Arch Ophthalmol. 2002; 120(10):1280–1285
[41] Bourne WM, Nelson LR, Maguire LJ, Baratz KH, Hodge DO. Comparison of Chen Medium and Optisol-GS for human corneal preservation at 4 degrees C: results of transplantation. Cornea. 2001; 20(7):683–686
[42] Laaser K, Bachmann BO, Horn FK, Schlötzer-Schrehardt U, Cursiefen C, Kruse FE. Donor tissue culture conditions and outcome after descemet membrane endothelial keratoplasty. Am J Ophthalmol. 2011; 151(6):1007–1018.e2
[43] Woodward MA, Ross KW, Requard JJ, Sugar A, Shtein RM. Impact of surgeon acceptance parameters on cost and availability of corneal donor tissue for transplantation. Cornea. 2013; 32(6):737–740
[44] Rieck PW, von Stockhausen RM, Metzner S, Hartmann C, Courtois Y. Fibroblast growth factor-2 protects endothelial cells from damage after corneal storage at 4 degrees C. Graefes Arch Clin Exp Ophthalmol. 2003; 241 (9):757–764
[45] Jeng BH, Shadrach KG, Meisler DM, et al. Immunohistochemical detection and Western blot analysis of nitrated protein in stored human corneal epithelium. Exp Eye Res. 2005; 80(4):509–514
[46] Meisler DM, Koeck T, Connor JT, et al. Inhibition of nitric oxide synthesis in corneas in storage media. Exp Eye Res. 2004; 78(4):891–894
[47] Kim T, Palay DA, Lynn M. Donor factors associated with epithelial defects after penetrating keratoplasty. Cornea. 1996; 15(5):451–456
[48] Means TL, Geroski DH, L'Hernault N, Grossniklaus HE, Kim T, Edelhauser HF. The corneal epithelium after optisol-GS storage. Cornea. 1996; 15(6):599–605
[49] Spelsberg H, Reinhard T, Sundmacher R. Epithelial damage of corneal grafts after prolonged storage in dextran-containing organ culture medium—a prospective study [in German]. Klin Monatsbl Augenheilkd. 2002; 219 (6):417–421
[50] Terry MA, Shamie N, Straiko MD, Friend DJ, Davis-Boozer D. Endothelial keratoplasty: the relationship between donor tissue storage time and donor endothelial survival. Ophthalmology. 2011; 118(1):36–40
[51] Ruzza A, Salvalaio G, Bruni A, Frigo AC, Busin M, Ponzin D. Banking of donor tissues for descemet stripping automated endothelial keratoplasty. Cornea. 2013; 32(1):70–75
[52] Wacker K, Bourne WM, Patel SV. Effect of graft thickness on visual acuity after Descemet stripping endothelial keratoplasty: a systematic review and meta-analysis. Am J Ophthalmol. 2016; 163:18–28
[53] Taravella MJ, Shah V, Davidson R. Ultrathin DSAEK. Int Ophthalmol Clin. 2013; 53(2):21–30
[54] Hsu M, Hereth WL, Moshirfar M. Double-pass microkeratome technique for ultra-thin graft preparation in Descemet's stripping automated endothelial keratoplasty. Clin Ophthalmol. 2012; 6:425–432
[55] Perry, Isaac. Miracles In Sight Eye Bank DSAEK Graft Preparation. Winston-Salem, NC: Miracles In Sight Eye Bank; 2015
[56] Bhogal MS, Allan BD. Graft profile and thickness as a function of cut transition speed in Descemet-stripping automated endothelial keratoplasty. J Cataract Refract Surg. 2012; 38(4):690–695
[57] Dapena I, Ham L, Melles GR. Endothelial keratoplasty: DSEK/DSAEK or DMEK—the thinner the better? Curr Opin Ophthalmol. 2009; 20(4):299–307
[58] Eye Bank Association of America (EBAA).
[59] Woodward MA, Titus M, Mavin K, Shtein RM. Corneal donor tissue preparation for endothelial keratoplasty. J Vis Exp. 2012; 64(64):e3847
[60] Moshirfar M, Imbornoni LM, Muthappan V, et al. In vitro pilot analysis of uniformity, circularity, and concentricity of DSAEK donor endothelial grafts prepared by a microkeratome. Cornea. 2014; 33(2):191–196
[61] Vetter JM, Butsch C, Faust M, et al. Irregularity of the posterior corneal surface after curved interface femtosecond laser-assisted versus microkeratome-assisted descemet stripping automated endothelial keratoplasty. Cornea. 2013; 32(2):118–124
[62] Mootha VV, Heck E, Verity SM, et al. Comparative study of descemet stripping automated endothelial keratoplasty donor preparation by Moria CBm microkeratome, horizon microkeratome, and Intralase FS60. Cornea. 2011; 30(3):320–324
[63] Cleary C, Liu Y, Tang M, Li Y, Stoeger C, Huang D. Excimer laser smoothing of endothelial keratoplasty grafts. Cornea. 2012; 31(4):431–436
[64] Rosa AM, Silva MF, Quadrado MJ, Costa E, Marques I, Murta JN. Femtosecond laser and microkeratome-assisted Descemet stripping endothelial keratoplasty: first clinical results. Br J Ophthalmol. 2013; 97(9):1104–1107
[65] Neff KD, Biber JM, Holland EJ. Comparison of central corneal graft thickness to visual acuity outcomes in endothelial keratoplasty. Cornea. 2011; 30 (4):388–391
[66] Holz HA, Meyer JJ, Espandar L, Tabin GC, Mifflin MD, Moshirfar M. Corneal profile analysis after Descemet stripping endothelial keratoplasty and its relationship to postoperative hyperopic shift. J Cataract Refract Surg. 2008;

34(2):211–214

[67] Lee WB, Jacobs DS, Musch DC, Kaufman SC, Reinhart WJ, Shtein RM. Descemet's stripping endothelial keratoplasty: safety and outcomes: a report by the American Academy of Ophthalmology. Ophthalmology. 2009; 116(9):1818–1830

[68] Scorcia V, Matteoni S, Scorcia GB, Scorcia G, Busin M. Pentacam assessment of posterior lamellar grafts to explain hyperopization after Descemet's stripping automated endothelial keratoplasty. Ophthalmology. 2009; 116(9):1651–1655

[69] Esquenazi S, Rand W. Effect of the shape of the endothelial graft on the refractive results after Descemet's stripping with automated endothelial keratoplasty. Can J Ophthalmol. 2009; 44(5):557–561

[70] Jun B, Kuo AN, Afshari NA, Carlson AN, Kim T. Refractive change after descemet stripping automated endothelial keratoplasty surgery and its correlation with graft thickness and diameter. Cornea. 2009; 28(1):19–23

[71] Waite A, Davidson R, Taravella MJ. Descemet-stripping automated endothelial keratoplasty donor tissue preparation using the double-pass microkeratome technique. J Cataract Refract Surg. 2013; 39(3):446–450

[72] Busin M, Patel AK, Scorcia V, Ponzin D. Microkeratome-assisted preparation of ultrathin grafts for descemet stripping automated endothelial keratoplasty. Invest Ophthalmol Vis Sci. 2012; 53(1):521–524

[73] Sikder S, Nordgren RN, Neravetla SR, Moshirfar M. Ultra-thin donor tissue preparation for endothelial keratoplasty with a double-pass microkeratome. Am J Ophthalmol. 2011; 152(2):202–208.e2

[74] Phillips PM, Phillips LJ, Saad HA, et al. "Ultrathin" DSAEK tissue prepared with a low-pulse energy, high-frequency femtosecond laser. Cornea. 2013; 32(1):81–86

[75] Liu YC, Teo EP, Adnan KB, et al. Endothelial approach ultrathin corneal grafts prepared by femtosecond laser for descemet stripping endothelial keratoplasty. Invest Ophthalmol Vis Sci. 2014; 55(12):8393–8401

[76] Rudolph M, Laaser K, Bachmann BO, Cursiefen C, Epstein D, Kruse FE. Corneal higher-order aberrations after Descemet's membrane endothelial keratoplasty. Ophthalmology. 2012; 119(3):528–535

[77] Lie JT, Birbal R, Ham L, van der Wees J, Melles GR. Donor tissue preparation for Descemet membrane endothelial keratoplasty. J Cataract Refract Surg. 2008; 34(9):1578–1583

[78] Melles GR, Lander F, Rietveld FJ. Transplantation of Descemet's membrane carrying viable endothelium through a small scleral incision. Cornea. 2002; 21(4):415–418

[79] Price MO, Giebel AW, Fairchild KM, Price FW, Jr. Descemet's membrane endothelial keratoplasty: prospective multicenter study of visual and refractive outcomes and endothelial survival. Ophthalmology. 2009; 116(12):2361–2368

[80] Kruse FE, Laaser K, Cursiefen C, et al. A stepwise approach to donor preparation and insertion increases safety and outcome of Descemet membrane endothelial keratoplasty. Cornea. 2011; 30(5):580–587

[81] Schlötzer-Schrehardt U, Bachmann BO, Tourtas T, et al. Reproducibility of graft preparations in Descemet's membrane endothelial keratoplasty. Ophthalmology. 2013; 120(9):1769–1777

[82] Yoeruek E, Bartz-Schmidt KU. Novel surgical instruments facilitating Descemet membrane dissection. Cornea. 2013; 32(4):523–526

[83] Sikder S, Ward D, Jun AS. A surgical technique for donor tissue harvesting for descemet membrane endothelial keratoplasty. Cornea. 2011; 30(1):91–94

[84] Studeny P, Farkas A, Vokrojova M, Liskova P, Jirsova K. Descemet membrane endothelial keratoplasty with a stromal rim (DMEK-S). Br J Ophthalmol. 2010; 94(7):909–914

[85] Krabcova I, Studeny P, Jirsova K. Endothelial quality of pre-cut posterior corneal lamellae for Descemet membrane endothelial keratoplasty with a stromal rim (DMEK-S): two-year outcome of manual preparation in an ocular tissue bank. Cell Tissue Bank. 2013; 14(2):325–331

[86] Muraine M, Gueudry J, He Z, Piselli S, Lefevre S, Toubeau D. Novel technique for the preparation of corneal grafts for descemet membrane endothelial keratoplasty. Am J Ophthalmol. 2013; 156(5):851–859

[87] Kymionis GD, Yoo SH, Diakonis VF, Grentzelos MA, Naoumidi I, Pallikaris IG. Automated donor tissue preparation for descemet membrane automated endothelial keratoplasty (DMAEK): an experimental study. Ophthalmic Surg Lasers Imaging. 2011; 42(2):158–161

[88] Pereira CdaR, Guerra FP, Price FW, Jr, Price MO. Descemet's membrane automated endothelial keratoplasty (DMAEK): visual outcomes and visual quality. Br J Ophthalmol. 2011; 95(7):951–954

[89] Anwar M, Teichmann KD. Big-bubble technique to bare Descemet's membrane in anterior lamellar keratoplasty. J Cataract Refract Surg. 2002; 28(3):398–403

[90] Venzano D, Pagani P, Randazzo N, Cabiddu F, Traverso CE. Descemet membrane air-bubble separation in donor corneas. J Cataract Refract Surg. 2010; 36(12):2022–2027

[91] Zarei-Ghanavati S, Khakshoor H, Zarei-Ghanavati M. Reverse big bubble: a new technique for preparing donor tissue of Descemet membrane endothelial keratoplasty. Br J Ophthalmol. 2010; 94(8):1110–1111

[92] Busin M, Scorcia V, Patel AK, Salvalaio G, Ponzin D. Donor tissue preparation for Descemet membrane endothelial keratoplasty. Br J Ophthalmol. 2011; 95(8):1172–1173, author reply 1173

[93] Lass JH, Gal RL, Dontchev M, et al. Cornea Donor Study Investigator Group. Donor age and corneal endothelial cell loss 5 years after successful corneal transplantation. Specular microscopy ancillary study results. Ophthalmology. 2008; 115(4):627–632.e8

[94] Agarwal A, Agarwal A, Narang P, Kumar DA, Jacob S. Pre-Descemet Endothelial Keratoplasty With Infant Donor Corneas: A Prospective Analysis. Cornea. 2015; 34(8):859–865

[95] Dua HS, Faraj LA, Said DG, Gray T, Lowe J. Human corneal anatomy redefined: a novel pre-Descemet's layer (Dua's layer). Ophthalmology. 2013; 120(9):1778–1785

[96] Jacob S. PDEK Bubble Challenges. Eurotimes Stories. 2014. http://www.eurotimes.org/node/1661. Accessed February 2, 2016

[97] Whitcher JP, Srinivasan M, Upadhyay MP. Corneal blindness: a global perspective. Bull World Health Organ. 2001; 79(3):214–221

[98] Oliva MS, Schottman T, Gulati M. Turning the tide of corneal blindness. Indian J Ophthalmol. 2012; 60(5):423–427

[99] Vajpayee RB, Sharma N, Jhanji V, Titiyal JS, Tandon R. One donor cornea for 3 recipients: a new concept for corneal transplantation surgery. Arch Ophthalmol. 2007; 125(4):552–554

[100] Rao GN. Eye banking in developing countries. In: Lass JH, ed. Advances in Corneal Research: Selected Transactions of the World Congress on the Cornea IV. New York: Springer; 1997:580–581

索　引